KB116236

우리동네 어린이병원
육아대백과

우리동네 어린이병원 육아대백과

손수예 · 박소영 지음

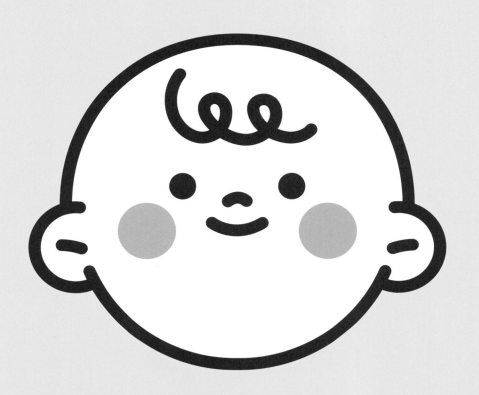

청림Life

저는 신생아를 키우는 부모님들을 하루에도 수십 명씩, 10년이 넘는 시간 동안 진료실에서 만나왔습니다. 최근 들어 육아에 자신감이 없고 아이를 키우는 데 부담을 크게 느끼는 부모님들이 많은 것 같습니다. 저출산 시대에 결혼과 출산은 필수가 아닌 선택 사항이 됐죠. 그래서인지 '출산'이라는 큰 결심을 한 요즘 부모님들께 육아는 큰 부담으로 다가옵니다. 아이를 제대로 잘 키워내기 위해 아빠, 엄마 모두 아이에게 정성을 다하고, 아이가 태어나기 전부터 육아서를 몇 권씩 정독하며 육아를 공부합니다. 아직 몸을 회복하지 못한 산모분들도 제가 하는 말을 놓치지 않으려 두꺼운 수첩을 꺼내 열심히 필기하곤 합니다.

하지만 저는 부모가 아이를 키우는 데 많은 정보가 필요하다고 생각하지 않습니다. 연애를 책으로 배울 수 없듯 아이를 육아서에서 말하는 대로 키울 수 없으며, 앞으로 아이에게 일어날 모든 일을 대비할 수 없기 때문입니다. 혹시라도 그런 기대로 이 책을 펼쳤다면 지금 당장 덮어도 괜찮습니다. 이 책에는 정상적인 성장이나 발달에서 벗어난 경우, 치료가 필요한 질병에 관한 내용은 담지 않았습니다. 그 대신 제가 실제로 진료실에서 항상 받았던 질문들, 꼭 챙겨야 할 접종 및 검진, 언제 병원 진료를 봐야 하는지 등 아이를 키우면서 누구나 하는 '보통 육아의 고민'을 다루는 데 집중했습니다. 또 각 개월 수마다 내용을 나눠 그때그때 필요한 내용을 쉽게 찾아볼 수 있도록 구성했습니다.

부모님들이 이 책을 읽고 육아에 대한 좋은 정보를 알아가는 것보다 '나만 이런 걱정을 하는 것이 아니었구나!' 하고 위안을 받았으면 합니다. 그리고 조금 더 가벼운 마음으로 육아를 시작했으면 좋겠습니다. 어느 육아서에 나오는 육아가 아닌 '나만의 육아'를 만들어 나갈 수 있도록, 이 책이 모든 초보 엄마, 아빠의 육아 멘토가 되길 바랍니다.

소아청소년과 전문의
손수예

진료실에서, 부모 강연에서 그리고 유튜브를 통해 만나는 수많은 부모님의 공통된 질문 중 하나는 바로 "우리 아이 괜찮은 건가요? 정상인 건가요?"였습니다. 아이를 키우다 보면, 더 많은 사랑을 주고 싶고 옳은 길로 이끌고 싶은데 방법을 모르겠고, 아이의 행동을 이해하고 싶은데 어려울 때도 있습니다. 이런 부모님들의 마음을 너무나 잘 알기에 더욱 힘이 되어드리고 싶었습니다. 하루가 다르게 성장하는 아이들의 속마음을 조금이라도 더 잘 이해한다면, 부모와 아이 모두 더욱 행복해지지 않을까 하는 마음으로 집필을 시작했습니다.

이제까지의 육아서는 아이들의 신체 발달에 주로 초점이 맞춰져 있었습니다. 하지만 생후 첫 5년은 신체뿐 아니라, 마음과 인지 또한 비약적으로 성장하는 시기입니다. 《우리동네 어린이병원 육아대백과》는 아이들의 마음과 세계가 어떻게 발달하는지를, 전문적이면서도 구체적으로 알려주는 첫 번째 육아백과라고 자신 있게 말하고 싶습니다. 매일 성장하는 아이들의 마음과 인지의 성숙을 아이들의 관점에서 바라보고 각 단계를 이해할 수 있다면, 부모는 아이와 소통하기가 더욱 쉬워질 것이며, 이러한 이해를 바탕으로 부모는 아이에게 따뜻한 사랑과 함께 안전하고 든든한 보호막이 되어줄 수 있을 것입니다.

넘쳐나는 육아 정보 속에서 불안과 죄책감을 느끼는 육아가 아닌, 흔들리지 않는 육아 기본기를 갖춘다면 부모의 육아는 더욱 행복해질 수 있고, 행복한 부모와 함께 성장해 가는 아이들의 마음도 더욱 튼튼해질 것이라 믿습니다. 책이 나올 수 있게 많은 고민을 나눠주시고 영감을 주신 많은 부모님께 감사드리며, 이번 책을 통해 더 많은 부모님과 소통할 수 있기를 기원합니다. 또한 책을 집필하는 3년간 매일 성장하는 모습을 보여주고, 자신의 사진을 기꺼이 활용할 수 있게 동의해 준 저의 아들 SUN에게 깊은 사랑과 감사를 보냅니다.

소아청소년 정신건강의학과 전문의
박소영

차례

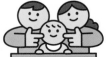

《우리동네 어린이병원 육아대백과》
100% 활용 가이드

❶ 개월 수는 이렇게 계산하세요

태어난 지 30일이 지난 시점을 생후 1개월이라고 합니다. 만약 생후 45일 아기라면 30일에서 15일이 지났으므로 1개월 15일입니다. 이럴 때는 1~2개월 내용을 확인하세요.

❷ 이른둥이라면 이렇게 책을 활용하세요

재태주수 35주 이상 이른둥이는 만삭 출생아와 동일하게 개월 수를 계산하면 됩니다. 재태주수 35주 미만 이른둥이라면 교정연령으로 계산합니다. 예를 들어 재태주수 33주에 태어난 4개월 아이라면 교정연령은 4개월에서 4주를 뺀 3개월이므로, 3~4개월 내용을 확인하면 됩니다.

❸ 아이가 해당하는 개월 수 ±1개월 내용을 같이 읽어주세요

만약 아이가 생후 7개월 10일이라면 6~7개월, 7~8개월, 8~9개월 내용을 모두 읽는 것이 좋습니다.

❹ 책 뒷면의 인덱스를 활용해 보세요

특정 증상이나 육아 내용이 궁금하다면 책 뒷면의 인덱스를 참고해 주세요. 원하는 정보를 빠르게 찾을 수 있습니다.

❺ QR코드로 영상을 시청하세요

책으로 이해가 어렵거나 더 자세한 설명이 궁금한 내용은 수록된 QR코드를 통해 관련 동영상을 시청할 수 있습니다.

우리 아이,
잘 크고 있을까?

**성장도표
100% 활용
하는 방법**

질병관리청
성장도표 계산기

아이의 성장평가는 질병관리청과 대한소아청소년과학회에서 만든 '2017년 소아청소년과 성장도표'를 기준으로 합니다. 이 도표는 국제적인 표준치와 우리나라 소아청소년의 현 성장 상태를 반영해 10년마다 재정하여 발표되고 있어요. 측정계산기를 이용하면 일일이 복잡한 표를 보지 않고도 쉽게 아이가 잘 성장하고 있는지 판단할 수 있습니다.

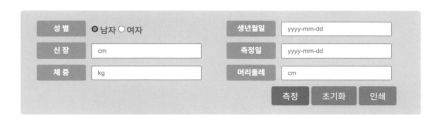

TIP▶ 성별, 신장, 체중, 생년월일, 측정한 일자를 입력하세요. 재태주수 35주 미만 이른둥이의 경우 생년월일 대신 출생예정일을 입력하면 교정연령으로 성장 상태를 알아볼 수 있습니다.

그래프 이미지 예시

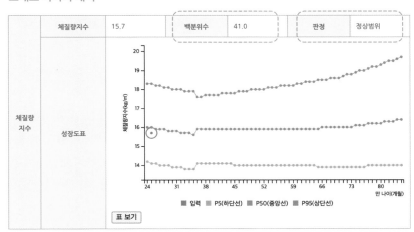

백분위수가 무엇인가요?

같은 성별과 연령으로 태어난 100명의 아이를 가장 키가 작은 순서로 세우거나 체중이 적게 나가는 순서로 세웠을 때 우리 아이가 몇 번째에 해당하는지 알아보는 수치를 말합니다. 이때 50백분위수가 '정상'을 의미하는 것은 아닙니다. 모든 아이를 평균 키와 체중인 50백분위수에 맞출 수 없습니다. 건강한 아이도 날씬한 체형이 있고 약간 통통한 아이가 있어요. 출생할 때 작았던 아이가 자라면서 또래보다 성장 속도가 빨라져 또래의 키와 몸무게에 도달하는 '따라잡기 성장catch up growth'가 일어나기도 합니다. 아이의 성장은 항상 연속적으로 평가해야 합니다. 현재 백분위수가 작다고 실망하기보다는 이 백분위수가 정상범위 안에 속하는지, 이전에 비해 급 간의 하락 없이 꾸준히 잘 성장하고 있는지 평가하는 것이 더 중요합니다. 영유아기 때의 키와 체중이 최종 키를 결정짓지 않아요. 50백분위수에서 조금 벗어났다고 해서 '키가 작은 아이' 또는 '뚱뚱한 아이' 등으로 섣불리 판단하고 걱정하지 마세요.

아이의 성장 과정에서 반드시 고려할 것

① 연령대마다 성장 속도가 달라요

생후 24개월까지는 제1성장 급등기로 키와 체중이 급격히 성장합니다. 생후 6개월간 약 18cm가 자라고 다음 6개월간은 약 9cm, 두 돌까지 약 9.5cm가량 자랍니다. 그 후 대체로 사춘기가 될 때까지 이전보다 완만하게 성장합니다. 2~3세에 약 8.5cm, 3~4세에 약 7cm가량 자라며, 이후 사춘기까지 1년에 5~6cm 자랍니다. 체중도 생후 6개월까지는 하루에 20~30g씩 급격하게 증가하다가 6개월 이후부터는 하루에 10~15g밖에 증가하지 않아요. 이후에도 사춘기까지 1년에 2~3kg씩 완만하게 증가하는 모습을 보입니다.

② 특별한 의학적인 이유가 없다면 3~6개월마다 측정하세요

병원에서 권한 경우가 아니라면 가정에서 매일 키와 체중을 잴 필요는 없습니다. 건강한 아이라면 예방접종 검진 때 키와 체중을 측정하고 평가하는 것만으로 충분해요. 24개월 이후 아이의 키는 서서 잰 키로 평가합니다. 만약 누워서 잴 수밖에 없다면 누워서 측정한 키에서 0.7cm를 빼고 계산해 평가하세요.

TIP•

성장 지연에 관한
내용은 416쪽 참고

전문가의 진찰을 권유하는 경우

아래의 경우에 해당된다면 전문가의 진찰을 통해 성장 지연에 대한 원인 평가를 고려해 보고 성장 추이를 좀 더 자주, 면밀히 관찰할 필요가 있습니다. 단 반드시 정밀 검사와 치료를 시작해야 한다는 의미가 아닙니다.

- 35주 미만 이른둥이거나 부당경량아일 때(꾸준한 따라잡기 평가 필요)
- 키 3백분위수 미만, 체중 5백분위수 미만일 때
- 24개월 이상인 아이의 체질량 지수가 95백분위수 이상일 때
- 짧은 기간을 두고 두 급 간의 하락이 있을 때
  (예를 들어 몸무게가 3차 영유아검진에서 75백분위수였다가 4차 영유아검진에서 25백분위수로 떨어졌다면 75→50→25로 두 급 간의 하락이 이루어진 것입니다.)

연령별 선별 기준

	0~2세		2~18세	
	성장도표	선별 기준	성장도표	선별 기준
저신장	연령별 신장	3백분위수 미만	연령별 신장	3백분위수 미만
저체중	연령별 체중	5백분위수 미만	연령별 체중	5백분위수 미만
과체중	연령별 체중	95백분위수 이상	연령별 체질량 지수	95백분위수 미만
비만			연령별 체질량 지수	95백분위수 이상

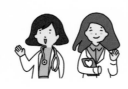

아이도 부모도
적응할 시간이 필요합니다

10달 동안 배 속에서 아이를 품으면서, 좋은 부모가 되자고 수없이 다짐했을 겁니다. 하지만 막상 아이가 태어나면 부모가 됐다는 사실이 실감이 나지 않습니다. 아기 얼굴을 바라보고 있으면 한없이 사랑스럽다가도, 서툰 육아로 인해 아이가 힘들어하지 않을까 불안에 떨기도 하죠. 이제 부모가 된 지 한 달 남짓 되었는데, 능숙하게 아기를 돌볼 수 있는 초보 부모는 이 세상에 아무도 없어요. 아이도, 부모도, 서로 적응할 시간이 필요합니다.

소아과 의사, 소아정신과 의사이자, 부모인 저희 또한 돌이켜 보면 그 시절이 가장 힘들었습니다. 아이에게 온종일 집중해야 해서 나를 챙길 시간은 늘 부족했어요. 신생아를 돌보는 일은 생각보다 체력이 쉽게 고갈됩니다. 그러므로 특히 아이를 출산한 지 얼마 되지 않은 산모는 아기가 잘 때 무조건 쉬어야 해요. 아이를 돌보는 일 외에 미룰 수 있는 일들은 무조건 미루세요. 틈틈이 자고, 영양가 있는 음식을 먹으면서 체력을 보충해야 합니다.

신생아 육아에서 중요한 것은 '빼기'라고 말하고 싶습니다. 아이의 인생을 책임져야 한다는 거창한 사명감에 사로잡혀 이것저것 신경 쓰다 보면 육아에 대한 자신감만 잃게 됩니다. 아이에게 '무엇을 더 해줄까?'라고 생각하기보다 '무엇을 덜 해줘도 괜찮을까?'라고 생각해 보세요. 또한 충분히 쉬면서 부모가 된 사실을 받아들이고 적응하는 시간을 가지길 바랍니다.

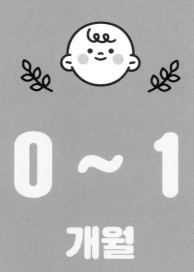

0 ~ 1
개월

이렇게 자랐어요

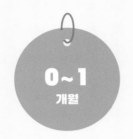

0~1 개월

 눈

아직 고개를 자유롭게 돌릴 수 없기 때문에 한쪽을 응시하고 있는 경우가 많아요. 집중할 때는 미간을 찌푸리는 모습을 보이기도 해요.

 입

입술을 꼭 다물거나 '오' 하는 모습을 보이기도 합니다. 손가락을 입 가까이에 대면 입을 벌리고 오물거리며 빨려고 합니다. 이는 자동적으로 나오는 원시반사 중 하나인 탐색 반사와 빨기 반사입니다. 배고프다는 표현으로 오해하지 마세요.

 피부

겨드랑이, 목, 손목, 발목 등 피부가 접히는 부위에 태지가 남아 있을 수 있어요.

 가슴

말랑말랑하고 약해요. 가슴 정중앙 흉골이 끝나는 부분에 연골이 동그랗게 만져지는 경우도 있어요.

 손

주먹을 꽉 쥐고 팔다리는 구부리고 있어요. 일부러 펴려고 하면 힘을 주는 것이 정상입니다. 보호자의 손가락을 손바닥에 가져다 대면 잡을 수 있지만 아직 힘을 주지는 못해요.

 다리

개구리 다리처럼 'ㄱ'자로 구부리고 있어요. 자전거를 타듯 꼬물꼬물 움직여요.

 발가락

안쪽으로 오므리고 있어요.

 배꼽

생후 7~10일이 되면 탯줄(제대)이 자연스럽게 탈락합니다.

이 정도는 할 수 있어요

- 손에 물체를 쥐여주면 잡는 잡기 반사Grasp Reflex를 보여요.
- 눈앞 20~30cm 거리에 있는 물체를 응시해요.
- 움직이는 물체에 시선을 고정하거나, 45~90도 내에서 물체를 따라가며 볼 수 있어요.
- 바닥에 바로 누워 머리를 좌우로 돌릴 수 있어요.

성장 기준표 살펴보기

질병관리청
성장도표 계산기

개월수	키(cm)		체중(kg)	
	남자	여자	남자	여자
1	51.1 ~ 57.9	50.0~ 56.9	3.6 ~ 5.5	3.3 ~ 5.2

TIP• 키는 3~95백분위수 범위, 체중은 5~95백분위수 범위입니다. 이 시기에는 키를 잴 때 오차 범위가 크기 때문에 키 성장보다 체중 증가에 더 집중해 주세요.

TIP• 출생 후 3~4일 동안 출생체중의 5~7% 감소가 일어납니다. 10~14일 이내에 출생체중으로 회복하며 매일 30g씩 증가합니다.

하루 적정 수유량

모유수유	분유수유
8~12회	하루 140~160ml/kg

TIP• 아직 밤낮 구분 없이 수유해야 해요.

하루 적정 수면 시간

10시간 이하	조금 더 자야 해요.
11~13시간	적당하게 자고 있어요. 만약 아이가 졸려 보인다면 1~2시간 더 재워도 됩니다.
14~17시간	권장하는 수면 시간이에요.
18~19시간	적당하게 자고 있어요. 만약 아이가 자려고 하지 않는다면 조금 덜 재워도 됩니다.
20시간 이상	너무 많이 재우고 있어요.

TIP• 미국수면재단National Sleep Foundation, NSF에서 권장하는 아이의 수면 시간입니다. 우리 아이의 낮잠과 밤잠을 더한 수면 시간이 어느 정도인지 살펴보세요.

꼭 챙겨야 할 접종·검진 체크

- BCG 접종
- 1차 영유아 건강검진(14~35일)

BCG 백신 접종
피내용 vs 경피용

BCG 백신 피내용
가능한 병원 찾아보기

BCG 백신

BCG Bacille Calmette Guerin 백신은 결핵균 mycobacterium bovis을 예방하기 위한 백신입니다. 5세 미만의 소아가 결핵균에 감염되면 결핵수막염이나 파종성 결핵 같은 중증 결핵이 발생할 확률이 어른보다 높아요. BCG 접종으로 영유아에서 발생 가능성이 높은 중증 결핵을 80% 이상 예방할 수 있습니다. 아래 2가지 접종 중 선택할 수 있어요.

백신 종류	피내 주사법(주사형)	경피 주사법(도장형)
균주	Danish 균주(덴마크)	Tokyo 균주(일본)
접종 방법	주삿바늘로 피내에 주입해 동그란 피부 융기(5~7mm)를 만들어요.	피부에 주사액을 바른 후 9개의 주삿바늘이 있는 도구로 2번 눌러 접종해요.
비용	무료	유료
접종 가능 시설	각 지역 보건소 일부 병원	보건소 × 민간 병원 ○
흉터	흉터가 남지만 개인차가 커요.	흉터가 남지만 개인차가 크지 않아요.

BCG는 접종 후 1~2주 동안은 아무런 반응이 나타나지 않다가 2~3주 후부터 접종 부위에 발진과 농포가 나타나기 시작합니다. 이때 접종 부위를 소독하거나 반창고를 붙이지 마세요. 농포를 짜내는 것 또한 2차 감염이 될 수 있으므로 절대 하지 않습니다. 접종 부위가 아물고 다시 반응이 나타나는 것을 반복하다가 보통 3개월 이내에 반흔을 남기며 아물게 됩니다. 1년까지 가는 아이들도 있습니다만 겉으로 보이는 것과 달리 아이가 아파하지 않으니 너무 걱정하지 않아도 괜찮습니다. 고름이 옷에 묻을 수 있으니 자주 옷을 갈아입히면서 청결을 유지해 주세요.

선별검사란?

아이가 태어나면 신생아실에 있는 동안 여러 검진들을 받게 됩니다. 우리나라는 2018년부터 선천성 대사이상 검사와 청력 검사를 필수 선별검사screening test로 모든 신생아들에게 무료로 시행하고 있어요. 선별검사란 신생아기에 치료를 하지 않았을 때 추후에 치명적인 결과를 초래할 수 있는 질환을 조기에 발견하기 위한 검사입니다.

선천성 대사이상 선별검사

우리 몸은 음식을 섭취했을 때 여러 효소가 작용하며 영양분을 흡수하고 에너지를 만듭니다. 선천성 대사이상 질환이 있는 경우 특정 효소에 문제가 생겨 이런 작용이 원활히 이뤄지지 않고 몸에 해로운 부산물이 만들어져 장기가 영구적으로 손상됩니다. 다행히도 소량의 혈액을 이용한 검사를 통해 이를 미리 발견할 수 있어요. 다만 선별검사 특성상 '거짓 양성'(검사 결과가 정상인데 양성으로 나오는 경우) 비율이 높기 때문에 양성으로 판명됐다고 바로 진단되는 것은 아닙니다. 혈액검사를 통해 여러 번 재검사를 진행한 뒤 진단되므로 미리 걱정하지 말고 의료진의 지시에 따라 재검사를 받도록 하세요.

신생아 청각 선별검사

신생아 1,000명당 3~6%에서 중증도 이상의 선천성 난청이 발생한다고 알려져 있습니다. 난청을 제때 치료하지 못할 경우 청각신경이 제대로 발달하지 못해 추후 보청기 등의 청각 재활치료 효과가 떨어지게 됩니다. 또 어릴 때 청각적인 자극을 충분히 받지 못하면 언어장애, 인지장애로 이어져 발달 지연이 발생하죠. 그러므로 선천성 난청은 청력을 담당하는 뇌의 발달이 활발하게 이루어지는 생후 1년 이내에 조기 치료해 주는 것이 매우 중요합니다. 선천성 난청의 진단과 치료는 '1-3-6 원칙'을 지킵니다. 모든 신생아는 생후 1개월 이내(보통 신생아실에서) 청각 선별검사를 받고, 어느 한쪽 귀라도 '재검refer' 판정이 나오면 생후 3개월 이내 이비인후과에서 난청확진 검사를 실시합니다. 최종 난청 진단을 받으면 생후 6개월 이내 청각 재활을 받습니다. 그러므로 청각 검사를 받았을 경우 설령 아이가 잘 듣는 것같이 보이더라도 꼭 늦지 않게 재검사를 받도록 하세요.

우리 아이 생활
자세히 살펴보기

⋮

잘 먹기

중요한 건 총 수유량

엄마 배 속에서는 자는 시간, 먹는 시간이 따로 정해져 있지 않죠. 신생아는 태아 때처럼 불규칙하게 먹고 자려고 합니다. 아직은 바깥 환경에 적응하는 시기이므로 한 번에 먹는 수유량을 늘리려고 무리하게 수유 간격을 띄우지 마세요. 하루 종일 먹는 횟수를 기록하고 총 수유량이 충분한지 확인해 주세요.

모유수유아

엄마도 아기도 적응하는 시기입니다. 아기가 엄마 젖을 깊게 물어 충분히 빨 수 있게 도와줘야 합니다. 젖이 충분히 만들어질 수 있도록 아기에게 수시로 젖을 물려주세요. 필요에 따라 몇 주는 수유 후 남은 젖을 짜내야 합니다. 세계보건기구World Health Organization,WHO에 따르면 이 시기에는 성공적인 모유수유를 위해 '시간에 맞춰' 수유하기보다는 아기가 배고픈 신호를 보이면 '언제든' 수유하는 것이 좋습니다.

혼합수유아

수유 때 모유를 먹이고 보충이 필요할 때 분유로 보충 수유합니다. 모유량이 늘어날수록 보충하는 분유량이 줄어듭니다. 모유수유는 되도록 직접 수유하는 횟수를 늘리는 것이 좋아요. 간혹 편의를 위해 모유와 분유를 번갈아 가며 수유하는 경우가 있는데 아기에게 젖을 물리는 횟수가 줄면 그만큼 모유량이 줄어듭니다. 특히 밤중에 엄마가 푹 자기 위해 모유 대신 분유를 먹이면 모유량은 급격하게 줄어들죠. 그러므로 밤중에는 되도록 모유수유를 하고 수유가 어려운 경우라도 2~3회는 유축을 하는 것이 좋습니다. 그래야 모유량이 유지될 수 있습니다.

TIP▶
한 번에 먹는 양보다
총 수유량이
더 중요합니다.

분유수유아

대한소아청소년과학회에서 권고하는 분유수유량은 다음과 같습니다.

연령	1회 수유량	하루 횟수	하루 총 수유량
생후 0~2주	80ml	7~8회	560~640ml 또는 (140~160×체중)ml
생후 2주~1개월	120ml	6~7회	720~840ml 또는 (140~160×체중)ml

잘 자기

아직은 밤낮 구분이 어려워요

엄마 자궁 속은 깜깜하므로 당연히 밤낮이 구분되지 않습니다. 세상 밖으로 나온 아기는 아직 자궁 내의 환경에 익숙해 밤에도 낮처럼 생활하게 됩니다. 이 시기에는 낮에 활동하고 밤에 잠을 자는 것을 조절해 주는 몸속의 생체시계가 작동하지 않기 때문에 수면 교육을 하기 어렵습니다. 한 번에 오래 자는 것보다 수시로 깨서 충분히 수유하는 것이 더 중요한 시기예요.

잘 싸기

TIP▶
변에 관한 자세한
내용은 46쪽 참고

무른 변도 괜찮아요

태어난 지 1~2일째 아기는 검고 진득한 태변을 봅니다. 3~4일이 되면 녹색 변을 보고, 5일이 지나면 부드럽고 몽글몽글한 노란색 또는 연두색 변을 하루 여러 번 봅니다. 대체로 모유수유아가 분유수유아보다 변이 무르고 횟수가 더 많은 편입니다. 이때 수유에 문제가 없고, 아기가 변을 볼 때 불편한 증상이 없다면 괜찮습니다. 노란색 변을 매일 보기 위해 모유수유를 하는 엄마가 식단 조절을 하거나 잘 먹던 분유를 바꿀 필요 없습니다. 또 일부러 좋은 변 색깔을 위해서 아기에게 유산균을 따로 챙겨 먹이지 않아도 됩니다.

생식기 닦아주는 법

초보 부모가 아기를 목욕시킬 때 가장 씻기기 힘들어하는 부위가 바로 생식기
입니다. 기저귀를 갈아줄 때도 생식기를 건드리면 아파할까 봐 제대로 닦지 못
하는 분들이 많습니다. 몇 가지 중요한 것만 알고 있으면 정말 간단하니 자세
히 알아볼까요?

여자아이

생식기를 닦을 때 세정제나 비누를 사용하지 마세요. 미지근한 물을 묻힌 가제
수건으로 조심스럽게 닦으면서 씻겨주면 됩니다. 아기를 눕혀 다리를 살짝 벌
린 다음 마른 수건으로 남아 있는 물기를 제거해 주세요. 아기가 대변을 싸고
난 후에는 대음순과 소음순 사이에 노란 대변이 남아 있는 경우가 많습니다.
이때는 부드러운 가제 수건을 이용해 위에서 아래 방향으로 닦아주세요. 질 입
구와 소음순 주변에 흰색 분비물이 보일 수 있는데, 이는 질 환경을 산성으로
만들어 세균의 증식을 막고 이물질이 질 안으로 침입하는 것을 막는 중요한 역
할을 합니다. 그러므로 너무 깨끗하게 닦아주려고 애쓸 필요는 없어요. 노란색
은 대변이니 잘 닦아주고 흰색은 질 분비물이니 그냥 둔다고 생각하세요.

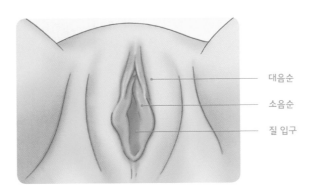

대음순

소음순

질 입구

남자아이

마찬가지로 생식기를 닦을 때 세정제나 비누를 사용하지 않습니다. 미지근한 물을 묻힌 가제 수건으로 조심스럽게 닦으면서 씻겨주면 됩니다. 간혹 안쪽까지 잘 씻으려고 음경 끝을 억지로 벌리다가 상처가 생겨 병원에 오는 경우가 있어요. 귀두 앞부분까지 피부가 덮여 있는 것을 포피라고 하는데, 신생아 시기에는 포피의 구멍이 매우 작아서 귀두가 보이지 않는 경우가 많습니다. 조사에 따르면 신생아 시기에 포피를 뒤로 밀어낼 수 있는 경우는 전체 남아의 4% 미만이라고 합니다. 그러므로 포피가 귀두 뒤로 젖혀지지 않는다고 해서 걱정할 필요 없어요. 무리하게 안쪽까지 씻기지 않아도 됩니다. 단, 음경과 고환이 맞닿는 부분에 발진이 잘 생기니 기저귀를 채우기 전에 물기를 잘 닦아 짓무르지 않게 하는 것이 중요합니다.

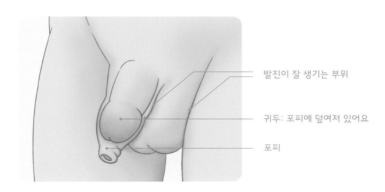

발진이 잘 생기는 부위

귀두: 포피에 덮여져 있어요

포피

이 시기
흔히 고민하는 문제

**탯줄은
어떻게
관리하나요?**

탯줄은 출생 후 2~4주 안에 대부분 자연스럽게 탈락합니다. 탯줄 관리는 소독이 아닌 건조가 가장 중요합니다. 탯줄이 떨어지기 전까지는 통목욕을 시키지 않는 것이 좋아요. 만약 목욕을 시켰다면 탯줄 주변을 깨끗한 천으로 닦고 충분히 자연 건조를 해줍니다. 기저귀를 채울 때는 탯줄이 노출될 수 있도록 기저귀를 탯줄 아래로 두어 소변에 젖지 않게 해주세요. 기저귀 윗부분을 접어주거나 배꼽에 닿는 부분을 'U'자로 잘라서 채워도 됩니다.

탯줄이 떨어질 때까지 하루에 한 번씩 주위를 깨끗하게 닦고 공기에 노출하거나 얇은 천으로 느슨하게 덮어 잘 말려줍니다. 꼭 알코올 솜으로 소독해야 하는 것은 아닙니다. **생리식염수나 깨끗한 물을 적신 부드러운 가제 수건으로 분비물을 깨끗이 닦고 잘 건조하는 것이 가장 좋은 관리법입니다.**

신생아 배꼽 관리

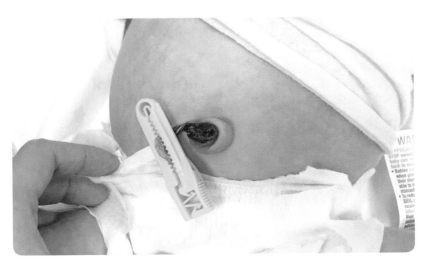

TIP• 신생아에게 포비돈(빨간 약 소독제)을 지속해서 사용하면 피부를 통해 약이 흡수돼 갑상샘 기능 이상을 일으킬 위험이 있습니다. 항생제 연고, 파우더 제품은 병원에서 처방한 경우가 아니라면 추천하지 않습니다.

배꼽과 관련된 문제

배꼽육아종

배꼽육아종은 신생아 시기에 가장 흔하게 나타나는 배꼽 문제로, 약 500명 중 1명꼴로 나타납니다. 탯줄이 떨어지고 나면 남은 조직이 아물면서 검게 변하는 것이 일반적인데 아물지 않고 자꾸 자라나면서 육아종이 생깁니다. 육아종 조직은 분홍색을 띠고 계속 진물이 나오는데 다행히 아기가 아프거나 불편함을 느끼지는 않습니다. 하지만 육아종이 지속되면 배꼽 주변으로 감염이 생길 수 있으니 반드시 소아청소년과를 방문해 제거하세요.

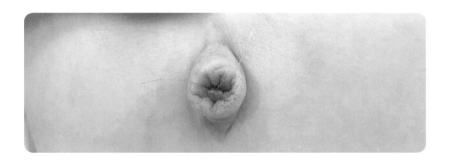

배꼽염

간혹 배꼽 주위나 안쪽에 균이 감염돼 염증이 생기는 경우가 있습니다. 배꼽 주위 피부가 붉은색으로 변하거나 노란색 진물이 계속 나온다면 배꼽염omphalitis을 의심할 수 있어요. 배꼽 주변이 붓고 열이 나는 경우도 있죠. 면역력이 약한 신생아는 배꼽염이 전신감염으로 진행될 가능성이 있으니 꼭 병원 진료가 필요합니다.

배꼽탈장

배꼽을 감싼 근육이 유난히 약하거나 탯줄이 떨어진 후 배 근육이 완전히 닫히지 않으면 장의 일부가 배꼽 부분으로 튀어나오는 경우가 있어요. 아기가 울거나 보챌 때 배에 힘이 들어가 배꼽이 볼록 튀어나오죠. 이 부분을 손으로 살짝 눌렀을 때 배 안으로 다시 들어간다면 배꼽탈장을 의심할 수 있습니다. 이른둥이의 경우 발생빈도가 더 높아요. 병원 진료를 보면 대부분 치료 없이 지켜보

자고 하는데 아기가 아파하거나 힘들어하는 경우가 거의 없기 때문입니다. 특별한 치료 없이도 복벽이 두꺼워지고 닫히면서 돌 전후로 자연스럽게 들어가는 경우가 대부분이죠. 만약 튀어나온 정도가 너무 심하거나 만 4세 이후에도 호전되지 않는다면 수술이 필요할 수 있습니다. 만약 아기가 아파하거나 배꼽 주위 피부색이 변한다면 바로 병원 진료를 받으세요.

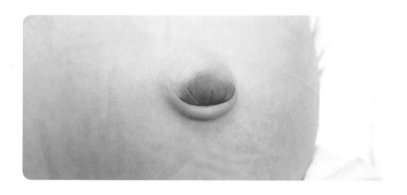

서혜부탈장

사타구니라고 부르는 서혜부 부근에 탈장이 생기면 바로 병원 진료가 필요합니다. 배꼽탈장과 마찬가지로 배에 힘을 주면 사타구니 부근이 볼록해지면서 딱딱해져요. 서혜부를 지지하는 근육이 약해져 그 사이로 장의 일부가 튀어나오는 현상인데 아기가 아파하지 않는 경우가 대부분입니다. 하지만 아기가 크면서 저절로 호전되는 배꼽탈장과 달리 서혜부탈장은 악화되는 경우가 더 많습니다. 드물지만 빠져나온 장의 일부가 꼬여서 위험해지는 경우도 있으므로 발견 즉시 병원 진료를 보는 것이 좋습니다.

아기가 자주 토해요

신생아 구토 대처법

신생아는 누워서 생활하는 시간이 많기 때문에 트림이나 먹으면서 삼킨 공기가 한꺼번에 나와 토를 하기 쉽습니다. 또 위에 있는 내용물이 식도로 역류하지 못하게 하는 식도괄약근이 약해 어른보다 더 쉽게 역류할 수 있어요. 이런 증상을 '신생아 역류'라고 합니다. 성인의 위식도역류질환은 위산에 의해 식도에 손상이 일어나 속 쓰림 같은 증상이 심해지지만 신생아 역류는 식도에 손상이 가는 경우가 드물어요. 신생아 역류는 생후 수개월 동안 발생하지만, 앉아서 생활하는 8~9개월 정도 되면 빈도가 점차 줄어듭니다. 신생아 역류의 88%는 생후 12개월까지 서서히 호전되며 적어도 24개월에는 대부분 나아지는 모습을 보입니다.

아기가 짧은 시간이라도 앉아 있을 수 있는 시기인 생후 6~7개월까지는 수유 후 트림을 시켜주는 것이 좋아요. 간혹 모유수유는 트림을 안 해도 된다고 생각하는 경우가 있는데 그렇지 않습니다. 모유수유를 하는 아기들도 트림을 시켜주세요. 만약 아기가 트림하지 않는다면 반대편으로 안아 다시 트림을 유도해 줍니다. 자세를 바꿔도 트림하지 않거나 수유하다가 잠이 들어 트림하지 못했다면 아기를 세운 자세로 10~15분 동안 안고 난 후 눕혀보세요. 자주 토하는 아기라면 누워서 토하는 것을 대비해 고개를 옆으로 돌려주는 것이 안전합니다.

역류하기 쉬운 트림 방법

가장 흔하게 트림을 시키는 보호자의 자세는 사진처럼 한쪽 어깨에 아이를 둘러메는 것인데요. 이 자세는 보호자의 어깨에 아기의 배가 눌려 토하기 쉽습니다. 이대로 아이가 토하면 보호자와 아기의 옷에 토사물이 그대로 묻을 수밖에 없어요.

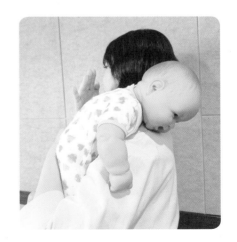

잘 토하는 아기 트림시키는 2가지 방법

① 아기의 겨드랑이 한쪽을 엄지와 검지로 지탱하고 아기가 보호자의 팔 쪽으로 기댈 수 있게 몸을 숙여줍니다. 아기의 다리 한쪽은 보호자의 다리 사이에 끼고 아기의 팔을 올려 몸통을 세워줍니다.

② 엄지와 검지로 아기의 턱선을 감싸고 손바닥과 나머지 손가락으로 아기의 흉곽을 지지합니다. 아기 몸을 보호자의 손바닥 쪽으로 기울여 수직으로 세워주세요. 그 상태에서 반대편 손으로 아기의 등을 살살 문질러 줍니다.

영상으로 보는
아기 트림 방법

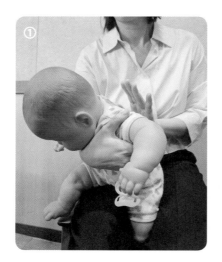

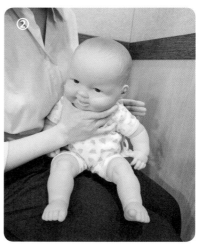

 이럴 때는 병원에서 꼭 진료를 받으세요

- 한두 번이 아니라 반복적으로 분출성 구토를 할 때
- 하루 수유량이 적고 체중이 잘 늘지 않을 때

누운 아기의 코로 토사물이 나올 때

이때는 아기를 수직으로 일으켜 세워서 토사물이 기도로 넘어가지 않게 조치해 주는 것이 중요합니다. 아기 얼굴이 바닥을 향하도록 안아서 코와 입에 있는 토사물이 빠져나가게 도와주세요. 아기가 진정됐다면 천천히 눕히고 얼굴을 닦습니다.

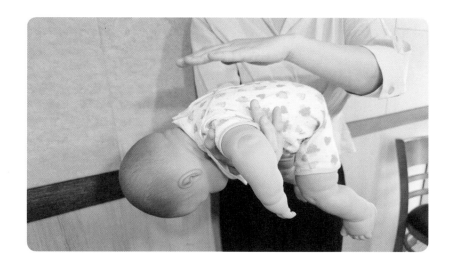

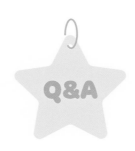

Q&A

Q. 매일 변을 보지 않는데 며칠까지 기다려도 되나요?

A. 신생아는 환경에 따라 변의 양상과 횟수가 변할 수 있습니다. 모유수유를 하는 아기더라도 며칠 동안 변을 보지 않기도 합니다. 아기의 복부를 자주 시계 방향으로 부드럽게 마사지해 주세요. 아기가 보채거나 복부팽만, 수유량 감소 같은 증상이 있거나 7일 이상 변을 보지 않는다면 소아청소년과 진료를 보세요.

Q. 소변 색이 주황색으로 나오는데 괜찮은 걸까요?

A. 보통 아기의 소변도 어른과 같이 노란색을 띱니다. 그런데 신생아는 신장 기능이 미숙하기 때문에 몸으로 흡수돼야 하는 요산이 소변으로 배출되는 경우가 있습니다. 이때 옅은 주황색이나 분홍색을 띠는데 이를 '요산뇨'라고 합니다. 소변 색이 변하는 것 외에는 다른 증상이 없어요. 또 아기가 불편해하지 않습니다. 어쩌다 한 번씩 보기 때문에 병원에 가기에는 애매한 경우가 많죠. 횟수가 많지 않다면 특별한 치료 없이도 아기의 신장 기능이 성숙해지면서 빈도가 줄어듭니다. 수유량을 일부러 늘리거나 물을 따로 먹일 필요는 없어요. 평소보다 횟수가 늘어나거나 색이 진해지거나 붉은색을 띠면 병원에서 정밀검사를 받으세요.

Q. 눈곱이 너무 자주 끼는데 어떻게 해야 할까요?

A. 눈물샘은 눈물관이라는 기관을 통해 비강(코)과 연결돼 있습니다. 아기의 눈물관은 매우

얇아서 가끔 막힐 때가 있어요. 이를 '코눈물관 막힘'이라고 하며 눈에 눈곱이 심하게 껴 눈을 잘 못 뜰 정도가 됩니다. 이때는 코눈물관을 자주 마사지해 줘야 합니다. 치료라고 생각하고 자주 해주세요. 생후 10개월 이후에는 자연스럽게 호전이 되지만, 이후에도 증상이 지속된다면 시술이 필요할 수 있으니 안과 진료를 권합니다.

Q. 온도와 습도는 어떻게 해야 할까요?

A. 아기에게 가장 알맞은 실내 온도는 섭씨 24~26℃, 실내 습도는 50~60%입니다. 바깥 온도와 실내 온도 차이는 5~6℃ 이상 차이 나지 않는 것이 좋습니다. 에어컨, 선풍기 등을 사용할 경우 바람이 아기를 향하지 않게 하고 손발이 차갑다면 온도를 조금 올리거나 양말이나 손 싸개를 씌워주세요.

Q. 머리를 만져보면 울퉁불퉁해요. 무엇인가요? 만져도 될까요?

A. 아기의 머리를 만지면 마치 갈라진 것처럼 옴폭 파인 선이 있습니다. 아기의 뇌는 발달 중이므로 자라날 공간이 필요하기에 뇌를 보호하는 머리뼈가 여러 개로 나뉘어 있습니다. 이런 뼈들의 경계를 봉합선이라고 합니다. 뇌 안의 압력을 조절하기 위해 봉합선 사이에는 공간이 열려 있는데 이를 대천문, 소천문이라 부릅니다. 아기의 머리뼈가 울퉁불퉁

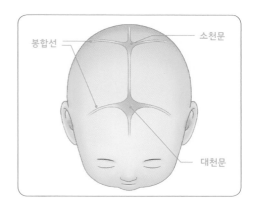

한 것은 봉합선과 대천문이 열려 있기 때문이에요. 일상생활에서 목욕을 하거나 부드럽게 쓰다듬는 정도로 뇌가 다칠 확률은 극도로 낮습니다. 대천문은 보통 18~24개월에 닫히는데, 대천문이 너무 빨리 닫히거나 크기가 또래보다 작다면 검진이 필요합니다. 아기의 머리둘레가 적당한지, 발달이 정상적으로 이뤄지는지 병원에서 확인해 보세요.

Q. 숨을 너무 불규칙하게 쉬는데 혹시 아픈 걸까요?

A. 신생아는 분당 35~60회로 빠르고 얕게 호흡합니다. 가끔 5~10초 정도 숨을 쉬지 않다가 한꺼번에 몰아서 쉬는 모습을 보이기도 합니다. 아기가 숨을 쉬지 않을까 봐 불안해서 잠을 못 자거나 계속 아기를 깨우는 분들이 있는데요. 건강한 신생아더라도 아직 호흡을 조절하는 뇌의 영역과 폐가 미숙해 일시적으로 호흡이 불규칙할 수 있습니다. 이를 주기적 호흡periodic breathing이라고 합니다. 이른둥이에게 특히 더 자주 발생한다고 알려져 있어요. 아기가 편안해 보이고 잘 자고 있다면 큰 걱정하지 않아도 됩니다. 하지만 만약 15초 이상의 무호흡이 있거나 아이의 입술 주위 또는 피부가 보라색, 파란색으로 변하는 청색증을 보인다면 병원에 가야 합니다. 아기에게 이런 증상이 나타날 때는 핸드폰으로 영상을 찍어 주치의에게 보여주세요.

Q. 접힌 귀는 크면 저절로 펴지나요?

A. 아기들의 귀 모양은 정말 다양합니다. 끝이 뾰족한 모양, 안으로 접힌 모양, 귓바퀴 끝이 펴진 모양 등 각양각색이죠. 귓바퀴 모양은 청력에 영향을 주지 않기에 교정이 필수는 아닙니다. 다만 미국 통계에 따르면 70% 정도는 신생아 시기의 귀 모양이 성인까지 유지된다고 해요. 신생아는 귀 연골이 유연하기 때문에 교정 장치를 이용해 귀 모양 교정이 가능합니다. 교정 시기는 생후 5~14일에 시작하면 가장 효과적이고, 적어도 2개월 이내에는 시작하는 것이 좋습니다. 2개월이 넘어가면 유연성이 감소해 교정 효과가 떨어질 수 있어요. 직접 아기 귀를 자주 만지고 펴준다고 해서 모양이 잡히지 않습니다. 귀 모양이 걱정된다면 신생아 귀 교정을 전문으로 하는 병원을 찾아가 상담을 받으세요.

Q. 짧은 설소대, 시술해 줘야 할까요?

A. 설소대는 혀를 구강에 연결해 주는 구조물입니다. 이런 설소대가 짧아서 혀의 움직임에 제한이 생기는 경우를 '설소대단축증', '단설소대'라고 합니다. 아기가 모유수유를 잘하려면 엄마 젖을 충분히 깊게 물어야 하는데 설소대가 짧은 아기들은 유두 끝만 빨게 되면서 수

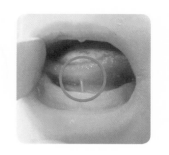

유가 잘 안될뿐더러 유두에 상처를 내기도 합니다. 분유를 먹는 아기들도 설소대가 아주 짧으면 수유할 때마다 공기를 많이 먹어 배앓이하는 경우가 생겨요. 또 나중에는 설소대가 짧아서 혀가 입천장에 닿지 않을 때 조음 발음, 특히 ㅅ, ㅆ, ㄹ, ㅈ, ㅊ 발음이 안 될 수 있습니다. 설소대의 위치, 두께, 유연성에 따라 시술 여부를 결정하는데요. 신생아 시기에 무엇보다 중요하게 보는 것은 수유할 때 불편함이 있는가입니다. 설소대가 있지만 수유하는 데 불편함이 없다면 시술 없이 그냥 지켜보자고 말씀드리는 편입니다. 설소대가 있어도 발음에 문제가 없는 아기들이 더 많아 불필요한 시술이 될 수 있습니다. 또 신생아 때 시술했으나 유착이 생겨 재시술하는 경우도 있기 때문에 발음 교정을 위해 미리 신생아 시기에 시술하는 것은 추천하지 않습니다.

Q. 엉덩이 딤플, 그냥 둬도 괜찮을까요?

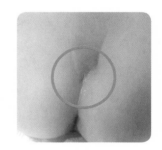

A. 엉덩이 딤플은 비교적 흔한 증상으로 신생아의 5~10% 정도에서 관찰됩니다. 딤플dimple은 보조개라는 뜻이에요. 대부분 얼굴에 있는 보조개처럼 피부만 들어가 있는 딤플은 문제가 되지 않습니다. 아기 엉덩이에 통통하게 살이 찌면 없어지는 경우도 많아요. 문제는 빨리 치료하지 않으면 심한 후유증을 남기는 척추 견인 증후군이나 이분척추증과 같은 선천성 신경계 질환인 경우입니다. 병원에서 검사를 권유받았다면 주저하지 말고 하는 것을 추천합니다.

육아는 원래 힘든 것, 스스로를 탓하지 말아요. 필요할 땐 꼭 도움을 청하세요.

아이를 낳고 키우는 것은 생각했던 것보다 훨씬 힘들 수도 아니면 덜 행복할 수도 있습니다. 하지만 누가 뭐래도 지금은 몸과 마음의 회복이 우선인 시기에요. 임신 10달 그리고 출산까지, 엄마의 몸과 마음은 많은 변화를 겪었습니다. 아이를 키우는 것은 단거리 뛰기가 아닌 장거리 마라톤입니다. 엄마가 건강해야 아이와 함께하는 여정이 행복할 수 있습니다. 출산과 산후조리를 겪은 엄마의 몸과 마음의 호르몬은 요동치고 있어요. 정도의 차이가 있을 뿐 임신과 출산을 거친 산모라면 누구나 겪는 변화입니다. 이 과정에서 신체적으로도 정신적으로도 환기는 꼭 필요합니다. 아이가 너무 사랑스럽고 귀여워도 잠시 떨어져서 한숨 돌려 오롯이 나를 보살피는 시간이 필요합니다. 아이에게 미안해할 필요는 없습니다. 아이를 위해서 더욱 건강한 엄마가 되는 시간이니까요.

'그만하면 충분히 좋은 엄마good enough mother'라는 말이 있습니다. 좋은 부모란 완벽하거나 특별한 기술이 필요한 것이 아니라, 아이에게 수용적이고 안정적인 환경이 되어주는 것으로도 충분하다는 뜻입니다. 우리 엄마들 그리고 아빠들! 너무너무 수고했고 잘하고 계십니다!

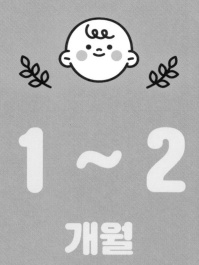

1~2
개월

이렇게 자랐어요

1~2 개월

눈
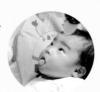

시야가 넓어져 20~30cm 앞의 물체를 따라가며 주시할 수 있어요. 보호자와 눈맞춤을 하고 '사회적 미소social smile'도 활발해져요.

귀
엄마, 아빠의 목소리를 구분하고 반응해요.

입
혀와 입의 움직임에 적응해 우는 소리가 아닌 "아아", "흐"처럼 다른 소리를 내기 시작해요.

손
움켜쥐고 있던 손이 조금씩 벌어져요. 구부려졌던 팔도 조금씩 펴져요.

다리
바둥바둥 수영하듯 움직이며 힘이 세지고 움직임이 빨라져요.

피부
손목, 발목처럼 접힌 곳에 태지가 약간 남아 있을 수 있어요.

배꼽
탯줄 탈락 후 조직이 서서히 아물면서 색이 검게 변해요. 천천히 색이 돌아오니 걱정하지 마세요.

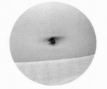

이 정도는 할 수 있어요

- 엎어놓으면 턱을 들고 머리를 좌우로 돌릴 수 있어요. 아직 고개를 완벽하게 가누거나 오랫동안 자세를 유지하지는 못해요.
- 한쪽 팔과 다리를 구부리고 반대편은 펴고 있는 자세인 긴장목반사 자세로 누워 있어요.
- 미소를 짓기 시작해요.
- 목소리에 반응하고 몸을 움찔거려요.

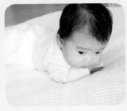
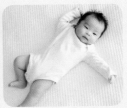

성장 기준표 살펴보기

질병관리청
성장도표 계산기

개월수	키(cm)		체중(kg)	
	남자	여자	남자	여자
1	51.1 ~ 57.9	50.0 ~ 56.9	3.6 ~ 5.5	3.3 ~ 5.2
2	54.7 ~ 61.7	53.2 ~ 60.4	4.5 ~ 6.8	4.1 ~ 6.3

TIP▶ 키는 3~95백분위수 범위, 체중은 5~95백분위수 범위입니다. 이 시기에는 키를 잴 때 오차 범위가 크기 때문에 키 성장보다 체중 증가에 더 집중해 주세요.

하루 적정 수유량

모유수유	분유수유
8~10회	하루 140~160ml/kg

TIP▶ 아직 밤낮 구분 없이 수유해야 해요.

하루 적정 수면 시간

10시간 이하	조금 더 재워야 해요.
11~13시간	적당하게 자고 있어요. 만약 아이가 졸려 보인다면 1~2시간 더 재워도 됩니다.
14~17시간	권장하는 수면 시간이에요.
18~19시간	적당하게 자고 있어요. 만약 아이가 자려고 하지 않는다면 조금 덜 재워도 됩니다.
20시간 이상	너무 많이 재우고 있어요.

TIP▶ 미국수면재단에서 권장하는 아이의 수면 시간입니다. 우리 아이의 낮잠과 밤잠을 더한 수면 시간이 어느 정도인지 살펴보세요.

꼭 챙겨야 할 접종·검진 체크

- B형 간염 2차 접종
- 임신 말기인 30주 이후에도 둔위 자세(역아)인 경우에는 양수과소증을, 고관절 탈구 가족력이 있는 경우라면 엉덩이 관절이 잘 발달하고 있는지, 고관절 이형성증은 아닌지 확인해야 해요. 가까운 소아청소년과나 정형외과에서 검진을 받으세요.

나는 이만큼 할 수 있어요

세상을 알아가요! `인지`

0~1개월

- 엄마의 얼굴, 눈, 목소리를 구별할 수 있어요.
- 사람들의 얼굴을 보려고 노력 중이에요.
- 사물과 사람을 구별해서 볼 수 있어요.
- 소리가 나는 쪽으로 눈을 돌려 확인할 수 있어요.
- 엄마가 수유를 준비하면 난 눈치채요.
- 아직 내 몸이 어떻게 생겼는지 몰라요.
- 배가 고프면 따뜻한 우유가 들어오고, 추우면 따뜻한 온기가 감싸줘요. 마법 같은 세상이에요!

1~2개월

- 움직이는 장난감을 주시해요.
- 다양한 소리에 반응할 수 있어요.
- 손에 손가락이 있고, 발에 발가락이 있다는 사실을 발견했어요! 입으로 탐험하는 내 몸이 신기해요. 내 입이 최고야!
- 팔을 뻗어봐요. 다리도 길게 뻗어서 침대를 차기도 했어요.

많은 감정을 느낄 수 있어요! `정서·감정`

0~1개월

- 큰 소리가 나면 공포를 느껴요.
- 움직이고 싶은데 나를 못 움직이게 한다면 화가 날 거예요.
- 나를 만져주면 기분이 좋아져요.
- 아주 잠깐이지만 내 손가락을 빨면서 스스로 진정할 수 있어요.
- 엄마가 자장가를 불러주면 기분이 편안하고 나른해 져요.

1~2개월

- 손가락이나 발가락을 빨면서 감정을 조절해요.
- 좋아하는 소리와 싫어하는 소리가 있어요. 어떤 소리는 나를 불편하게 해요. 자장가, 동물 소리, 노래 등으로 내 취향을 확인해 주세요.
- 아직 표정을 다양하게 짓지는 못 해요.
- 내 웃음이 사랑스럽겠지만 아직은 대부분 배냇짓(외부 환경과 무관한 내적 웃음)이랍니다.
- 내가 불편할 때 부드럽게 안아주고 만져주면 편안해 져요. 아직 나를 스스로 달래는 건 어려워요.

나도 표현해요!

0~1개월

- 배고프거나 불편할 때, 엄마가 필요할 때 큰 소리로 울 수 있어요.
- 배가 고플 때, 뭔가 불편할 때, 너무 더울 때, 상황마다 다르게 소리를 내요. 그러면 더 빨리 내가 원하는 것을 가질 수 있거든요.
- 내가 울 때는 머리부터 발끝까지 빨개질 수도 있어요. 온몸의 힘을 다 써야 하니까요.

1~2개월

- 나도 우는 것 말고, 다른 소리를 낼 수 있어요.
- 기분이 아주 좋을 때는 특별한 소리를 내서 기분을 표현할 수 있어요.
- 나는 어떻게 해야 엄마를 빨리 오게 할 수 있는지 알아요. 더 크게 소리치고 우는 거예요.
- 엄마의 목소리를 듣고 기쁜지 화가 났는지 알 수 있어요. 엄마는 나에게 가장 중요한 사람이니까요.

 ## 스킨십이 좋아요!

0~1개월

- 친근한 사람의 목소리를 구별할 수 있어요. 특히 엄마 목소리요.
- 나를 부드럽게 만져주면 기분이 좋아요.
- 엄마가 안아주면 엄마 얼굴을 봐요.
- 스킨십을 하면 엄마, 아빠를 느낄 수 있어요.
- 나를 보살펴 주는 엄마는 따뜻하고 포근해요. 아니 어쩌면 엄마와 나는 한 몸일지도 몰라요.

1~2개월

- 나는 엄마가 제일 좋아요. 그래서 엄마를 쳐다봐요.
- 혼자 놀다가도 누군가 다가오면 난 잠깐 멈춰서 확인해요.
- 좋아하는 사람이 다가오면 손을 뻗어요. 날 안아줘요!
- 엄마가 안아주면 나도 엄마를 만져요. 엄마의 머리카락을 잡을 수도 있어요.
- 낯선 사람을 보면 뭔가 불안해요. 괜찮은 걸까 걱정이 돼요.

우리 아이 생활
자세히 살펴보기

잘 먹기

모유수유아

이 시기 아기는 입에 물체가 닿으면 반사적으로 빨려고 하는 빨기반사sucking reflex를 보입니다. 또한 아기의 뺨이나 입 주위를 건드리면 그 방향으로 고개를 돌리며 입을 벌리는 근원반사rooting reflex를 보여요. 이런 원시반사는 배고픔과 상관없이 자극을 주면 언제든지 일어나는 행동입니다. 그러므로 아기가 배가 고프다고 오해하고 젖을 물린다면 반사적으로 아기가 젖을 빨겠지만 과식할 수 있는 것이죠. 또한 젖을 한 번에 충분히 먹지 못하게 됩니다.

모유는 수유 시간에 따라 성분이 달라집니다. 초반 5~10분 이내에 나오는 전유는 단백질과 유당이 풍부하고, 이후에 나오는 후유는 지방 성분이 늘어나 칼로리가 높아집니다. 후유도 충분히 먹어야 아기의 체중이 알맞게 늘 수 있으므로 한쪽 젖을 한 번에 충분히 빨도록 연습시켜 주세요.

혼합수유아

엄마 젖을 거부하고 젖병만 먹으려고 하거나 반대로 젖병을 거부하고 엄마 젖만 찾는 유두 혼동이 올 수 있는 시기입니다. 특히 신생아 때 엄마 젖을 물리는 횟수가 줄어들었거나 생후 4주 이내에 공갈 젖꼭지를 사용하면 유두 혼동이 일어날 확률이 높습니다. 유두 혼동은 엄마 젖과 젖병을 빨 때 혀의 움직임이 달라서 생깁니다. 하지만 대부분 일시적이며 인내심을 가지고 노력한다면 문제없이 수유할 수 있습니다. 젖병을 거부하고 엄마 젖만 찾을 때는 모유량이 충분하다면 젖병을 끊으면 됩니다. 하지만 문제는 엄마 젖이 부족한 경우죠. 엄마 젖을 충분히 먹은 후에도 보충 수유가 필요하다면 젖병 대신 컵이나 스푼을 쓰거나, 유두에 얇은 실리콘 관을 연결해서 수유하는 모유 생성 유도기를 이용해 수유하세요. 동시에 모유량을 늘리기 위해 수유 후 한쪽당 15분씩 규칙적으로 모유를 짜냅니다.

대한모유수유의사회

반대로 엄마 젖을 거부하고 수유하는 자세만 잡아도 우는 아기라면 자세를 바꿔보세요. 사출이 심하다면 수유 전에 전유를 짜내 사출이 줄어들었을 때 먹여보세요. 아기가 덜 거부할 수 있습니다. 젖을 거부하는 동안에도 모유량을 유지하기 위해 수유 후 반드시 유축해 남은 젖을 비워주세요.

아기의 거부가 지속된다면 전문가의 도움이 필요한 경우도 있습니다. 온라인과 오프라인을 통해 모유수유에 대한 고민을 상담받을 수 있으니 혼자 고민하지 마세요. 대한모유수유의사회에서 홈페이지를 통해 온라인으로 전문가에게 상담받을 수도 있고, 집 근처에 상담받을 수 있는 병원이 있는지도 검색할 수 있습니다.

분유수유아

대한소아청소년과학회에서 권고하는 분유수유량은 다음과 같습니다.

연령	1회 수유량	하루 횟수	하루 총 수유량
생후 1~2개월	120ml	6회	720ml 또는 (140~160×체중)ml

이 시기에는 한 번에 먹는 수유량이 늘어납니다. 그러므로 원래 먹던 분유량보다 조금 더 조제해서 주세요. 꼭 하루에 6회를 수유해야 하는 것은 아닙니다. 아기마다 한 번에 먹을 수 있는 수유량이 다르기 때문입니다. 중요한 것은 총 수유량입니다. 하루에 먹는 수유량을 체중 킬로그램당 140~160ml로 계산하고 1회 수유량으로 나누면, 하루에 수유해야 할 횟수가 나오죠. 예를 들어 체중이 5kg인 아기에게 1회 평균 100ml를 수유할 수 있다면, 총 수유량은 '140~160×체중'이므로 700~800ml입니다. 그것을 아기의 1회 평균인 100ml로 나누면 하루 수유 횟수는 7~8회인 것을 알 수 있어요.

잘 자기

밤에 자는 시간이 늘어나요

생후 한 달이 지나면서 아기는 밤중에 먹는 시간 간격이 길어지며 푹 자는 시간이 늘어납니다. 이는 밤낮을 구분하는 생체리듬이 작동됐다는 반가운 신호이며, 밤중 수유 교육의 시작을 알리는 것이기도 합니다. 이런 신호가 나타나는 시기는 아기마다 다를 수 있습니다. 빠르면 생후 40일부터 늦으면 3개월부터 나타나기도 해요.

아기가 밤중에 먹지 않고 잘 수 있는 시간

2개월	3개월	4개월
4~5시간	5~6시간	6~7시간

그 밖의 생활

목욕 주기

바깥 활동을 한 경우가 아니라면 신생아의 통목욕은 일주일에 2회 정도가 적당합니다. 횟수는 필요에 따라 늘려도 되지만 피부에 과도한 수분 증발이 일어나는 것을 막기 위해 목욕 시간은 5~10분으로 짧게 해주세요. 물 온도는 38℃(40℃ 미만) 정도로 조절하고 보호자가 먼저 손으로 꼭 온도 체크를 합니다. 목욕하는 공간은 너무 춥지 않게 26~28℃로 맞추는 것이 좋아요. 생후 한 달 이후에는 얼굴과 두피에 피지분비가 증가하므로 물로만 씻기보다는 아기 전용 액상 클렌저를 사용하는 것이 좋습니다.

보습제

아기의 피부가 건조하다면 보습제를 발라주세요. 목욕을 한 뒤 3분 이내 발라주는 것이 좋고, 많이 건조한 부분은 하루 2~3회 얇게 덧바릅니다. 이때 보습제에 함유된 천연 성분이 식품 항원으로 작용해 알레르기 질환을 일으킬 수 있으니 어린 영아는 천연 추출물이 함유된 보습제 사용을 조심해 주세요. 제품 성분표를 꼼꼼히 확인해 유해 성분이 있는지 확인하고, 가능하면 샘플로 테스트해 보는 것을 추천합니다.

이 시기
흔히 고민하는 문제

영아산통
(배앓이)

영아산통이란?

3개월 이하의 건강한 아기가 특별한 증상이나 이상소견이 없는데도 심하게 울고 보채는 것을 영아산통infantile colic이라고 합니다. 전체 영아의 약 20%가 보인다고 알려져 있어요. 영아 산통이 있는 아기는 주로 밤중에 갑자기 누군가가 때린 것처럼 발작적으로 울고 보챕니다. 또 어딘가 아픈 것처럼 다리를 배 쪽으로 구부리고 손을 꽉 쥐는 자세가 특징입니다. 아기가 잘 지내다가 갑자기 증상이 생기기 때문에 보호자들은 걱정이 돼 밤중에 병원으로 뛰어옵니다. 그런데 신기하게도 병원에 도착하면 증상이 나아져서 아기가 새근새근 잠을 자는 경우도 많아요.

영아산통은 정확한 원인이 아직 확실히 밝혀지지 않았습니다. 모유나 분유에 함유된 유당 또는 유단백을 소화 기능이 미숙한 아기의 장이 완전히 분해하지 못해 복부 가스가 생기고 그로 인해 복통이 생기는 것으로 추측하고 있어요. 간혹 설소대가 짧거나 수유 자세가 잘못돼 공기를 많이 먹으면 영아산통이 생기는 경우도 있으니 병원에서 꼭 진찰을 받아야 합니다. 대개 영아산통은 생후 6주경에 증상이 가장 심하고 3~4개월이 지나면 별다른 치료 없이 자연스럽게 호전됩니다.

영아산통 대처법

수유를 충분히 한 경우라면 아기가 보챈다고 계속 수유하지 않습니다. 영아산통이 있을 때 수유하면 아기는 본능적으로 빨기 시작하는데 이는 배를 채우기 위해서가 아니라 안정을 찾기 위해서 빠는 것입니다. 그러므로 아기는 얼마 먹지 않고 혀로 밀어낼 것입니다. 오히려 반복적으로 수유하면 과식으로 인해 영아산통이 더 심해질 수 있습니다.

이때는 아기와 마주본 자세에서 가슴 위로 아기를 안은 뒤 등을 가볍게 두드려

주세요. 따뜻한 물에 가볍게 목욕하는 것도 도움이 됩니다. 유당을 제거하거나 가수분해한 특수 분유가 영아산통을 호전시키기도 하지만 분유를 바꾸고 싶다면 의사와 상담 후 시도하는 것이 좋습니다. 만약 아래와 같은 증상이 있다면 장막힘, 장탈장, 장중첩증 등의 질환이 의심되므로 반드시 병원을 가야 합니다.

 이럴 때는 병원에서 꼭 진료를 받으세요

- 몇 시간 이내에 진정되지 않고 아기가 축 늘어지거나 힘들어할 때
- 분수 같은 구토를 여러 번 할 때
- 토사물이 진한 녹색을 띠거나 혈액이 섞여 나왔을 때
- 혈변을 볼 때

대변 살펴보기

모든 보호자가 바라는 아기의 똥은 예쁜 황금색 변입니다. 하지만 이 시기 아기들의 똥은 다양한 색을 띠는 경우가 많아 보호자를 당황하게 만들죠. 아기의 변은 5가지 색으로 나눠볼 수 있습니다.

아기 변 색깔 괜찮은 걸까요?

노란색 계열

진노랑, 연한 노랑, 얼룩덜룩한 노란색 모두 정상적인 변입니다. 가끔 소화가 덜 된 모유 또는 분유의 단백질이 작은 흰색 좁쌀같이 덩어리로 섞여 나오는 경우가 있어요. 또 변 끝에 콧물처럼 투명한 점액이 나오는 경우도 있는데 다른 증상이 없다면 정상 변입니다.

초록색 계열

'녹변'이라고도 불리는 초록색 계열의 변은 아기 변에서 많이 보이는 색입니다. 많은 분이 녹변을 걱정하지만 대부분 정상 변에 속합니다. 변은 원래 초록색이라는 것을 알고 있나요? 아기가 모유나 분유를 먹으면 위를 통해 십이지

녹변은 정상일까?

장, 소장으로 넘어가는데 이 과정에서 소화액인 담즙이 섞여 변은 녹색을 띱니다. 소장에서 대장으로 넘어가면서 담즙이 흡수되면 변이 노래지는 것이죠. 아기의 몸은 아직 미숙해서 담즙 분비를 잘 조절하지 못해 담즙이 과하게 나올 수 있습니다. 그럼 변은 녹색을 띠게 됩니다. 또 변이 소장에서 대장으로 너무 빨리 지나가 노란색으로 변하기 전에 항문 밖으로 나오면 녹색으로 나오기도 해요. 녹변을 꼭 노란색 변으로 바꾸려고 노력하지 않아도 됩니다. 녹변도 정상 변이니까요. 가끔 아기가 녹변을 본다고 분유를 계속 바꾸는 경우가 있는데 녹변 이외에 다른 증상이 없다면, 잘 먹고 있는 분유를 섣불리 변경하는 것은 추천하지 않습니다.

대체로 노란색 계열과 초록색 계열 변은 정상이지만, 병원에서 진찰이 필요한 경우도 있습니다. 병원에 갈 때는 변을 사진으로 찍어 가세요. 종종 보호자가 얘기한 변의 양상과 의사가 이해한 변의 양상이 다를 때도 있어 불필요한 검사를 하거나 증상을 놓치는 경우도 있습니다. 언제부터 이런 변을 봤는지, 하루 몇 회 변을 보는지 간단히 알려주세요. 또 열, 감기, 구토 같은 다른 증상이 있는지도 알려주면 좋습니다.

 이럴 때는 병원에서 꼭 진료를 받으세요

- 변을 계속 지리거나 평소 횟수보다 2~3배 더 자주 볼 때
- 7일 이상 변을 보지 않을 때
- 복부에 가스가 차고 아기가 불편해할 때
- 수유량이 줄어들고 체중 증가가 더딜 때

붉은색, 검은색 계열

위장 출혈이 의심되는 증상입니다. 전체적으로 붉은색을 띠는 경우도 있지만 부분적으로 붉은색을 띠는 변이 나오기도 합니다. 변을 볼 때 항문 주위 피부가 살짝 찢어져 피가 묻어 나왔거나 아기가 먹고 있는 철분제로 인해 검붉게 나오는 등 큰일이 아닌 경우가 더 많습니다. 하지만 검사를 받고 원인을 알아내는 것이 중요합니다.

간혹 빨간 실처럼 보이는 점액이 섞여 나오거나, 고춧가루를 뿌린 듯한 혈변

지독한 방귀 냄새
괜찮은 걸까?

을 보는 경우도 있습니다. 이는 모유 또는 분유의 단백 성분에 의해 일종의 알레르기 증상이 일어나는 식품 알레르기성 직결장염일 가능성이 있어요. 모유 수유를 하는 아기에게 더 잘 나타나는 편입니다. 수유하는 엄마가 섭취하는 우유, 콩, 달걀, 견과류 등에 포함된 단백질이 모유를 통해 아기의 장에 증상을 일으키는 것으로 알려져 있습니다. 엄마의 식이 제한만으로도 아기의 변이 정상으로 돌아올 수 있어요. 하지만 이런 증상이 있다면 스스로 진단하고 식이 제한을 판단하지 말고 병원 진료를 꼭 받아야 합니다.

회색 계열

노란색이 없는 회색이나 흰색 변만 본다면 담도 폐쇄가 의심되는 증상입니다. 앞서 말했듯 모유나 분유는 위를 통해 십이지장, 소장으로 넘어가는 과정에서 소화액인 담즙이 섞이게 됩니다. 그런데 이때 담도에 어떤 문제가 생겨 담즙이 분비되지 않거나 적은 양만 분비되는 경우 변이 회색 또는 흰색을 보입니다. 담도 폐쇄는 수술이 필요하기 때문에 조금이라도 이른 시기에 진단하는 것이 중요하므로 반드시 병원에서 진료를 받으세요.

어떻게
놀아줄까?

TIP ❶
아기와
교감해요

베이비 마사지

생후 한 달이 지난 아기들은 오감(시각, 청각, 촉각, 미각, 후각)을 통해서 세상과 만나게 됩니다. 예민하게 발달하고 있는 감각에 편안하고 친근한 자극을 주면 아기는 안정감을 느낍니다.

신생아에게 가장 쉽고, 주기적으로 활용할 수 있는 놀이가 바로 목욕과 마사지입니다. 아기는 태아였을 때 양수 속에서 따뜻한 촉감과 다양한 감각을 느끼며 자라왔기에 그와 비슷한 목욕을 편안하게 느끼고 좋아할 가능성이 높아요. 따뜻한 물이 감싸는 느낌에 양육자의 목소리와 손길이 함께하면 그보다 더 좋은 놀이가 없습니다. 아기의 팔다리, 가슴, 배, 어깨, 발바닥 하나하나 만져주면서 교감을 시도해 보세요. 양육자의 손길에 따라 아기는 자신의 신체를 감각적으로 경험합니다. 목욕 후에 마사지를 해도 좋아요. 베이비 마사지는 최고의 애착놀이가 될 수 있습니다. 부드러운 오일과 양육자의 손길, 소곤대는 양육자의 목소리에 아이는 '이 세상은 참 따뜻하고 좋은 곳이구나' 하고 느낄 거예요.

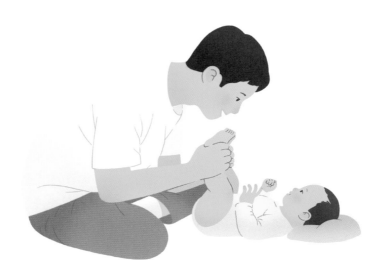

주 양육자를 알아봐요

생후 한 달간 아기는 대부분의 시간을 누워서 보냅니다. 아직 눈앞 20cm 정도만 볼 수 있는데 주 양육자의 얼굴을 제일 잘 알아볼 수 있어요. 목욕 시간, 수유 시간, 마사지 시간에 얼굴을 마주하고 웃으면서 이야기해 주세요. 아기에게 최고의 시간이 될 거예요.

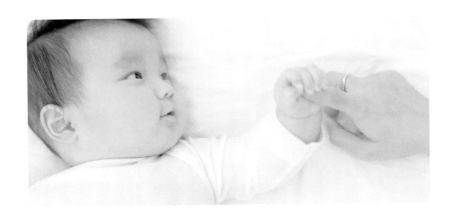

TIP ❷

아기가
좋아하는
것부터
시작해요

놀이는 자주, 반복적으로

부모와의 놀이 시간은 수유와 수면 시간 중간에 짧더라도 자주 해주면 좋습니다. 아기가 무조건 24시간 부모와 '함께' 놀아야만 하는 것은 아니에요. 혼자 자기 신체에 집중하고 탐구하는 시간도 필요합니다. 단, 혼자 노는 아이라도 지속해서 관찰하고 10분 이상 혼자 두지 않도록 주의해 주세요.

일상을 이야기해요

아이에게 무슨 말을 해야 할지 잘 모르겠다고요? 그저 오늘 있었던 일, 하루의 일상을 이야기해 주세요. 아기를 안을 때는 감촉이 얼마나 따뜻한지, 냄새는 얼마나 부드러운지 등에 대해서 이야기해 줍니다. 어제저녁에 있었던 일을 말해줘도 좋고, 무슨 말을 할지 떠오르지 않을 때는 그냥 지금 하는 행동을 말해줘도 좋아요. "엄마는 분유를 타고 있어", "아빠는 우리 아가 옷을 개고 있어", "옷을 잘 빨았더니 너무 좋은 냄새가 난다" 하고 말이죠. 양육자의 목소리에 아직 말을 못 하는 아기가 부모와 소통하기 위해 선택적으로 사용하는 표현 수단의 하나입니다. 아기는 부모와 몸짓과 표정을 주고받으며 소통을 시도합니다. 이러한 상호작용은 안정된 애착 형성은 물론 두뇌, 언어 발달에도 도움을 줍니다.

아기가 반응하는 것을 볼 수 있습니다.

누워 있는 아기는 천장 정도밖에는 보지 못합니다. 아기를 안거나 업거나 아기 띠로 안고 집 안을 돌아다니면서 아기가 어떤 자극에 흥미를 보이는지 찾아보세요. 아기가 주변을 잘 관찰할 수 있도록 천천히 돌아다니며 얘기해 주세요. 양육자의 목소리에 반응해 옹알이하거나 소리를 낸다면 그게 바로 베이비 사인baby sign입니다. 기분 좋은 소리인지 아닌지 구별하려고 노력해 보세요. 서로가 아는 신호로 의사소통과 교감을 할 수 있을 거예요.

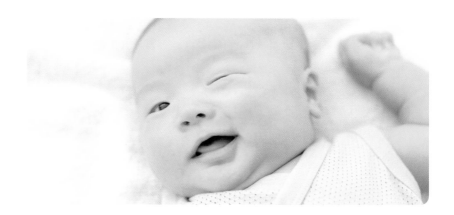

아기마다 선호하는 자극이 달라요

아기는 대부분의 시간을 누워서 보내지만 점점 더 팔다리를 자유롭게 움직일 수 있게 됩니다. 팔과 다리를 이용해서 만질 수 있는 푹신한 인형이나 다양한 재질의 놀잇감을 준비해 주세요. 입으로 모든 것을 물고 빨면서 노는 구강기이므로 아기가 자유롭게 물고 빨기 좋은 장난감들로 준비합니다. 위생을 신경 쓰는 것은 필수죠.

아기들은 좋아하는 자극, 자극의 강도가 각각 다릅니다. 눈으로 보는 것을 좋아하는 아기가 있고 작은 소리에도 예민하게 반응하는 아기가 있어요. 새로운 자극을 많이 받는 것을 즐기지 않는 아기라면 천천히 해도 좋습니다. 급할 필요 없으니 아이의 속도에 맞춰주세요. 아기가 좋아하는 감각과 강도를 찾아가는 과정은 쉽지 않을 수 있지만, 그렇게 서로를 알아가고 맞춰나가는 과정이 애착을 단단하게 만들어 줍니다.

양육자가 편해지는
핵심 육아 상식

초보 엄마의
첫 한 달

출산 이후 처음에는 아직 내가 한 생명의 엄마라는 사실이 실감이 나지 않을 수 있습니다. 품 안에서 꼬물거리는 아기를 보면 가슴이 벅차오르면서도 동시에 '내가 과연 좋은 엄마가 될 수 있을까? 실수하면 어쩌지?' 하고 두려운 마음이 들 수도 있죠. 하지만 그런 걱정과 두려움은 자연스러운 감정입니다. 출산 이후 신체적 회복이 필요한 시기이고 동시에 엄마라는 역할에 심리적으로도 적응해 나가는 중이기 때문이죠.

산후우울감

출산 직후 산모들은 여성호르몬의 급격한 변화를 겪습니다. 호르몬의 변화와 함께 기분을 조절하는 신경전달물질의 교란이 일어나고, 육아 및 생활의 변화로 인해 일시적으로 우울, 불안, 기분 변동 등의 정서적 불안정을 느낄 수 있어요. 이를 '산후우울감postpartum blues'이라고 하는데요. 출산한 산모의 40~60%가 경험하는 흔한 증상입니다. 보통은 출산 직후 2~6일 이내에 가장 많이 생기고, 한 달 이내에 사라집니다. 출산 후 회복하는 과정에서 생기는 자연스러운 현상이니 너무 걱정하지 마세요. 몸과 마음의 충분한 휴식이 산후우울감을 없애는 데 도움을 줍니다.

가족들은 무엇을 해야 할까요?

- 산모가 충분히 쉴 수 있는 물리적 환경을 먼저 마련해 주세요.
- 식사, 수면 등의 기본적인 부분을 보장해 주세요.
- 산후우울증 증상을 산모 스스로 자각하기 어려우니 옆에서 적극적으로 관찰해 주세요.
- 도움이 필요하다고 느껴진다면, 늦지 않게 산모를 데리고 전문가에게 가세요.

산후우울증
자가 진단법

산후우울증
예방하기

산후우울증

만약 출산 후 한 달이 지나도 기분의 변동이나 불안이 지속되는 경우 우울장애를 의심해야 합니다. '산후우울증postpartum depression' 증상으로는 우울감, 무기력감, 기분 변동, 불안감, 죄책감, 수면의 질 저하, 흥미 저하, 자해, 자살 사고 등이 있는데요. 이러한 증상으로 인해 일상생활에 방해가 되고 아이를 돌보기가 어렵다면 상담을 받는 것이 좋습니다. 산후우울증은 임신, 출산으로 인한 합병증으로 주변의 적극적인 도움을 받아야 합니다. 산후우울증 증상이 있다고 해서 모성애가 부족한 건 아닐까, 고민하며 자신을 탓하지 마세요. 중증도 이상의 우울증이라면 아이와 함께 있는 것 자체가 두렵거나 내가 아이를 다치게 할 것만 같고 아이를 안는 것조차 힘들 수 있어요. 이때는 아이와 산모 모두 위험할 수 있으니 지체하지 말고 전문가를 만나보세요.

산후우울증 예방법

- 10달 동안 임신, 출산을 겪은 내 몸과 마음이 충분히 회복할 수 있도록 시간을 주세요.
- 완벽함에 대한 환상을 버리세요. 모든 것을 최고로 잘하지 않아도 괜찮습니다.
- 엄마가 행복해야 아이도 행복합니다. 자기 자신을 먼저 챙기세요.

엄마의 마음이 우선이에요

상담은 내 마음을 오롯이 드러내는 경험을 통해 정서적 환기를 하는 과정입니다. 정신의학과뿐 아니라 지역 내의 '정신건강증진센터'나 '육아종합지원센터' 등 다양한 인프라를 이용해 보세요. 필요한 도움을 받는 것은 부끄러운 것이 아니라 나와 내 아이를 위한 용기 있는 행동입니다.

 이럴 때는 병원에서 꼭 진료를 받으세요

- 출산 후 4주가 지났음에도 우울감, 기분 변동 등이 사라지지 않을 때
- 죽고 싶다는 생각이 들 때
- 내가 아이를 해칠 것 같은 충동이 들 때
- 아이와 단둘이 있는 것이 불안해서 양육이 어려울 때

에딘버러 산후우울증 자가진단(EDPS)

지난 일주일을 돌아보며 어떤 기분이었는지를 가장 잘 표현해 주는 문장에 체크하세요.

---

1. 웃을 수 있었고 사물들의 즐거운 측면을 바라볼 수 있었다.
   - ○ 평소처럼 그럴 수 있었다. (0점)
   - ○ 평소보다는 다소 덜했다. (1점)
   - ○ 평소보다 확실히 덜했다. (2점)
   - ○ 전혀 그러지 못했다. (3점)

2. 흥미로운 일을 기대했다.
   - ○ 이전과 비슷했다. (0점)
   - ○ 이전보다 다소 덜했다. (1점)
   - ○ 이전보다 확실히 덜했다. (2점)
   - ○ 거의 그러지 못했다. (3점)

3. 일이 잘못됐을 때 불필요하게 자신을 책망했다.
   - ○ 대부분의 시간 동안 그랬다. (3점)
   - ○ 일정 시간 동안 그랬다. (2점)
   - ○ 자주 그러지는 않았다. (1점)
   - ○ 전혀 그러지 않았다. (0점)

4. 특별한 이유 없이 근심하거나 걱정했다.
   - ○ 전혀 그러지 않았다. (0점)
   - ○ 거의 그러지 않았다. (1점)
   - ○ 때때로 그랬다. (2점)
   - ○ 자주 그랬다. (3점)

5. 특별한 이유 없이 두려움이나 공포를 느꼈다.
   - ○ 많이 그랬다. (3점)
   - ○ 때때로 그랬다. (2점)
   - ○ 많이 그렇지는 않았다. (1점)
   - ○ 전혀 그렇지 않았다. (0점)

6. 일상적인 일들을 감당하지 못했다.
   - ○ 대부분의 시간 동안 제대로 대처하지 못했다. (3점)
   - ○ 때때로 이전처럼 대처하지 못했다. (2점)
   - ○ 대부분의 시간 동안 잘 대처했다. (1점)
   - ○ 이전처럼 잘 대처했다. (0점)

7. 너무 슬퍼서 수면에 어려움을 겪어서 힘들었다.
   - ○ 대부분의 시간 동안 그랬다. (3점)
   - ○ 때때로 그랬다. (2점)
   - ○ 자주 그렇지는 않았다. (1점)
   - ○ 전혀 그렇지 않았다. (0점)

8. 슬프거나 불행하다고 느꼈다.
   - ○ 대부분의 시간 동안 그랬다. (3점)
   - ○ 꽤 자주 그랬다. (2점)
   - ○ 자주 그렇지는 않았다. (1점)
   - ○ 전혀 그렇지 않았다. (0점)

9. 몹시 슬퍼서 울었다.
   - ○ 대부분의 시간 동안 그랬다. (3점)
   - ○ 꽤 자주 그랬다. (2점)
   - ○ 가끔 그랬다. (1점)
   - ○ 전혀 그러지 않았다. (0점)

10. 나 자신에게 해를 가하는 생각이 떠올랐다.
   - ○ 꽤 자주 그랬다. (3점)
   - ○ 때때로 그랬다. (2점)
   - ○ 거의 그렇지 않았다. (1점)
   - ○ 전혀 그렇지 않았다. (0점)

0~8점 : 정상   9~12점 : 상담 필요 수준(경계선)   13점 이상 : 심각한 산후우울증

출처 : Cox, J. L., Holden, J. M., & Sagovsky, R. (1987). Edinburgh Postnatal Depression Scale (EPDS) [Database record]. APA PsycTests.

애착이란 무엇이고,
부모의 역할은 무엇일까요?

임신을 한 순간부터 부모의 머릿속에 가장 먼저 떠오르는 말 중 하나가 바로 '애착 attachment'일 것입니다. **애착이란 아이가 세상에 태어나고부터 주 양육자와 맺는 끈끈한 정서적 유대 관계를 말합니다.** 아이는 먹고 자고 싸는 생리적 욕구 외에도 보살핌과 사랑을 받고 싶고 감정을 공유하고 싶은 정서적인 욕구, 즉 애착을 갖고 있는데요. 이는 본능적인 욕구로, 아이의 정서심리학적 발달에 있어 아주 중요한 개념입니다.

낯설고 두렵기만 한 세상에서 힘들 때 소리치면 부모가 달려와서 곤경에 빠진 나를 구해주고, 보살펴 주는 경험이 쌓이면서 아이는 세상에 대한 긍정적인 이미지를 만들어 갑니다. '세상은 살 만한 곳이구나', '세상이 나를 환영하는구나', '엄마는 내가 원할 때 항상 도와주는구나', '나는 사랑받는 존재구나' 하고 관계 속에서 안정감을 찾아갑니다. **'세상은 믿을 만하고 나는 사랑받을 만한 존재'라는 믿음이 생기면서 영유아 초기 발달 과업인 신뢰감을 쌓아가는데, 이것이 바로 안정된 애착의 결과물입니다.**

출생 후 3년, 애착 형성의 황금기

애착은 굉장히 본능적인 행동입니다. 갓 태어난 아이는 본능적으로 양육자를 찾습니다. 배가 고플 때, 아플 때, 졸릴 때 울음 또는 웃음으로 양육자를 부르죠. 이러한 애착 행동은 생존을 위한 본능으로, 양육자의 돌봄을 유도하기 위해 다양한 신호를 보내는 것입니다. 주 양육자가 이런 아이의 신호에 답해줌으로써 애착이 형성되죠. 양육자는 아이의 웃음, 아이와의 스킨십, 아이의 반응 등을 통해 자라나는 아이와 강렬한 감정적, 심리적 관계를 맺게 되는데 이것이 모성애라고도 불리는 '유대감bonding'입니다. 양육자의 돌봄을 유도하는 아이의 신호와 양육자의 유대감이 적절히 상호작용할 때 애착이 형성됩니다. 그러므로 애착은 양육자가 아이에게 일방적으로 제공하는 사랑이나 양육이 아니라 아이와 양육자 사이에 만들어지는 특별한 관계라고 볼 수 있어요. 이러한 애착은 추후 아이가 성장한 이후 맺을 관계에도 영향을 주는 '인간관계의 싹'이 됩니다.

출생 초기 3년을 애착 형성에 중요한 시기라고 말하는데요. 보통 만 3세 정도에 양육자가 눈에 보이지 않아도 어딘가에 항상 존재하고 나를 사랑하고 도와준다는 내적 믿음이 생기기 때문입니다. 이를 '대상 항상성object constancy'이라고 합니다. 대상 항상성이 생기기 전까지는 아이의 부름에 양육자가 즉각적으로 답해주고 욕구를 채워줘야 하는데, 기본적인 욕구가 제대로 충족될 때 아이가 안정감을 느끼기 때문입니다. **이렇게 만 3세 이전의 영아와 안정된 애착을 형성하기 위해서 양육자에게 필요한 것이 있습니다. 바로 민감성sensitivity과 반응성responsiveness, 그리고 일관성consistency입니다.**

민감성

민감성은 애착의 질을 결정하는 가장 중요한 요소라고 할 수 있어요. 아이의 성향과 의도를 파악해 우리 아이가 무엇을 원하고 왜 그런 행동을 하는지를 양육자가 민감하게 알아차리는 것을 뜻합니다. 아이는 배가 고파서 우는데 기저귀를 갈아주거나, 아이가 울고 싶은데 장난감을 가지고 놀자고 하면 양육자와 아이 사이에 감정적인 연대가 생기기가 어렵죠. 민감성을 높이기 위해서는 아이에 대한 적극적인 관찰이 기본입니다. 아이가 울음이나 큰 소리, 웃음 등으로 신호를 보낼 때, 주변 환경의 변화나 자극에 반응하는 모습들을 살피면서 아이에 대한 데이터베이스를 모아보세요.

반응성

반응성은 아이가 필요로 할 때 아이의 행동과 감정에 반응해 주는 것을 말합니다. 아이가 세상에 태어나 처음 마주하게 되는 사람은 바로 양육자예요. 양육자가 나의 행동이나 감정에 반응해 주고 감정적 연결이 됐다고 느끼는 것. 그것이 바로 아이가 처음 겪는 사회화 과정입니다. '세상은 살 만한 곳이구나'라는 믿음이 생기면 타인과 사회에 대한 긍정적 인식을 가져 이후 또래 관계나 연인 관계를 맺을 때도 좋은 영향을 줍니다. 이러한 반응성은 일상에서 쉽게 높일 수 있어요. 아이가 웃을 때 함께 웃어주고 아이가 흥미를 보일 만한 것을 함께 경험하는 것부터 시작합니다. 간지럽히기, 목욕하기, 안아주기, 뽀뽀하기 등 누구나 할 수 있는 일상적인 상호작용만으로도 아이에 대한 반응성을 높이고, 교감할 수 있습니다. 아이가 괴로워할 때, 짜증 낼 때, 아파할 때 등 부정적인 감정도 읽어내고 알아차려 주는 것도 중요합니다.

일관성

양육자가 아이를 잘 관찰하고 반응도 잘해주지만 일관성이 없다면 어떨까요? 마음의 여유가 있을 때는 함께 즐거워하고 반응하다가 기분이 나쁘거나 바쁠 때는 평소와 다른 반응을 보이고 아이를 무시한다면 어떨까요? 세상에 태어나 처음 만난 사람이 종잡을 수 없고 예측이 어렵다면, 아이는 '나는 엄마가 있어야만 살아갈 수 있는데 엄마가 언제 나를 버릴지 모른다' 같은 두려움에 빠질 수 있습니다. 일관성 없는 육아는 그만큼 아이에게 불안정함을 전하기 때문이에요.

일관되고 안정된 태도를 위해서는 우선 양육자에게 여유가 있어야 합니다. 아이의 감정, 짜증, 울음 등을 받아주기 위해서 감정 그릇이 비어 있어야 하는 것이죠. 그래야 감정이 넘치지 않고 아이를 받아줄 수 있습니다. 그러니 아이와 나를 위해, 안정된 애착 형성을 위해서라도 주 양육자가 자신의 몸과 마음 건강을 잘 챙기는 것이 무엇보다 중요하겠죠?

육아의 양과 질

초기 3년은 안정된 애착 형성에 결정적인 시기로, 부모의 역할이 절대적으로 중요한 시기입니다. 이때 부모가 아이와 양적으로 오랜 시간을 함께하는 것도 좋지만 더 중요한 것이 있습니다. 바로 아이와 함께하는 시간을 얼마나 잘 보냈는지입니다. 사실 제일 중요한 것은 관계의 질이라는 뜻입니다. 애착은 한순간에 혹은 단기간에 만들어지는 것이 아니라 아이와 주 양육자 간의 지속적인 관계와 경험, 시간이 쌓여가면서 장기간에 걸쳐 만들어집니다. 오늘부터 다시 한번 아이를 관찰하면서 나와 아이만이 가질 수 있는 끈끈한 유대 관계를 다져가 보세요. **짧은 시간이라도 꾸준히 그리고 오롯이 서로를 느끼고 교감한다면 단단한 애착을 형성할 수 있습니다.**

바쁜 부모를 위한 애착 형성 꿀팁

짧은 시간에 너무 많은 것을 하기보다는 한 가지만 집중적으로 공략하세요. 목욕 놀이나 특별한 놀이 시간 등 아이와 양육자 둘만의 레퍼토리를 만들면 좋습니다. 규칙적으로 정해진 시간에 할 수 있다면 더욱 좋아요. 하루에 10~20분이라도 아이에게 온전히 집중할 수 있는 시간을 확보하세요. 아이에게 부모와 함께하는 시간은 더욱 소중하고 특별해질 것이며, 아이는 그 시간을 기다리게 될 것입니다.

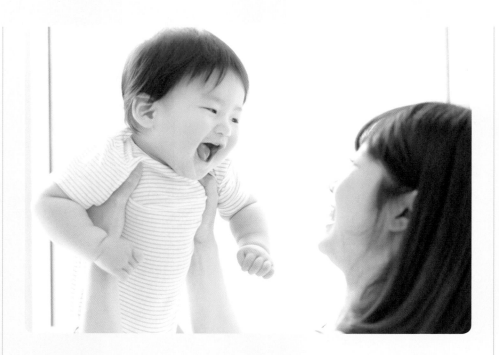

워킹맘&
워킹대디는
애착 형성이
어려울까요?

많은 연구에서 부모가 일하는 것 자체가 애착 형성에 문제를 일으키는 것이 아니라 부모의 삶의 균형, 질적인 문제, 심리적인 여유 등이 애착 형성에 더 중요한 요소로 작용하는 것으로 밝혀졌습니다.

일을 사랑하는 부모가 아이를 위한다는 이유로 우울해하면서도 하루 종일 아이와 함께 있는 것은 애착 형성에 도움되지 않겠죠? 마찬가지로 전업으로 육아를 하는 부모도 집안일이 너무 많고 혼자 아이를 봐야 할 경우 육체적·심리적으로 소진될 수 있습니다. 일을 하든하지 않든 양육자가 심리적 여유가 있을 때 아이를 받아주고 반응할 에너지가 생기는 것입니다. 만약 아이와 함께 보내는 시간이 상대적으로 적은 양육자라면 아이와 함께 있는 시간 동안 질 높은 상호작용을 해보세요. 핸드폰 같은 방해물 없이 아이와 눈을 마주치고 어루만지며 교감하고 소통하는 시간은 애착 형성에 분명히 도움이 됩니다.

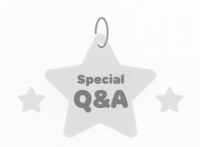

우리 아기 첫 수면 교육

Q. 수면 교육은 언제 시작해야 할까요?

A. 수면 교육은 생후 6~8주 이후에 시작하는 것이 좋습니다. 수면 교육은 낮은 활동하는 시간이고 밤은 자는 시간이라는 것을 아기에게 교육하는 것이 목표입니다. 그러기 위해서 아기는 지금이 밤인지, 낮인지 구분할 능력이 있어야 하고, 일정한 생활 패턴이 잡혀 있어야 합니다. 뇌에서 나오는 멜라토닌이라는 호르몬이 생체리듬circadian rhythm을 조절하는데요. 생후 6주가 지나야 멜라토닌이 적절하게 작용해 아기가 밤낮을 구분할 수 있게 됩니다. 그래서 생후 6~8주가 지나면 보호자가 특별한 노력을 하지 않았는데도 어느 날 갑자기 아기가 밤중에 깨지 않고 자는 시간이 늘어나는 것이죠. 그때 '아! 이제 수면 교육을 시작하면 되는구나!' 하면 됩니다.

Q. 수면 교육을 하면 뭐가 좋은가요?

A. 수면 교육에는 크게 3가지 이점이 있습니다. **첫째, 아기의 성장에 도움이 된다는 것입니다.** 영유아는 하루에도 수시로 성장호르몬 분비가 이루어지는데, 잠을 푹 자는 시간이 길수록 더욱 활성화됩니다. 밤중에 자주 깨서 수유하는 아기들은 잠을 푹 자는 시간도 줄어듭니다. 또한 생체리듬이 불규칙해져 성장호르몬의 원활한 분비에 방해가 됩니다.
둘째, 아기의 지능 발달에 도움이 됩니다. 인간의 뇌는 3세까지 폭발적으로 신경 뉴런끼리 시냅스가 생성되는데 대부분의 시냅스는 수면 중에 일어납니다. 특히 좌측 뇌와 우측 뇌 사이 뉴런들의 연결이 일어나는 것은 아기가 자는 동안 가장 활발하죠. 또한 깨어 있을 때 경험하고 배웠던 것들을 뇌가 정리하고 기억하는 것도 아기가 자는 동안에 이뤄집니다. 이미 많은 연구를 통해 충분한 수면 시간과 질 좋은 수면 습관을 지닌 아기들이 그렇지 못한 아기들에 비해 기억력, 집중력, 학습력이 우수하다는 결과가 입증됐습니다.

셋째, 부모의 삶의 질이 올라갑니다. 하루 종일 육아에 지친 보호자에게 '육아 퇴근'을 보장해 주기 때문입니다. 아기 수면의 질이 나쁠수록 엄마의 산후우울증 빈도가 높아진다는 연구 결과도 있습니다. 아기가 잘 자는지, 안 자는지에 따라 이 시기 육아의 질이 결정된다고 해도 과언이 아니에요. 부모가 행복한 육아를 하기 위해서라도 수면 교육은 꼭 필요합니다.

Q. 밤중 수유는 끊어야 한다는데, 몇 시부터 몇 시 사이 수유하는 것을 말하나요?

A. 생후 2개월은 4~5시간 이상, 3개월은 5~6시간 이상, 4개월은 6~7시간 이상, 5개월은 7~8시간 이상 밤중에 먹지 않고 잘 수 있어야 합니다. 밤중 수유란 '마지막 수유를 기준으로 밤중에 먹지 않고 자야 하는 시간이 지나기 전에 수유하는 것'을 말합니다. 예를 들어 4개월 된 아이가 저녁 11시에 마지막 수유를 하고 자면 다음 수유 타임은 6시간이 지난 새벽 5시입니다. 만약 아이가 새벽 4시에 깼을 때 수유한다면 잠이 든 지 6시간이 지나지 않았으므로 밤중 수유에 해당하므로 끊어야 합니다. 개월 수마다 천천히 시간을 늘려 6개월 이후에는 밤중에 깨지 않고 잘 수 있도록 교육하는 것입니다.

생후 4개월 밤중에 잘 수 있는 시간: 6시간 이상

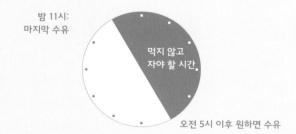

밤 11시:
마지막 수유

먹지 않고
자야 할 시간

오전 5시 이후 원하면 수유

Q. 새벽에 일어나 수유하는 것이 너무 힘들어요

A. 이럴 땐 꿈나라 수유를 할 수 있습니다. 꿈나라 수유란 아직 밤중 수유할 시간이 되지 않았

지만, 자는 아이를 살짝 깨워 수유하여 수유 간격을 조절하는 방법입니다. 이 방법은 마지막 수유를 너무 이른 저녁 시간에 할 때 시도해 볼 수 있어요.

예를 들어 3개월 된 아이가 9시에 마지막 수유를 하고 잠자리에 들었다가 새벽 2~3시에 깬다면 먹지 않고 잘 수 있는 시간이 지났기에 원칙대로 수유를 해줘야 합니다. 하지만 새벽 2~3시는 보호자가 한창 자고 있을 시간이죠. 그러므로 새벽 2~3시에 먹어야 할 수유량을 조금 앞당겨 밤 12시에 꿈나라 수유를 할 수 있습니다. 꿈나라 수유를 한 아이는 그다음 수유 간격인 새벽 5~6시까지 잠을 잘 수 있게 됩니다. 보호자는 그 시간 동안 푹 잘 수 있는 시간을 버는 것이죠.

생후 3개월 밤중에 잘 수 있는 시간: 5시간 이상

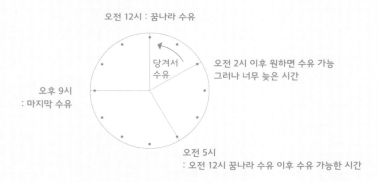

Q. 수면 교육법이 너무 많아요. 어떤 것으로 해야 할까요?

A. 방법① 리차드 퍼버의 방법

《Solve Your Child's Sleep Problems》의 저자인 리처드 퍼버Richard Ferber가 제시한 방법입니다. '퍼버법', '점진소거법'이라고 알려져 있는데요. 우리나라에서 가장 널리 알려진 수면 교육법입니다. 아기가 졸려 하는 모습을 보이면 완전히 잠들기 전에 잠자리에 눕혀 스스로 잠들게 기다려 줍니다. 아기가 안 자고 운다면 바로 달래주지 않고 기다렸다가 달래주고 또 완전히 잠들기 전에 잠자리에 눕히는 방법입니다. 이때 기다리는 시간은 미리 보호자가 정해두는데 첫날은 2~3분부터 시작하며, 점차 울리는 시간을 5~10분씩 늘려나가서 스스로 울음을 그치고 잠이 들게 기다려 줍니다. 중요한 것은 '운다고 바로 가서 달래주지 않으며 아기가 스스로 잠이 들게 한다'가 포인트입니다.

방법② 멜린다 블로우와 트레이시 호그의 방법

《베이비 위스퍼Secrets of the Baby Whisperer》의 저자인 멜린다 블로우Melinda Blau와 트레이시 호그Tracy Hogg가 제시한 방법입니다. '호그법', '안눕법', '쉬닥법'으로 알려져 있어요. 아기가 완전히 잠이 들지 않은 졸린 상태에서 잠자리에 눕히는 것은 퍼버의 방법과 같습니다. 단, 아기가 잠을 자지 않고 깼을 때 기다리는 것이 아니라 가능하면 바로 달래주고 아기가 울음을 그치면 다시 잠자리에 눕힌 상태에서 재운다는 차이가 있습니다. 아기를 조금 덜 울릴 수 있겠지만 아기 스스로 잠이 들 때까지 보호자가 옆에서 계속 달래야 하기 때문에 체력 소모가 큽니다.

방법③ 마크 웨이스블러스의 방법

《아이들의 잠Healthy Sleep Habits Happy Child》의 저자 마크 웨이스블러스Mark Weissbluth가 제시한 방법입니다. '울려 재우기', '마크법'으로 알려져 있어요. 아기가 자야 할 시간이 되면 아기를 잠자리에 눕혀 인사를 하고 보호자는 방에서 나옵니다. 아기가 울어도 달래주지 않고 들여다보지도 않습니다. 아기가 울다가 스스로 잠드는 방법을 터득하게 만드는 것이 핵심입니다. 다만 다둥이 가족이나 부모가 아기 울음소리를 듣는 것을 너무 괴로워하는 경우라면 성공할 확률이 줄어듭니다.

방법④ 우리 집 수면 교육법 만들기

앞에서 설명한 3가지 수면 교육법 외에도 많은 방법이 있습니다. 모든 수면 교육법을 공부하거나 외울 필요는 없습니다. 다양한 수면법 중 우리 가족의 상황에 가장 잘 맞는 방법을 상의해서 택하고, 일관되게 적용할 수 있도록 '우리 집 수면 교육법'을 만드는 과정이 더 중요하다는 것을 꼭 기억하세요.

Q. 수면 교육에서 가장 중요한 원칙은 무엇인가요?

A. 잘 살펴보면 모든 수면 교육법에는 공통으로 적용되는 원칙들이 있습니다. 중간에 방법을 바꿀 때, 다양한 방법을 적용했는데도 성공할 기미가 보이지 않을 때는 공통 원칙만 잘 지켜도 수월해질 것입니다.
첫 번째 원칙은 낮과 밤의 구분을 확실하게 해주는 것입니다. 아기의 생체 시계가 잘 작동하기 위해 멜라토닌이 잘 분비되려면 낮에 햇볕을 많이 쬐는 것이 중요합니다. 낮에 충분한 산책을 하거나, 실내에 있더라도 조명을 밝게 해서 밤과 다른 환경을 만들어 주세요. 생후 1개월부터 서서히 적응시켜 주는 것이 좋습니다. 반대로 밤에 재울 때는 깜깜한 환경을 조성합니다. 낮이 긴 여름철에는 암막 커튼을 이용하고, 아기가 잠에서 깨서 울 때는 수유등만 켜고 달래줍니다. 아직 일어날 시간이 아니라는 것을 계속 알려주는 것이죠.

두 번째 원칙은 자기 전에 수면 의식으로 루틴을 만들어 주는 것입니다. '파블로프의 개' 실험을 알고 있나요? 개에게 밥을 줄 때마다 종을 울리면 나중에는 종소리만 들어도 개가 침을 흘리죠. 마찬가지로 자기 전에 일정한 수면 의식을 치르면 아기는 곧 자야 한다는 것을 자연스럽게 체득할 수 있습니다. 수면 의식은 짧을수록 좋고 30분이 넘지 않도록 해주세요.

세 번째 원칙은 수유하고 바로 잠들지 않게 하는 것입니다. 마지막 수유 후에 아기가 바로 자는 것을 보통 '먹잠'이라고 하죠. 하지만 이것이 습관이 되면 아기는 밤중에 깼을 때도 먹지 않으면 쉽게 잠에 들지 못합니다. 그러므로 마지막 수유 후에는 아기가 졸린 상태에서 보채거나 뒤척거리거나 공갈 젖꼭지를 빠는 등의 활동 후에 스스로 잠에 들도록 해야 합니다.

네 번째 원칙은 아기가 자야 할 시간에 깬다면 바로 수유하지 않는 것입니다. 수면 교육법에 따라 다르겠지만 만약 아기가 자야 할 시간에 깨서 운다면 '바로 수유하지 않는다'가 원칙입니다. 이때 아기를 얼마나 울게 놔둘지, 어떻게 달래줄지, 언제 수유를 할지 등에 관해 부모가 미리 상의를 해두는 것이 좋습니다. 밤중 수유는 최후의 수단으로 생각하고, 만약 꼭 먹여야 한다면 평소 수유량보다 적게 주세요.

마지막 원칙은 가장 중요하지만 가장 실천하기 어려운 일관성입니다. 어떤 상황이 닥치더라도 수면 교육을 꾸준하게 하겠다는 각오가 필요하죠. 그러기 위해서는 가족 전체가 수면 교육의 필요성에 대해 이해하고 합의된 방법에 확신을 갖고 시작해야 합니다.

이 순간의 행복을 마음껏 누리세요

오직 신생아를 육아하는 부모들만 누릴 수 있는 진정한 '행복'이 있습니다. 아기의 정수리에서 나는 고소한 머리 냄새, 수유하고 트림할 때 나는 입냄새, 끙끙 온몸에 힘을 주며 내는 소리, 오리 솜털처럼 보송한 머리카락, 그리고 눈이 마주치면 배시시 지어주는 천만 불짜리 미소까지. 아이와의 교감에서 얻을 수 있는 행복은 말로 표현할 수 없을 만큼 벅찬 감정이에요. 하지만 당시에는 몸과 마음의 여유가 없어 깨닫지 못하는 경우가 대부분입니다. 이 순간이 엄청나게 빨리 지나간다는 것을 말이죠.

지금 당장 아기를 가슴에 엎어놓고, 머리카락을 볼로 비비면서 아기 냄새를 맡아보세요. 이 시기에만 누릴 수 있는 특권을 마음껏 누리세요. 그리고 그 순간을 사진과 영상으로 담아보세요. 아이들은 하루가 다르게 쑥쑥 크기 때문에, 100일만 지나도 지금의 모습이 사라집니다. 지금부터라도 매일 한 장씩 우리 아이의 소중한 모습을 사진에 담아보는 것은 어떨까요?

2 ~ 3

개월

이렇게 자랐어요

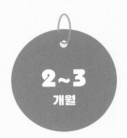

2~3
개월

눈

손에 잡히는 사물을 얼굴 쪽으로 가져와 관찰할 수 있어요.

손

입가에 손을 자주 가져가요. 손가락을 움직이면서 한참 응시하거나 주먹을 입에 넣고 혀로 핥고 빨기도 해요. 손이 자기 몸의 일부임을 인식해요.

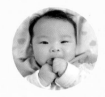

얼굴

표정이 풍부해지고 좋은 감정을 웃음으로 표현해요. 양육자가 내는 소리에 자신만의 소리를 내서 화답해요.

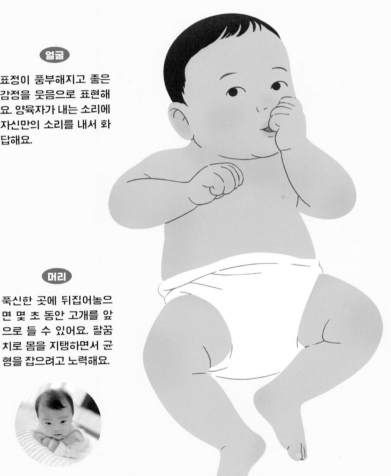

머리

푹신한 곳에 뒤집어놓으면 몇 초 동안 고개를 앞으로 들 수 있어요. 팔꿈치로 몸을 지탱하면서 균형을 잡으려고 노력해요.

발

구부러져 있던 다리를 쭉 뻗을 수 있고, 구부렸다 폈다를 반복해요. 기저귀를 갈 때 힘을 주기도 하며 얇은 이불은 가볍게 걷어찰 수 있어요.

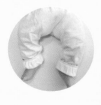

이 정도는 할 수 있어요

• 움직이는 물체를 180°까지 따라가면서 볼 수 있어요.
• 스스로 소리를 낼 수 있어요.
• 주위의 자극에 반응해 사회적 미소를 지어요.

성장 기준표 살펴보기

질병관리청
성장도표 계산기

개월수	키(cm)		체중(kg)	
	남자	여자	남자	여자
2	54.7 ~ 61.7	53.2 ~ 60.4	4.5 ~ 6.8	4.1 ~ 6.3
3	57.6 ~64.8	55.8 ~ 63.3	5.2 ~ 7.7	4.7 ~ 7.2

TIP▶ 키는 3~95백분위수 범위, 체중은 5~95백분위수 범위입니다. 이 시기에는 키를 잴 때 오차 범위
가 크기 때문에 키 성장보다 체중 증가에 더 집중해 주세요.

하루 적정 수유량

모유수유	분유수유
8~12회	하루 800~1,000ml

TIP▶ 수유 간격이 점차 일정해져요.
TIP▶ 한 번에 먹는 수유량이 늘어나면서 수유 간격이 늘어나요.

하루 적정 수면 시간

10시간 이하	조금 더 재워야 해요.
11~13시간	적당하게 자고 있어요. 만약 아이가 졸려 보인다면 1~2시간 더 재워도 됩니다.
14~17시간	권장하는 수면 시간이에요.
18~19시간	적당하게 자고 있어요. 만약 아이가 자려고 하지 않는다면 조금 덜 재워도 됩니다.
20시간 이상	너무 많이 재우고 있어요.

TIP▶ 미국수면재단에서 권장하는 아이의 수면 시간입니다. 우리 아이의 낮잠과 밤잠을 더한 수면 시
간이 어느 정도인지 살펴보세요.

- DTaP, 소아마비, b형 헤모필루스 인플루엔자Hib 1차 접종
- 폐렴구균 1차 접종
- 로타바이러스 1차 접종: 생후 15주 전까지 반드시 1차 접종을 완료하세요.
- 선택 수막구균 1차 접종

DTaP(디프테리아, 파상풍, 백일해) 백신

심한 열과 인후두염, 편도염을 일으키는 디프테리아균corynebacterium diphtheriae, 심한 기침 발작을 일으키는 백일해균bordetella pertussis, 오염된 상처를 통해 감염되면 근골격계의 경직과 근육의 수축이 일으킬 수 있는 파상풍균clostridium tetani, 이 3가지 균을 예방하는 백신입니다. 영유아 때 감염되면 치명적이므로 꼭 예방이 필요한 필수 접종입니다.

소아마비 백신

폴리오바이러스poliovirus를 예방하는 백신입니다. 이 바이러스에 감염되면 일부에서 척수염이 생겨 사지가 영구적으로 마비될 수 있으므로 반드시 접종해야 합니다.

b형 헤모필루스 인플루엔자 백신

b형 헤모필루스 인플루엔자균Hib,Haemophilus influenzae type b을 예방하는 백신입니다. 이 균에 감염되면 세균성 뇌수막염, 후두개염, 폐렴, 관절염, 봉와직염 등이 발생할 수 있어요. 특히 5세 미만 소아에게는 치명적인 증상을 일으킵니다.

혼합백신vs단일백신

예전에는 디프테리아, 파상풍, 백일해 접종과 소아마비 접종, b형 헤모필루스 인플루엔자 접종 3가지를 따로따로 접종했습니다. 지금은 접종 횟수를 줄이기 위해 2가지 이상의 백신을 1회 접종으로 완료하는 혼합백신이 많이 나와 있어요. 혼합백신과 단일백신은 효과에 차이가 없습니다. 부작용의 빈도에서도 큰 차이를 보이지 않아 최근에는 혼합백신을 선호합니다. 아래의 표는 우리나라에서 사용 중인 혼합백신입니다.

백신	테트락심	펜탁심	인판릭스-IPV
제조(수입)사	사노피파스퇴르	사노피파스퇴르	GSK
백신주	DTaP+소아마비	DTaP+소아마비+Hib	DTaP+소아마비+Hib
주사용량/용법	0.5ml/근육주사	0.5ml/근육주사	0.5ml/근육주사

폐렴구균 백신

폐렴구균streptococcus pneumoniae을 예방하는 접종입니다. 폐렴구균은 세균성 중이염, 폐렴, 뇌수막염, 패혈증을 일으키는 원인균 중 하나입니다. 1차 접종 때 보호자가 백신을 선택해서 접종할 수 있습니다.

백신	프리베나Prevena	박스뉴반스Vaxneuvance (2024/4/1부터 접종 개시)
제조사	한국 화이자(주)	MSD(주)
예방 범위	13가지 혈청형	15가지 혈청형

로타바이러스 백신

로타바이러스rota virus로 인한 위장관염을 예방하는 백신입니다. 주사가 아니라 먹는(경구용) 백신입니다. 1차 접종은 생후 15주 이전에 접종해야 합니다. 1차 접종을 늦게 하면 장중첩증이 생길 확률이 높아져 이후에 접종하는 것은 추천하지 않아요. 마지막 차수는 8개월 전에 완료해야 합니다. 2023년 3월부터 필수 접종으로 전환돼 무료로 접종할 수 있습니다. 아래 2가지 중 선택해 접종합니다.

백신	로타릭스Rotarix	로타텍Rotateq
제조사	GSK(주)	한국 MSD(주)
예방 가능한 바이러스 주	2가지	5가지
접종 용량/용법	1.5ml/경구	2.0ml/경구
접종 횟수	2회(2, 4개월)	3회(2, 4, 6개월)

수막구균 백신

수막구균neisseria meningitidis을 예방하는 백신입니다. 수막구균에 감염되면 세균성 뇌수막염, 패혈증, 쇼크, 사망까지 이를 수 있습니다. 또한 회복하더라도 감각신경성 청력 손실, 인지 손상, 경련 등 심각한 후유증을 일으킨다고 보고됐습니다. 하지만 우리나라에서는 10만 명당 0.01~0.03건 정도의 발병률로 매우 드물게 발생하는 감염병입니다. 2020년에는 단 5건만 보고됐으므로 꼭 접종해야 하냐는 질문에 소아청소년과 선생님마다 의견이 다를 것입니다. 기숙사, 보육시설, 운동선수단, 군대 등 단체생활을 하는 곳에서 간혹 수막구균이 유행하기도 합니다. 만약 아기가 어린 연령부터 어린이집 등에서 단체생활을 해야 한다면 주치의 선생님과 상의해 접종을 고려해 보세요.

우리 아이 생활
자세히 살펴보기

잘 먹기

한 번에 먹는 양이 점차 늘어나요

밤에 자는 시간이 길어지고 낮에 한 번에 먹는 양이 점차 늘어납니다. 밤중에 아기가 수유를 하지 않고 자면 일부러 깨워서 먹일 필요는 없어요. 또한 밤중에 마지막 수유를 하고 나서 5시간이 지나지 않았는데 아이가 깬다면 바로 수유하지 말고 스스로 잠이 들 수 있게 밤중 수유 교육을 해야 합니다. 밤중에 먹지 않는 아기는 낮 동안 먹는 양이 자연스럽게 늘어납니다. 2개월 접종 때 아기의 체중이 잘 늘고 있는지 확인해 주세요.

모유수유아와 혼합수유아

밤에 수유하지 않으면 엄마의 젖이 차면서 가슴에 통증이 생길 수 있어요. 유방울혈이 생기거나 유선염의 원인이 될 수도 있으므로 아프면 참지 말고 유축하세요. 단 양을 늘리기 위한 유축이 아니기 때문에 통증이 없어질 정도로만 유축하고 가능하면 냉찜질을 합니다. 시중에서 구매할 수 있는 양배추 크림(카보크림)을 바르는 것도 도움이 됩니다.

분유수유아

대한소아청소년과학회에서 권고하는 분유수유량은 다음과 같습니다.

연령	1회 수유량	하루 횟수	하루 총 수유량
생후 2~3개월	160ml	6회	960ml

학회에서 권고하는 1회 수유량은 한번에 먹는 평균 수유량을 나타낸 것일 뿐 절대적인 수치는 아닙니다. 아기가 한번에 먹는 수유량보다 신경 써야 하는 것은 하루 총 수유량입니다. 이 시기의 아기들은 보통 하루에 800~1,000ml 정도 먹습니다. 권고하는 분유량보다 덜 먹더라도 아기가 수유 후 만족하고 체중이 잘 늘고 있다면 무리하게 늘리지 않아도 됩니다. 하지만 총 수유량이 700ml 미만이라면 주치의 선생님과 상담을 권합니다.

잘 자기

분리 수면은 지금부터

분리 수면을 계획하고 있다면 지금부터 시작하세요. 분리 수면을 한 아기들은 밤중에 깨더라도 부모를 찾지 않고 잘 자기 때문에 부모의 양육 스트레스를 줄일 수 있습니다. 물론 분리 수면을 무조건 해야 하는 것은 아닙니다. 부모와 같은 방에서 자더라도 잘 자는 아기로 키울 수 있죠. 하지만 분리 수면을 계획하고 있다면 미루지 말고 이 시기에 시작하는 것이 좋습니다. 분리불안seperation anxiety이 시작되는 생후 6개월 이후에는 분리 수면을 시작하기가 훨씬 힘들기 때문입니다.

그 밖의 생활

밤에 푹 자면 소변을 안 볼 수 있어요

밤에 수유하는 횟수가 줄어들면서 밤중 소변량도 줄어듭니다. 우리 몸은 깊은 수면에 들면 방광을 둘러싼 근육이 이완되고 소변이 나오는 요도의 근육은 수축하면서 의도하지 않아도 소변을 참게 됩니다. 이 시기 아기는 완전하지 않지만 깊은 수면에 드는 시간이 길어지면서 소변을 안 볼 수 있어요. 아기가 아침에 깨면서 많은 양의 소변을 보고 수유량이 떨어지지만 않는다면 큰 걱정을 하지 않아도 됩니다.

속싸개, 스와들러 없이 생활하는 연습

이 시기의 아기들은 원시반사인 모로반사를 보입니다. 바닥에 아기를 눕히거나 스스로 머리를 움직이는 등 갑작스러운 자세 변화가 있을 때 두 팔을 뻗으

모로반사란?

머리 위치를 바꾸거나, 바닥에 눕히는 등 갑작스러운 자세 변화가 있을 때 아기가 두 팔을 뻗어 무언가를 안으려는 자세를 취하는 반사 행동입니다.

며 무언가를 안으려는 자세를 취하는데 마치 아기가 깜짝 놀라는 모습처럼 보여 오해하는 경우가 있습니다. 원시반사는 생후 3개월까지 보이다가 서서히 없어져 6개월쯤이면 사라집니다. 속싸개나 스와들러로 아기 팔을 싸주면 모로반사를 방지할 수 있어 아기가 더 잘 잡니다. 하지만 이제는 아기가 적응해야 할 시간입니다. 아기가 활동하는 시간에는 속싸개나 스와들러를 풀어주고 주변의 자극에 익숙해지도록 해주세요. 자세의 변화와 주변의 일상적인 소음에 적응하게 도와줍니다. 낮에 너무 조용하면 오히려 아기의 발달에 방해가 될 수 있어요. 아기가 손톱으로 얼굴에 상처를 낼 수도 있어 손 싸개는 씌우는 게 좋습니다. 모로반사로 인해 아기가 잠드는 것이 힘들다면 자는 시간에만 속싸개나 스와들러를 사용해 주세요. 대신 조금씩 느슨하게 해서 환경에 적응할 수 있게 해야 합니다. 아이가 뒤집기를 하는 6개월 이후에는 사용하지 않도록 합니다.

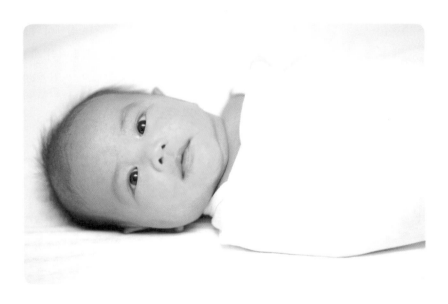

이 시기
흔히 고민하는 문제

**신생아
피부질환**

아기의 피부는 성인과 달리 얇고 약하기 때문에 외부 자극에 예민하게 반응합니다. 이 시기 가장 흔하게 나타나는 피부질환에 대해 알아볼 거예요. 이 시기에 아기의 피부질환은 눈으로 볼 때는 심해 보이지만 대부분 시간이 지나면 자연스럽게 호전됩니다. 당장 치료하지 않더라도 아토피 피부염으로 진행되지 않으니 너무 걱정하지 마세요.

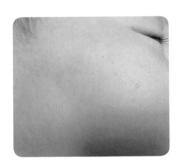

비립종

1~2mm의 작은 흰색 좁쌀 모양으로 생겼습니다. 피지샘이 발달한 콧등, 눈 밑, 이마에 나타나며 신생아의 약 50%에서 발견돼요. 한두 개가 나는 경우도 있고 작게 여러 개가 퍼져 있기도 합니다. 대개 아기가 가려워하지 않아요. 비립종은 치료 없이 몇 개월 안에 사라집니다.

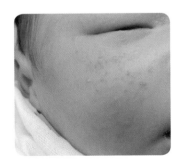

신생아 여드름

신생아의 20%에서 발생한다고 알려져 있고 생후 3주 후부터 얼굴과 목 주변에 서서히 진행됩니다. 정확한 원인은 아직 밝혀지지 않았지만 피지샘으로 분비되는 호르몬 변화로 인해 생긴다고 알려져 있어요. 남자아이에게 더 잘 발생하며 가렵지 않고 수주 이내에 없어집니다. 하지만 피부가 짓무르거나 빨갛게 부어오른다면 소아청소년과 진료를 보세요.

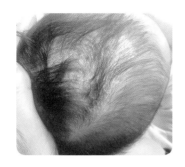

지루성 피부, 지루성 두피

신생아 시기에 피지분비가 많아지면서 생기는 질환입니다. 주로 피지선이 많은 두피, 얼굴, 귀 뒤, 가슴에 생겨요. 붉은 반점이 생기면서 군데군데 노란색 딱지가 생기는데 그 사이로 가느다란 인설(비듬)이 생깁니다. 증상이 심해 보여도 아기가 가렵거나 답답해하지 않습니다. 물로만 씻기는 것보다 아이용 세정제를 사용하는 것이 좋으며, 지루성 두피염에는 시판 항지루성 샴푸를 사용하는 것도 도움이 됩니다. 진물이 나거나 아기가 가려워하면 병원 진료를 받으세요.

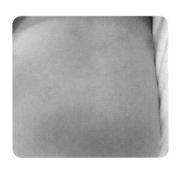

땀띠

덥고 습하거나 아기의 땀 분비가 많아지면 땀이 배출되는 관이 분비물로 막혀 땀이 제대로 분비되지 못해 땀띠가 생깁니다. 붉은색 작은 발진이 여러 개 생기거나 각질층에서 땀관이 막히면 투명한 작은 수포가 생기기도 해요. 아이용 세정제로 잘 씻어주고 땀 분비가 덜한 시원한 환경으로 옮겨주면 자연스럽게 호전됩니다. 진정·수렴 효과가 있는 보습제를 발라주는 것도 도움이 됩니다.

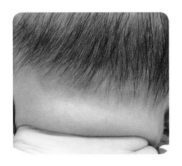

연어반

주로 미간, 눈꺼풀, 뒤통수, 목덜미 부위에 불규칙한 형태의 붉은색 점 형태로 나타납니다. 색이 핑크빛이라 연어반salmon patch이라고 해요. 신생아의 약 33%에서 발생합니다. 시간이 지나면서 옅어지고 절반은 자연스럽게 없어집니다. 이마 쪽 연어반이 1년 이상, 목뒤 쪽의 연어반이 3년 이상 지나도 뚜렷하게 남아 있다면 피부과 진료를 보는 것이 좋습니다.

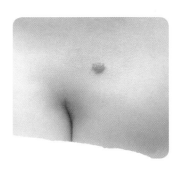

유아혈관종

태어났을 때 바로 보이기보다는 몇 주 후에 발견되는 경우가 많습니다. 신체 어디에나 생길 수 있는데 발생 부위, 크기에 따라 치료 방향이 달라집니다. 대부분 아기가 성장하며 서서히 사라지고 6~7세쯤 자연 소실됩니다. 크기가 커지거나 솟아오르는 모습을 보인다면 치료를 해야 하니 주치의 선생님과 상의하는 것을 추천합니다.

피지선모반

두피와 얼굴처럼 피지가 많은 부위에 생깁니다. 두피에 생길 경우 그 자리에 머리카락이 자라지 않아 자칫 원형탈모같이 보일 수 있어요. 드물지만 성인이 돼 양성 또는 악성종양으로 변할 수 있기 때문에 절제술이 필요합니다. 만 1세 이후에 성형외과나 피부과 진료를 보고 수술 시기를 결정하는 것이 좋습니다.

밀크커피반점

균일한 갈색 반점으로 색깔 때문에 커피반점이라고도 불립니다. 커가면서 옅어질 수 있지만 없어지지는 않습니다. 처음 발견했을 때 5mm 이상의 반점이 6개 이상 있으면 유전질환인 신경섬유종증일 수 있으므로 유전자 검사를 의뢰하세요. 개수가 많지 않은 작은 반점은 미리 걱정할 필요 없습니다.

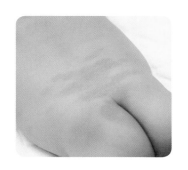

몽고반점

한국인의 90% 이상이 어릴 때 몽고반점이 있다고 합니다. 몽고반점은 신생아의 엉덩이, 몸, 팔다리 피부(진피)에 멜라닌 색소 침착으로 인해 멍처럼 푸른색을 띕니다. 몸통이나 엉덩이처럼 몸의 중심부에 있는 반점은 12세쯤 자연 소실되지만 색이 짙거나 팔다리처럼 몸의 중심부에서 먼 곳의 이소성 몽고반점은 성인이 돼도 4% 정도는 남습니다.

아기 숨소리가 신경 쓰여요

코와 가슴에서 나는 그르렁 소리 괜찮을까요?

아기들이 자는 소리를 표현할 때 흔히 '쌔근쌔근'이라는 단어를 씁니다. 조용한 공간에서 아기와 있다 보면 아기의 숨소리가 신경 쓰일 때가 있는데요. 코가 막힌 것은 아닌지, 코딱지가 많은지 걱정이 되죠. 가끔은 소리가 커서 가슴에서 울리는 것 같은 그르렁거림도 들리는 경우가 있습니다. 병원진료를 보면 의사 선생님이 "폐 소리는 깨끗하니 지켜보자"하며 약을 처방해 주지 않습니다. 그럼 안심은 되지만 여전히 신경이 쓰이는 것은 어쩔 수 없죠. 신생아의 쌕쌕거리는 숨소리, 그르렁거리는 소리는 폐가 아니라 코와 후두에서 나는 소리입니다.

아직 미숙한 우리 아기 후두개

성대 바로 위 기관지로 가는 길의 입구에 있는 조직을 후두larynx라고 합니다. 후두에는 후두개라는 조직이 있는데요. 후두개는 음식을 먹을 때 기도로 음식이 들어가지 않도록 기도 입구를 문처럼 닫아주고 숨을 쉬거나 말할 때는 기도에 공기가 들어갈 수 있도록 하는 역할을 합니다. 어린 아기는 후두개와 주위의 근육이 아직 미숙해서 조절이 잘 안되는 경우가 있어요. 숨을 마실 때 후두개가 완전히 열리지 않을 경우 기도가 일시적으로 좁아지면서 쌕쌕거리는 소리나 그르렁거리는 소리가 나는 것이죠. 소리가 나는 것 외에 불편한 증상이 없다면 치료 없이 지켜보는 것이 일반적입니다. 대부분은 아기가 크면서 후두 조직도 성숙해져 자연스럽게 소리가 줄어듭니다. 생후 6~8개월까지 소리가 나다가 서서히 줄어 24개월 정도가 되면 대부분 완화되는 모습을 보여요.

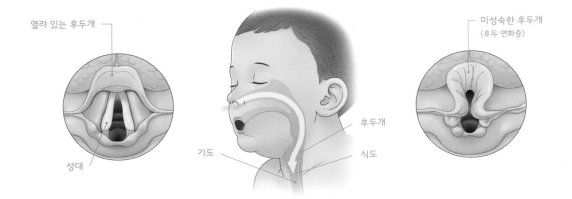

열려 있는 후두개

성대

후두개

기도

식도

미성숙한 후두개
(후두 연화증)

 이럴 때는 병원에서 꼭 진료를 받으세요

- 사레가 자주 들고 삼킴 곤란이 있어 수유량이 감소할 때
- 청색증(입술이 파래지고 숨쉬기 힘들어하는 증상)이 있을 때
- 숨을 쉴 때마다 양쪽 갈비뼈 밑이 안으로 들어가는 모습을 보일 때
- 열, 기침, 콧물 등 다른 증상이 나타날 때

코를 자주 파면 소리가 더 오래갈 수 있어요

코안은 코점막이라는 말랑한 조직으로 덮여 있어요. 이 점막은 코안으로 들어오는 이물질을 걸러주고 코안이 너무 건조해지지 않도록 온습도를 조절하는 중요한 역할을 합니다. 신생아는 코점막이 굉장히 예민해서 작은 자극에도 잘 부을 수 있어요. 아기의 코안을 깨끗하게 해주고 싶은 마음에 면봉으로 코딱지를 파거나 기구로 빼면 당장은 소리가 덜 날 수 있어요. 하지만 코점막에 자극이 돼 코가 더 막히고 분비물이 많아질 수 있습니다. 그럼 쌕쌕거리는 소리나 그르렁거리는 소리가 더 오래 나게 됩니다. 아기가 불편해하지 않는다면 되도록 건드리지 마세요. 코딱지가 좀 있다고 해서 큰일 나지 않아요.

코 흡입기는 최소한으로 사용하세요

만약 코 흡입기를 사용한다면 꼭 필요할 때, 반드시 올바른 방법으로 사용해주세요. 아무리 좋은 기계를 사용한다고 해도 코점막에 압력을 가하기 때문에 자극을 줄 수밖에 없습니다. 흡입기는 아이가 불편한 증상이 있을 때만 최소한의 횟수로 사용하는 것이 좋습니다. 만약 그르렁거리는 소리는 나는데 아기가 불편해하지 않는다면 아무것도 하지 않아도 괜찮습니다. 반면 아기가 먹고 자는 데 불편함이 있다면 해결이 필요합니다. 점막이 건조한 상태에서 자극을 주면 더 부을 수 있으니 아기 전용 식염수 스프레이를 뿌려주거나 깨끗한 물을 몇 방울 넣어 코점막을 촉촉하게 해주세요. 또 코를 건드리는 횟수를 최소화하기 위해 자기 직전, 먹기 직전에만 코딱지를 뽑아줍니다. 흡입기를 사용한다면 팁이 안쪽으로 깊이 들어가지 않게 끝이 뭉툭한 제품으로 고릅니다. 흡입은 코 밖으로 나온 이물질을 제거하는 용도로만 사용하세요.

코 흡입기 올바르게 사용하는 법

사용 전에 흡입이 잘되도록 미리 식염수를 뿌려 콧물의 농도를 묽게 만듭니다. 코 흡입기 팁은 끝이 뭉뚝한 것을 선택하는 것이 좋아요. 또 팁이 점막을 직접 건드리지 않도록 비강 입구까지만 들어가는 사이즈를 선택합니다. 보통은 코와 평행이 되도록 팁을 일자로 넣는 경우가 많지만, 코점막은 수평으로 이루어져 있어요. 팁을 넣을 때 처음에는 위로 넣고 흡입을 할 때는 팁이 아이의 뒤통수 쪽을 향하게 방향을 틀어줘야 점막 안쪽에 있는 분비물까지 제거할 수 있습니다.

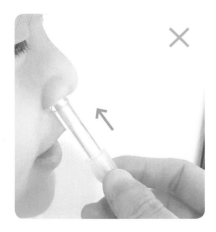 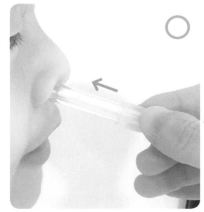

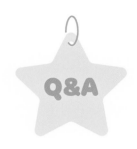

Q&A

Q. 아기가 딸꾹질을 너무 자주 해요. 괜찮을까요?

A. 횡격막은 호흡기를 담당하는 장기와 소화기를 담당하는 장기를 나눠주는 근육입니다. 횡격막이 갑작스럽게 수축할 때 딸꾹질을 하게 되는데요. 신생아는 횡격막을 조절하는 신경이 미숙해서 딸꾹질을 더 자주 합니다. 갑자기 자세가 변하거나 추워지는 등 환경 변화에도 신경이 자극돼 딸꾹질을 할 수 있어요. 또 수유할 때 아기의 위가 커지면서 바로 위에 있는 횡격막을 자극할 수 있고, 반대로 아기가 트림하면 위에 있던 가스가 내려가면서 횡격막이 자극돼 딸꾹질을 하기도 합니다. 아기들은 딸꾹질을 하면서 힘들어하지 않으니 너무 걱정할 필요는 없습니다. 자연스럽게 없어질 때까지 기다리면 됩니다. 다음과 같은 행동은 오히려 아기를 힘들게 하니 주의해 주세요.

신생아가 딸꾹질할 때 하지 말아야 할 행동 3가지

❶ 수유를 더 하지 마세요. 위가 횡격막을 자극해서 생긴 딸꾹질은 수유를 하면 더 자극될 수밖에 없어요. 아기가 먹을 시간이 아니라면 수유는 도움이 되지 않습니다. 수유를 하더라도 아주 소량만 먹이세요.

❷ 속싸개로 꽁꽁 싸지 마세요. 아기가 추워한다면 양말, 모자 정도만 씌워주고 소화에 방해가 될 정도로 꽉 싸지 않습니다.

❸ 6개월 미만의 아기에게는 물을 먹이지 마세요. 아기는 아직 신장이 약하기 때문에 너무 많은 수분을 섭취하면 신장에 무리가 갈 수 있어요.

Q. 목이 마르지 않을까요? 물은 언제부터 먹이나요?

A. 우리의 신장은 필요한 영양분을 흡수하고 노폐물을 걸러내 소변으로 만드는 중요한 역할을 합니다. 아기는 신장의 기능이 미숙하기 때문에 너무 많은 수분을 섭취하면 소변량을 조

절하지 못해 몸속의 전해질에 불균형이 생겨 저나트륨혈증이 생길 수 있어요. 아기가 처지거나 경련을 일으키죠. 6개월까지는 모유나 분유에 포함된 물만으로도 충분하므로 추가로 물을 먹일 필요가 없으며 먹여서도 안 됩니다. 6개월 이후에 이유식을 잘 넘기기 위해 수저 또는 컵으로 물을 줄 수는 있지만 일부러 젖병에 넣어서 다량의 물을 줄 필요는 없어요.

Q. 입안에 하얀 점이 생겼어요. 병원에 가야 할까요?

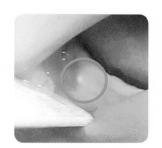

A. 아기가 하품을 할 때 입천장, 또는 우측의 사진과 같은 잇몸에 하얀색 반점이 보이나요? 그건 바로 진주종epstain pearl입니다. 진주같이 동그랗고 하얗게 생겨서 붙은 이름이죠. 또는 본 결절bohn's nodule이라고도 합니다. 진주종은 여러 군데 생기기도 하고 없어졌다가 다시 생기기도 하지만 다행히 아프지 않습니다. 이가 날 때쯤 자연스럽게 사라지니 걱정할 필요 없어요. 하지만 혀와 볼점막을 우유 찌꺼기 같은 흰 반점이 덮고 있다면 아구창일 가능성이 높습니다. 아구창은 면역력이 약한 신생아가 곰팡이균의 일종인 칸디다균candida albicans에 감염된 것입니다. 대부분 통증이 없지만 만성적으로 생기는 경우 아기가 아파서 먹는 것을 힘들어할 수 있고, 모유수유를 하는 경우 엄마의 유두에도 같이 감염돼 통증을 유발하기도 합니다. 소아청소년과에서 약을 처방받아 복용하면 치료할 수 있습니다. 모유수유를 한다면 엄마도 같이 치료를 받아야 해요. 가제 수건, 젖꼭지, 수유모의 속옷 등은 끓는 물에 충분히 삶아서 균을 없애주세요.

Q. 다리나 턱을 부르르 떨어요. 경기일까요?

A. 우리가 추울 때 그렇듯 신생아는 팔다리나 턱을 덜덜 떠는 증상을 보이기도 합니다. 이는 추워서가 아니라 신경발달이 미숙해서 생기는 반복 떨림jitteriness입니다. 떨리는 부분을 잡아주면 멈추며 아기가 성장하면서 자연스럽게 없어지니 너무 걱정하지 마세요. 만약 아이의 팔다리를 잡았는데도 떨림이 멈추지 않거나 장시간 지속된다면 진료가 필요합니다. 아이의 증상을 영상으로 찍어 의사 선생님과 상의하세요.

Q. 여자아이 가슴에 몽우리가 만져져요. 짜야 할까요?

A. 여자아이의 경우 태아기 때 엄마에게 받은 여성호르몬 에 스트로겐에 의해 일시적으로 가슴 몽우리가 만져질 수 있 어요. 대부분 몸 안의 호르몬 체계가 제대로 잡히면 자연스 럽게 호전되는 것이 일반적이에요. 보통 12개월이면 완전 히 없어지거나 크기가 줄어듭니다.

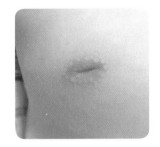

함몰유두는 아기가 2차 성징이 끝난 사춘기 시기에 진단 할 수 있어요. 그전에는 아기의 유륜 주위에 살이 쪄서 상 대적으로 유두가 들어가 보이는 것이에요. 대부분 젖살이 빠지면 자연스럽게 유두가 나오 니 지켜보면 됩니다. 간혹 유두 모양을 잡아주기 위해 마사지를 하거나 억지로 짜는 분들 이 있습니다. 이는 효과가 없을뿐더러 아이가 싫어하거나 피부에 염증이 생길 수 있으므로 하지 않아야 합니다.

Q. 모빌은 흑백을 보여줘야 할까요? 컬러로 보여줘야 할까요?

A. 이 시기 아기는 시각이 발달 중이라 성인보다 시야도 좁고 색 구분도 하지 못해요. 생후 1개월까지 아기는 20cm 앞밖에 보이지 않기 때문에 멀리 있는 모빌보다는 가까이서 볼 수 있는 병풍식 흑색 모빌을 추천해요. 2~3개월부터 색 구분을 할 수 있기 때문에 컬러 모 빌을 보여주되 너무 멀지 않게 달아주는 것이 좋습니다.

Q. 손싸개는 언제 벗겨줘야 할까요?

A. 손싸개는 언제든 벗겨도 됩니다. 아기의 손바닥, 손가락을 부드럽게 자주 마사지해 주세요. 다만 아기는 아직 힘을 스스로 조절하지 못해 손톱으로 얼굴에 상처를 내기도 합니다. 손 톱 정리를 자주 해주는 것이 중요하며 잘 때는 손싸개를 하는 것이 좋습니다.

Q. 멍인지 몽고반점인지 헷갈려요. 어떻게 구별하나요?

A. 신생아기에는 붉은색 피부, 또는 황달로 인해 노란색 피부를 띄기 때문에 태어난 직후에는 몽고반점이 잘 보이지 않을 수 있습니다. 그러다 아기가 점점 크면서 몽고반점이 보이면 새로 생긴 증상으로 오인하고 진료를 보는 분들이 종종 있어요. 혹시 모르는 사이에 아기가 다쳐서 멍이 든 것은 아닌지 걱정을 하기도 합니다.

멍과 몽고반점은 '색의 변화 과정'을 보면 쉽게 구별할 수 있어요. 몽고반점은 시간이 지나도 색의 변화가 없는 반면 멍은 변화가 분명합니다. 약 5~8일에 걸쳐서 붉은색, 보라색, 녹색(파란색), 노란색 순으로 변하죠. 그러므로 시간이 지나도 색의 변화가 없다면 걱정하지 않아도 됩니다.

몸통에 생긴 몽고반점은 대부분 초등학교 들어갈 때까지 서서히 옅어지며 없어집니다. 팔, 다리, 손발 등 얼굴에 생기는 몽고반점은 이소성 몽고반점이라고 하는데 이는 아기가 커서도 잘 안 없어지는 경우가 많아요. 몽고반점이 건강에 영향을 미치는 것은 아니지만, 미용적인 이유로 피부과에서 레이저 수술로 제거하기도 합니다. 만약 몽고반점의 색이 점점 진해지거나 회색, 검은색으로 변화한다면 색소 침착이 깊어지는 사인입니다. 나이가 어리더라도 피부과 진료를 보는 것을 추천합니다.

2~3개월

내가 좋은 부모가 맞는지
고민하고 있다면

아이가 태어난 지 어느덧 100일이 지났네요. 이제는 아이도 제법 사람다워 보이죠? 출산의 고통이나 정신없던 시간을 벗어나 조금씩 일상을 되찾고 있을 겁니다. 이때 주변에서 많은 사람들이 묻습니다. "아이 생기니까 너무 좋지?" 물론 아이가 사랑스럽고 소중한 존재라는 건 변하지 않지만, 왠지 모르게 아이를 '다른 부모만큼 100% 사랑하지 않는 게 아닐까' 하는 의심이 들 수도 있고, 만약 아이와 함께 많은 시간을 보내지 못했다면 아직은 내가 부모라는 사실이 어색하게 느껴질 수도 있습니다.

저는 출산휴가 3개월을 보내고 직장으로 복귀했습니다. 그런데 저는 아이가 너무너무 사랑스러우면서도 다시 일을 하고 싶고, 직장으로 복귀하고 싶은 마음도 들었어요. 그런 제가 이상한 걸까요? 아이를 사랑하는 마음을 부모가 시간을 얼마나 투자하는지만으로 계산할 수는 없다고 생각합니다. 사람의 마음은 모두 다르니까요. 육아에는 정답이 없습니다. 부모도 다르고, 아이도 다르고, 육아의 상황도 모두 다르니까요. 그렇기에 가장 좋은 육아는 부모와 아이가 편안한 육아라고 생각합니다. 주변에서 하는 말에 너무 휘둘리지 마세요. 부모의 마음이 편해야 아이도 그 편안한 마음을 닮아갑니다. 육아에서는 속도나 수치가 아닌 방향과 온도가 더 중요한 요소임을 항상 잊지 마세요.

3 ~ 4
개월

이렇게 자랐어요

3~4 개월

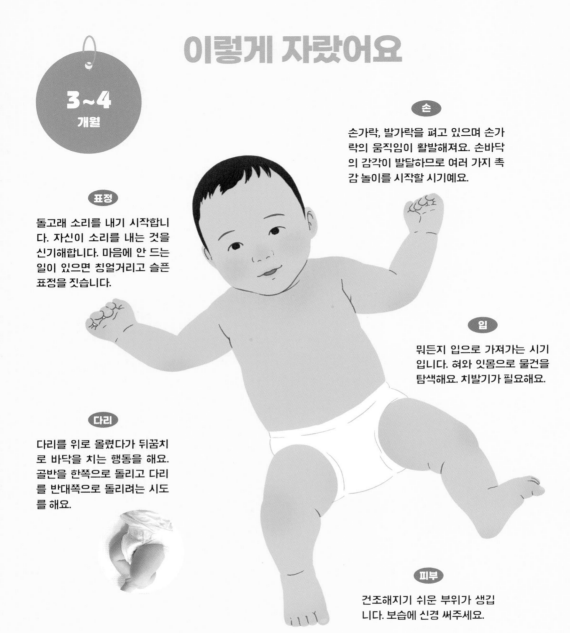

표정

돌고래 소리를 내기 시작합니다. 자신이 소리를 내는 것을 신기해합니다. 마음에 안 드는 일이 있으면 칭얼거리고 슬픈 표정을 짓습니다.

손

손가락, 발가락을 펴고 있으며 손가락의 움직임이 활발해져요. 손바닥의 감각이 발달하므로 여러 가지 촉감 놀이를 시작할 시기예요.

입

뭐든지 입으로 가져가는 시기입니다. 혀와 잇몸으로 물건을 탐색해요. 치발기가 필요해요.

다리

다리를 위로 올렸다가 뒤꿈치로 바닥을 치는 행동을 해요. 골반을 한쪽으로 돌리고 다리를 반대쪽으로 돌리려는 시도를 해요.

피부

건조해지기 쉬운 부위가 생깁니다. 보습에 신경 써주세요.

이 정도는 할 수 있어요

- 엎드린 자세에서 팔꿈치로 받치고 머리와 상체를 들수 있어요.
- 목을 가눌 수 있어요.
- 손을 펴고 있어요. 장난감을 주면 꽉 움켜쥐어요.
- 양손을 몸 가운데로 모아요.
- "아" 소리를 크게 내요.
- 음악을 들려주면 집중해서 들어요.

성장 기준표 살펴보기

질병관리청
성장도표 계산기

개월수	키(cm)		체중(kg)	
	남자	여자	남자	여자
3	57.6 ~ 64.8	55.8 ~ 63.3	5.2 ~ 7.7	4.7 ~ 7.2
4	60.0 ~ 67.3	58.0 ~ 65.7	5.8 ~ 8.4	5.2 ~ 7.9

TIP▸ 키는 3~95백분위수 범위, 체중은 5~95백분위수 범위입니다.

TIP▸ 생후 100일이 지났다고 해서 무조건 아이의 체중이 출생 체중의 2배로 늘지 않습니다. 키 대비 체중이 적당한지, 이전보다 증가 속도가 괜찮은지를 확인해 주세요.

하루 적정 수유량

모유수유	분유수유
6~10회	하루 800~1,000ml

TIP▸ 밤에 먹지 않고 5~6시간 이상 잘 수 있어요.

하루 적정 수면 시간

10시간 이하	조금 더 재워야 해요.
11~13시간	적당하게 자고 있어요. 만약 아이가 졸려 보인다면 1~2시간 더 재워도 됩니다.
14~17시간	권장하는 수면 시간이에요.
18~19시간	적당하게 자고 있어요. 만약 아이가 자려고 하지 않는다면 조금 덜 재워도 됩니다..
20시간 이상	너무 많이 재우고 있어요.

TIP▸ 미국수면재단에서 권장하는 아이의 수면 시간입니다. 우리 아이의 낮잠과 밤잠을 더한 수면 시간이 어느 정도인지 살펴보세요.

꼭 챙겨야 할 접종·검진 체크

- 이 시기에 챙겨야 할 접종·검진은 없습니다.

3 ~ 4개월

나는 이만큼 할 수 있어요

 내 주변에 궁금한 게 참 많아요!

2~3개월

- 고개를 들어 빙글빙글 돌아가는 모빌을 봐요.
- 눈앞에 아빠 얼굴이 생겼다 없어졌다 해요. 꺄르르르 너무 재밌어요. 까꿍!
- 내가 좋아하는 장난감을 보면 손을 뻗어요.
- 장난감을 입에 넣어서 맛을 봐요.
- 사람들의 얼굴은 다 다르게 생겼네요?
- 눈앞에서 달랑거리는 모빌을 손으로 쳤더니 막 움직여요. 우와, 나 대단한데?
- 난 가끔 푸시업도 해요. 세상이 더 잘 보이거든요.

3~4개월

- 아빠를 향해 고개를 돌려요.
- 두 손으로 소중한 젖병을 꼭 잡아요. 내 거야!
- 내 손가락 맛을 알았어요! 이렇게 맛있다니! 발가락 맛도 한번 볼까요?
- 아빠 얼굴을 만져볼래요.
- 튤립에서 노래가 나와요. 우와, 불빛도 나네요. 음악 소리에 귀 기울여봐요.
- 어머나, 우리 집에 강아지(고양이)가 있었어요! 너무 귀여워요.

 나의 감정 세포들이 점점 크고 있어요!

2~3개월

- 배가 고픈데 너무 오래 기다리면 나는 화가 나요. 으 아아아! 너무 화가 나면 소리 지를 거예요!
- 난 화를 냈다가도 다시 기분이 좋아지는 법을 알아요. 아빠를 만지거나 손가락을 빨면 돼요.
- 난 기분이 좋으면 예쁘게 웃어서 아빠에게 알려줘요.
- 아빠가 무표정한 채로 있으면 난 뭔가 기분이 이상해요. 우리 아빠를 원래대로 돌려놔!
- 기분이 좋아지는 노래가 있어요. 그런데 어떤 소리는 너무 싫어요.
- 고양이 우는 소리가 무서워요.

3~4개월

- 난 이제 소리 내어 웃을 수 있어요. 내 웃음은 옥구슬이 굴러가는 것 같아요.
- 내가 웃으면 아빠가 너무 좋아하니까 더 많이 웃어줄 거예요.
- 피곤해서 짜증이 날 땐 아빠가 날 들어 올려요. 익숙한 자세로 내 등을 토닥이면 난 마음이 편안해져요.
- 자기 전에 아빠가 불러주는 자장가는 내 마음을 편하게 해요. 조용하고 부드러운 목소리가 너무 좋아요.
- 너무 더워서 기저귀가 찝찝할 때 아빠가 알아차리고 기저귀를 갈아주면 상쾌한 기분이 들어요.

주 양육자
아빠

 ## 내가 하는 말, 알아들을 수 있죠?

의사소통

2~3 개월

- 들리는 소리와 비슷한 소리를 내려고 해봤어요. 이게 바로 옹알이래요.
- 다양한 소리가 들려요. 난 입을 오물거리며 그걸 따라 해요. 그럼 가족들이 좋아해요.
- 아빠는 내가 우는 소리만 듣고도 뭘 필요로 하는지 알아요.
- 아빠가 다가오면 난 기분이 좋아서 소리를 내고 다리를 파닥거려요.
- 난 내 이름을 알아요. 다들 그 이름으로 날 부르거든요. 아마 그게 내 이름인 것 같아요.

3~4 개월

- "아~" 소리를 낼 때 아빠가 쳐다보면 기분이 좋아요. 더 크게 소리를 내요. 아빠가 더 가까이 오네요.
- 아빠가 노래를 불러주면 같이 부르고 싶어서 소리를 내요.
- 내가 제일 좋아하는 장난감을 가지고 온다! 아아아!
- 궁금한 게 생기면 고개를 돌려서 쳐다봐요. 그러면 아빠가 알아차리고 날 그곳으로 데리고 가요.
- 몸을 비비 꼬거나 고개를 돌리면 귀찮거나 싫다는 표현이에요.

 ## 아빠를 보면 행복을 느껴요. 난 아빠가 제일 좋아요!

 사회성

2~3 개월

- 아빠가 나를 보고 웃어주면 편안하고 기분이 좋아요.
- 아빠가 기분이 안 좋아 보이거나 무표정이면 약간 불안해져요. 그래서 난 슬쩍 웃어보거나 애교를 부려요(사회적 미소).
- 난 아빠를 기분 좋게 하는 법을 알아요.
- 아빠 표정을 따라 할 수 있어요. 찡그리거나 웃는 걸 따라 할 수 있어요.
- 낯선 장소에 가거나 집에 낯선 사람이 오면 알아차릴 수 있어요. 이것 봐요. 뭔가 분위기가 다르잖아요!

3~4 개월

- 배가 불러서 행복하거나 쪽쪽이가 맛있어서 기분이 좋으면 아빠 얼굴을 봐요. 그럼 아빠도 함께 행복해해요.
- 아빠가 내가 제일 좋아하는 노래를 부르고 있네요. 행복해서 아빠에게 더 예쁘게 웃어줘요. "고마워요" 하고 웃음으로 말해요.
- 아빠가 내 발가락을 만지면 아빠를 쳐다봐요. 아빠가 재밌어하네요. 나도 재밌어요.
- 전화기 너머에서 들리는 할머니 목소리를 알아들어요. 기분이 좋아요.

3~4개월

우리 아이 생활
자세히 살펴보기

잘 먹기

모유수유아와 혼합수유아

아기가 엄마 젖을 빠는 힘이 세지면서 같은 양을 먹더라도 수유하는 시간이 이전보다 짧아집니다. 하루 2~3회를 제외하고는 수유 시간이 10분 내외인 경우가 많습니다. 이전보다 잘 안 먹는 것 같은데 키나 체중이 꾸준히 늘어요. 이 시기에는 아기가 주변 환경에 관심이 많아지므로 옆에서 들리는 소리에 반응하느라 수유에 집중을 못 할 수 있습니다. 수유할 때는 조용한 곳에서 먹이는 것이 좋습니다.

분유수유아

한 번에 먹는 양이 늘어나고 수유 간격도 늘어납니다. 총 수유량도 중요하지만 이 시기부터는 한 번에 먹는 양을 늘리도록 시도해 보세요. 대한소아청소년과학회에서 권고하는 분유수유량은 다음과 같습니다.

연령	1회 수유량	하루 횟수	하루 총 수유량
생후 3~4개월	200ml	5회	1,000ml

학회에서 권고하는 1회 수유량은 평균 수유량을 나타낸 것뿐이지 절대적인 수치가 아닙니다. 여전히 1회 수유량보다 신경 써야 하는 것은 하루 총 수유량이에요. 이 시기 아기들은 보통 하루에 800~1,000ml 정도 먹습니다. 수유량이 적더라도 아기가 수유 후 만족하고 체중이 잘 늘고 있다면 무리하게 늘리지 않아도 됩니다. 단, 총 수유량이 700ml가 되지 않는다면 수유량을 늘리기 위한 상담이 필요합니다.

100일의 기적, 누구에게나 오지 않아요

3~4개월 아기는 밤중에 먹지 않고 6~7시간 이상 잘 수 있습니다. 100일쯤 되면 마지막 수유를 하고 육아 퇴근을 할 수 있어 보호자들은 '100일의 기적'이 왔다고들 말하죠. 100일이 지나고부터는 아기가 알아서 푹 자면 좋겠지만 여전히 밤중에 깨는 아기들이 더 많습니다. 아기가 스스로 잠들 수 있는 환경을 만들어 주고 일관된 수면 교육을 지속하세요. 100일 동안 무탈하게 아기를 키운 것만으로 이미 '기적'입니다.

입 주위 발진

침 분비량이 많아지면서 아기의 침이 닿는 입과 목 주위에 발진이 잘 생기는 시기입니다. 소위 '침독drool rash'라고 불리는 이 발진은 침에 의한 자극 때문에 생기는 접촉성 피부염입니다. 간혹 침독을 잘 관리해 주지 않으면 아토피 피부염으로 진행된다고 오해하는데 이는 전혀 근거 없는 이야기입니다. 아기가 침을 흘리지 않는 나이가 되면 자연스럽게 호전되므로 아기가 불편해하지 않게 관리해 주는 것으로 충분합니다.

아기 입 주위 발진 관리법

침에 의한 자극으로 발진이 일어나므로 원인이 되는 침을 자주 닦아주세요. 침으로 축축한 목 수건, 공갈 젖꼭지 사용을 최소화해 자극되는 요인을 피해줍니다. 또 아기에게 잘 맞는 보습제를 자주 발라 피부장벽을 개선해 줍니다. 바셀린 같은 피부보호제, 진정·수렴 효과가 있는 산화아연 성분, 피부재생 효과가 있는 알란토인 등 입 주위 발진에 특화된 보습제를 사용하는 것도 도움이 됩니다. 염증 반응이 심해져 빨갛게 부어오르고 만질 때마다 아파하거나 상처가 나서 피가 나는 경우라면 병원에서 연고를 처방받으세요.

이 시기
흔히 고민하는 문제

태열일까요?
아토피일까요?

아토피가 걱정된다면?

태열, 아토피
초간단 정리

이 시기에는 뽀송뽀송하고 부드러운 아기 피부가 건조해지면서 군데군데 피부 트러블이 생기는 경우가 있습니다. 그냥 놔두면 아토피 피부염이 된다는 소문을 듣고 걱정은 더 커지죠. 이제 막 신생아에서 벗어난 이 시기 아기들은 대근육, 소근육 운동이 발달하면서 활동 범위가 이전보다 훨씬 넓어집니다. 장난감을 손으로 잡고 입으로 가져가고 침 분비도 많아지면서 외부 자극에 노출되는 빈도가 높아지죠. 아기의 피부장벽은 이런 자극을 감당하기에는 아직 연약합니다. 자주 자극을 받는 부분이 건조해지거나 염증 반응을 일으킬 수 있고, 주로 얼굴, 귀, 팔다리, 무릎 등에 트러블이 잘 생깁니다. 이것을 영아습진 infantile eczema이라고 합니다. 영아습진은 여러 가지 이름이 있어요. 동전같이 동그란 모양으로 생긴 습진은 화폐상 습진, 입 주위에 생긴 습진은 침독이라고도 부릅니다.

'태열'은 의학 용어가 아니에요

간혹 태열이 아니냐고 물어보는 경우가 있는데 태열은 의학 용어가 아닙니다. 의학이 발달하기 이전에는 신생아 시기에 생기는 피부 발진 양상을 태열이라고 했습니다. 예전에는 아기의 건강이 나빠지면 엄마에게서 원인을 찾는 경우가 많았기 때문에 임신부가 맵고 뜨거운 음식을 먹거나 몸에 열이 많으면 아기 피부에 트러블이 생긴다고 믿었죠. 이는 전혀 근거 없는 이야기입니다. 임신부들이 불필요한 죄책감을 가지지 않도록 태열이라는 용어는 자제하는 것이 좋겠습니다.

실내 온도는 24~26℃, 습도는 50% 내외로 유지

습진이 잘 생기는 아기들은 더운 환경보다는 약간 서늘한 환경에서 지내는 것이 좋습니다. 하지만 무조건 아기를 춥게 키우라는 것은 아닙니다. 실내 온도는 섭씨 24~26℃, 실내 습도는 50%로 유지하는 것이 가장 좋습니다. 물론 아기가 추워한다면 온도를 올려줘야겠죠. 핵심은 '춥게 키워라'가 아니라 '덥지 않게 키워라'입니다.

영아습진이 아토피 피부염이 되는 것은 아닙니다

가려움증을 동반하는 습진이 만성적으로 재발하는 질환을 '아토피 피부염'이라고 합니다. 아토피 피부염은 이 시기에는 굉장히 흔한 질환입니다. 가끔 "영아습진을 놔두면 아토피 피부염이 될까 봐 무서워요" 하며 걱정하는 분들이 많은데 이는 잘못된 말입니다. 영아습진의 60~80%는 1~2세가 지나면서 서서히 호전되고 초등학교에 가기 전에 낫는 경우가 대부분이에요. 특별한 치료 없이 자연스럽게 호전되는 것이 일반적입니다. 설령 돌 이후에 호전되지 않고 만성적으로 재발해 아기가 아토피 피부염으로 진단받았다 하더라도 이는 영아습진 때문이 아닙니다. 유전학적인 요인, 환경적인 요인, 면역학적인 요인이 복합적으로 작용해 아토피 피부염으로 진행된 것이므로 오해하지 않기를 바랍니다.

영아습진이 있다면 이렇게 해주세요

영아습진은 나이가 들면서 자연스럽게 호전되는데 왜 약을 처방하고 관리를 해야 할까요? 아기가 불편한 증상은 해결해야 하기 때문이죠. 아기는 가려움증 때문에 잠을 못 잘 수도 있고, 약해진 피부장벽에 자극이 가해지면 염증이 생겨 균에 감염될 수도 있어요. 그러므로 습진 때문에 생기는 가려움증과 면역, 염증 반응을 호전시키기 위해서 관리를 해줘야 합니다.

습진이 생기거나 아기가 너무 가려워할 때, 피부가 짓무르고 노란색 딱지가 생길 때, 습진의 경계선이 뚜렷하고 피부가 빨갛게 부어오를 때, 이 중 하나의 증상이라도 있는 경우에는 병원 진료를 보고 약을 처방받는 것이 좋습니다. 만약 습진이 있는데 별다른 증상이 없거나 약을 바르고 증상이 호전됐다면 보습을 열심히 해주세요. 습진이 있는 피부 부위에 보습제를 하루 2~3회 얇게 발라주면 됩니다.

> ### 🚨 이럴 때는 병원에서 꼭 진료를 받으세요
>
> - 돌 이후에도 증상이 호전되지 않고 피부 양상이 나빠질 때
> - 일반적인 치료에 전혀 호전이 없을 때
> - 가려움증이 너무 심할 때
> - 피부 증상이 악화되는 원인이 있을 때(새로 바꾼 분유, 이사, 반려동물 등)

스테로이드 사용법은
313쪽 참고

스테로이드 연고 바르는 방법

스테로이드를 처방받았다면 처방대로 끝까지 바르세요. 임의로 중간에 끊거나 횟수를 적게 바르면 효과가 없을 수 있습니다.

> ### 튼튼한 피부를 위한 가정 내 관리법
>
> - 매일 미지근한 물에 10분 내외로 목욕시키기
> - 목욕할 때는 약산성(pH4.5~5.5) 물비누를 사용하여 부드럽게 마사지하기
> - 보습제는 하루 최소 2회 이상 발라주기, 목욕 직후 반드시 보습제 발라주기
> - 피부에 자극이 없는 옷 입히기
> - 피부 손상이 일어나지 않도록 아기의 손톱, 발톱을 짧게 깎기
> - 무분별한 음식 제한을 하지 않기
> - 적절한 실내 온도와 습도를 유지하기

머리 모양이 이상해요

사두증과 단두증이란?

이 시기 아기의 두개골은 성인과 달리 말랑말랑합니다. 타고난 머리 모양도 있지만, 아기의 자세에 따라 자라면서 모양이 변하기도 해요. 머리 뒤쪽이 눌려 소위 뒤통수가 납작해지는 것을 단두증brachycephaly, 머리 한쪽 부분이 눌리거나 한쪽 이마가 튀어나와 비대칭인 머리 모양을 보이는 경우를 사두증pla-giocephaly이라고 합니다. 하나의 증상을 보이는 경우보다 복합적으로 있는 경우가 더 많아요.

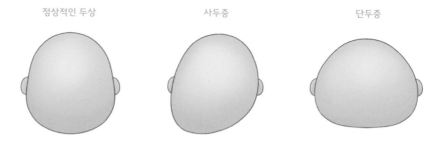

| 정상적인 두상 | 사두증 | 단두증 |

 이럴 때는 병원에서 꼭 진료를 받으세요

- 유독 한쪽만 보는 시간이 많을 때
- 뒤집었는데 고개가 한쪽으로만 기울 때
- 목에 종괴가 만져질 때
- 양쪽 귀 위치가 비대칭일 때
- 한쪽 이마가 유독 튀어나와 보일 때
- 대천문, 머리둘레가 작다는 얘기를 들었을 때

아기가 크면 머리 모양도 자연스럽게 좋아질까요?

생후 약 3~4개월까지 아기는 머리둘레가 급속하게 증가합니다. 또 아기가 깨서 활동하는 시간이 적기 때문에 머리 모양의 변형도 4개월쯤에 가장 심하게 나타납니다. 하지만 6개월 이후 아기가 뒤집기가 가능해져 누워 있는 시간이 줄어들면 두개골 변형이 심해지지 않고 점차 호전됩니다. 하지만 변형이 심하거나 어릴 때부터 교정을 해주지 않는다면 자연스럽게 호전될 확률은 낮습니다. 그러므로 동글동글한 머리 모양을 만들기 위해서 아기가 뒤집기를 하기 전 자세에 신경 써주는 것이 좋아요.

교정 베개는 추천하지 않아요

예쁜 머리 모양을 만들기 위해 베개 가운데가 움푹 파여 있는 교정 베개를 사용하는 경우가 많습니다. 하지만 베개는 머리 모양을 잡아주는 데 거의 효과가 없어요. 오히려 바로 누워 있는 자세를 오래하게 함으로써 단두증이 생기게 합니다. 한 자세로 오래 눕히지 않고 양쪽으로 번갈아 눕힐 수 있도록 신생아 때는 베개를 사용하지 않는 것을 추천해요.

뇌 발달에 영향을 미칠까요?

두개골조기유합증이나 사경과 같은 동반 질환이 없는 자세성 사두증의 경우 다행히 뇌 발달이나 성장에 문제가 생기지 않습니다. 단두증, 사두증을 진료하고 치료하는 것은 아기의 머리를 예쁘게 만들기 위한 목적이 아닙니다. 머리 모양 변형을 일으키는 동반 질환이 있는지, 양쪽 귀 위치가 달라지거나 이마가 튀어나오는 심한 변형이 일어나지 않는지 확인하기 위함입니다.

**사두증,
단두증
대처법**

생후 4개월 이전

가정에서 자세 교정을 열심히 해주세요. 아기가 고개를 좌우로 움직일 수 있도록 자세 변경을 자주 해주고, 아기가 엎드린 자세로 놀게 하는 터미타임tummy time을 열심히 해줍니다. 고개 기울기가 있거나 변형이 심한 경우 병원에 방문해 치료를 받아야 할 질환이 있는 건 아닌지 확인합니다.

생후 4개월 이후

병원 진료 후 헬멧 치료를 고려해 볼 수 있어요. 헬멧 보조기는 튀어나와 있는 두개골을 눌러서 치료하는 것이 아니라 편평한 부분이 자랄 수 있도록 공간을 만들고 보호해 주는 기능을 합니다. 생후 4~6개월 사이에 치료를 시작했을 때 가장 예후가 좋고 적어도 생후 1년 이내에는 치료를 시작해야 해요. 헬멧 치료는 효과가 좋지만 보통 6개월 이상 치료를 유지해야 효과가 있기 때문에 적지 않은 비용과 시간이 소요됩니다. 또한 하루에 20시간 이상 착용해야 하므로 아기가 헬멧을 쓰면서 피부발진, 짜증 등 부작용이 생길 수 있다는 단점이 있습니다. 이런 이유로 병원에서는 단두증, 사두증이 있다고 해서 무조건 헬멧 치료를 권하지 않습니다. 꼭 필요한 경우에만 처방합니다.

어떻게
놀아줄까?

**다양한
놀잇감을
보여주기**

이 시기 아기는 시력과 발성이 눈에 띄게 발달하므로 눈에 잘 보이는 놀잇감과 소리를 활용해 놀아줄 수 있습니다. 좋아하는 노래를 틀어놓고 아기 앞에서 춤을 추면서 다양한 표정을 짓는 것도 좋아요. 율동이 있는 노래를 틀어놓고 가만히 있는 아기의 팔다리를 잡고 휘적거리기만 해도 좋은 놀이가 됩니다. 아기가 소리를 낸다면 그 소리에 장단을 맞춰도 좋고 똑같은 소리를 내도 좋습니다. 아기는 양육자와 교감한다고 느낄 거예요.

아기는 양육자의 목소리를 듣는 것을 좋아하므로 그림책을 읽어주는 것도 좋은 방법입니다. 보여주고 싶은 그림이 있다면 눈앞에서 보여주세요. 이 시기 아기는 다채롭고 알록달록한 색깔을 더 잘 볼 수 있으므로 그림책이나 아기 딸랑이, 유모차에 달 모빌 등은 선명한 색깔로 골라주세요. 이 시기 아기에게 텔레비전, 유튜브 등 시청각 자극이 많은 미디어는 보여주지 않는 것이 좋습니다. 또한 아기가 직접 보지 않더라도 TV나 라디오를 하루 종일 틀어놓는 것은 청각이 예민하게 발달 중인 아기에게 해롭습니다. 다양한 소리를 분별해서 듣고 엄마와 아빠의 목소리에 집중할 수 있게 도와주세요. 아기에겐 편안하고 조용한 시간도 필요합니다.

추천 놀잇감 Best 3

· 모빌의 거리를 조절해 주세요.   · 소리가 나면 아기가 더 신기해해요.   · 아기 눈에 잘 보이는 알록달록한 색상으로 골라주세요.

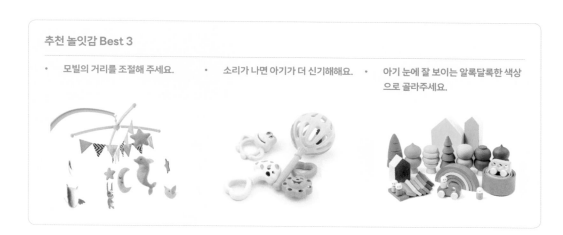

목을
가눌 수 있는
아기라면

터미타임을
싫어한다면?

아기가 흥미를 보일 만한 놀잇감을 보여주세요. 그럼 아기는 상체와 목을 들어 흥미로운 놀잇감에 관심을 보일 것입니다. 터미타임은 아기가 깨어 있는 동안 엎드린 자세로 두어 상체의 힘을 길러주는 것을 말합니다. 머리 모양 변형을 예방하는 것에도 효과적이죠. 아기가 깨어 있는 시간에 자주 엎드린 자세를 시켜주세요. 하루에 10~15분씩 적어도 3회 이상 하는 것이 좋습니다. 터미타임을 처음 시도할 때는 가슴 위에 아기를 올린 자세로 시작합니다. 그 상태로 아기를 부르면 양육자의 목소리가 들려오는 방향을 보려고 노력할 거예요. 양육자의 무릎에 아기를 엎드리게 하여 양육자를 보게 하거나 베개를 아기의 가슴 아래 두어 지지하도록 만들어 줄 수도 있습니다.

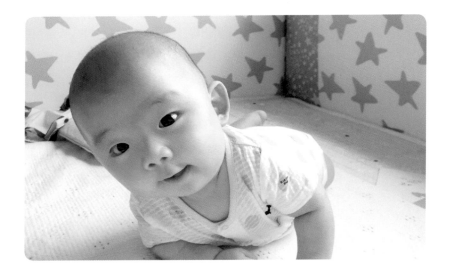

뒤집기는
제일 재밌는
놀이예요

뒤집기를 시도하기 시작하면 이는 아기에게 가장 재밌는 놀이가 됩니다. 이때는 아기가 뒤집기에 편안하고 안전한 환경을 조성해 주는 것이 가장 중요합니다. 아기가 끙끙대며 너무 힘들어하면 도움을 줄 수도 있습니다. 하지만 시도하는 과정에서 근육을 쓰고 몸을 움직이는 연습을 할 수 있기 때문에 이 과정을 경험할 수 있도록 해주세요. 다만 목 가누기, 뒤집어 있기 등을 인위적으로 너무 오래 하는 것은 권장하지 않습니다.

아기는 부모의 감정을 알아챌 수 있고, 또 다양한 감정을 느낄 수 있습니다. 감정 공유가 더 활발해지는 이 시기 아기와 즐거움을 함께 나눠보세요. 함께 웃고 눈을 마주치며 아기는 행복을 느낍니다. 양육자와의 상호작용을 통해 아기는 양육자를 기쁘게 하는 방법을 알고 더욱 예쁘게 웃어줄 거예요.

아기의 다양한 행동을 따라 해보는 것도 재밌는 놀이가 됩니다. 아기는 자신의 행동을 정확히 인지하지는 못해도 자신의 모습과 소리를 따라 하는 부모를 보며 흥미를 느끼고 연결됐다는 느낌을 받아요. 아기는 이제 소리를 낼 수도 있고 까르르 웃기도 합니다. 별것 아닌 일에도 옥구슬 굴러가는 소리를 내면서 웃어주죠. 이때 아기의 소리를 따라 해보세요. 이러한 단순한 리액션이 바로 애착 증진을 위한 상호작용입니다. 재밌는 소리를 내어 아기의 관심을 끌어보세요. 아기 손을 위아래로 움직이면서 "오오, 잉?" 리듬감 있게 소리를 내보세요. 아기는 그런 양육자의 모습이 재밌어서 웃어줄 거예요. 아기의 팔을 위아래로 내리면서 소리 내거나 아기의 양손을 잡고 쬠쬠 하면서 웃는 등 신체를 이용해 놀아주세요.

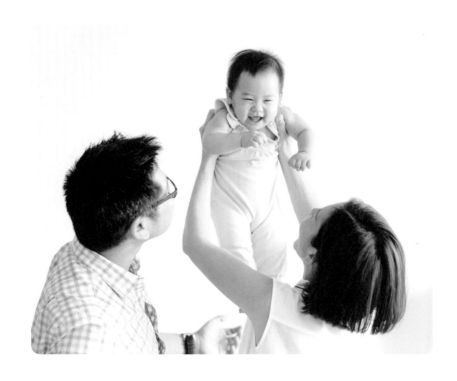

양육자가 편해지는
핵심 육아 상식

:
:
:

우리 아이는 왜 이렇게 힘들까?

우리 아이와 나의 궁합은?

말 못 하는 아이를 돌보는 것은 쉽지 않습니다. 아이의 울음만 듣고도 당장 아이가 무엇을 원하는지 알아차리고 해결하는 육아 고수도 있지만, 아이가 왜 우는지조차 알기 어려운 초보 부모가 더 많죠. 아이의 욕구를 채워주기 위해서는 우선 아이가 무엇을 원하는지 잘 캐치해야 합니다. 영아일수록 원하는 것이 상대적으로 단순한 편이라 아이를 잘 관찰하면 어떤 것이 필요한지 알아챌 수 있습니다. 리듬, 강도, 빈도, 표현 방식 등을 관찰하면서 아이의 패턴을 통해 욕구를 파악해 보세요. 수면 일기나 하루 일지를 쓰면 아이의 패턴을 파악하는 데 도움이 됩니다. 비교적 하루 리듬이 규칙적인 아이들은 부모가 패턴을 알아차리기도 쉽고 다음 행동을 예측하기도 쉽죠. 이런 아이들을 키우기 순한 아이라고 이야기합니다.

아이의 기질을 파악하기

아이들이 점점 활동하는 시간이 늘어나면서 행동 양식이나 반응 방식에 각각 차이를 보이기 시작하는데, 이렇게 저마다 타고 나는 성향을 '기질temperament'이라고 합니다. 기질은 주변 환경에 어떻게 반응하는지를 결정하는 요소이며 순한 아이, 까다로운 아이, 그리고 천천히 적응하는 아이, 크게 3가지로 나눌 수 있어요.

까다로운 기질의 아이는 생활이 상대적으로 불규칙하고, 주변의 작은 변화에도 반응이 격하고 예민합니다. 반대로 순한 아이는 생활이 규칙적이고 환경의 변화에도 쉽게 적응하고 혼자서도 잘 노는 모습을 보여 흔히들 쉽게 키운다고 하죠. 순한 아이들의 비율은 40% 정도 된다고 합니다. 생각보다 많죠?

느리게 적응하는 아이는 비활동적이고 온순한 편으로 환경 변화에 적응하는 속도가 다소 느립니다. 자극에 대한 반응의 표현은 적을 수 있으며, 약 15%의 아이가 이 유형에 속합니다.

기질

타고난 생물학적인 특징으로, 외부 환경에 반응하고 적응하는 행동 양식을 말합니다. 성격의 일부분으로 볼 수 있으며, 변하지 않고 오래 지속되는 성질입니다.

활동 수준	얼마나 많이 움직이는지, 활발한 활동을 좋아하는지 등의 신체 활동량
	· 아이가 얼마나 활발하게 몸을 움직이는가?
	· 운동 능력이 어느 정도인가?

주기성	식사, 배변, 수면 등의 상태가 얼마나 규칙적인지
	· 위의 행동들이 얼마나 예측 가능한가?

접근성	새로운 장소나 음식, 사람, 활동 등에 얼마나 쉽게 접근하고 관심을 가지는지 등의 수용 및 회피의 정도
	· 새로운 자극에 흥미를 보이는가?
	· 새로운 자극에 위축되거나 회피하는가?

적응 능력	새로운 환경이나 활동에 얼마나 빠르게 잘 적응하는지
	· 주변 환경이 바뀔 때 얼마나 빠르고 편안하게 적응 행동을 보이는가?
	· 이제까지의 행동을 바뀐 환경에 적응해 수정할 수 있는가?

반응의 정도	마음에 들지 않는 상황이나 자극에 대한 반응의 강도
	· 자극을 받았을 때 어느 정도로 기분을 표현하는가?
	(ex. 기저귀가 젖었을 때의 반응 정도)

반응성의 역치	낯선 소리, 처음 맛보는 음식 등 새로운 자극에 반응이 나타나기까지 필요한 자극의 강도
	· 분명하게 반응하기까지 어느 정도의 자극이 필요한가?

기분의 질	긍정 혹은 부정 정서를 얼마나 많이, 강하게 표현하는지
	· 유쾌하고, 즐겁고, 다정한 정서와 이에 상반된 불쾌하고, 우울하고, 비우호적인 정서는 어느 정도 나타나는가?

주의 산만도	한 자극에 집중할 수 있는 정도나 다른 자극에 주의가 분산되는 정도
	· 주위 상황에 따라 쉽게 방해를 받아서 하던 행동을 그만두는가?

지속력	활동, 놀이 등을 끝까지 하는지, 금세 포기하는지 등 활동 지속 시간과 끈기
	· 얼마나 오랜 시간 특정한 행동을 할 수 있는가?
	· 장애물이 있어도 그 행동을 쉽게 그만두지 않는가?

3~4개월

한 아이는 여러 기질을 가져요

딱 하나의 기질만 갖고 있기보다 여러 기질이 섞여 있는 아이들이 더 많습니다. 약 35%의 아이가 혼합된 기질을 갖고 있어요. 기질이 일상 속에서 좀 더 분명하게 드러나는 시기가 바로 6~12개월쯤입니다. 이 시기에 이유식, 고형식을 시작하는데 까다로운 아이들은 새로운 질감에 대한 역치가 낮고 반응 강도는 높아서 다양한 이유식을 시작할 때 양육자가 굉장히 힘들 수 있어요. 이때 양육자는 자신이 음식을 못 만들어서 그런 걸까 고민하기 쉽죠. 하지만 유독 우리 아이가 입맛이 예민해서일 수도 있다는 사실을 잊지 말아주세요.

또 운동 영역에서도 아직 천천히 기어다니는 아이들이 있는가 하면, 성격이 급하고 겁이 없어 다양한 활동을 서슴없이 시도하는 아이들도 있어요. 어떤 아이들은 신중하게 몸을 쓰느라 잡고 서는 것이나 기는 것도 천천히 시도할 수 있습니다. 바로 느리게 적응하는 아이들이죠.

기질을 알면 육아가 편해져요

아이의 기질을 잘 파악하면 양육자가 아이를 이해하는 데 도움을 줘 양육이 좀 더 수월해질 수 있습니다. 부모의 기질과 아이의 기질이 비슷하거나 혹은 부모와 아이의 기질이 다르더라도 아이의 성향을 잘 파악할 수만 있다면, 그에 맞는 편안하고 효과적인 양육 환경을 제공해 줄 수 있죠. 이렇게 아이의 기질에 대한 이해를 바탕으로 조율하고 맞춰진, 부모-자녀 사이의 합을 적합도goodness of fit라고 합니다.

아무리 사랑하는 내 아이라고 해도 부모와 아이가 서로 알아가고 조율하는 과정이 필요합니다. 기질적으로 까다로운 아이라도 부모가 아이의 성향과 기질을 잘 파악해서 그에 맞는 양육을 한다면 합이 좋다고 할 수 있어요. 자녀와 부모의 적합도가 좋은 것이죠. 반대로 키우기 쉬워 보이는 아이도 부모가 잘 이해하지 못하면 부모로서의 효능감이 떨어질 수 있습니다. 특히 나와 성향이 다른 아이라면 궁합을 맞추기가 어려울 수 있어요. 그렇지만 아이와 부모에게는 서로를 알아갈 시간이 충분히 있습니다. 아이가 심하게 울면 '엄마가 몰라서 미안해' 하며 자책하는 분들이 많은데요. 아이 키우기가 물 흐르듯 순탄하게 흘러가지 않더라도 너무 자책하지 마세요. 그보다는 '우리 아이는 좀 더 천천

히 가는 스타일이구나' 혹은 '우리 아이는 다른 아이들보다 섬세해서 감각을
잘 느끼는 편이지' 하고 아이를 파악하는 자세가 중요합니다. 그렇게 아이와
부모 사이의 적합도를 맞추기 위해 노력하다 보면 남들은 까다롭다고 해도 나
에게는 순한 아이가 될 거예요.

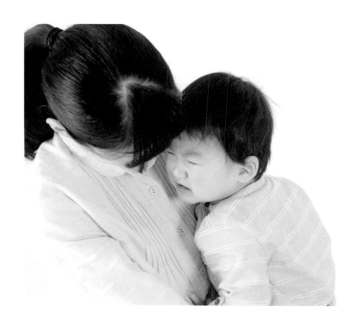

아이가 세상에서 처음으로 맺는 대인관계, 부모

애착이 중요한 이유는?

안정형, 회피형, 저항형

애착은 양육자와 아이의 관계의 질을 보여주는 것으로, 아이는 양육자와의 관계 경험을 통해서 대인관계와 상호작용의 이정표를 세워나갑니다. 일관된 양육자의 반응 양식을 반복적으로 경험하면서 아이만의 일정한 패턴이 생기고, 이 패턴을 통해 다음 상황을 예측하게 됩니다. **이렇게 아이가 경험한 개인적이고 주관적인 주 양육자와의 대상 경험이 아이의 마음속에 틀로써 형성되는데, 이를 내적 표상 또는 내적 작동 모델**internal working model**이라고 합니다.**

내적 작동모델은 아이가 성장하는 데 기본 틀이 되는 대인관계의 심리적 원형으로 추후 다양한 대인관계에 영향을 미칩니다. 이러한 주 양육자와 아이의 애착 관계 패턴과 특징에 따라 애착 유형은 4가지로 나눠지는데 바로 안정형, 회피형, 저항형, 혼란형입니다.

이러한 이론을 정립한 유명한 애착 실험이 있습니다. 바로 애착의 어머니라 부르는 메리 에인스워스Mary Ainsworth가 연구한 낯선 상황 실험Strange Situation Procedure, SSP입니다. 이 실험은 12개월 아이와 엄마를 대상으로 합니다. 아이에게서 엄마를 분리시키고 익숙하지 않은 상황에 낯선 사람과 있도록 불안감을 유발했을 때, 그리고 엄마와 다

메리 애인스워스의 낯선 상황 실험		
	1	엄마와 아이가 낯선 방으로 들어온다.
	2	낯선 사람이 들어오고 엄마가 방을 나간다(분리).
	3	3분 후 엄마가 아이의 이름을 부르며 다시 방으로 들어온다(재결합).
	4	낯선 사람이 나간 뒤 엄마가 "잘 있어 곧 올게" 하고 나간다(분리).
	5	3분 후 낯선 사람이 들어온다.
	6	3분 후 엄마가 들어온다(재결합).

시 만날 때 아이가 어떻게 반응하고 행동하는지를 관찰합니다. 이를 통해 엄마와 아이의 애착 관계를 살펴보는 실험입니다.

안정형 애착(50~60%)

양육자가 민감하고 일관된 반응과 패턴으로 아이와 관계를 맺었다면 아이는 양육자를 안전기지secure base**로 삼고, 자신과 타인에 대한 신뢰감을 키워나갈 수 있습니다.** 즉 안정형 애착을 가진 아이는 자신과 양육자를 신뢰하기 때문에 낯선 공간에서도 놀이와 탐험을 시도할 수 있습니다. 양육자와 분리될 시 당황스러움과 불안을 느낄 수 있지만, 주 양육자가 돌아오면 이내 안정을 찾고 놀이를 이어나갈 수 있습니다. 또 스스로 불안을 달랠 수 있는 방법을 찾기도 합니다. 경험을 통해 주 양육자가 언제든 자신에게 돌아올 것이며 언제나 자신을 지켜본다는 사실을 마음속으로 믿고 있기 때문입니다.

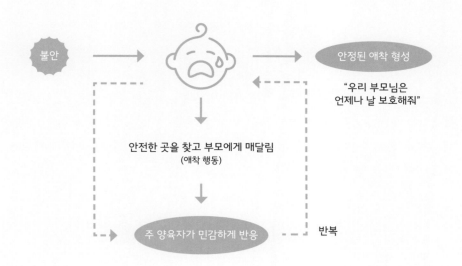

안정형 애착 유형인 아이들의 특징

안정형 아이는 나 자신에 대한 믿음과 타인에 대한 믿음, 기대가 있습니다. 혼자서도 할 수 있고 도움이 필요할 때는 요청할 수도 있어요. 예를 들어 유치원 선생님에게 도움을 요청할 수 있죠. 부모가 언제나 나를 사랑하며, 내가 필요로 할 때 곁에 있어줄 것이라는 확신이 있어 건강한 분리불안을 보입니다. 고통을 받았더라도 회복할 수 있다는 경험과 믿음이 있기 때문에 감정을 조절할 수 있는 심리적 여유가 있는 것입니다. 또한 스스로의 감정을 알아차리고 욕구를 표현할 수 있습니다. 안정형 애착 유형의 아이들은 관계에 대한 동기가 있으니 다른 사람과 관계를 맺는 것이 가치 있다고 믿어, 보통 또래 관계에 긍정적인 기대를 갖고 있어요, 그렇기에 약간의 갈등이 있어도 해결하려는 의지를 보이고 양보나 배려를 할 수 있습니다.

회피형 애착(10~20%)

회피형 아이는 주 양육자와 분리될 때 크게 신경 쓰지 않는 것처럼 보일 수 있고, 오히려 점잖거나 침착하게 느껴질 수 있습니다. 그래서 주 양육자가 떠날 때 아랑곳하지 않고 놀이를 이어나가는 것처럼 보여요. 주 양육자가 나갔다가 다시 돌아왔을 때도 접촉을 별로 원하지 않습니다. 울지도 않고 낯선 사람이 다가올 때도 크게 당황하지 않는 모습을 보이죠. 또는 주 양육자가 나갈 때 아이가 분명 싫어하는 반응을 보였는데, 다시 돌아왔을 때는 회피하거나 반기지 않을 수도 있습니다. 이는 아이가 양육자에게 다양한 시도를 해도 자신의 요구가 이뤄지지 않는다는 것을 반복적인 경험을 통해 배웠기 때문에 미리 체념한 것, 즉 학습된 무기력 상태인 것입니다.

이럴 때 회피형이 될 가능성이 높아요	• 양육자가 무기력하거나 우울증이 심각할 때 • 아이가 주 양육자와 감정 공유가 잘 안됐을 때 • 부모가 감정 표현을 억제하고 신체 접촉이 별로 없고 반응이 무뚝뚝할 때

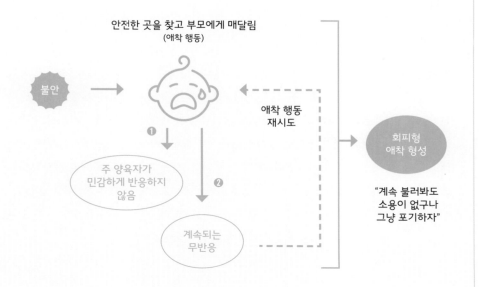

안전한 곳을 찾고 부모에게 매달림
(애착 행동)

불안 →

애착 행동
재시도

① 주 양육자가
민감하게 반응하지
않음

② 계속되는
무반응

회피형
애착 형성

"계속 불러봐도
소용이 없구나
그냥 포기하자"

회피형 애착 유형인 아이들의 특징

회피형 아이는 감정 표현을 억제하거나 숨깁니다. 타인의 감정과 생각을 면밀히 관찰하며 인지적 정보를 주로 사용합니다. 유치원에서 별로 떼를 쓰지 않는 모습, 갈등 상황이나 고통스러운 게 뻔한 상황에서도 표현하지 않거나 덤덤한 모습을 보일 수 있어요. 분리불안이 없기에 부모는 아이가 어른스럽다고 생각하는 경우가 많습니다. 훈육을 해도 크게 떼를 쓰지 않고 체념하는 모습을 보입니다. 하지만 사실 회피형 아이는 속으로 '계속 말해도 소용이 있을까? 그냥 관두자. 더 힘만 빠져'라고 생각하고 있어요. 친밀감에 대한 불안이 높다 보니 그냥 친밀하게 지내지 않는 선택을 하고 도움을 요청하지 않습니다. 그러다 보니 대인관계에 큰 기대가 없어 또래와 함께 있기보다는 혼자 보내는 시간이 많아요.

저항형(양가적) 애착(20~30%)

저항형 아이는 주 양육자가 있어도 안정감을 얻지 못합니다. 주 양육자가 어디 갈까 봐 너무 신경 쓰느라 놀잇감에 집중하지 못하고 탐험을 못해요. 그리고 주 양육자가 떠나면 극심하게 괴로워합니다. 격리되었다가 재결합할 때 반기는 듯하지만 위로하고 달래려고 하면 화내거나 밀치는 행동을 보입니다. 주 양육자가 떠나서 고통스러웠던 것인데, 돌아와도 아이의 고통이 해결되지 않은 것이죠. 쉽게 위로받지 못하고 감정적으로 불안정한 상태를 보입니다. 아이는 주 양육자가 반갑고 함께 있고 싶으면서도 떠났던 주 양육자에게 분노하는 양가적인 감정 상태를 보입니다. 저항형 아이는 감정의 표현이 극단적이며 엄마나 아빠 껌딱지가 될 가능성이 높아요.

이럴 때 저항형이 될 가능성이 높아요	• 예측할 수 없는 반응을 하는 부모, 유아의 신호에 반응이 둔한 부모 가 양육할 때 • 부모가 기분 내킬 때만 민감하게 반응하고 반응에 일관성이 없을 때 • 부모가 대부분 민감하지 않아 아이가 애착 행동을 과장해야 그나마 반응할 때(부모가 언제 사랑을 줄지 모르니 아이는 언제나 주시하고 있는 상태)

안전한 곳을 찾고 부모에게 매달림
(애착 행동)

불안 → 🙁 → 주 양육자의 비일관적이거나
만족스럽지 못한 반응

↓

아기 애착 행동의 과장,
극대화

저항형(양가적) 애착 형성 ← 반복 ↓

"여러 번 강하게 표현해야 하는구나" 주 양육자 반응이 커짐

저항형 애착 유형인 아이들의 특징

저항형 아이는 관계 속에서 주로 감정적인 접근이나 정보를 사용하는데, 이는 반복된 경험으로 인해 극단적이고 과장된 감정 표현을 하는 방식이 학습되었기 때문입니다. 주 양육자가 늘 함께할 것이라 안심할 수 없기 때문에 보호받기 위해 항상 요구를 하고, 욕구와 표현을 과장하게 된 것이죠. 분리불안이 극심한 모습을 보이고 과하게 떼를 쓰거나 드러눕기도 합니다. 아이가 만 3세, 4세가 됐는데도 분리불안이 극심해 기관에 가는 것이나 외부 활동에 어려움이 있을 수 있습니다. 유치원 선생님이나 친구들에게도 징징거리거나 고집을 부릴 확률이 높아요. 대인관계에 불안정한 표상이 있어 자기 자신에 대한 믿음이 적고 타인에 대한 의존도가 높습니다. 이런 상태 그대로 청소년기가 되면 감정 표현이 과격해지고 사소한 문제도 부모에게 도움을 요청하게 될 수 있습니다. 또 성인이 되면 연인관계에서 상대방에게 과도하게 집착, 몰입하는 모습을 보일 수 있습니다.

혼란형(비구조화) 애착(1~5%)

혼란형은 위의 3가지 유형에 속하지 않는 애착 유형입니다. 믿고 의지해야 할 존재인 양육자를 두렵고 무서운 존재라고 생각하면서 매우 혼돈된 모습을 보입니다. 즉 혼란형 아이들은 부모와 분리나 재결합 시에 일관성이 없고 혼란스러운 모습을 보여 반응에 일정한 패턴이 없습니다. 그래서 앞에서 설명한 안정형, 회피형, 저항형 애착 유형은 일정한 패턴이 있는 구조화organized 애착 유형, 마지막 네 번째는 일정한 패턴이 없는 비구조화disorganized 애착 유형이라고도 합니다. 혼란형 아이는 분리됐던 주 양육자가 돌아왔을 때 불안해하면서 바로 접근하지 못하거나, 고개를 돌리고 접근하거나, 얼어붙은 듯 꼼짝하지 못하는 등 이상한 행동을 보입니다. 주 양육자에게 등을 돌리거나, 그 자리에서 얼어붙는 모습, 바닥에 쓰러지며 멍한 상태, 많이 울면서도 주 양육자를 보지 않거나 고개를 돌리고 몸을 빼려고 하는 모습 등을 보일 수 있습니다

이럴 때 혼란형이 될 가능성이 높아요	• 부모가 빈번하게 극심한 분노 표현을 하거나 아동 학대를 할 때
	• 부모가 심각한 우울증, 조울증 등의 정신적인 문제가 있어 양육자로서의 기본 역할을 수행하지 못 할 때
	• 부모 본인이 해결되지 않은 트라우마가 있을 때

혼란형 애착 유형인 아이들의 특징

혼란형 아이는 내면화된 안정감internalized safety이 없어 위험이 없어도 항상 이유 모를 두려움을 느껴요. 감정 조절을 할 줄 몰라서 감정 표현이 극단적이거나, 다른 사람들이 도와주는 것도 못 받아들입니다. 부모가 조절하는 법을 알려준 적이 없고 함께 경험해 보지도 못했기 때문이죠. 타인을 의심하고 밀어내거나 혹은 근거 없이 믿고 의지하는 극단적인 모습을 보이며 항상 과민한 상태로 기분이 계속 변합니다. 혼란형은 실제 정신적인 어려움을 많은 겪는 비적응적인maladaptive 유형이고, 정신장애와의 연관성이 가장 큽니다.

**애착 형성이
잘 되었는지
확인할 방법이
있을까요?**

TIP▶
분리불안에 관한
내용은 218쪽 참고

애착은 상당히 주관적입니다. 가장 중요한 것은 아이와 내가 서로의 관계 속에서 얼마나 안정감을 느끼는지죠. 우리 아이를 볼 때 마음이 따뜻하고 편안한지, 아니면 아이와 함께 있을 때 불안하고 걱정되는지, 또는 불편한지 등을 생각해 보세요. **안정되고 건강한 관계란 헤어질 땐 서로 걱정되고 슬프지만, 잠시 떨어졌다가도 다시 만날 것이라는 서로에 대한 신뢰가 있는 관계입니다.** 건강한 분리와 건강한 재결합을 할 수 있어야 해요. 아이는 지속적이고 일관된 부모의 애정과 보살핌을 받으면서 점점 관계에 안정감을 느끼고, 이러한 경험들이 마음속에 쌓여서 부모와 분리가 되어도 견딜 수 있는 힘이 생깁니다.

아이의 인지 정서 발달 수준에 따라 나타나는 분리불안은 자연스러운 현상이에요, 이러한 과정을 거쳐서 관계가 공고해지는 것입니다. 그러니 낯선 상황 실험은 애착 유형과 아이들의 반응을 이해하는 정도로만 사용하세요. 아이와의 관계를 테스트해 보는 목적은 추천하지 않습니다.

**애착은
대물림 될까요?**

부모인 나의 애착 유형이 아이에게 영향을 줄까 걱정하시는 분들이 있습니다. 영향이 아예 없을 수는 없지만 절대적인 것은 아니에요. 내 아이와의 관계는 내가 선택해서 만들어 나갈 수 있기에 좀 더 희망적입니다. 우리 아이에게 처음 세상을 알려주는 소개하는 사람은 바로 나, 부모죠. 부모가 좀 더 자신 있고 여유 있다면 아이도 세상을 여유롭고 안정적으로 받아들일 수 있습니다. 그런 관계를 차곡차곡 쌓아나갈 때 나와 내 아이는 새롭게 더욱 안정되고 공고한 애착을 형성할 수 있을 것입니다.

3~4개월

111

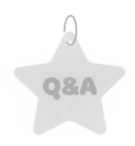

Q. 머리 뒤쪽에 머리카락이 안 나요. 탈모일까요?

A. 아기들은 뒤통수 쪽 머리카락이 유독 잘 빠지거나 나지 않 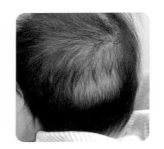 는 경우가 있습니다. 신생아 때 머리숱이 많았던 아기일수록 더 그렇답니다. 신생아기에는 출생 후 급격한 호르몬 변화로 인해 머리카락이 빠질 수 있습니다. 전체적으로 빠지지만 누워 있는 시간이 대부분이기 때문에 마찰이 많이 생기는 뒤통수 부분의 머리카락이 유독 많이 빠져 보이는 것이죠. 이는 새로운 머리가 나면서 가려지니 너무 걱정하지 마세요. 또한 영아기 때의 머리카락 빠짐이 성인기 탈모로 이어지지는 않습니다.

Q. 머리카락을 밀어줘야 할까요?

A. 아기 머리카락을 완전히 밀어줘야 건강한 모발이 새로 나온다는 것은 근거 없는 말입니다. 건강한 모발을 위해 머리카락을 밀 필요는 없지만 위생적인 이유로 미는 것을 고려할 수는 있어요. 영아기 때 배냇머리가 빠지기 시작하는데, 이때 아기가 머리카락을 잡아 입으로 가져갈 수도 있기 때문입니다. 자고 일어나면 베개에 머리카락이 수북하게 빠지는 경우도 있어요. 머리카락을 밀어줄 때는 예민한 아기의 두피를 위해 미용 도구를 잘 소독해 주세요.

Q. 발톱이 자꾸 부러져요. 괜찮을까요?

A. 3~4개월이 되면 아기들은 대근육이 발달합니다. 목을 잘 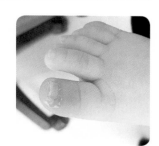 가누며 뒤집기를 하려고 다리를 위로 올리거나 발꿈치로 바닥을 치는 등 활동이 격해져요. 뒤집으면 고개를 바짝 들고 발가락으로 땅을 지지하면서 힘을 주기도 하고, 누워 있을 때 발을 비비면서 놀기도 해요. 이 과정에서 얇고 약한 아기의 발톱이 부러지고 휠 수 있습니다. 이 시기에는 영양부족으로 발톱이 손상되는 경우는 극히 드물기 때문에 무분별한 영양제 섭취는 삼가주세요.

아기 발톱은 너무 짧지 않게 일자로 잘라주는 것이 좋습니다. 양 끝을 너무 안쪽까지 자르면 발톱이 자라면서 바깥쪽이나 안쪽으로 휘어질 수 있어요. 만약 발톱이 부러져 피가 나거나 주위 살이 빨갛게 부어오르면 감염되지 않도록 소독합니다. 필요하다면 소아청소년과 진료를 통해 연고를 처방받으세요.

Q. 벌써 이가 났어요. 너무 빠르지 않나요?

A. 대부분 생후 5~6개월에 유치가 나오고 대개 생후 2년 반이 되면 20개의 유치가 모두 나옵니다. 이가 나오는 시기는 아기마다 개인차가 큽니다. 하지만 치아의 발달 시기는 신체의 성장이나 성숙과는 관련 없으므로 이가 이르게 난다고 해서 성장이 빨리 멈추거나 사춘기가 빨리 오는 것은 아니에요. 2,000명 중 1명 정도는 태어날 때 이미 이가 나온 신생치natal teeth를 가지고 태어납니다. 그러므로 생후 5개월 전에 치아가 나왔더라도 안심하세요. 만약 수유할 때 치아가 흔들리거나 입술에 닿아 아기가 힘들어한다면 소아치과 진료를 받아보세요.

Q. 아래 속눈썹이 위로 올라가 눈을 찌르는 것 같아요. 괜찮을까요?

A. 간혹 아기들의 속눈썹이 안구에 붙어 눈물이 고이거나 눈곱이 생기는 경우가 있습니다. 이렇게 눈꺼풀 테두리가 안으로 말리면서 속눈썹이 안구를 자극하는 것을 '안검내반'이라고 해요. 영유아기 때는 속눈썹이 워낙 얇고 가늘어서 대개 안구에 닿아도 심한 자극을 주지 않습니다. 만 3세 이전까지는 특별한 치료 없이 지켜봐도 괜찮습니다. 아기가 성장하면서 눈 주위와 볼에 있던 젖살이 빠지면 안으로 말려 있던 속눈썹이 자연스럽게 밖으로 나오는 경우가 많아요. 속눈썹 때문에 눈물이 고이거나 눈곱이 낀다면 깨끗한 가제 수건에 물을 묻혀 눈 안쪽에서 바깥쪽으로 닦아주세요.

Q. 백색소음 자주 들려줘도 되나요?

A. 백색소음은 우리가 평상시 자주 듣는 소리 중 의식하면서 들을 필요가 없는 일정한 주파수를 가진 소리를 말합니다. 예를 들어 비 오는 소리, 파도치는 소리, 시냇물 소리, 모닥불 소리 등이 있습니다. 백색소음은 아기의 울음을 그치는 효과가 있어요. 잠자리에 드는 시간에 주기적으로 들려줘 아기에게 곧 잘 시간이라는 것을 알려줄 수 있습니다. 신생아는 물 흐르는 소리, 청소기 소리, 비닐 소리 같은 것을 편안해하는데, 이는 엄마 배 속에서 들었던 소리와 비슷하기 때문이죠. 아기에게 백색소음을 들려줄 때는 기계를 아기와 30cm 이상 떨어뜨리고 소리의 크기가 50dB이 넘지 않아야 해요. 너무 가까운 거리에서 장시간 크게 틀어줬을 때 청력을 저하시킬 수 있기 때문입니다.

백색소음을 들려주면 짜증이 더 심해지거나, 완전히 깨서 눈이 말똥말똥해지는 아기도 있습니다. 또 아기가 싫어했지만 조금 자란 다음에 다시 들려줬을 때 효과가 있는 경우도 있어요. 적절하게 이용한다면 수면 교육에 도움이 되는 것은 틀림없습니다.

Q. 목욕은 매일 시켜야 할까요?

A. 아닙니다. 아기가 집에서만 생활하고 외출하지 않는다면 통목욕은 주 2~3회만 하고, 손과 얼굴, 기저귀가 닿는 부분을 물로 닦아주는 것만으로도 충분합니다. 오히려 피부가 건조한

아기라면 장시간 매일 목욕하는 것은 피부를 더욱 건조하게 만들 수 있어요. 하지만 땀을 많이 흘리는 여름에는 매일 목욕시켜 주는 것이 좋겠죠.

단, 잠자리에 들기 전 일정 시간에 목욕하는 것이 수면에 도움이 된다면 매일 5~10분의 짧은 목욕은 수면 교육에 도움이 됩니다. 목욕 횟수는 아기의 피부 상태, 생활 패턴에 따라 적절히 조절해 주세요.

Q. 아기가 100일이 되면 반드시 출생체중의 두 배가 돼야 하나요?

A. 반드시 두 배가 돼야 하는 것은 아니에요. 이 공식은 아기가 표준체중으로 태어났을 때 성립이 됩니다. 예를 들어 3kg에 태어난 아기라면 100일쯤 됐을 때 몸무게가 6kg 정도 나갑니다. 그런데 4kg으로 출생한 아기가 100일이 됐을 때 몸무게가 8kg가 된다면 과체중입니다. 출생체중이 표준체중보다 많이 나갈 경우 체중 증가 속도가 조금 더뎌지고, 반대로 표준체중보다 출생체중이 덜 나가면 따라잡기 성장을 하며 두 배 이상 증가할 수 있어요. 그러므로 표준체중보다 높거나 낮게 태어난 아기는 성장도표에서 성장 속도를 확인하고 판단하는 것이 더 정확합니다.

Q. '100일의 기적'이 찾아온다고 하는데 아기가 아직도 자주 깨요. 문제가 있을까요?

A. 100일의 기적은 그쯤 되면 아기의 생활 리듬이 규칙적으로 잡혀 낮에는 잘 먹고 밤에는 잘 자는 착한 아이로 변신한다는 얘기인데요. 의학적인 근거가 있는 얘기는 아닙니다. 사실 이런 말이 무색하게 진료실에서는 100일의 기적을 경험했다고 하는 보호자보다 신생아 때보다 더 힘들어졌다고 하는 보호자가 더 많답니다.

아기는 생후 50일부터 밤과 낮을 구분할 수 있고 점차 밤에 자는 시간이 늘어납니다. 하지만 아직은 스스로 할 수 없는 것이 많고 보호자의 도움이 필요하죠. 아기의 기질이 예민할수록 규칙을 만드는 데 더 오랜 시간이 걸릴 수 있어요. 아이에 따라 200일의 기적이 될 수 있고 365일의 기적이 될 수도 있습니다. 적절한 수면 습관(수면 교육에 관한 내용은 59쪽 참고)을 일관되게 지속해 준다면 기적은 반드시 찾아올 거예요.

요즘 육아가 힘든 이유

"아이를 키우는 일이 이렇게 힘든 줄 몰랐어요. 전 부모 자격이 없는 것 같아요." 진료실에서 부모님들을 만나다 보면, 육아 고충을 털어놓으면서 눈물을 흘리는 경우를 종종 보게 됩니다. 옛날에는 6남매, 7남매도 키웠는데, 요즘에는 왜 아이 한 명 키우기도 어려워진 걸까요? 예전에는 한 동네 아이들은 대부분 비슷하게 자랐습니다. 또 아이를 키우다 모르는 것이 생기면 먼저 아이를 낳은 친척이나 조부모에게 조언을 구했어요. 이 과정에 팩트 체크를 할 생각은 하지 않았죠.

하지만 요새는 어떤가요? 요즘 부모들은 '선택 피로Choice Fatigue'에 시달리고 있습니다. 육아용품 하나를 구매할 때도 선택해야 합니다. 기저귀와 물티슈는 어떤 브랜드가 좋은지, 아이에게 안전하게 사용할 수 있는지, 가격은 괜찮은지 꼼꼼하게 따져봐야 하죠. 아이를 먹이고 재우는 것도 부모가 먼저 공부해야 합니다. 그렇지만 공부를 열심히 해도 육아가 수월하게 이뤄지는 것은 아니에요. SNS와 미디어 속 부모들과 자신을 비교하게 되고, 그들은 척척 잘 해내는데 나만 뒤처지는 것 같아 아이에게 미안해집니다.

육아를 좀 더 단순하게 생각하면 좋겠습니다. 우리 모두 알고 있지 않나요? 휘황찬란한 육아용품보다 중요한 게 부모의 사랑이라는 것. 그것만 있다면 아이는 행복하게 성장한다는 사실을요. 내가 모르던 육아 정보를 접하면 자책감을 느끼기보다는 '아, 이런 거구나. 앞으로 이렇게 해주면 더 좋겠다' 정도로 편하게 넘기는 연습을 해보세요. 당분간 SNS 하는 시간을 줄이는 것도 방법입니다. 지금까지 아이를 큰일 없이 키워낸 것만으로도 대단하고 칭찬받을 일이에요. 자신감을 가지세요. 아이에게 당신은 이미 완벽한 우주와도 같은 존재니까요.

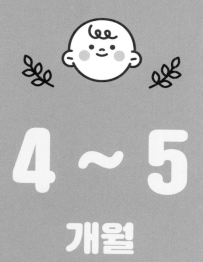

4 ~ 5

개월

이렇게 자랐어요

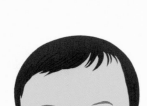

4~5 개월

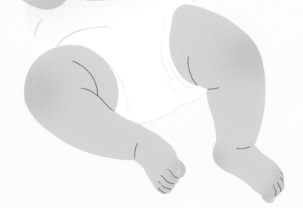

 입

"아푸푸" 하며 입술을 모아 부는 시늉을 하고 옹알이를 시작하고, 소리 내서 "까르르" 웃기도 해요. 침을 많이 흘리기 시작해 입 주위에 습진이 잘 생겨요.

 머리카락

배냇머리가 많이 빠지는 시기예요.

손

손을 뻗어 앞에 있는 물건을 잡을 수 있어요. 양손을 사용해 물건을 잡고 당길 수 있어요.

 피부

귀 뒤, 접히는 팔 부위, 종아리가 건조해지기 쉬워요.

발

양쪽 겨드랑이를 잡고 세우면 발바닥으로 지탱하며 서 있으려고 다리에 힘을 줘요.

이 정도는 할 수 있어요

- 엎드린 자세에서 손 또는 손목으로 지탱해 상체를 90° 들 수 있어요.
- 누워 있는 상태에서 뒤집기를 할 수 있어요.
- 물체를 보면 잡으려고 팔과 손을 뻗어요.
- 소리 나는 방향으로 고개를 돌릴 수 있어요.
- 크게 소리를 내서 웃어요.

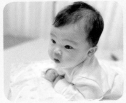
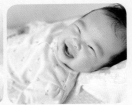

성장 기준표 살펴보기

질병관리청
성장도표 계산기

개월수	키(cm)		체중(kg)	
	남자	여자	남자	여자
4	60.0 ~ 67.3	58.0 ~ 65.7	5.8 ~ 8.4	5.2 ~ 7.9
5	61.9 ~ 69.4	59.9 ~ 67.7	6.2 ~ 9.0	5.6 ~ 8.4

TIP 키는 3~95백분위수 범위, 체중은 5~95백분위수 범위입니다.

하루 적정 수유량

모유수유	분유수유
6~10회	하루 800~1,000ml

TIP 밤에 먹지 않고 6~7시간 이상 잘 수 있어요. 하루 수유량은 3~4개월 때와 비슷해요.

하루 적정 수면 시간

9시간 이하	조금 더 자야 해요.
10~11시간	적당하게 자고 있어요. 만약 아이가 졸려 보인다면 1~2시간 더 재워도 됩니다.
12~15시간	권장하는 수면 시간이에요.
16~18시간	적당하게 자고 있어요. 만약 아이가 자려고 하지 않는다면 조금 덜 재워도 됩니다.
19시간 이상	너무 많이 재우고 있어요.

TIP 미국수면재단에서 권장하는 아이의 수면 시간입니다. 우리 아이의 낮잠과 밤잠을 더한 수면 시간이 어느 정도인지 살펴보세요.

꼭 챙겨야 할 접종·검진 체크

- DTaP, 소아마비, Hib 2차 접종
- 폐렴구균 2차 접종
- 로타바이러스 2차 접종
- **선택** 수막구균 2차 접종
- 2차 영유아 건강검진(생후 4~6개월)

TIP 로타바이러스, 수막구균 백신은 1차와 같은 제조사의 백신을 맞으세요.

우리 아이 생활
자세히 살펴보기

잘 먹기

모유수유아

이 시기에는 수유 시간이 짧아지며 아기가 먹을 때 산만한 모습을 보입니다. 호기심이 많아지고 주변 환경에 관심이 늘어나기 때문이죠. 그래서 먹다가도 옆에서 소리가 나면 먹던 것을 멈추고 소리가 나는 쪽을 바라보기도 합니다. 그러므로 수유할 때는 아기가 집중할 수 있도록 조용한 방에서 단둘이 있을 때 하는 것이 좋습니다. 이 시기 아기는 빠는 힘이 세서 짧은 시간에 양껏 먹을 수 있고, 아침에 일어났을 때, 잠들기 전 저녁 시간에 길게 먹습니다. 아기 체중이 잘 늘고 있다면 걱정할 필요 없습니다.

> **엄마 젖을 깨물 수 있어요**
>
> 이 시기는 유치가 나는 때라 아기가 무엇이든 입으로 가져가 물어뜯습니다. 이 때문에 수유 중에 아기가 엄마 젖을 깨물어 유두에 상처가 나기도 하죠. 이럴 때 엄마는 통증 때문에 수유가 꺼려질 수 있고 심지어 단유를 할 수도 있습니다. 깨끗한 가제 수건에 물을 묻혀 냉장고에 넣어 시원하게 만든 후 수유하기 전 이가 나는 곳을 차가운 가제 수건으로 꾹꾹 누른 뒤 수유해 보세요.

혼합수유아와 분유수유아

한 번에 먹을 수 있는 양이 많아지고 수유 시간은 줄어드는 시기입니다. 수유하고 난 후 아기가 더 달라고 보채거나 빈 젖병을 계속 빨고 싶어 하는 모습을 보일 수도 있습니다. 원래의 양보다 조금 더 주되 수유 간격을 늘려보세요. 중요한 것은 총량이 너무 늘지 않도록 조절해 주는 것입니다.

잘 자기

밤중에 먹는다고 너무 걱정하지 마세요

이 시기 아기는 밤중에 6~7시간 정도 먹지 않고 잘 수 있습니다. 예를 들어 밤 10시에 마지막 수유를 했다면 새벽 5~6시에는 배가 고파서 일어날 수 있는 것이죠. 이때 수유를 꼭 끊어야 할 필요는 없습니다. 아기가 한 번에 먹는 수유량이 늘고 이유식을 시작하는 생후 6개월이 지나면 자연스럽게 아침까지 수유하지 않고 잘 수 있게 됩니다.

만약 마지막 수유를 너무 일찍 한다면 보호자가 자는 새벽 시간에 아기가 일어나 배가 고프다고 울 거예요. 저녁 8시에 마지막 수유를 하고 새벽 3시에 깨서 수유하는 패턴이 됐다면, 보호자가 잠드는 밤 11~12시에 아기를 살짝 깨워서 '꿈나라 수유'를 하고 아침까지 재울 수 있습니다.

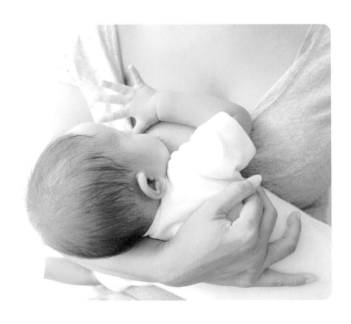

이 시기
흔히 고민하는 문제

**발달성
고관절
이형성증**

골반과 허벅지 뼈를 이어주는 관절을 고관절이라고 하죠. 고관절이 여러 요인으로 비정상적으로 발달해 불안정하거나 탈구에 이르는 것을 '발달성 고관절 이형성증'이라고 합니다. 지역과 민족에 따라 빈도의 차이는 있지만 대략 1,000명 중 1~1.5명에게 발생한다고 알려져 있어요. 고관절 탈구라고 하면 굉장히 아플 것 같지만 영유아 시기에는 통증이 없습니다. 아기가 불편해하는 증상이 나타나지 않기 때문에 주의 깊게 보지 않으면 놓칠 수 있죠. 발견이 늦어지면 아기가 걸어 다니는 시기가 됐을 때는 다리를 절거나 심한 오리걸음으로 걷는 증상이 나타납니다. 생후 6개월 이전에 발견하면 보조기 착용 등 비교적 간단한 방법만으로 치료할 수 있지만, 발견이 늦어질 경우 전신마취를 하고 석고 붕대로 고정하거나 더 나아가 수술이 필요할 수도 있어요. 조기 진단과 조기 치료가 가장 중요합니다.

국내 발달성 고관절 이형성증에 관한 연구에 따르면 신체검진에서 이상 소견이 없지만 아래 3가지 경우의 아기들을 검사했을 때 2.78%가 정밀검사에서 고관절 이상 소견을 진단받았다고 합니다. 만약 3가지 사항에 해당한다면 병원에서 자세한 검진을 받아보세요.

 이럴 때는 병원에서 꼭 진료를 받으세요

- 부모, 형제 중에 누군가 발달성 고관절 이형성증 진단을 받은 이력이 있을 때
- 아기가 배 속에서 30주부터 출생까지 둔위 자세(머리가 위로 가는 자세)를 유지했을 때
- 양수 과소증

무릎을 밖으로 잘 벌리지 못해요

아기를 눕히고 고관절을 90도로 구부린 상태에서 'ㄱ'자 모양으로 다리를 밖으로 돌려 '개구리 다리'를 만들어 보세요. 이때 양쪽이나 한쪽이 밖으로 회전이 안돼 기저귀를 갈 때 힘들다면 발달성 고관절 이형성증을 의심할 수 있습니다.

다리 주름이 달라요

사타구니 피부 주름이나, 엉덩이 피부 주름이 비대칭일 때 또는 한쪽이 깊어 보일 때 고관절 이상을 의심할 수 있어요. 아기 다리 양쪽의 주름이 다를 때는 병원에서 진료를 보는 것을 추천합니다. 무릎, 종아리 부위 주름은 고관절 병변과 상관없으니 안심해도 괜찮습니다.

이 부분에
주름 차이가 있는지
확인하세요.

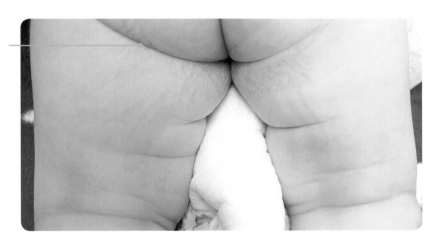

'쭉쭉이'는 하지 말아주세요

신생아 때 아기가 다리를 곧게 펴는 자세를 과도하게 유지하면 고관절 이형성증으로 이어질 확률이 높아집니다. 속싸개로 아기를 쌀 때도 상체만 싸고 엉덩이와 다리는 구부릴 수 있도록 공간을 남겨두는 것이 좋아요. 아기 키를 키우고 싶은 마음에 '쭉쭉이'를 하는데, 이것도 아기의 다리를 곧게 펴는 자세를 만드는 것이므로 자제해 주세요. 아기띠를 하거나 포대기에 업는 것은 아기 다리를 구부린 상태를 만들어 주므로 오히려 고관절에는 더 안정적입니다.

비타민 D를 보충해야 할까요?

비타민 D는 뼈를 튼튼하게 해주는 칼슘과 인의 적절한 조절에 중요한 역할을 합니다. 비타민 D 결핍일 경우 음식으로 섭취하는 칼슘의 10~20%만 흡수할 수 있지만, 비타민 D가 충분하면 칼슘 흡수율을 30~40%까지 올릴 수 있어요. 비타민 D 결핍 상태가 지속되면 뼈 발육에 문제가 생겨 척추, 다리의 변형이 생기는 구루병이 생길 수 있습니다. 그 밖에도 비타민 D는 면역 조절, 비만 예방, 천식, 비염, 아토피 피부염과 같은 알레르기 질환을 예방해 주는 등 다양한 역할을 수행합니다. 대한소아청소년과학회에서는 신생아 시기부터 비타민 D 400IU(10ug)를 꾸준히 보충하는 것을 권고하고 있습니다.

언제까지 먹여야 할까?

최근 병원이나 조리원에서 비타민 D 보충을 강조한 덕분에 신생아 시기부터 잘 보충하는 경우가 많습니다. 국내에서 시행한 연구에서 0~18세 연구 대상자의 혈중 비타민 D 농도를 검사했을 때 아기가 어릴수록 비타민 D를 영양제로 보충하고 있는 경우가 많으며 평균 혈중 농도 또한 높다는 결과가 나왔습니다. 이유식을 먹고 활동이 많아지면 오히려 영양제 보충을 소홀히 하게 돼 혈중 농도가 낮아지는 것이죠. 특히 우리나라 중고등학생의 비타민 D 부족, 결핍 수준은 심각할 정도입니다. 그러므로 신생아 시기 이후에도 꾸준히 비타민 D를 보충해 주세요.

TIP·
권장 용량은 의사의 처방에 따라 달라질 수 있어요.

소아 비타민 D 권장량	
· 12개월 미만: 400 IU(10μg)	· 12개월 이후: 600 IU(15μg)

엄마가 먹은 비타민 D는 모유로 전달되지 않아요

모유수유를 하는 경우 간혹 엄마가 식사를 잘 챙겨 먹고 비타민 D를 보충하고 있으니 아기에게 따로 주지 않아도 된다고 생각하는 분들이 많습니다. 이는 잘못된 사실입니다. 실제로 수유모가 비타민 D가 풍부한 식품을 먹었을 때 모유 내 영양소의 변화를 검사한 결과 비타민 D 함량은 아기의 필요량에 도달하지 못했습니다. 또한 수유모에게 고함량의 비타민 D를 공급해도 아기의 혈중 비타민 D 수치에는 별 영향이 없었습니다. 그러므로 건강을 위해서 엄마가 비타민 D를 섭취하는 것처럼 아기도 꼭 보충이 필요합니다.

철분제를 먹여야 할까요?

철분은 우리 몸의 세포에 산소를 운반해 주는 헤모글로빈이라는 단백질의 주요 구성 성분입니다. 철분이 부족하면 몸에 산소가 제대로 전달되지 않아 저산소증이 생기며 이로 인해 성장 부진이 생기죠. 철분 결핍은 전 세계적으로 가장 흔한 영양 결핍입니다. 만성적으로 철분이 결핍될 경우 뇌에도 영향을 미쳐 인지·학습 발달에 나쁜 영향을 줍니다. 만 1세의 경우 음식물로 철분 필요량의 30%를 흡수하지 않으면 철 결핍성 빈혈이 생길 수 있습니다. 하지만 생후 5~6개월까지는 엄마로부터 받은 철분으로 충분해요.

아기는 엄마 배 속에 있을 때 태반을 통해 철분을 흡수합니다. 엄마의 빈혈 여부와 상관없이 필요한 양을 자기 몸에 저장해 두는데 이는 임신 말기부터 일어납니다. 덕분에 이유식을 시작하기 전까지는 필요한 철분을 확보할 수 있어요. 생후 6개월부터는 이유식으로 아기에게 철분을 보충해 줘야 합니다. 개월 수에 맞게 고기의 양을 늘려주고 철분이 강화된 시리얼, 오트밀, 잡곡 등을 섭취하여 철분 보충에 더 신경을 써주세요. 아기가 자다가 자주 깨거나 잘 안 큰다는 이유로 전문가의 권유 없이 철분제를 보충하는 것은 권하지 않습니다. 아기의 상황에 따라 필요한 용량이 다르며, 철분이 부족하지 않은데 과하게 섭취하면 변비, 소화장애와 같은 부작용이 생길 수도 있기 때문입니다. 영양 보충제를 선택할 때는 반드시 전문가와 상의 후 보충하시기 바랍니다.

아래의 경우에는 모체로부터 받은 저장철이 줄어들면서 철분 결핍이 될 위험성이 높습니다. 철분 보충제가 필요한지 주치의와 상담이 필요합니다.

> **전문가와 철분 보충을 위한 상담이 필요한 경우**
>
> - 재태주수 37주 미만의 이른둥이
> - 수유량이 적은 분유수유아
> - 완전 모유수유아

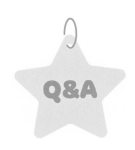

Q. 침을 너무 많이 흘려요. 왜 그런가요?

A. 신생아 때는 침 분비가 많지 않다가 생후 3개월이 되면 분비가 많아집니다. 이때 아기가 침을 모두 삼키지 못해 밖으로 흘러나오게 되죠. 침이 많이 나오면 보호자는 닦아주느라 곤욕이지만 아기에게 침은 고마운 역할을 많이 합니다. 다양한 음식물을 먹기 시작할 때 소화 작용을 도와주고, 입 안이 마르지 않도록 촉촉하게 유지해 주며, 입 안을 깨끗하게 청소해 줍니다. 치아가 나올 때는 잇몸이 압박받기 때문에 아기가 보채면서 침을 더 많이 흘릴 수 있어요. 이때 구강구조에 따라 흘리는 침의 양은 다를 수 있습니다. 보통 돌 이후부터 서서히 양이 줄어들고 대개 두 돌 전후에는 침을 잘 삼킬 수 있게 됩니다.

Q. 입 주위 발진이 너무 심해요. 어떻게 해야 할까요?

A. 이 시기 아기는 침을 많이 흘리고 입으로 손과 장난감을 물면서 입 주위 피부가 자극을 받아 발진이 자주 생깁니다. 보통 침독이라고 하죠. 심한 경우 피부색이 빨갛게 변하고 부어오르는 염증 반응이 일어나거나, 아기가 가려움을 참지 못하고 긁어 피가 나기도 합니다. 붉은 기가 심한 경우 염증 반응을 가라앉히기 위해 스테로이드 연고를 발라야 할 수도 있습니다. 스테로이드 연고는 며칠만 발라도 호전이 되지만, 아기가 계속 침을 흘리기 때문에 연고를 끊으면 다시 악화되기 쉽습니다. 완전히 발진을 없애기보다 아기가 가려워하지 않을 정도로만 조절을 해주는 것이 좋아요. 스테로이드를 발라 붉은 기가 없어졌다면 덱스판테놀, 바셀린, 알란토인 성분이 들어간 크림을 자주 발라서 피부가 자극을 덜 받게 도와주세요. 시중에 나와 있는 침독 완화 크림 중 아기에게 잘 맞는 제품을 골라 자주 발라줍니

다. 또 침으로 젖은 수건을 목에 두르고 있으면 발진이 잘 낫지 않으니 더 자주 갈아주세요. 앞서 설명했듯 침독으로 인한 발진이 아토피 피부염으로 진행되는 것은 아닙니다.

Q. 아기가 유모차에 태우면 똑바로 못 앉고 몸이 한쪽으로 기울어요. 괜찮은 걸까요?

A. 아기가 평소 누워 있을 때는 똑바른데 유독 유모차에 앉거나 보호자에게 안겨 있을 때 몸이 한쪽으로 기우는 경우가 있습니다. 다시 똑바로 세워도 시간이 지나면 다시 기울어지죠. 이는 신체 비례와 관련 있어요. 신체 비례는 머리부터 치골까지인 상체와 치골부터 발끝까지인 하체의 길이를 비교한 수치입니다. 신생아 때는 하체에 비해 상체, 특히 머리의 비중이 훨씬 크죠. 출생 시 상체의 비율은 하체의 1.7배 정도 되므로 목을 잘 가누는 아기라도 머리의 무게 때문에 오랫동안 똑바로 있기 힘듭니다. 그러므로 나름대로 몸을 살짝 기울여서 머리의 무게를 분산시키는 것입니다. 뒤집기를 했을 때 고개를 똑바로 잘 든다면 유모차에서 매번 아기의 고개를 똑바로 고쳐주지 않아도 괜찮습니다.

Q. 쏘서, 점퍼루, 보행기 중 어떤 것을 태워야 하나요?

A. 보통 4~6개월이면 태울 수 있습니다. 이때 개월 수보다 중요한 것은 아기의 발달 상태인데요. 아기의 양쪽 겨드랑이를 들고 세웠을 때 아기가 목을 가눌 수 있고, 엎드렸을 때 상체를 들어 고개를 앞으로 들 수 있다면 3가지 모두 태워도 됩니다.

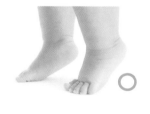

하지만 보행기는 문턱을 넘어가다 전복돼 아기가 다치거나, 밀고 가다가 턱이 찢어지거나, 보행기를 끌고 탁자 위에 있는 뜨거운 물체를 건드려서 화상을 입는 등 다양한 사고로 병원에 오는 경우가 꽤 많습니다. 이 때문에 소아청소년과 선생님들은 아기를 보행기에 태우는 것을 추천하지 않아요.

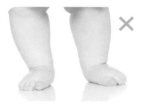

기구를 한 번 탈 때는 20분 미만이 적당합니다. 태울 때 자세도 중요한데요. 골반이 한쪽

으로 기울지 않게 앉는 자세를 똑바로 고정합니다. 아기를 태웠을 때 두 발의 앞부분(발가락과 앞 볼 부분)이 바닥에 닿아야 아기가 점프할 때 다리에 무리 없이 편하게 움직일 수 있어요. 아기가 자유롭게 기어다니고 물체를 스스로 잡고 일어날 수 있다면 탈출하다가 사고가 날 수 있으므로 주변을 잘 치워주세요. 아기가 스스로 잡고 서고 돌아다니는 단계가 되면 다양한 자극을 통해 발달하는 과정이 필요하므로 기구를 태우는 것을 일부러 줄이는 것이 좋겠죠.

Q. 아기가 엎드려서 자요. 언제까지 바로 눕혀 재워야 할까요?

A. 아기가 스스로 뒤집어서 잘 수 있다면 일부러 바로 눕히지 않아도 괜찮습니다. 다만 목을 가누지 못하는 아기가 엎드려 자는 자세는 위험합니다. 신생아 부모라면 영아돌연사증후군에 대해서 한 번쯤 들어봤을 겁니다. 영아돌연사증후군은 1세 미만의 영아가 예기치 못하게 갑자기 사망하는 일로 의학적인 조사로도 사망의 원인을 밝히지 못한 경우를 말합니다. 생후 1개월에서 1세 사이 아기들이 영아사망률의 35~55%를 차지한다고 합니다. 우리나라에서도 매년 100명 정도의 아기들이 영아돌연사증후군으로 안타깝게 사망하고 있어요. 두상을 예쁘게 만들기 위해 스스로 목을 가누지 못하는 영아를 엎드려서 재우면 영아돌연사증후군 위험도가 몇 배 높아집니다. 1992년 미국에서는 '등 대고 눕히기 캠페인Back to Sleep'을 시행했고, 우리나라에서도 보호자에게 아기를 똑바로 눕히는 교육을 많이 했습니다. 덕분에 영아돌연사증후군의 발생 빈도는 눈에 띄게 줄었지만, 아기가 뒤집기 시작하면 '뒤집기 지옥'이 시작됩니다. 아기가 밤중에 뒤집기를 할 때마다 바로 눕히느라 부모가 밤새 잠을 못하고 당번을 서는 것이죠. 하지만 아기가 스스로 뒤집기를 하고 잘 자고 있다면 그대로 둬도 괜찮습니다. 목을 잘 가누는 아기에게 영아돌연사증후군이 생길 확률은 낮고, 현실적으로 아기가 밤새 뒤집을 때마다 바로 눕힐 수 없기 때문입니다.

뒤집기 시작한 아이를 안전하게 재우기

- 매트리스는 너무 푹신하지 않은 것을 선택합니다. 베개, 인형, 두꺼운 이불 등 뒤집을 때 아이의 얼굴을 누를 수 있는 구조물은 다 치워주세요.
- 뒤집기를 못 하도록 자세를 고정하는 육아용품은 오히려 위험합니다. 뒤집기를 시작했다면 치워주세요.
- 침대와 벽 사이 공간이 있다면 틈이 없도록 메워줍니다.
- 이불을 덮어주기보다는 수면 조끼나 양말을 입혀 재웁니다.

Q. 스스로 뒤집기를 할 생각이 없어요. 도와줘도 될까요?

A. 아기는 개월마다 완료해야 할 발달 과업이 있습니다. 뒤집기는 보통 생후 4~5개월 때의 발달 과업인데, 아기가 과체중이거나 기질이 순해서 움직이는 것을 싫어한다면 조금 늦을 수도 있어요. 아기가 스스로 뒤집을 수는 없지만, 목을 자유자재로 조절할 수 있고 뒤집어 놓았을 때 상체를 세워 앞을 바라볼 수 있다면 생후 7개월까지는 기다려 보세요. 반대로 이 시기에 목을 제대로 가누지 못하고 엎드려 있는 자세를 힘들어한다면 병원에서 발달 평가를 받을 필요가 있습니다.

목과 등의 대근육 발달을 강화해 주기 위해 터미타임을 늘려줍니다. 아기가 누워 있다면 다리를 옆으로 넘겨 옆을 보는 자세를 만들어 주세요. 그럼 아기가 상체를 들어 올리려고 할 거예요. 하루에 여러 번 시도하다 보면 어느새 아기는 자연스럽게 뒤집기를 시도할 것입니다.

Q. 귀지 청소를 해줘야 할까요?

A. 가정에서 따로 관리할 필요는 없습니다. 귀지는 굳이 파지 않아도 움직이면서 자연스럽게 밖으로 배출됩니다. 귀지는 나름의 역할이 있습니다. 귓바퀴에서 고막까지의 길을 외이도라고 하는데, 이곳에 상처가 나지 않도록 귀지가 막아주는 역할을 합니다. 또한 귀 안은 습하고 온도가 높기 때문에 세균이 아주 좋아하는 환경이에요. 귀지는 항염증 작용을 해서 귀 안이 세균에 감염되지 않도록 도와줍니다. 마지막으로 먼지, 작은 벌레 등 이물질이 들어가지 않게 막아주는 역할을 합니다. 이런 이점이 많은 귀지를 일부러 제거할 필요는 없겠죠?

간혹 아이가 귀를 아파한다면 중이염 여부 확인을 위해 병원에서 귀지를 제거하기도 합니다. 이처럼 아이의 고막을 확인해야 할 상황이 아니라면 귀지 제거는 필수가 아니에요. 그러므로 무리해서 귀 청소를 하지 마세요. 목욕 후에는 귓바퀴와 귓구멍 입구에 보이는 귀지를 닦아주는 것만으로도 충분합니다.

좋은 부모의 시작은
'관찰'에서부터 시작합니다.

우리 아이가 무엇을 좋아하고, 무슨 생각을 하는지 궁금한가요? 아이가 원하는 것을 주고 싶고 아이에 필요한 것을 해주고 싶은 마음은 부모라면 모두가 갖고 있는 마음이 아닐까 싶어요. 아이가 울고 떼를 부릴 때, 아이의 마음속을 들여다볼 수 있다면 얼마나 좋을까요? 아이가 싫어하는 것 좋아하는 것을 명확히 알고 있다면 육아는 열 배, 아니 백 배는 더 쉬워질 것만 같습니다. 그래서 더 좋은 부모가 되기 위해, 아이에게 더 알맞은 육아를 하기 위해 부모님들은 육아서를 찾아보거나 인터넷을 통해 육아 공부를 합니다. 물론 아이를 위해 고민하고 공부하는 것은 분명히 긍정적인 모습이지만, 육아는 글로 배운 지식만으로 할 수 있는 것은 아닙니다. 보통의 육아에서 전문적인 지식이 꼭 필요한 경우는 많지 않습니다. 지식보다 중요한 것은 바로 내 앞에 있는 아이입니다.

내 아이를 이해하기 위해서 가장 먼저 해야 할 것은 아이의 눈길이 닿는 곳이 어디인지, 우리 아이는 언제 가장 기쁘게 웃는지, 아이의 눈과 귀가 열리는 곳을 따라가 보는 것입니다. '2개월에는 사회적 미소를 보여야 한다던데?', '4개월에는 뒤집기가 제일 재밌다던데?' 하고 배운 지식을 아이에게 단편적으로 적용시키는 것이 아니라 한 인간으로서 아이를 바라봐 주세요. 아이의 성장과 변화의 과정에 함께해 주세요. '우리 아이는 부드러운 음악 소리를 좋아하는구나', '우리 아이는 갑작스러운 큰 소리에는 울음을 터뜨리는구나' 하고 관찰을 통해 아이를 이해해 주세요. 아이를 세심하고 꾸준하게 관찰하고 살피는 것, 그 과정이 바로 아이를 더 잘 이해하고 더 좋은 부모가 되는 첫걸음입니다.

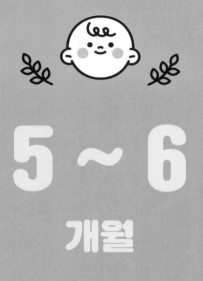

5 ~ 6

개월

이렇게 자랐어요

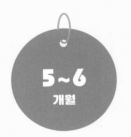

5~6 개월

목
침을 흘려서 발진이
나기 쉬워요.

얼굴
사람들의 얼굴을 식별할 수 있
어요. 익숙하지 않은 얼굴을 보
면 이상한 듯 쳐다보거나 불안
해하는 표정을 지어요.

입
유치가 나기 시작해
요. 혀를 날름거리고
침을 많이 흘려요.

손
손으로 발을 잡고 흔들거
리거나 몸통 쪽으로 끌어
올려요. 관심이 손에서 발
로 넘어갔어요.

발
두 발을 비비는 행동을 자주 해요.
뒤집어 있을 때 발톱에 마찰이 생겨
잘 부러져요.

이 정도는 할 수 있어요

- 뒤집어 있는 상태에서 다시 몸을 똑바로 할 수 있어요.
- 앉히면 땅을 짚고 짧은 시간 앉아 있을 수 있어요.
- 범보 의자에 잘 앉아 있어요.
- 작은 물건을 손으로 움켜쥘 수 있어요.
- 보호자가 뭔가를 먹는 모습을 보면 관심을 가져요.

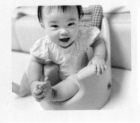
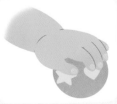

성장 기준표 살펴보기

질병관리청
성장도표 계산기

개월수	키(cm)		체중(kg)	
	남자	여자	남자	여자
5	61.9 ~ 69.4	59.9 ~ 67.7	6.2 ~ 9.0	5.6 ~ 8.4
6	63.6 ~ 71.1	61.5 ~ 69.5	6.6 ~ 9.5	6.0 ~ 8.9

TIP 키는 3~95백분위수 범위, 체중은 5~95백분위수 범위입니다.

TIP 체중이 신생아 시기보다 느리게 증가하는 느낌이 들 수 있습니다. 성장 속도가 더뎌지는 시기예요. 체중은 3~6개월마다 접종이나 검진할 때 체크하는 것으로 충분합니다.

하루 적정 수유량

모유수유	분유수유
6~10회	하루 800~1,000ml

TIP 하루 수유량은 4~5개월 때와 비슷해요.

하루 적정 수면 시간

9시간 이하	조금 더 자야 해요.
10~11시간	적당하게 자고 있어요. 만약 아이가 졸려 보인다면 1~2시간 더 재워도 됩니다.
12~15시간	권장하는 수면 시간이에요.
16~18시간	적당하게 자고 있어요. 만약 아이가 자려고 하지 않는다면 조금 덜 재워도 됩니다.
19시간 이상	너무 많이 재우고 있어요.

TIP 미국수면재단에서 권장하는 아이 수면 시간입니다. 우리 아이의 낮잠과 밤잠을 더한 수면 시간이 어느 정도인지 살펴보세요.

꼭 챙겨야 할 접종·검진 체크

이 시기에 챙겨야 할 접종·검진은 없습니다. 이달은 정신없이 달려온 엄마와 아빠의 건강을 살피는 시간이에요. 육아하느라 미뤄왔던 건강검진을 꼭 받으세요.

나는 이만큼 할 수 있어요

나는 입으로 탐색하는 게 좋아요! 인지

- 친숙한 사람과 낯선 사람을 구분할 수 있어요.
- 거울에 비친 내 얼굴이 세상에서 제일 예뻐요.
- 엄마가 내는 소리와 비슷한 소리를 내려고 노력해요. "엄", "아", "무" 이런 소리도 낼 수 있답니다.
- 짝짜꿍짝짜꿍 곤지곤지하는 엄마 손짓을 알아요. 아직 잘 안되지만 나도 따라 할래요.
- 엄마가 턱받이를 매주면 식사 시간이에요!
- 주변 물건에 관심이 많아요. 새로운 물건이 눈에 보이면 만져보고 싶어요.
- 난 오른손에서 왼손으로 장난감을 옮기거나 잡을 수 있어요.

- 좋아하는 장난감을 가지러 가려고 몸을 굴려요.
- 내가 좋아하는 애벌레 인형이 보여요! 더 힘내서 출발해야지.
- 잡아주지 않아도 혼자 앉아 있을 수 있는 힘이 생겼어요. 하지만 너무 오래는 안 돼요.
- 모빌을 손으로 칠 수 있어요. 내 손으로 모빌을 움직여요. 하하하! 나 대단하죠?
- 이유식을 먹을 때 숟가락으로도 놀 수 있어요. 엄마가 숟가락을 내 입으로 가져오면 나도 엄마를 도와서 숟가락을 잡아봐요. 나 이제 손 잘 쓰죠?

엄마가 행복하면 나도 행복해요! 정서·감정

- 엄마가 재밌는 춤을 추거나 웃긴 표정을 지으면 너무 재밌어요.
- 손을 휘적거리는 것처럼 보일 수도 있지만 행복의 표현이랍니다.
- 맛있는 것을 먹으면 "음" 소리가 저절로 나요. 그럼 엄마가 기뻐해요.
- 기저귀가 축축해서 짜증이 났을 때 엄마가 다가오면 안심돼요. 엄마 손에 기저귀가 있네요. 역시 우리 엄마 최고!
- 모르는 강아지가 무섭게 짖어요. 무서워요! 엄마에게 폭 안겼더니 안심이 돼요.

- 갑자기 오토바이 소리가 들렸어요. 깜짝 놀랐는데 엄마가 꼭 안아줬어요. 따뜻하고 안전하게 느껴져요.
- 내가 좋아하는 음식이 나오면 기대가 돼요. "음음음" 노래를 부르고 싶어요.
- 몸이 불편해서 울 때 엄마에게 손을 뻗어요. 분명히 날 안아줄 거예요.
- 기분이 안 좋을 때 손가락을 빨면 다시 편안한 느낌이 들어요.

다양한 소리를 내기 시작해요!　　　의사소통

- 엄마가 날 쳐다보고 웃어주면 기분이 좋아서 돌고래 소리도 낼 수 있어요.
- 장난감이 잘 안 잡히면 짜증이 나서 징징거릴 수도 있으니 도와주세요.
- 물장구를 치거나 재밌으면 웃기도 해요. 소리 내서 웃을 수도 있답니다.
- "우우우우", "아아아아" 하고 모음을 말할 수 있어요. 꼭 엄마라고 부르는 것 같죠?
- 일관된 소리를 내기도 해요. 어쩌면 무슨 뜻인지 엄마는 알아차릴 수 있을 거예요.
- 배가 고프면 엄마에게 신호를 보내요. "우우아아아"

- 소리를 크게 낼 수 있어요.
- 치발기가 떨어졌는데 손을 뻗어도 닿지 않아요. 나는 큰 소리로 엄마에게 도움을 요청해요.
- 엄마가 날 안아 올리려고 할 때 나도 몸을 움직여 엄마를 도와주려고 노력해요.
- 두 손을 뻗으면 엄마는 내가 안아달라는 걸 알아요.

눈을 마주쳐요!　　　사회성

- 엄마와 노는 게 제일 재밌어요.
- 우리 엄마는 웃긴 표정을 많이 지어요. 나도 따라 해 볼래요. 혓바닥도 내밀게요.
- 물병을 잡을 땐 엄마의 도움이 필요해요. 난 물병을 보고 엄마를 다시 봐요. 그럼 엄마가 물병을 가져다 줘요.
- 우유를 갖고 오는 엄마를 발견하고 애교를 부려봐요.
- 엄마가 웃으면서 양말을 신겨줘요. 엄마가 웃어주면 행복해서 나도 같이 웃어요. 엄마가 발을 간지럽히네요. 히히.
- 혼자 있는 것보다 엄마랑 같이 있는 게 더 좋아요.

- 움직이는 우리 집 강아지(고양이)를 따라가고 싶어요. 엄마가 강아지(고양이)를 쓰다듬네요. 나도 부드러운 털을 만져보고 싶어요!

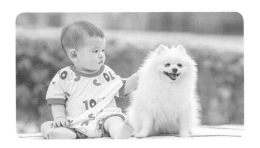

우리 아이 생활
자세히 살펴보기

잘 먹기

6개월이 되면 모유수유를 끊어야 할까요?

대한소아청소년과학회에서는 모유수유를 적어도 12개월까지, WHO에서는 24개월까지 유지하는 것을 권고하고 있습니다. 6개월 이후 모유에 영양가가 없다는 것은 전혀 근거 없는 말이에요. 아기의 개월 수에 따라 모유 성분은 조금씩 변화하는데, 그때마다 아기에게 필요한 영양을 맞춤으로 보충할 수 있어 6개월 이후에도 가장 알맞은 수유 방법이라고 할 수 있습니다. 하지만 6개월 이후 모든 영양을 모유수유로 충당하기에는 충분하지 않기에 이유식을 시작하며 서서히 수유량을 줄이는 연습을 해야 합니다. 이는 분유수유를 하는 아기들도 마찬가지예요.

뒤집으면서 토를 할 수 있어요

이 시기에는 아기가 신생아 때처럼 잘 게워 낸다는 얘기를 많이 합니다. 뒤집기를 하며 배가 눌리거나 활동량이 늘어나면서 아직 소화되지 않은 모유나 분유가 소량 나오는 것입니다. 이는 자연스러운 현상이니 너무 놀라지 마세요. 아기가 앉아서 놀 때가 되면 대부분 좋아집니다.

엄마, 아빠가 먹는 음식에 관심을 가져요

수유할 때 옆에서 다른 보호자가 음식을 먹고 있으면 아기가 먹는 것을 중단하고 음식에 관심을 보일 수 있습니다. 이유식을 시작할 수 있다는 반가운 신호지만 아직은 수유를 충분히 해야 하기에 아기가 먹는 것에 집중할 수 있도록 도와주세요.

잘 자기

밤중에 먹지 않고 자야 합니다

이 시기 아기는 먹지 않고 7~8시간을 잘 수 있습니다. 어른의 밤 수면 시간과 거의 동일하므로 사실상 밤중 수유 교육은 졸업한 것이나 마찬가지입니다. 아직 수면 교육을 시작하지 않았다면 지금이라도 시도해 보세요. 아기가 보호자와 떨어져 있는 것을 불안해하는 분리불안이 시작되는 시기이므로 생후 6개월이 지나면 수면 교육을 시도하기 힘들어집니다.

그 밖의 생활

아기도 내성발톱이 생기나요?

손톱, 발톱 정리하기

이 시기 아기의 손톱과 발톱은 잘 갈라지고 깨집니다. 그렇지만 이때의 손톱, 발톱 모양이 성인까지 이어지는 것은 아니니 걱정하지 않아도 됩니다. 간혹 아기 발톱을 잘 관리하지 않으면 내성 발톱이 될까 봐 걱정하는 분들이 있습니다. 아기의 발톱은 성인보다 매우 얇고 약하기 때문에 쉽게 휘어집니다. 그리고 발톱을 둘러싸고 있는 살이 많아 마치 파고드는 것처럼 보여요. 대부분 일시적이며 만 3~4세부터는 모양이 잡히기 시작합니다. 청소년이나 성인은 비타민, 미네랄이 부족한 경우 손톱, 발톱에 선이 보이거나 잘 깨지지만, 아기들에게는 매우 드문 일입니다. 발톱 자체가 얇고 배밀이를 하면서 손발톱을 바닥에 긁거나 두 발을 비비면서 마찰로 깨지는 경우가 훨씬 많아요. 그러므로 영양제 보충보다는 마찰을 줄이기 위해 보습제를 발라주는 것이 더 효과적입니다.

아기 발톱 관리, 이렇게 해주세요

발톱을 일자로 흰색 선이 보일 정도로 약간 길게 잘라주세요. 발톱 끝이 너무 뾰족하면 트리머로 다듬어 주세요. 혹시 염증이 생겼다면 발톱이 부러지거나 살과 발톱 사이가 빨갛게 부어오를 수 있습니다. 발톱이 다시 자라날 때까지 감염이 진행되지 않도록 비누로 잘 씻어주고 감염 부위를 소독해 주는 것만으로 충분합니다. 만약 소독했는데도 빨갛게 부어오르는 부위가 넓어지거나 고름이 나오거나 아기가 아파한다면 병원 진료를 봐야 합니다.

이 시기
흔히 고민하는 문제

낙상사고

아기는 5~6개월이 지나면 뒤집기도 하고 대근육이 급속도로 발달하면서 활동 범위가 넓어집니다. 그에 비해 균형감각 조절은 부족하기 때문에 예기치 못한 상황에 높은 곳에서 떨어질 수 있어요. 낙상이 가장 흔하게 발생하는 곳은 가정입니다. 침대 또는 유모차에서 떨어지는 경우가 많으며, 1초도 안 되는 시간에 사고가 일어나는 경우가 대부분이에요. 이 시기의 아기는 몸에 비해 머리가 크고 무게 중심이 위쪽으로 기울어 있어 떨어지면 땅에 머리가 먼저 닿는 경우가 많아 크게 다칠 수 있습니다.

낙상 후 대처법

우선 아기를 안아서 진정부터 시켜주세요. 만약 아기가 떨어진 후에 의식이 없다면 절대 안고서 흔들지 말고 무리해서 다른 곳으로 옮기지 마세요. 옮기는 과정에서 뇌와 신경, 신경관을 보호하는 척추뼈가 자극받아 상황이 악화될 수 있습니다. 이런 경우라면 바로 119에 연락하고 구급대원이 도착할 때까지 지시에 따라 행동하는 것이 가장 좋습니다.

아기가 진정되면 옷을 벗겨 움직임을 살펴보세요

대부분 보호자는 아기의 머리 쪽만 괜찮은지 확인하는 경우가 많습니다. 혹시나 뇌에 문제가 생길까 봐 걱정하는 것이죠. 그런데 의외로 낙상사고에서 아기들은 쇄골, 늑골 골절이 생기는 경우가 있습니다. 아기 양쪽 팔다리의 움직임이 괜찮은지를 같이 확인해야 합니다.

이럴 때는 병원에서 꼭 진료를 받으세요

- 의식이 없을 때 또는 잠깐 의식을 잃고 돌아왔을 때
- 호흡이 불안정하고 숨을 쉬기 어려워할 때
- 처지고 보채는 증상이 계속될 때
- 신체 부위가 부어 있거나 한쪽 팔다리의 움직임이 어색할 때
- 수유량이 떨어지고 구토를 할 때

언제까지 상태를 지켜봐야 할까요?

낙상사고 후 아기에게 생길 수 있는 가장 큰 문제는 두개골 골절과 뇌출혈입니다. 특히 뇌출혈은 빠르게 조치하지 않으면 심각한 후유증을 일으킬 수 있어요. 낙상사고로 인한 뇌출혈의 90% 이상은 48~72시간 이내에 가장 많이 일어납니다. 아무리 늦게 발현된다고 해도 7일을 넘기지 않습니다. 다시 말해 낙상사고 이후 뇌가 다쳤을까 봐 주의 깊게 봐야 하는 시간은 3일, 길게 봐도 7일인 것이죠. 사고 당시에는 아기가 잘 노는 것 같았는데 며칠이 지난 후 증상이 나타나는 경우도 있으니 3일간은 유심히 지켜보세요. 7일이 지났다면 불필요한 걱정은 안 해도 괜찮습니다.

무엇보다 중요한 것은 예방

소아의 낙상사고는 정말 순식간에 일어납니다. 아기를 침대 위에 잘 눕힌 뒤 바로 옆에 있는 기저귀를 가지러 몸을 돌리는 찰나에 아기가 침대에서 떨어질 수도 있어요. 그러므로 한순간도 아기를 절대 높은 곳에 혼자 두지 마세요. 침대에 혼자 둘 때는 반드시 안전가드를 올리고, 유모차나 의자에 앉힐 때는 하네스로 아기의 몸을 꼭 고정하세요. 사고를 막는 가장 좋은 방법은 예방입니다.

어떻게
놀아줄까?

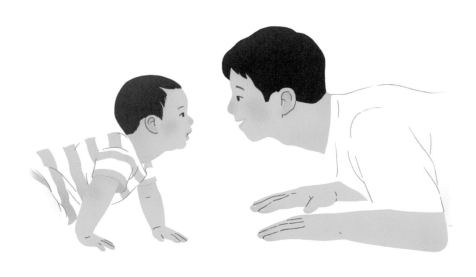

아기와
함께 놀아요

엎드리거나 바닥에 함께 앉아 구르면서 아기의 눈높이에 맞게 놀아주세요. 아기가 다양한 소리를 내면 반응해 주세요. 의미 없는 소리더라도 부모가 따라 해주면 아기에게 의미가 생깁니다. 첫 옹알이를 시작했다면 아기 한 번, 양육자 한 번 차례대로 소리 내는 놀이를 해도 좋습니다. 이 시기 아기는 감정을 표현하고 다른 사람의 감정도 읽기 시작합니다. 4개월이 넘으면서 소리 내어 웃을 수도 있죠. **양육자가 소리 내어 웃으면 아기가 따라 웃고 다시 양육자가 웃는 '상호호혜적 놀이**reciprocal play**'는 애착과 사회성, 정서발달에 도움을 줍니다.** 기분이 좋을 때 어떻게 표현하는지 유심히 관찰해 보세요. 우리 아기만의 표현을 읽어낼 수 있을 거예요.

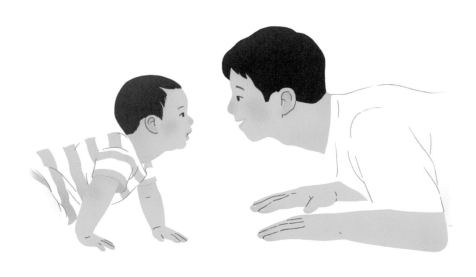

이 시기 아기는 시력이 상당히 발달한 상태이므로. 알록달록한 색깔을 좋아합니다. 유치해 보여도 아기의 취향에 맞는 장난감을 골라주세요. 하지만 만약 양육자가 고른 장난감을 싫어하거나 불편해하면 강요하지 않습니다. 아직 어리지만 좋고 싫은 것이 있어요. 아기의 시야 안에 좋아할 만한 것을 두세요. 부모의 얼굴도 포함입니다. 손을 뻗으면 닿는 곳에 아기가 관심을 가질 만한 것을 두면 아기는 스스로 몸을 움직여 쟁취할 거예요. 그럼 아기는 성취감을 느끼고 운동능력도 키울 수 있습니다. 장난감이 움직이거나 공이 굴러가는 것을 함께 쳐다보며 아기의 시선이 어떻게 움직이는지 잘 살펴보세요.

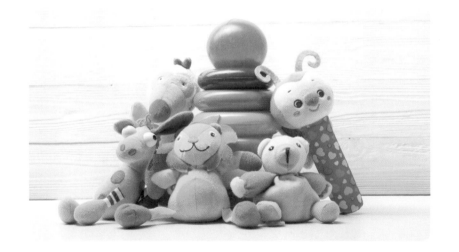

아기는 양손을 뻗어서 물체를 쥐려고 하거나 팔을 휘적거립니다. 배밀이를 하거나 뒤집는다면 손이 닿을 정도의 거리에 아기가 좋아하는 장난감이나 치발기를 두세요. 아기 스스로 몸을 뒤집거나 움직이고 손을 뻗을 수 있도록 상황을 연출하는 것이죠. 아주 쉽지만 재밌는 놀이가 됩니다. 아기가 무엇을 보고 있는지 유심히 관찰한 뒤 그것을 손으로 가리키세요. 그리고 무엇인지 알려주면서 움직임을 보여주고 또 아기가 만질 수 있게 해주세요. 아기의 관심사를 따라가는 것이 기본입니다. 이 외에도 이 시기에는 아기의 다리를 잡고 스트레칭을 해주거나 그네를 태우거나, 비행기를 태우는 등 다양한 신체 놀이를 해주면 좋습니다.

아기와 함께할 수 있는 신체 놀이		
• 아기 스트레칭	• 비행기 태우기	• 그네 태우기

TIP ③

거울 놀이

이 시기 아기는 점점 거울 속 자신을 보는 것을 즐깁니다. 그러므로 거울을 이용해 즐겁게 상호작용하며 놀아줄 수 있죠. 처음에는 아기가 거울 속 부모의 모습을 유심히 살펴볼 거예요. 시력이 좋아지고 인지가 발달하면서 사람의 표정을 살피고 행동을 따라 하기도 합니다. 6개월쯤 되면 거울 속의 나를 인지하고 만져보고 싶어 하고 거울로 손을 뻗기도 해요. 아기와 함께 거울을 보면서 서로의 표정을 유심히 관찰하고 따라 해보세요. 먼저 아기의 행동을 따라 해보고 아기도 부모를 따라 할 수 있게 도와주세요.

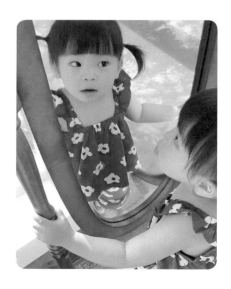

새로운 장난감은 시범을 보여주세요. 태엽 장난감이나 눌러서 소리 나는 장난감 등을 보여주고 어떻게 작동하는지 보여주면 됩니다. 흥미를 느낀 아기가 또 해달라고 손을 뻗거나 양육자의 얼굴을 쳐다볼 수도 있어요. 이 시기 아기는 원래 가지고 놀던 장난감도 다양한 방법으로 탐색합니다. 부모가 알려주지 않은 것을 시도하거나 입으로 물기만 하던 것을 흔들거나 떨어뜨리기도 해요. 물건이 부딪히면서 내는 소리가 재밌게 들리기 때문이죠. 너무 큰 소리가 나면 아기가 놀랄 수 있으니 위험하지 않은 물건을 주세요. 물건을 꽉 쥐어서 소리를 내거나 배밀이로 기면서 여기저기를 탐색할 거예요.

선생님, 더 알려주세요!

왜 자꾸 일부러 물건을 떨어뜨릴까요?

물건을 손에서 놓으면 아래로 떨어진다는 개념을 배우는 중이에요. '손에서 힘을 뺐더니 아래로 떨어지고 시야에서 사라진다니! 이렇게 놀라울 수가!' 하는 것이죠. 이때 귀찮게 여기지 말고 까꿍 놀이와 연결해 보세요. 떨어진 물건을 다시 주면서 "까꿍! 여기 있네"라고 말해보세요. 단순해 보이는 아기의 행동들이 즐거운 놀이로 연결될 수 있답니다.

양육자가 편해지는
핵심 육아 상식

스킨십은 왜
중요할까요?

고유수용성감각이란?
위치각, 운동각, 저항각, 중량각에 따라 몸의 각 부분의 위치, 운동 상태, 몸에 가해지는 저항, 중량을 감지하는 감각입니다. 피부밑의 감각이라 심부감각이라고도 불러요.

아이의 성장과 발달에 있어 부모의 사랑은 절대적입니다. 그렇다면 이 사랑을 어떤 식으로 전달하는 게 좋을까요? **부모의 사랑을 표현해 줄 수 있는 가장 좋은 방법 중 하나가 바로 스킨십, 신체 접촉입니다.** 고작 스킨십이 아이에게 얼마나 도움이 되냐고요? 영유아기의 스킨십이 아이의 뇌 발달과 정서·심리 발달에 얼마나 중요할까요?

영유아기는 몸과 마음이 함께 발달하는 시기이며, 마음은 신체를 통해 외부와 만나게 됩니다. 이 시기 아이의 인지 발달은 감각운동단계sensory motor stage에 속하는데요. 가장 기초적인 감각인 시각, 청각, 촉각, 후각뿐 아니라 심부감각인 고유수용성감각, 즉 내 몸의 움직임, 평형 상태 등을 통해 아이가 세상을 경험하고 자신을 알아가는 시기입니다.

해리 할로우의 원숭이 애착 실험

유명한 원숭이 실험이 하나 있습니다. 심리학 박사 해리 할로우Harry Harlow는 2가지 원숭이 모형을 만들었습니다. 하나는 우유를 주지만 철사로 만든 모형, 하나는 우유는 없지만 부드러운 천으로 만든 모형이었습니다. 2가지 모형 중에 새끼 원숭이들이 무엇을 더 선호하는지 실험했습니다. 실험 결과 새끼 원숭이들은 우유 먹을 때를 제외하고는 부드러운 천으로 만든 원숭이 모형에게 다가가 위안을 구했습니다. 외부 위협이 있을 때도 천 원숭이 모형에게 다가갔죠. 이 연구는 부드럽고 따뜻한 촉감과 감각적 안정감, 즉 스킨십이 얼마나 중요한지를 보여줬습니다.

아이와의 놀이 시간

양육자가 아이에게 줄 수 있는 가장 좋은 초기 자극은 아이가 양육자와 맞닿는 스킨십일 거예요. 수유할 때를 떠올려 볼까요? 모유든 분유든 수유 시간은 아이가 주 양육자와 스킨십을 가장 많이 할 수 있는 시간입니다. 아이는 수유하는 동안, 양육자의 품 안에서 온도를 느끼고(피부 감각), 눈을 마주치기도 하고(시각), 피부와 피부가 맞닿고(촉각), 양육자의 냄새를 맡아요(후각). 수유하고 나서 트림시키기 위해 양육자가 안고 움직이는 것 또한 아이가 평형감각과 자세의 변화를 느끼는 감각의 종합 선물 세트 같은 시간입니다. 아이는 '여기는 참 좋은 곳이구나' 하며 공감각적 경험을 할 수 있어요.

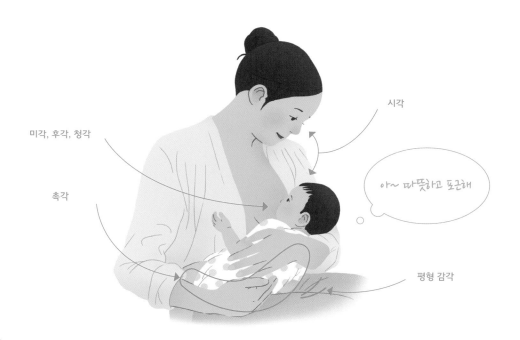

아이를 안고 눈을 마주치면서 웃어주세요. 이때 부드럽게 몸도 흔들어 주면 아이는 자기 몸이 움직이는 느낌인 고유수용성 감각을 경험합니다. 양육자가 따뜻한 톤으로 말을 걸어준다면 말의 톤, 리듬이 청각적인 자극이 됩니다. 이렇게 아이를 안고 흔들흔들 움직이는 것은 전동 바운서로는 대체할 수 없는 애정 어린 감각적 경험을 아이에게 주는 것이죠.

캥거루 케어란?
부모가 기저귀만 찬 아
기를 맨몸, 특히 심장
가까이 안고 포대기를
둘러 피부를 맞대고 있
는 것을 말합니다. 이
때 아기는 심장 박동과
음성을 듣고 숨결을 느
끼며 안정을 찾을 수 있
어요.

부모와 이어져 있다는 감각

스킨십은 의학적으로도 이용됩니다. 미숙아로 태어난 아이들을 보호자가 따
뜻한 온기로 스킨십하는 것을 이른바 캥거루 케어Kangaroo Care라고 합니다.
많은 연구에서 미숙아, 조산아에게 캥거루 케어를 한 결과, 신체적·인지적 발
달에 좋은 효과를 보였다고 해요. 초기에 이러한 애착 경험을 주면 아이의 뇌
발달에도 긍정적인 자극이 됩니다. 일을 하거나 아이와 함께 있는 시간이 부족
하다면 아이를 만날 때마다 잊지 않고 스킨십을 해주세요. 베이비 마사지, 목
말 태우기, 간지럼 태우기 등 나이와 발달 수준에 맞는 다양한 방법을 활용할
수 있습니다.

또 아이는 스킨십을 통해 자신의 몸에 대해 배울 수 있습니다. 생후 6개월까지
는 나와 세상, 나와 양육자 간의 경계가 모호한 시기(공생기)입니다. 그러다 점
차 다양한 감각을 느끼면서 '이게 내 몸이구나', '이건 엄마 몸이구나' 하고 자
기 자신을 알아가는 것이죠. 이렇게 다양한 외부 감각을 통해 외부와 자신을
구분하고 자기감self image을 만드는 과정이 모든 발달의 기초가 됩니다. 아이
에게 사랑을 표현하고 싶고 잘해주고 싶어도 어떻게 해야 할지 모르겠다면 스
킨십 하나만큼은 꼭 기억하세요!

영아기의 뇌는 어떻게 발달할까요?

아이의 뇌는 다양한 경험을 통해서 발달합니다. 태어난 직후 무게가 350g 정도였던 뇌는 초기 3년간 폭발적으로 발달해 전체 뇌 발달의 약 80%까지 이뤄집니다. 뇌 발달은 뇌신경세포인 뉴런neuron, 뉴런과 뉴런 사이를 연결하는 시냅스의 형성으로 이뤄지는데, 특히 시냅스 형성은 초기 2~3년간 가장 높은 밀도를 보입니다. 만 6세까지의 뇌 발달을 결정적 시기라고 부르는 이유는 영유아기와 학령 전기에 시냅스 변화와 발달이 가장 많이 진행되기 때문입니다. 만 6세가 되면 무려 성인 뇌의 약 90%까지 성장하죠.

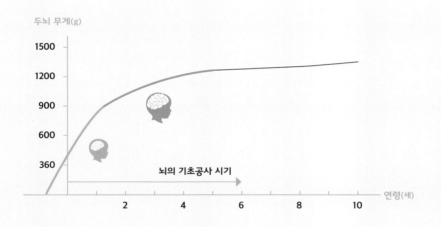

이 시기에는 다양한 경험과 풍부하고 적절한 자극을 통해 뇌가 성장하며 각 기능을 수행하기 위한 기초공사를 다지게 됩니다. 이후에는 더 효율적으로 뇌를 관리하는데, 만 6세까지가 뇌의 양적 발달의 시기였다면 이후부터는 질적인 발달의 시기입니다. 자주 사용하는 뇌의 부위는 점점 더 굵어지고 많아지고 더 많은 줄기를 뻗어내는 반면, 자주 사용하지 않는 뇌의 부위는 가지치기prunning를 통해 사라지게 되죠. 이를 '뇌의 가소성brain plasticity'이라고 합니다.

아이마다 개인차가 있지만 보통 아이들이 말을 시작하는 시기는 만 2세 전후입니다. 친구를 사귀고 사회성을 발휘하는 나이는 만 3세 이상, 문제를 풀고 추론을 시작하는 나이는 만 4세 이상이에요. 하지만 뇌의 발달은 표현적인 기능이 발휘되기 훨씬 전부터 진행됩니다. 그렇다면 생후 1년까지 우리 아이 뇌가 충분한 자극을 통해 건강하게 발달하기 위해서는 어떠한 것이 필요할까요?

아이의 건강한 뇌 발달을 위한 5가지 조건

충분한 숙면

아이의 뇌는 3세까지 뉴런을 연결하는 시냅스가 폭발적으로 발달합니다. 거의 대부분의 시냅스 형성과 발달은 아이가 자는 동안 진행되는데, 아이의 뇌는 아이가 깨어 있을 때 경험하고 배웠던 것을 자는 동안 정리하고 기억하기도 합니다. 그동안 많은 연구가 질 좋은 수면 습관을 지닌 아이들이 그렇지 못한 아이들에 비해 기억력, 집중력, 학습력이 우수했다는 것을 보여줬어요. **이런 이유로 대한수면학회에서는 돌부터 24개월까지 낮잠을 포함한 총수면 시간을 11~14시간, 3세부터 5세까지는 10~13시간, 6세부터 12세까지는 9~12시간을 권장합니다.** 아이가 충분한 수면 시간을 확보하도록 노력해주세요.

영양 균형에 맞춘 식사

특정한 음식이 아이의 기억력을 높이고 똑똑해지게 만들면 얼마나 좋을까요? 하지만 누구나 알고 있듯 머리가 좋아지는 신비의 음식은 없습니다. **가장 중요한 것은 영양소의 균형을 맞춰 먹이는 것이죠.** 탄수화물군인 곡류군, 단백질군인 어육류군, 비타민, 무기질군인 채소와 과일군, 지방군까지 5가지 음식군을 골고루 챙겨야 합니다. 만약 아이가 편식이 심하다면 영양제를 보충하는 것이 도움이 될 수 있어요. 누가 먹었는데 좋다더라 하는 것보다는 전문가와의 상담을 통해 영양제를 추천받으세요.

안정된 애착

안정된 애착은 단순히 정서적인 영역에만 국한되지 않습니다. 특히 영아기의 애착은 생존과도 연결돼 있어요. 영아는 먹고 자는 생리적인 본능 이외에 보살핌과 사랑을 받고 싶은 본능이 충족될 때 내면의 안정감이 쌓입니다. 또한 처음 만나는 외부 세상인 주 양육자와의 관계를 통해 세상에 대한 신뢰감을 획득합니다. 주 양육자의 일관되고 민감한 반응을 통해 영아는 자신과 타인에 대한 기본적인 믿음을 형성하죠. 또 공감과 정서 조절, 감정 교류, 사회성에 중요한 뇌의 부위인 변연계를 안정적으로 발달시킬 수 있어요. 인간의 뇌는 뇌간, 변연계, 전두엽으로 이루어진 3층 구조입니다. 만약 기본적인 본능인 애착 형성에 어려움이 있다면 불신과 불안이 쌓여 안정된 변연계의 발달에 어려움이 생기며 뇌간 부위의 발달에 머무르게 됩니다. 이는 안정적인 정서 발달뿐 아니라 그 이후 이성의 뇌 발달에도 부정적인 영향을 주게 됩니다. **그러므로 안정된 애착을 기반으로 두려움과 공포를 이겨내고 호기심을 갖고 세상을 탐험해 나갈 때 비로소 전두엽 (인간의 뇌)이 안정적으로 발달하며 지능 발달의 꽃이 피게 되는 것입니다.**

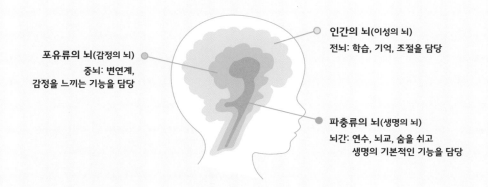

포유류의 뇌(감정의 뇌)
중뇌: 변연계,
감정을 느끼는 기능을 담당

인간의 뇌(이성의 뇌)
전뇌: 학습, 기억, 조절을 담당

파충류의 뇌(생명의 뇌)
뇌간: 연수, 뇌교, 숨을 쉬고
생명의 기본적인 기능을 담당

즐거운 놀이

아이에게 놀이는 본능이라 강요하지 않아도 스스로 놀잇감을 찾습니다. 신생아 시기에도 모빌을 보면 궁금해하죠. 눈에 보이는 것을 입에 넣어 탐색하는 모든 감각적 경험이 아이에게는 놀이이며 곧 세상을 탐험하고 알아가는 과정입니다. 입으로 손으로 눈으로 본 세상의 다양한 자극은 모두 아이에게 놀잇감이 됩니다. 그래서 말 그대로 먹고 즐기고 씹고 뜯고 노는 모습을 보입니다. **아이가 놀이에 몰입하면 뇌가 아주 활발하게 작동해 눈이 반짝반짝 빛이 나는 모습을 볼 수 있어요.** 아이의 놀이는 정형화돼 있지 않아요. 산들바람이 볼을 스칠 때, 양육자의 노랫소리가 귓가에 맴돌 때 아이는 자신의 오감을 동원하여 예민하게 느끼고 놀이를 이어갑니다. 영아기가 지나면 아이들은 하나의 놀이에 더 몰입할 수 있는데, 놀잇감을 조작하면서 사물의 작동 원리를 배우고, 다양한 감정을 간접적으로 경험하기도 하고, 불안과 긴장을 이완하기도 합니다.

뇌는 소근육 따로, 언어 뇌 따로, 감정 뇌 따로 발달하지 않습니다. **뇌는 상당히 고도로 조직화된 체계로 각각의 영역은 서로 긴밀하게 연결돼 있어요.** 어린아이일수록 성인보다 뇌가 더 미분화돼 있어 서로 영향을 더 많이 받습니다. **그러므로 조화로운 뇌 발달이 무엇보다 중요한 것이죠.** 이는 반대로 특정 자극이나 감각을 과하게 받으면 뇌 발달에는 크게 좋지 않다는 뜻이기도 합니다.

신체 활동은 뇌 발달에 결정적입니다. 단순히 걷는 행위만 하더라도 아이는 짚고 일어설 때 어디에 힘을 쥐야 할지, 어디를 향해 걸을지, 오른발을 떼어낼 때 왼발은 어떻게 할지, 나아가서는 어디까지 걸을지 생각합니다. 이를 운동 실행 능력이라고 합니다. 주위에 장애물은 있는지 안전한 곳인지 살펴야 하고, 힘이 빠질 때는 어떻게 주저앉을지도 파악해야 합니다. 대뇌에서 지시를 하면 필요한 운동 영역의 근육을 움직이는데 이것이 '협응 능력'입니다. 협응 능력을 조절하는 뇌의 부위는 바로 소뇌죠. 소뇌는 협응과 균형을 맡는데 이를 감각 통합이라 합니다. 나아가 소근육은 미세 운동 조절 능력, 조절 능력과 밀접한 관련이 있어요.

건강한 뇌 발달을 위한 만 1세 미만 아이의 하루

아래 5가지 원칙은 우리 아이의 건강한 뇌 발달을 위한 탄탄한 기초 공사입니다. 기본 중의 기본인 아래 원칙을 잘 지켜서 영유아 시기 아이의 뇌에 충분한 영양을 공급해 주세요.

| 최소 30분 이상의 신체 활동 | 12~16시간의 질 높은 수면 (4~11개월 아이) | 미디어 시청 권장하지 않음 | 부모와의 질 높은 애착 경험 | 즐거운 놀이 시간 |

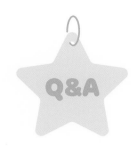

Q. 기저귀 발진이 심해요. 왜 그럴까요?

A. 아기들은 하루 종일 기저귀를 차고 있으니 아무리 최고급 기저귀를 사용해도 피부가 연약해 자주 짓무를 수밖에 없어요. 장기간 기저귀 착용으로 인해 습해진 환경 때문에 마찰이 쉽게 일어나고 염증이 잘 생깁니다. 소변, 대변의 분해 산물에 의해 피부가 자극돼 산도pH가 증가하는데, 이로 인해 미생물이 증식하기 쉬운 환경이 돼 균 감염이 생길 수 있습니다. 특히 칸디다균은 심한 기저귀 발진을 일으킵니다. 이 균은 원래 우리 피부에 있는 균으로 평소에는 말썽을 부리지 않다가 짓무르거나 습한 피부 환경이 지속되면 습진을 악화시키기 때문에 치료가 필요해요.

Q. 기저귀 발진을 예방하려면 어떻게 해야 할까요?

A. 기저귀를 더 자주 갈아주세요. 대소변을 싸고 바로 갈아주지 않아서 발진이 심해지는 경우도 있습니다. 천 기저귀든 종이 기저귀든 자주 갈아주는 것이 최고입니다. 한 치수 큰 기저귀를 채우거나 평소보다 기저귀를 조금 헐렁하게 채우는 것도 좋습니다. 기저귀를 갈아줄 때는 피부를 잘 말려주세요.
씻길 때는 손으로 문지르기보다는 부드러운 가제 수건에 물을 묻혀 가볍게 닦아주세요. 세정제를 사용한다면 아기용 약산성 세정제를 사용하고 생식기에 직접적으로 닿지 않도록 주위에 사용합니다. 물기는 마른 수건으로 톡톡 두드리면서 닦아줍니다. 이렇게 씻어준 후에는 기저귀를 바로 채우지 말고 피부가 건조될 시간을 주는 것이 가장 좋습니다.

Q. 6개월부터는 모유에 영양가가 없다는데 분유로 바꿔야 할까요?

A. 열심히 6개월 동안 모유수유를 지속한 엄마들이 진료실에서 꼭 얘기하는 것이 있습니다. 주변에서 6개월이 지나면 모유에 영양가가 없으니 그만 먹이라고 한다는 것이죠. 하지만 이는 근거 없는 이야기입니다. 그 말을 믿고 모유를 끊고 분유를 먹이는데 아기가 분유를 거부해서 병원에 찾아오는 경우가 의외로 많습니다. 아직 모유수유를 하고 있다면 적어도 1년 이상, 가능하면 2년 이상 지속하는 것이 좋아요. 대한소아청소년과학회, 미국소아과학회에서는 혼합수유를 하더라도 모유수유를 1년 이상 지속하는 것을 권고합니다.

오히려 6개월 이후에도 모유를 먹이면 다양한 이점이 있어요. 감염질환이 감소하고, 감기(상기도 감염), 중이염, 기관지염, 폐렴, 괴사성 장염 발병률이 줄어듭니다. 또한 아토피와 천식 같은 알레르기 질환 발병률도 줄어듭니다. WHO에서는 모유수유를 2년 이상 지속하는 것을 권고하고 있습니다.

Q. 땀을 너무 많이 흘려요. 어디가 아픈 걸까요?

A. 아기들은 덥지도 않은데 머리에 땀이 흥건한 경우가 있어요. 잘 때 또는 먹을 때 땀을 흘려서 건강이 안 좋은가, 아이가 힘든가 걱정을 하는 분들이 많죠. 주변에서는 아기가 몸이 허하다며 각종 건강보조식품을 권하기도 합니다.

아기가 땀이 많은 이유는 땀 분비를 조절하는 자율신경계가 아직 미숙하기 때문입니다. 자율신경계란 소화, 호흡, 심장박동, 땀과 같이 의식적으로 제어할 수 없는 말초신경계를 뜻합니다. 예를 들어 길에서 호랑이를 만나면 어떻게 될까요? 자율신경계 중 교감신경계가 활발해지면서 심장박동이 빨라지고, 손에서 땀이 나고, 동공이 확장됩니다. 이건 우리가 의식적으로 조절하는 것이 아니라 자율적으로 몸에서 작동되는 시스템이에요. 아기는 신진대사가 굉장히 빠릅니다. 평소 심박동수는 분당 100~120이고 호흡수도 빠르죠. 항상 항진돼 있고 조절도 미숙합니다. 그렇기 때문에 주변 온도와 상관없이 평온하게 잠을 잘 때도 땀을 흘리곤 하는 것입니다.

만약 질병 때문이라면 땀이 많은 것 외에도 키와 체중의 성장이 더디거나 열이 나거나 통증을 느끼는 등 다른 증상이 같이 나타납니다. 만약 특정 부위에만 땀이 유독 많다면 병원에서 진료를 보는 것이 좋습니다.

Q. 땀이 많은 아기 관리법이 있을까요?

A. 땀이 나면 몸의 체온은 급격하게 내려갑니다. 아기는 체온을 조절하는 능력이 미숙하기 때문에 성인보다 쉽게 추위를 느낄 수 있어요. 특히 축축하게 젖은 베개 시트와 옷은 체온을 더 떨어뜨리고, 이로 인해 감기에 잘 걸릴 수 있습니다. 이때는 아기의 베개에 수건을 깔아주고 젖으면 자주 갈아주세요. 만약 아기의 옷이 땀으로 젖었다면 바로 갈아입힙니다. 외출할 때는 갈아입을 옷을 챙기는 것이 좋겠죠. 두꺼운 옷 하나보다는 얇은 옷을 겹겹이 입히면 체온 조절에 도움이 됩니다.

Q. 눈이 몰려 보여요. 사시일까요?

A. 양쪽 눈의 시선이 동일하지 않은 상태를 사시라고 합니다. 아기를 정면에서 봤을 때 검은 눈동자가 한쪽으로 몰려 보인다면 사시일 가능성이 있어요. 동아시아 아기들은 눈과 눈 사이가 멀고 코 쪽 눈꺼풀의 피부가 두꺼 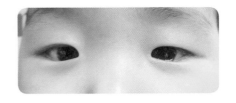 워서 눈 안쪽 흰자위가 피부에 많이 덮여 상대적으로 눈이 안쪽으로 모여 보이는 경우가 많습니다.

이런 경우를 가성사시라고 하는데, 말 그대로 사시처럼 보이지만 사시가 아닌 경우를 말합니다. 나이가 들어 코가 높아지고 눈꺼풀 피부가 당겨지면 자연스럽게 검은 눈동자가 중앙으로 위치하게 됩니다.

사시는 태어나자마자 나타나기도 하지만 대부분은 커가면서 나타날 수 있기 때문에 꾸준한 검진이 필요해요. 24개월이 넘으면 특별한 증상이 없더라도 안과 검진을 따로 받는 것을 추천합니다. 유독 사진을 찍었을 때만 한쪽 눈이 몰려 보인다고 걱정하는 분들도 있는데요. 사진을 찍는 각도에 따라 눈의 위치가 달라지기 때문에 사진만으로는 사시 여부를 판단하기 어렵습니다.

'육아용품' 때문에
아이에게 미안해하지 마세요

'육아는 템빨'이라는 말이 있습니다. 육아용품이 많을수록 육아가 한결 편해진다는 것인데요. 실제로 소서나 바운서가 있으면 아이를 온종일 안고 있느라 무리한 부모님의 손목을 쉽게 해줄 수 있습니다. 기존 치발기를 쥤을 때 자꾸 놓치는 아이를 위해 손에 걸어주는 신형 치발기를 사줄 수도 있죠. 육아용품도 다른 제품군과 마찬가지로 유행을 타고, 매번 세련된 디자인에 다양한 기능이 추가되는 추세입니다. 하지만 부정적인 부분도 분명히 있어요. 이런 육아용품을 발견할 때마다 부모들은 사야 할지 말아야 할지 고민하기 때문입니다.

육아용품을 사용하지 못했다고 아이에게 미안해하는 부모님을 종종 봅니다. 저는 분명하게 말씀드릴 수 있습니다. 육아용품은 아이가 아닌, 부모가 편하기 위한 제품이라는 것을요. 반드시 사야 하는 육아용품은 차를 탈 때 필요한 카시트밖에 없습니다. 나머지는 선택 사항이에요. 육아용품 하나 없이도 아이와 부모 모두 편안한 육아를 할 수 있습니다. 그러므로 육아용품을 사용하지 않고도 큰 불편함 없이 아이를 잘 키웠다면, 죄책감을 느낄 것이 아니라 육아용품에 들어갈 비용을 아꼈다는 점에 만족감을 느끼시길 바랍니다.

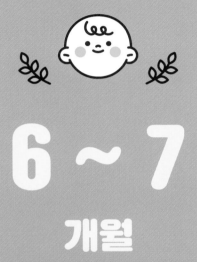

6 ~ 7
개월

이렇게 자랐어요

6~7
개월

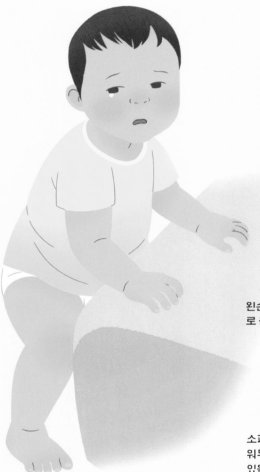

얼굴

낯을 가리기 시작하면서 모르는 사람을 보면 어색한 표정을 지어요.

입

아랫니가 나기 시작해요. 이가 나는 시기는 개인차가 크므로 더 일찍 나거나 늦게 날 수도 있어요. 이가 나면서 아랫입술을 빠는 모습을 보이고 침을 아주 많이 흘려요.

허리

보호자가 앉혀 놓으면 짧은 시간 동안 자기 몸이나 바닥을 짚고 앉아 있을 수 있어요. 앞뒤나 옆으로 잘 넘어지니 조심해 주세요.

손

왼손으로 잡은 것을 오른손으로 옮길 수 있어요.

다리

소파 같은 낮은 물건 옆에 세워두면 잠시 몸을 기대어 서 있을 수 있어요.

이 정도는 할 수 있어요

- 앉혀 놓으면 혼자 앉아 있어요.
- 배밀이를 하지만 앞으로 나가기보다는 제자리에서 빙글빙글 돌아요.
- 손가락으로 바닥을 긁으며 작은 물체를 움켜쥐어요.
- 손을 뻗어 앞에 있는 물건을 잡고 가져올 수 있어요.

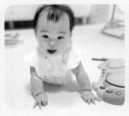
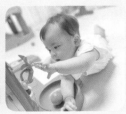

성장 기준표 살펴보기

질병관리청
성장도표 계산기

개월수	키(cm)		체중(kg)	
	남자	여자	남자	여자
6	63.9 ~ 71.1	61.5 ~ 69.5	6.6 ~ 9.5	6.0 ~ 8.9
7	65.1 ~ 72.7	62.9 ~ 71.1	6.9 ~ 9.9	6.3 ~ 9.4

TIP▶ 키는 3~95백분위수 범위, 체중은 5~95백분위수 범위입니다.

하루 적정 수유량

모유수유	분유수유
6~8회 + 이유식 80~90g 1회	하루 800~900ml + 이유식 80~90g 1회

TIP▶ 이유식을 시작하더라도 수유량은 줄어들지 않아요.

하루 적정 수면 시간

9시간 이하	조금 더 자야 해요.
10~11시간	적당하게 자고 있어요. 만약 아이가 졸려 보인다면 1~2시간 더 재워도 됩니다.
12~15시간	권장하는 수면 시간이에요.
16~18시간	적당하게 자고 있어요. 만약 아이가 자려고 하지 않는다면 조금 덜 재워도 됩니다.
19시간 이상	너무 많이 재우고 있어요.

TIP▶ 미국수면재단에서 권장하는 아이의 수면 시간입니다. 우리 아이의 낮잠과 밤잠을 더한 수면 시간이 어느 정도인지 살펴보세요.

꼭 챙겨야 할 접종·검진 체크

- B형 간염 3차 접종
- DTaP, 소아마비, Hib 3차 접종
- 폐렴구균 3차 접종
- 인플루엔자(독감) 1차 접종(독감 접종 기간 확인 후 시행)
- 로타바이러스 3차 접종
- 선택 수막구균 3차 접종

TIP▶ 로타바이러스, 수막구균은 차수마다 같은 제조사의 백신을 맞으세요.

우리 아이 생활
자세히 살펴보기

잘 먹기

아직은 충분한 수유가 필요해요

이유식을 시작했더라도 총 수유량을 줄일 필요는 없습니다. 아직 이유식은 맛보기 단계일 뿐이거든요. '이유식 절반은 턱받이가 먹는다'라는 말이 있을 정도죠. 아직 아기는 입 안에 들어온 이유식을 완전히 삼키지 못합니다. 모유나 분유와는 다른 형태의 음식을 경험하는 데 더 큰 의미가 있습니다. 수유할 시간 30~40분 전 아기의 컨디션이 좋고 너무 배가 고프지 않을 때 이유식을 주세요. 간혹 이유식과 수유를 이어서 해야 한다는 생각에 수유할 시간이 다 돼서 이유식을 주는 경우가 있습니다. 그러면 아기는 배가 고파 이유식을 거부하기 쉽습니다. 아기가 오후에 컨디션이 가장 좋다면 꼭 오전 시간을 고집할 필요도 없습니다.

또 아기가 이유식을 더 먹으려고 수유를 거부해 총 수유량이 감소하는 경우가 있습니다. 이때 수유량을 늘리기 위해서 이유식을 중단하지 마세요. 이유식은 개월 수에 따라서 그대로 진행하되 부족한 수유량은 분유를 이용한 간식 또는 유제품으로 채워주면 됩니다.

잘 자기

밤중에 잘 자던 아기가 갑자기 깰 수 있어요

6~7개월은 보통 유치가 나기 시작하는 시기입니다. 또 낯가림이 생기기도 하죠. 여태껏 잘 자던 아기가 갑자기 잠투정이 심해지거나 밤중에 깨서 칭얼거릴 수 있습니다. 중요한 사실은 이런 현상은 일시적이라는 것입니다. 이때 아기가 배가 고파서 깰 확률은 낮아요. 처음 수면 교육을 시작할 때의 마음가짐으로 돌아가야 합니다. 이제 겨우 수면 교육이 완성됐다고 생각했는데 다시 처음부터 해야 한다고 억울해할 필요는 없어요. 여태껏 수면 교육을 잘 해왔고 원칙대로 보호자가 잘 이끌어 준다면 아기는 이전처럼 잘 자는 아기로 돌아올 것입니다.

그 밖의 생활

카시트 거부 대처법

카시트 태우기

우리나라는 2006년부터 모든 도로에서 6세 미만의 소아가 차를 탈 경우 카시트를 장착하고 태우는 것을 의무화하고 있으며, 이를 어기면 과태료를 부과합니다. 이전보다 인식이 많이 개선돼 예비 부모님들도 출산 전 준비물로 카시트를 구매하죠. 하지만 분리불안이 시작되는 이 시기에 아기는 카시트에 앉는 것을 거부하고, 부모는 우는 아기가 안쓰러워 안고 타는 빈도가 많아질 겁니다. '짧은 거리니까 괜찮겠지?', '내가 잘 안고 타면 괜찮겠지?'라고 생각하는 순간에 사고는 찾아옵니다. 사고가 났을 때 카시트를 하지 않을 경우 체중이 가벼운 아기들은 차 밖으로 튕겨 나오므로 사망률이 높아집니다. 만 5세 미만의 어린이는 카시트를 사용하면 사고가 났을 때 사망 위험의 90%, 안전사고 위험의 80%를 감소시킬 수 있습니다. 그러므로 짧은 거리일지라도 아이와 이동할 때 카시트는 필수라고 할 수 있죠.

분리불안이 생긴 아기를 카시트에 태우는 방법

먼저 카시트를 집으로 가져와 아기가 적응할 수 있도록 연습해 보세요. 같이 즐겁게 놀이를 하다가 틈틈이 2~3분씩 하루에도 여러 번 태워줍니다. 적응되면 차에서도 카시트에 탈 수 있어요. 처음에는 차로 동네를 한 바퀴 돌거나 주차장을 한두 바퀴 도는 등 짧은 시간만 태워봅니다. 잠깐이므로 아기가 초반에는 울다가도 금방 그치는 모습을 보일 거예요.

카시트를 탔을 때만 얻을 수 있는 보상을 주는 것도 좋습니다. 차 안에서 가지고 놀 수 있는 장난감이나 간단한 간식이면 충분합니다. 아기는 보상 덕분에 카시트를 타는 시간이 즐거워질 거예요. 단, 차에서 내리면 차에서 가지고 놀던 장난감이나 간식은 집으로 가져가지 않습니다. 만약 차를 타고 장거리를 이동해야 한다면 아기가 졸린 시간을 이용해 이동하는 방법이 있습니다. 처음에는 울다가도 졸린 시간이 되면 금방 잠이 들 수 있어요.

이 시기
흔히 고민하는 문제

알레르기 증상

사진을 찍고 메모를 해두세요

이유식을 먹고 알레르기 증상을 겪는 아기들은 전체의 5~10% 정도 됩니다. 생각보다 많죠? 심한 증상이 나타난다면 고민하지 않고 병원으로 달려가겠지만 증상이 심하지 않아 병원에 가기가 애매한 경우가 대부분입니다.

피부에 증상이 생기면 병원 진료를 보러 가는 도중에 증상이 사라지는 경우가 많습니다. 반드시 당시 증상을 사진으로 찍고 그날 어떤 음식을 섭취했는지, 새로운 음식 재료였는지, 먹고 난 후 얼마 후에 증상이 나타났는지, 가려워했는지 등을 상세하게 기록해 주세요. 증상이 심하지 않아 당장 병원에 가지 않더라도 추후 증상이 재발한다면 원인을 알아내는 데 중요한 단서가 됩니다. 음식에 의한 알레르기 반응으로는 피부 증상뿐만 아니라 가려움, 구토, 설사, 혈변 등 다양한 증상이 나타날 수 있어요.

알레르기 증상 메모하는 법

새로 먹은 음식	반응 시간	증상	경과
애호박	10분 정도	가려움	10분 후 자연스럽게 좋아짐

미리 이유식을 중단하거나 음식을 제한하지 마세요

새로운 재료를 먹고 난 뒤 아기에게 발진이 나타났을 때 증상이 심하지 않다면 먼저 음식과 연관이 있는지를 확인해야 합니다. 의심되는 재료가 있다면 1주 정도 빼고 만들어 주세요. 의사의 권유 없이 이유식을 중단하지 말고 새로운 음식 도입은 조금 미뤄 기존에 괜찮았던 재료로 이유식을 지속해 봅니다. 1주 이후 다른 증상이 나타나지 않는다면 의심됐던 재료를 다시 먹여봅니다. 증상이 나타나지 않는다면 음식에 의한 알레르기 증상이 아니므로 먹여도 됩니다.

만약 이전과 같은 반응을 보인다면 증상을 기록해 진료를 보고 검사 또는 음식 제한이 필요한지 상담해야 해요.

미리 알레르기 검사를 할 필요는 없어요

아기들에게 알레르기를 유발하는 식품은 달걀, 우유, 메밀, 대두, 견과류 등이 있습니다. 이런 이유로 6개월부터 먹일 수 있습니다. 철분과 단백질이 풍부한 달걀노른자를 일부러 늦게 먹이는 이유죠. 우리 몸에 들어와서 면역반응을 일으키는 물질을 '항원'이라고 하는데, 음식 항원을 어린 나이에 접했을 때 알레르기 질환 발생 빈도가 줄어들었다는 연구 결과가 많습니다. 오히려 음식 항원을 늦게 접할수록 알레르기 발생 확률이 높아진다는 것입니다. 그러므로 가족 중에 음식 알레르기가 있는 경우라도 일반적인 시기에 시도해 보는 것이 좋습니다.

음식 항원이 우리 몸에 들어와 아군이 아닌 적군으로 찍히는 것을 '항원 감작'이라고 합니다. 항원 감작이 일어났는지 살펴보는 검사가 바로 알레르기 검사입니다. 이 시기 아기들은 음식 항원에 노출이 적어 아직 항원 감작이 되지 않기 때문에 알레르기 검사가 음성으로 나오는 경우가 많아요. 아직 면역 반응이 완성된 상태가 아니기 때문에 어떤 반응이 얼마나 심하게 나타날지 예측하기 어렵습니다. 그러므로 아무 증상이 없는데 미리 알레르기 검사를 하고 이유식을 시작하는 것은 도움이 되지 않습니다.

 이럴 때는 병원에서 꼭 진료를 받으세요

- 얼굴과 목 주변, 특히 입술이 붓거나 쌕쌕거리는 숨소리를 내며 힘들어할 때(아나필락시스 반응 의심)
- 연속으로 구토할 때
- 가려움이 심할 때
- 발진이 생기면서 심하게 보챌 때
- 혈변이 나올 때

초기 이유식

이 시기부터는 분유나 모유만으로 필요한 영양소를 채울 수 없으므로 철분과 단백질이 풍부한 이유식을 천천히 늘려야 합니다. 아기에게 다양한 음식 재료의 맛과 질감을 느끼게 해주는 것은 두뇌 발달에 도움이 될 뿐 아니라 유아기에 나타나는 편식도 완화할 수 있습니다. **초기 이유식은 아기에게 묽은 죽 형태의 새로운 음식을 먹여서 낯선 질감과 맛에 익숙해지도록 하는 것이 목표입니다.**

시기	생후 6개월	
이유식량	• 한두 숟가락부터 서서히 늘려 하루 80~90g • 1일 1~3회 (ex. 80g씩 1회 또는 30g씩 3회) • 이유식+수유 붙여서(보충 수유)	
고기양	• 6개월: 5g	• 7개월: 10~20g
수유량	• 분유수유 700~900ml(적어도 600ml 이상) • 모유수유는 이유식 시작 전과 동일	

초기 이유식 이것만 기억하세요!

- 오전 중 수유 30~40분 전에 이유식을 진행하는 것이 일반적입니다. 오전에 먹이는 이유는 음식에 대한 알레르기 반응이 일어날 경우 병원에 데리고 가야 할 가능성이 있기 때문입니다. 이유식 진행 후 생후 9개월까지는 이어서 수유해 주세요.
- 한 번에 먹는 양을 점차 늘려 생후 7개월이 되면 80~90g까지 늘립니다. 만약 양이 늘지 않는다면 이유식 횟수를 늘려 먹는 양을 늘려주세요.
- 쌀죽(쌀:물=1:10의 비율로 만든 10배죽)으로 시작하고 점차 7~8배죽으로 묽기를 조절합니다. 아기가 적응한다면 초기에도 질감이 있는 이유식을 빠르게 진행해도 됩니다.
- 쌀 외의 식재료는 으깨거나 믹서기에 갈아서 각각의 맛을 익힐 수 있도록 반찬으로 주는 것을 추천하지만 재료를 섞어줘도 괜찮습니다.
- 쌀죽부터 시작해 쌀, 쇠고기, 채소, 과일 순서로 진행합니다. 새로운 식재료는 3~4일마다 하나씩 추가하세요. 새로운 음식에 적응이 힘든 아기는 7일 주기로 천천히 시도해도 됩니다.

초기 이유식에 가능한 음식과 피해야 할 음식 리스트

가능한 음식	곡류	쌀, 찹쌀, 오트밀, 현미, 밀가루를 포함한 통곡물 ※ 잡곡 50% 첨가를 권장합니다.
	육류	소고기, 닭고기, 돼지고기
	달걀류	달걀노른자, 달걀흰자 ※ 완전히 익혀서 주고 달걀노른자에서 흰자 순으로 시도하세요.
	어패류	간이 되지 않은 흰 살 생선(임연수어, 대구, 갈치, 도미, 조기 등) ※ 주 2회 미만으로 주세요
	콩류	완두콩, 강낭콩, 두부
	과일류	대부분의 과일(사과, 배, 바나나, 수박, 자두, 아보카도, 귤, 오렌지, 딸기, 토마토, 복숭아) ※ 갈아서 이유식에 토핑하거나 과즙망에 넣어 씹는 연습을 시작해요.
	유제품	모유 또는 분유 ※ 수유량이 적은 아이는 무가당 요구르트를 추가로 주세요.
	견과류	땅콩버터 ※ 땅콩 100% 제품을 뜨거운 물에 녹여 이유식에 섞어주세요.
피해야 할 음식	곡류	여러 가지 곡류가 혼합된 선식
	육류	기름기 많은 부위
	어패류	조개, 큰 생선(참치), 갑각류, 등 푸른 생선
	콩류	대두
	채소류	시금치, 당근, 비트, 배추 ※ 질산염 함량이 많아 빈혈 발생 가능성이 높아요. 초기 이유식을 충분히 진행한 후 추가해 주세요.
	과일류	과일 주스 ※ 아이에게 필요한 영양 성분이 많지도 않을뿐더러 비만의 원인이 될 수 있어요. 또한 단맛 때문에 할 이유식에 관심이 줄어들 수 있어 추천하지 않습니다.
	꿀	※ 꿀에는 클로스트리듐 보툴리눔이라는 박테리아 포자가 포함돼 있는데 이는 연약한 아기의 소화기관에 독소를 만들어 영아 보툴리누스증을 일으킬 수 있어요. 그러므로 꿀은 돌이 지나고 먹이는 것이 안전합니다.

TIP ▸ 빨간색으로 표시된 것은 알레르기를 유발할 수 있으므로 섭취 시 반응을 유심히 관찰해야 해요.

Q. 이유식은 언제부터 시작해야 할까요?

A. WHO와 대한소아청소년과학회는 모유수유아, 분유수유아 모두 이유식을 생후 6개월(180일)부터 시작하는 것을 권유합니다. 이유식을 시작하는 시기는 아기의 개월 수보다 아기가 이유식을 먹을 수 있는 발달이 이뤄졌는지를 보는 것이 더 중요해요. 어른들이 식사할 때 뚫어져라 쳐다보고 입을 오물거리고 침을 흘리며 음식에 관심을 많이 보이는지, 고개를 잘 가누고 이유식 의자에 앉는 것을 힘들어하지 않는지 살펴보세요. 또 손에 숟가락이나 음식을 쥐여줄 때 입으로 가져가는 모습을 보인다면 이유식을 시작할 준비가 된 것입니다.

이런 경우 의사 선생님과 이유식 시작 시기를 정하세요

- 이른둥이, 저체중아거나 발달 지연이 있을 때
- 아기가 수술을 앞뒀을 때
- 모유나 분유수유량이 충분하지 않아 체중 증가 속도가 더딜 때

Q. 이유식을 너무 잘 먹어요. 모유나 분유를 줄여도 될까요?

A. 초기 이유식 때는 아기가 먹는 양이 별로 많지 않아요. 그러므로 이유식을 시도할 때부터 모유나 분유량을 일부러 줄일 필요는 없습니다. 이유식을 먹는 양이 늘어나면 자연스럽게 수유량이 줄어듭니다. 이유식 초기에는 이유식보다는 모유나 분유로 열량과 영양분을 얻어야 하기 때문에 최소 600ml 이상 수유해야 합니다. 만약 이유식을 좋아해 수유를 거부한다면 이유식을 중단하지 말고, 이유식에 물 대신 모유나 분유를 타서 주거나 분유를 이용한 간식(분유 빵, 수프 등)을 만들어 수유량을 늘려주세요.

Q. 피부 트러블이 자주 나는 아기인데 이유식을 천천히 시도해야 할까요?

A. 가족 중 음식 알레르기가 있거나 아기가 피부 트러블이 잦아 치료받고 있다면 이유식을 늦게 시작해야 한다고 생각하는 경우가 많아요. 최근 연구에서 알레르기 가족력이 있거나 아토피 피부염이 있는 아기들을 대상으로 4~6개월 사이에 알레르기를 잘 유

발하는 음식(견과류, 달걀흰자, 밀가루 등)을 일찍 도입했더니 알레르기 발생 빈도가 현저하게 낮아졌다는 결과가 나왔습니다. 오히려 이런 음식을 7개월 이후에 도입할 경우 알레르기 질환 발생 위험도가 높아진다는 것이죠. 그러므로 알레르기 질환 때문에 이유식을 늦게 시작할 필요는 없습니다.

Q. 고기는 핏물 제거를 얼마나 해야 할까요?

A. 우리가 아기에게 고기를 먹이는 이유는 단백질과 철분을 보충시켜 주기 위함입니다. 그런데 대부분의 철분은 고기의 살코기가 아닌 핏물에 있어요. 그러므로 찬물에 오래 담가 핏물을 완전히 제거한 고기로 만든 이유식을 먹은 아이는 충분한 철분을 섭취할 수 없겠죠. 고기는 조리하기 전 흐르는 찬물에 살짝 씻어내고 키친타월로 남은 물기만 흡수해서 사용하면 됩니다.

Q. 아기가 10배죽으로 먹이면 잘 안 먹고 오히려 조금 덩어리가 있는 음식을 선호해요. 괜찮을까요?

A. 괜찮습니다. 이유식 초·중·후기에 알맞은 질감과 덩어리 크기가 정해져 있지만 절대적이지 않습니다. 덩어리가 전혀 없는 모유나 분유를 먹다가 덩어리 음식을 먹어보는 연습 과정일 뿐입니다. 오히려 아기가 처음부터 덩어리 음식에 잘 적응하고 먹는다면 굳이 이전 과정을 거칠 필요는 없는 것이죠. 이가 없어 잘 씹지 못할 것 같지만, 아기는 턱과 잇몸의 힘을 사용해 잘 먹을 수 있습니다. 다만 재료를 충분히 익혀 덩어리가 아기의 목에 걸리지 않게 해주세요. 또한 혹시 모를 질식 사고를 대비해 하임리히법을 숙지하고 있는 것이 좋겠습니다(이물질을 삼켰을 때 대처법은 453쪽 참고).

Q. 체에 거르지 않으면 안 먹어요. 계속 믹서기에 갈거나 체에 걸러서 줘야 할까요?

A. 초기 이유식은 분유나 모유 이외의 새로운 음식 질감을 경험하고 적응하는 것이 중요해요.

하지만 아기가 기질적으로 맛이나 질감에 예민한데 억지로 입자가 큰 이유식을 준다면 이유식 거부로 이어질 수 있습니다. 아기가 이유식을 먹을 때마다 구역질을 하고 삼키기 힘들어한다면 입자 크기를 작게 조절해서 주세요. 다만 질감에 대한 연습은 필요하므로 체에 거르지 않은 내용물을 이유식에 소량씩 넣어서 연습시켜 주세요.

Q. 이유식을 너무 안 먹어요. 어떡하죠?

A. 방법① 아기가 너무 배가 고플 때 주지 않기

너무 배가 고픈데 빠른 시간에 허기를 달랠 수 없는 이유식을 준다면 아기는 당연히 짜증을 내고 이유식을 거부하겠죠. 수유 시간 30분~1시간 전 아기가 가장 기분이 좋을 때 이유식을 시도해 보세요.

방법② 이유식을 주는 시간을 바꿔보기

아기마다 자는 시간, 노는 시간이 다르듯 이유식을 잘 먹는 시간도 다를 수 있습니다. 아침에 일어나자마자 모유나 분유수유를 꼭 해야 하는 아기들도 있어요. 이럴 땐 아침에 이유식을 하기보다 점심시간에 시도하는 것이 좋습니다. 어떤 아기는 저녁 시간에 퇴근한 부모와 이유식을 먹는 것을 선호하는 경우도 있어요. 그러므로 정해진 시간에 먹지 않는다면 아기의 패턴에 맞춰 이유식을 주는 시간을 바꿔보세요.

방법③ 이유식을 주는 공간을 바꿔보기

이유식 의자를 불편해한다면 아기를 보호자 무릎에 앉혀 조금 더 안정감 있게 몸을 지지해 먹여보세요. 다양한 자세로 시도해 보는 것이 좋습니다. 단, 먹을 때 영상을 보여주거나 젖병에 담아서 먹이는 것은 이후 나쁜 식습관으로 이어질 위험이 있으니 삼가주세요.

방법④ 다른 형태의 음식으로 관심을 유도하기

식사 시간 이외에 음식으로 놀이를 할 수 있게 해주세요. 감자, 고구마, 단호박 등을 푹 삶아 깍두기 크기로 작게 잘라 아기에게 줍니다. 이때 중요한 것은 아기가 음식을 먹는 것에 신경 쓰지 말고 하나의 오감 체험으로 즐기게 하는 것입니다. 아기는 음식을 손으로 가지고 놀면서 질감을 느끼고, 코와 입으로 가져가면서 냄새와 맛을 느껴볼 수 있어요. 이를 통해 음식에 대한 관심도를 높이고 모유나 분유와는 다른 질감에 친숙해질 수 있습니다.

위의 방법을 모두 해도 이유식 거부가 계속된다면 소아청소년과에 방문해 다른 원인이 있는지 진료를 보는 것을 추천합니다.

Q. 이유식 초기부터 오트밀을 포함한 잡곡을 먹여도 될까요?

A. 통곡물은 쪼개거나 갈지 않은 그대로의 곡물(현미, 보리, 조, 귀리, 퀴노아 등)을 말합니다. 최근 통곡물의 장점이 많이 알려지면서 대한소아청소년과학회에서도 초기 이유식부터 통곡물의 도입을 권장하고 있어요. 돌까지는 100% 통곡물을 주지 말고 하루 탄수화물 섭취량의 30~50% 이상만 통곡물로 섞어주는 것을 추천합니다. 처음부터 50%의 통곡물을 섞어도 되지만 통곡물 함유량이 많으면 달라진 식감 때문에 이유식을 거부하는 아기도 있어요. 예민한 아기는 통곡물 함유 10%부터 시작해 천천히 늘리는 것이 더 좋습니다. 식사량이 적은 아이는 포만감이 오래가서 다른 음식물 섭취가 줄어들 수 있기 때문에 100% 통곡물보다는 쌀과 섞어서 먹이는 것을 추천해요.

쌀 알레르기처럼 특정 곡물에 알레르기가 있는 경우도 드물게 있습니다. 쌀 알레르기보다 정제가 덜 된 통곡물의 알레르기 빈도가 더 많은 것도 사실이에요. 하지만 견과류, 우유 등 다른 음식에 비해 통곡물 알레르기 빈도가 특히 높은 것은 아니기 때문에 일부러 늦출 필요는 없습니다. 처음에 통곡물을 시도할 때는 다른 새로운 이유식 재료와 마찬가지로 새로운 잡곡은 한 번에 한 개씩 추가하고 3~4일 동안 아기의 반응을 살펴보면서 시도하는 것이 안전합니다.

주변 엄마들과 비교가 되나요?

제가 못하는 것 중 하나가 바로 요리입니다. 정말 노력해도 어려워요. 아이 이유식을 처음 만들 때는 그나마 죽처럼 만들고, 퓌레를 만드는 것이라서 핸드블렌더의 도움을 받아 어찌 저찌했습니다. 스스로 엄청 뿌듯하기도 했죠. 그런데 중기, 말기로 갈수록 점점 더 어려워졌습니다. 음식의 영양분도 생각해야 하고, 아이의 취향도 고려해서 이유식의 단계별로 다양한 재료를 이용해서 만들려니 정말 골치가 아팠어요. 그런데 가끔 SNS나 친구를 통해서 다른 집 아이들은 정말 예쁘게 밥을 먹는 모습을 볼 수 있었습니다. 영양소가 골고루 들어가 있는 것은 물론이고 식기며 플레이팅까지, 제가 봐도 정말 완벽한 이유식과 유아식이었습니다. 그러고 나서 저희 아들의 식단이나 밥, 반찬을 보면 초라하게 보이고 아이에게 미안한 마음마저 들었어요. 고민 끝에 저는 이유식을 사서 먹이기로 했습니다. 영양소라도 잘 챙겨 주자는 마음에 시판 이유식 중에서 재료를 골고루 활용하는 곳을 찾았고 고기는 추가로 갈아서 넣었습니다. 그리고 시간이 날 때는 만들기 쉬운 간식류를 만들어 주기도 했어요.

아이를 낳고 키우고, 먹고 재우고, 놀아주고 사랑해 주는 것만 해도 하루 24시간이 부족한데, 내가 못 하는 부분까지 욕심내면 육아는 점점 힘들어지는 것 같습니다. 그래서 저는 제가 잘하는 부분에 초점을 맞췄어요. 아이와 놀아주는 데는 자신이 있었으므로 요리와 씨름하는 시간에 아이와 좀 더 시간을 보내고 함께 놀았습니다. 남들과 비교해 자신을 자책하고 비교하기보다는 내가 자신 있는 부분에 집중해 보세요. 그러다 보면 어느새 육아는 행복한 순간으로 채워질 거예요.

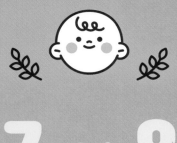

7 ~ 8

개월

이렇게 자랐어요

7~8
개월

머리

앉거나 서 있을 때 고개를 위로 올리고 좌우로 잘 움직일 수 있어요.

눈

멀리 있는 TV에도 관심을 가지고 고개를 돌려 바라볼 수 있어요.

몸통

뒤집으면 두 손으로 바닥을 짚어 상체를 일으키고, 발바닥을 세워 몸을 일으켜 엉덩이를 들썩들썩해요. 무릎을 굽혀 네 발 자세를 하기도 해요.

손

조금 더 멀리 있는 물체에 관심을 가지고 팔을 뻗어 잡으려고 해요. 손바닥을 사용하지 않고 손가락만으로 물건을 잡을 수 있어요.

다리

몸을 세워 안아주는 것을 좋아하고 다리로 지탱해 폴짝폴짝 뛰어요.

이 정도는 할 수 있어요

- 앉혀 놓으면 혼자 잘 앉아 있어요.
- 몸을 세워두면 다리를 뻗어 몸을 지탱할 수 있어요. 물론 아직 혼자 서 있지 못해요.
- 거울을 보는 것을 좋아해요.
- 보호자의 감정 변화에 잘 반응해요.
- 새로운 사람이나 물체를 보면 호기심 가득한 눈으로 바라보거나 낯설어서 울어요.

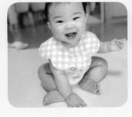

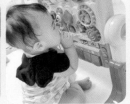

성장 기준표 살펴보기

질병관리청
성장도표 계산기

개월수	키(cm)		체중(kg)	
	남자	여자	남자	여자
7	65.1 ~ 72.7	62.9 ~ 71.1	6.9 ~ 9.9	6.3 ~ 9.4
8	66.5 ~ 74.2	64.3 ~ 72.6	7.2 ~ 10.3	6.5 ~ 9.7

TIP 키는 3~95백분위수 범위, 체중은 5~95백분위수 범위입니다.

하루 적정 수유량

모유수유	분유수유
5~7회 + 이유식 80~150g 2회 + 간식 1회(생략 가능)	600~800ml + 이유식 80~150g 2회 + 간식 1회(생략 가능)

하루 적정 수면 시간

9시간 이하	조금 더 자야 해요.
10~11시간	적당하게 자고 있어요. 만약 아이가 졸려 보인다면 1~2시간 더 재워도 됩니다.
12~15시간	권장하는 수면 시간이에요.
16~18시간	적당하게 자고 있어요. 만약 아이가 자려고 하지 않는다면 조금 덜 재워도 됩니다.
19시간 이상	너무 많이 재우고 있어요

TIP 미국수면재단에서 권장하는 아이 수면 시간입니다. 우리 아이의 낮잠과 밤잠을 더한 수면 시간이 어느 정도인지 살펴보세요.

꼭 챙겨야 할 접종·검진 체크

- 인플루엔자(독감) 2차 접종

TIP 독감 접종 기간일 경우에만 해당합니다. 2차는 1차 접종과 4주 이상 간격을 두고 접종합니다. 다음 독감 접종 시즌부터는 매년 1회씩 접종하면 됩니다.

나는 이만큼 할 수 있어요

 더 적극적으로 세상을 탐색해요! 인지

- 손을 뻗어서 아빠 머리카락을 당겨요.
- 목욕 시간에 물방울이 보이면 잡아보고 싶어요.
- 저기 내가 좋아하는 고구마가 있어요! 내가 먹을 거예요.
- 딸랑이를 쥐고 흔들면 소리가 나서 너무 재밌어요. 일부러 떨어뜨리면 다른 소리가 나요.
- 장난감을 쥐고 있다가 던지면 땅에 떨어져요. 숟가락도 떨어뜨려 봐요. 히히, 재밌어요.
- 손을 이렇게 움직이니까 딸랑이가 굴러가네요.
- 버튼을 누르면 반짝반짝 불빛이 나고 소리도 나요. 난 정말 대단한 것 같아요. 불빛을 만들고 소리도 나

게 만들 수 있어요.
- 아빠가 샛노란 것을 먹으라고 해서 손으로 뭉개버렸어요. 우와 내가 힘을 주니까 단단하던 모양이 갑자기 뭉개져요. 역시 난 대단해!
- 젖병을 떨어뜨리니까 소리가 나요. 더 큰 소리는 어떻게 낼 수 있을까요? 냄비를 떨어뜨려 봐야지.

♡♡ **사람들의 표정을 보면 어떤 기분인지 알 수 있어요!** 정서·감정

- 아빠는 웃긴 표정을 잘 지어요. 입을 삐죽거리기도 하고 눈을 굴리기도 해요. 너무 웃겨서 까르르 웃었어요. 아빠는 코미디언 같아요.
- 오랜만에 할머니를 보고 반가워서 손에 힘을 주고 꽉 껴안아 봤어요. 할머니 반가워요.
- 기저귀를 가는 건 기분 좋은 일은 아니에요. 귀찮기도 해요. 그래서 발로 차거나 칭얼대요. 그냥 날 놔두라고요!
- 깜짝이야! 버튼을 눌렀더니 갑자기 오리가 튀어나왔어요. 너무 놀랐어요. 튀어나온 입이 무서워요. 아빠 어디 있어요? 아빠 뒤에 숨어 있을래요. 아빠에게 안

겨 있을래요.
- 아무것도 하기 싫은데 아빠가 옷을 갈아입히면 짜증이 나요! 내버려두라고 큰소리를 냈더니 아빠가 깜짝 놀라요.
- 자기 전에 항상 듣는 노래가 있어요. 그 노래를 들으면 나도 모르게 마음이 편안해지고 잠이 솔솔 와요.
- 물놀이를 할 때 손으로 물을 치니까 물방울이 생겨요. 아빠가 웃어요. 내 얼굴에도 물이 튀어요. 깜짝 놀라긴 했지만 재밌어요. 새로운 느낌이에요. 물장난은 이런 거구나!

주 양육자
아빠

 ## 기분에 따라 다른 소리를 내서 표현해요!

의사소통

- 아빠에게 기어갈 때 "우오오오오오!" 하고 내가 간다는 신호를 보내요.
- 아빠가 내가 좋아하는 이유식을 가져오면 기대가 돼요. "빠빠빠빠빠!" 하고 표현해요. 그럼 아빠 기분이 좋아 보여요.
- 앗, 내 장난감이 떨어졌어요. 주워주세요. 아빠를 보며 구슬프게 울어요. 오호라, 아빠가 알아차리고 나에게 오네요.
- 아빠가 나를 안고 폴짝 뛸 때면 나도 모르게 기쁨의 웃음소리를 내요. 까르르르르!
- 아빠 정성은 감사하지만 이유식이 너무 맛없어서 고개를 돌려버려요. 아빠는 실망한 듯하지만 어쩌겠어요. 나도 입맛이 있어요.
- 아빠가 내 이름을 부르면 무슨 일인가 궁금해요. 힘이 있다면 기어서 가볼래요.
- 날 안아주려고 아빠가 손을 뻗어요. 그럼 나도 기분이 좋아져서 발을 동동 굴려요.

 ## 아빠를 바라보며 하나씩 배워나가요!

 사회성

- 담요를 덮으니 아빠가 없어졌다가 갑자기 다시 나타나요. 까르르 너무 재밌어요.
- 아빠는 기저귀를 갈아줄 때 좋은 노래를 불러줘요. 그럼 난 아빠와 눈을 맞추고 그 시간을 즐겨요.
- 새 기저귀로 갈아줘서 기분이 상쾌한 것도 있지만 아빠가 노래 불러주는 시간이 행복해요.
- 기저귀를 갈아줄 때 가끔 장난으로 몸을 뒤집어버리면 아빠가 당황해요.
- 나는 이제 자동차를 타고 멀리 나가기도 해요. 그럼 아빠의 뒷모습이 보여요. "빠빠빠빠" 하고 부르거나 발로 의자를 차면 아빠가 돌아봐요. 히히 재밌어요.
- 아빠가 발가락부터 온몸을 간지럽혀요. 너무 재밌어요. 아빠가 손을 치켜들고 장난스레 웃으면서 다가오면 난 눈치채요. 벌써 간지러운 것만 같아요.
- 누군가 집에 왔나 봐요. 누가 왔나 궁금해요. 앗, 아빠네요. 아빠가 와서 반가워요.

7~8개월

우리 아이 생활
자세히 살펴보기

잘 먹기

수유량이 부족해도 이유식을 중단하지 마세요

후기 이유식까지는 한 번에 먹는 이유식 양이 적기 때문에 이유식을 먹인 후 이어서 수유합니다. 하지만 수유 시간이 다 됐을 때 이유식을 주면 아기가 배고픔을 참지 못해 이유식을 잘 먹지 않을 수 있습니다. 그러므로 수유 시간보다 30분에서 1시간 먼저 이유식을 시작해 주세요. 이유식을 먹이고 바로 이어서 수유했을 때 양이 부족하다면, 바로 수유하지 않고 이유식과 몇 시간 간격을 두고 수유해도 괜찮습니다.

간혹 아기가 이유식을 시작하면서 수유량이 감소하는 경우가 있습니다. 이때 수유량을 늘리기 위해 이유식을 중단하지 마세요. 이유식은 그대로 개월 수에 맞춰 진행하되 부족한 수유량은 분유를 이용한 간식(분유 빵, 분유 쿠키) 또는 분유를 대체할 수 있는 유제품(아기 치즈, 아기 요거트)으로 채워주세요.

잘 자기

바깥 활동량이 많아지면서 수면 시간이 바뀔 수 있어요

이유식을 시작하고 바깥 산책을 하러 나가는 등 일과가 조금씩 바뀌면서 아기가 잠드는 시간이 늦어지거나 낮잠을 자는 시간이 바뀔 수 있습니다. 여전히 중요한 것은 낮잠을 포함해 하루 12~15시간, 적어도 10시간 이상 충분히 자고 있는지 확인하는 것입니다.

그 밖의 생활

아기의 다리가 휜 것 같아요

아직 걷지는 못하지만 하체를 많이 움직이면서 노는 시기입니다. 이때 부모들은 아기의 다리, 발 모양에 신경 쓰기 시작하죠. 신생아는 평균적으로 약간의 내반슬을 가지고 태어납니다. 내반슬이란 무릎이 안쪽으로 휘어 있어 다리가 활모양으로 휘어진 상태로 보통 '오다리'라고 부릅니다. 생후 1년까지는 정상적으로 내반슬을 보이고 1~2세 사이에 다리가 펴집니다. 3~4세가 되면 반대로 무릎이 바깥쪽으로 휘어지는 외반슬이 생겨 'X'자 모양을 보여요. 6~7세가 돼야 다리 모양이 잡혀 성인의 무릎 정렬 상태를 유지하게 됩니다. 이 시기에 보이는 오다리는 대개 정상적인 발달 과정이니 아기 다리를 펴준다고 무리하게 관절을 누르거나 마사지하는 것은 삼가주세요.

연령별 다리 모양 발달 과정

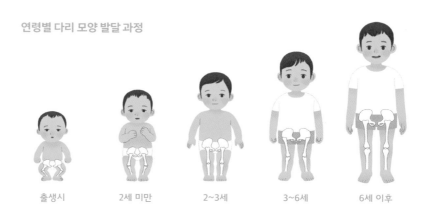

| 출생시 | 2세 미만 | 2~3세 | 3~6세 | 6세 이후 |

발가락이 휘었어요

네 번째 발가락과 다섯 번째 발가락이 안쪽으로 휘거나 두 발가락이 겹쳐 있어 걱정하는 보호자가 많습니다. 보통 양쪽이 대칭적이고 가족 중에 같은 모양을 보이는 경우가 많아요. 아기가 걷는 시기가 되면 자연스럽게 호전되기 때문에 특별한 치료가 필요 없어요. 똑바로 펴주려고 무리하게 마사지하는 것은 도움되지 않습니다. 양쪽 모양이 비대칭이고 신발을 신을 나이가 됐을 때도 불편함이 있다면 진료를 보는 것이 좋습니다. 만약 아래의 증상을 보인다면 소아정형외과 진료를 보세요.

 이럴 때는 병원에서 꼭 진료를 받으세요

- 엎드린 상태에서 아기 골반 위치를 수평으로 맞췄는데 양쪽 다리 길이 차이가 날 때
- 아기를 똑바로 눕히고 두 무릎을 최대한 구부렸는데 양쪽 무릎의 높이가 다를 때
- 아기가 힘을 주지 않았는데도 한쪽 다리가 바깥으로 벌어지지 않을 때
- 두 돌이 지난 아기를 눕혀 다리를 붙였을 때 양쪽 무릎 사이가 2.5cm 이상 벌어질 때

어떻게
놀아줄까?

**다양한
놀잇감을
활용해요**

아기는 기어다니기 시작하고 눈에 보이는 것도 많아지면서 활동에 추진력이 생깁니다. 안정적으로 앉아 있을 수도 있고 양손이 자유로워지죠. 이 시기에는 아기가 몸을 충분히 움직일 수 있는 안전한 공간을 마련하는 것이 가장 중요합니다. 뭐든지 입으로 가져갈 수 있으니 위험한 것이나 너무 작은 것(목구멍으로 넘어갈 수 있는 것)은 치워주세요. 꼭 명심하세요. 아이에게서 눈을 떼서는 안 됩니다!

**TIP ①
양손이
자유로워요**

씹고 뜯고 물고 즐기는 활동이 늘어납니다. 이때쯤 치아가 난 아기들이 있습니다. 치아가 없더라도 잇몸의 힘으로 떡뻥 정도는 쉽게 먹을 수 있어요. 양손으로 야무지게 쥐고 과일망에 든 과일을 먹는 활동은 운동 실행 능력, 저작근 활용, 신체 활동에 도움 되는 감각 놀이가 될 수 있어요. 양손을 사용하는 아기가 각각 다른 장난감을 잡게 해주세요. 이때 흔들다가 우연히 소리를 낼 수도 있고 목탁처럼 두들겨 소리를 낼 수도 있습니다. 또 작은 손으로 음식을 집어 스스로 입에 넣을 수도 있어요. 자기주도 간식을 시도해 볼 수 있는 시기므로 떡뻥을 손가락으로 잡을 만한 크기로 자른 다음 아기가 좋아하는 치즈를 둘러주세요. 좋아하는 간식을 먹기 위해 손을 활발히 사용할 거예요.

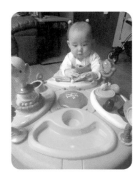 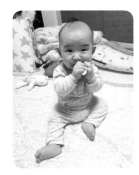 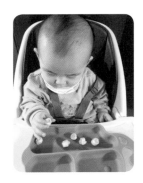

TIP ❷

**책 속의
그림을
유심히 봐요**

책은 언제든 좋은 놀잇감이죠. 특히 이 시기 아기에게 책은 재밌는 놀잇감입니다. 아기가 쉽게 만지고 느낄 수 있는 책이 좋아요. 시중에 아기를 위한 알록달록한 색감, 다양한 재질의 책이나 향기가 나는 책도 있답니다. 아기는 시력이 발달하면서 점점 색깔과 모양을 구별하기 시작합니다. 책 속의 다양한 그림들을 유심히 살펴보면서 그 모양을 기억하기도 하죠. 아기와 함께 앉아서 책을 탐험해 보세요. 아기가 관심을 보이는 부분은 더 재밌게 과장해서 읽어줍니다. 간단한 단어를 말해주거나 소리를 들려준다면 더욱 좋아요.

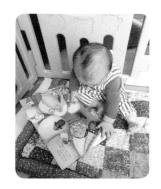

TIP ❸

**몸을 마음껏
활용해요**

자신의 몸을 많이 이용하여 세상을 알아가는 것은 아기에게 아주 좋은 놀이입니다. 아기가 좋아하는 장난감을 조금만 기어가면 혹은 손을 뻗으면 닿을 만한 거리에 두세요. 6개월이 지난 아기들은 자유의지가 생기면서, 자신의 힘으로 무엇인가를 이루고 싶어 합니다. 또한 신체 도식 능력이 발달하는데, 자신의 손발과 몸통, 머리가 어디에 있고 어떻게 움직이는지에 대한 몸의 지도를 만들어 나가는 것입니다. 아기가 네 발로 기어다니기 시작하면 주변의 공간(세상) 속에서 자신의 위치, 물체와 자신의 거리 등을 지각합니다. 이때 눈앞에 보이는 좋아하는 장난감을 손으로 만지기 위해서 얼마나 힘을 줘야 하는지, 얼마나 기어가야 하는지 경험을 통해 반복 학습합니다.

영유아기는 감각, 언어, 인지 발달의 중요한 시기입니다. 아기는 일상적인 자극을 경험하며 뇌신경이 발달하는데, 이 시기를 '감각 운동 단계'라고 해요. 자신의 신체와 외부 환경에서 오는 다양한 감각을 받아들이고(감각) 운동 능력으로 발휘하는(운동) 시기로, 이러한 과정을 '감각통합sensory integration'이라고 합니다. 이런 감각통합이 잘된 아

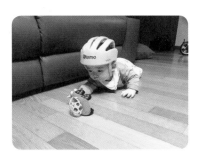

기들은 다양한 감각 정보를 잘 받아들이고 통합해 효과적으로 발현할 수 있어요. 감각통합은 시지각 발달, 협응 능력, 운동 실행 계획 능력, 더 나아가서는 인지 발달이 효과적으로 진행될 수 있는 중요한 기초공사 단계입니다.

TIP ❹
**다양한
감정을
느껴요**

이 시기 아기는 거의 모든 감정을 느낄 수 있다고 해도 과언이 아닙니다. 아직은 감정의 표현 방식이 다양하지 않지만, 아기가 느끼는 감정을 파악해 이야기해 주세요. 못 알아들을 것 같지만 양육자의 뉘앙스와 어투를 통해 어렴풋하게 배웁니다. 일상에서 부모와 아기가 함께 느끼는 감정을 좀 더 과장해서 표현해 주면 좋아요. 예를 들어 밥을 다 먹고 나서 배를 불룩하게 하고 두드리면서 "아이 배부르다"라고 말하거나, 신기하거나 재밌는 장난감을 볼 때는 눈을 동그랗게 뜨며 "우와! 이게 뭐야? 돌아가잖아? 너무 신나는데?"라고 감정을 표현해 줄 수 있습니다. 아기는 직간접적으로 경험하고 배울 거예요.

다양한 노래를 함께 들어보는 것도 좋은 방법입니다. 우리 아기가 특별하게 반응하는 노래를 찾아보세요. 이 시기 아기는 청각이 발달해 소리를 구별해 들을 수 있습니다. 어떤 아기는 멜로디를 따라 하려고 시도하기도 하죠. 또 아직 사람의 말소리에는 반응하지 않는데 특정 음악에 반응하는 아기도 있습니다.

부모가 좋아하는 노래를 들으면서 함께 춤을 출 수도 있고, 아기를 안고 부모가 느끼는 감정을 전달할 수도 있어요. 아이가 직접 춤을 추지 않더라도 춤추는 부모를 보며, 마치 자신이 춤추는 것처럼 느낄 거예요.

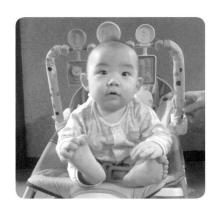
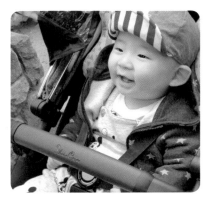

양육자가 편해지는
핵심 육아 상식

미러뉴런   미러뉴런mirror neuron은 다른 사람의 행동을 거울처럼 반영한다고 해서 붙여진 이름으로 거울세포라고 부르기도 합니다. 이 세포는 다른 사람의 표정과 행동을 볼 때 관찰하는 사람이 스스로 경험하는 것처럼 느끼게 합니다. 즉 거울처럼 반영한다는 뜻이죠.

미러뉴런은 1990년, 자코모 리촐라티Giacomo Rizzolatti 교수가 원숭이를 연구하던 중 우연히 발견했습니다. 원숭이가 음식에 손을 뻗을 때 활성화되던 뇌의 부위가 연구원이 음식에 손을 뻗는 것을 관찰하는 것만으로도 활성화되는 것을 발견한 것이죠. 연구팀은 인간을 비롯한 몇몇 동물이 미러뉴런을 통해 관찰하고 있는 상대방의 생각이나 행동을 마치 자신이 행동하고 있는 것처럼 느끼고 이해한다고 밝혔습니다. 예를 들어, 누군가 고통받는 장면을 보면 나도 몸이 지끈거리거나 얼굴이 찡그려지는 것 등이죠.

이러한 미러뉴런은 왜 인간이 사회적 동물인가를 과학적으로 뒷받침해 주는 발견입니다. 타인의 상황과 입장을 이해하고 감정을 같이 느낄 수 있는 능력을 '공감능력'이라 하며, 이런 의미에서 미러뉴런을 공감세포라고 부르기도 합니다. 미러 뉴런은 아이가 생후 8개월쯤부터 활성화되기 시작하여 아이를 점점 더 사회적인 인간으로 성장할 수 있도록 도와줍니다.

부모와 아이는 서로 연결돼 있어요

태아는 엄마와 탯줄로 연결되어 있었죠. 아이는 배 속에 있을 때와 마찬가지로 출산 후에도 여전히 부모의 모든 것에서 영향을 받습니다. 생후 6개월간은 공생기symbiosis라고 하는데, 아이가 주 양육자와 한 몸처럼 공생한다고 느끼며 지내는 시기라는 의미입니다. 이때 아이에게 부모는 우주이자 세계이며 자기 자신입니다. 아이는 부모 표정의 미세한 변화, 목소리, 웃음소리, 사소한 몸짓, 몸의 온도, 촉감 등 모든 것을 미세하게 느끼고 받아들여요. 부모를 통해서 세상과 만나게 되는 것이죠.

아이들은 7개월이 넘어서면 점점 더 다양한 감정을 느끼고, 또 스스로 느끼는 감정을 조절하는 법을 배우기 시작합니다. 또한 부모를 포함한 타인이 어떤 감정을 느끼는지 관찰하고 식별할 수 있으며, 이에 대해 각기 다른 반응을 보이기도 해요.

또한 아이들은 주변 환경을 스펀지처럼 빨아들입니다. 학습이나 의도적인 기억을 통해 주변을 배우기보다는 관찰과 경험으로 자연스럽게 체득하게 되는데, 그것이 아이들의 발달이 비약적인 이유 중 하나입니다. 보고 따라 하고 배우는, 바로 모방의 기능이죠. 영아의 표정과 말소리가 왠지 모르게 부모와 닮아 있는 것은 유전자뿐만 아니라, 아이가 갖고 있는 모방 능력 때문이기도 합니다.

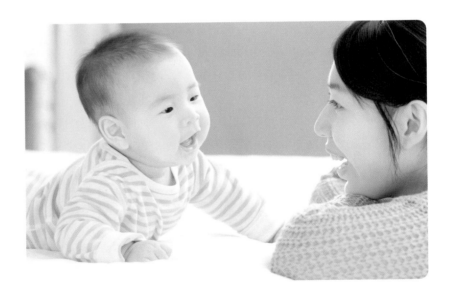

미러뉴런의 모방 기능은 아이들에게 질적으로도 양적으로도 중요한 역할을 합니다. 단순한 모방을 넘어, 직접 경험하지 않은 것까지도 느끼고 간접경험하게 해 뇌 세포를 자극시키고 활성화하기 때문입니다. 공감적 경험은 단순한 모방을 넘어 다른 사람의 기분, 생각, 의도, 감정을 알아차리고 행동의 이유를 파악하게 합니다. 즉 사회성 인지social cognition, 사회적 행동social behavior을 이해할 수 있게 도움으로써 타인의 행동에 대한 이해와 나와의 연결성을 더욱 깊이 있게 해줍니다.

이렇게 부모가 아이에게 말하는 것뿐만 아니라 부모의 모든 것이 아이와 연결된다고 생각하면, 아이에게 부모란 얼마나 큰 존재일까 상상도 되지 않습니다. 진정으로 부모는 한 아이의 우주라고 볼 수 있어요.

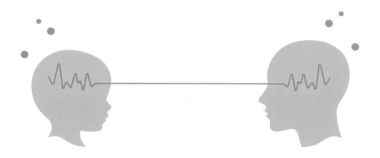

장난감이 필요 없는 최고의 놀이, 몸놀이!

하루 종일 엄마와 같이 있었는데, 퇴근 후에 잠깐 비행기 놀이만 해주는 아빠와 훨씬 신나게 놀고 즐거워하는 아이 모습을 본 적 있나요? 힘들고 피곤할 때 찾는 건 엄마인데, 아빠와 놀 때 아이가 더 즐거워 보이는 이유는 뭘까요? 물론 반대의 경우도 있습니다. 아마 이런 고민을 한 번쯤은 해본 적이 있을 것입니다. 대개 아빠들은 더 짓궂고 더 장난스럽고 더 즉흥적인 경향이 있어요. 엄마가 보기에는 아슬아슬한 아빠와의 놀이에 아이들은 왜 더 열광할까요?

비결은 단순함에 있어요

부모의 역할은 여러 가지입니다. 보호자, 양육자, 교사, 권위자 등 한 아이를 키우기 위해 부모는 다양한 역할을 수행합니다. 하지만 놀이를 할 때만큼은 아이와 함께 노는 상대가 돼줘야 합니다. 교구 없이 몸으로 아이와 즐거움을 공유할 수 있을 때 부모와 자녀 사이의 공유, 상호작용은 극대화될 수 있어요. **이러한 신체 놀이를 '사회적 감각 놀이 sensory social play'라고 합니다.** 신체감각으로 즐거움을 공유하는 놀이죠.

어떤 신체 놀이가 좋을까?

우선 아이가 좋아할 만한 신체적, 감각적 자극을 찾아보세요. 몸을 움직이는 것을 좋아하는 아이라면 뛰어다니기, 위아래로 움직이기, 앞뒤로 흔들기, 깡충깡충 뛰기 등이 있습니다. 스킨십이나 촉감을 좋아하는 아이라면 베개나 이불을 사용한 숨기(까꿍 놀이), 꽉 잡거나 꼭 안아주기(포옹 놀이), 만지기(간지럼 태우기), 몸 방귀(배에 소리 내어 뽀뽀하기 등), 손잡기(악수, 하이파이브, 줄다리기, 손뼉치기), 말타기(배를 밀착하는 것을 좋아하는 경우) 등을 선택할 수 있어요. 신체 놀이를 잘하기 위해서는 나의 온몸을 모두 활용한다는 느낌으로 진행해 보세요. 부모의 표정이 다양할수록, 소리가 과장되고 재밌을수록 아이들이 신체 놀이에 더욱 푹 빠져들어요.

쉽게 할 수 있는 사회적 감각 놀이

돌 전의 아이부터 만 3세까지도 즐겁게 놀 수 있는 다양한 감각 놀이를 소개합니다. 한 번 익히면 다양하게 변형이 가능하니 아이가 어렸을 때부터 단순한 신체 놀이를 익혀보세요.

❶ 까꿍 놀이

- 아이에게 이불을 덮고 "우리 아기 어디 갔지?", "여기 있네" 하며 찾기
- 아빠가 이불 쓰고 엄마와 아이가 함께 아빠를 찾아보기
- 아빠와 아이가 함께 이불 속에 숨어 엄마를 놀리기
- 이불 밖에 있는 사람은 조용히 하기
- 문 뒤, 커튼 뒤, 책장 뒤, 벽 뒤에 숨기 등 집 안의 여러 곳을 다양하게 활용하기

❷ 숨바꼭질

- 1에서 10까지 세고 찾기
- 숨은 사람을 찾고 나면 역할 바꿔 숨기
- "이제 찾으러 간다", "찾았다!" 하고 말해주기
- 눈 감고 기다리기 (눈 감는 것을 무서워하는 아이도 있어요)
- 얼굴을 벽에 묻고 술래 역할 하기

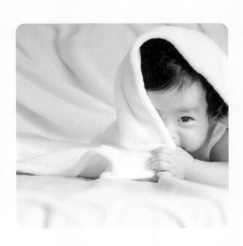
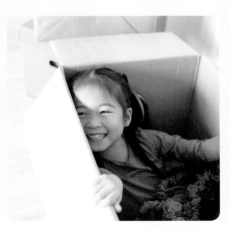

❸ 간지럼 태우기

- 얼굴을 마주 보며 간지럽히기
- "간질간질" 하고 말하며 손 모양과 표정을 과장하기

❹ 꼬리잡기

- 부모가 도망가는 아이를 쫓아가거나 아이가 부모를 쫓아가 잡기
- "○○이 잡으러 간다!", "준비, 땅!" 하고 말해주기
- 아이를 너무 쉽게 잡지 않고 적당히 타이밍을 조율하기
- "잡았다!", "나 잡아봐라!" 하고 도망가기
- 공룡이나 늑대 흉내를 내며 역할놀이Role Play를 추가하기
- 놀이를 변형하거나 장애물을 만들기

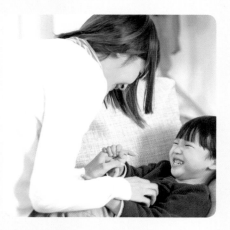 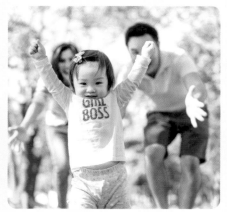

재밌는 몸놀이를 위한 팁	- 부모가 정한 놀이를 무조건 따르라고 지시하면 놀이가 재미없어요. 지시하지 않고 서로 리드할 수 있어야 합니다. - 부모의 역할을 점점 줄이고 아이에게 많은 기회를 주세요. - 한 번에 끝까지 다 하지 말고 클라이맥스 전에 잠시 멈추면 아이의 기대감을 더 높일 수 있어요(뜸 들이기). - 모든 놀이에 언어 표현을 함께해요. 짧고 재밌는 소리로 해주세요. - 부모의 모든 신체(표정, 목소리)를 적극적으로 활용하세요.

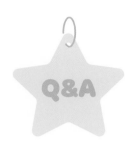

Q. 자꾸 잡고 서고 제자리 점프를 해요. 다리나 허리에 무리가 생기지 않을까요?

A. 누워 있거나 앉아 있는 것보다 서 있는 것을 좋아하는 아기들이 있습니다. 한번 서봤더니 다리를 움직이면서 점프도 할 수 있고 부모와 눈맞춤을 더 잘할 수 있어 자꾸 서려고 하는 것이죠. 하지만 아직 혼자 서지는 못해 부모가 겨드랑이를 잡아줘야 해서 힘이 듭니다. 아기가 서는 자세를 더 좋아하고 편안해한다면 그만큼 아기의 뇌와 신경 근육이 발달한 것이므로 다리 관절이나 허리에 무리가 가지 않아 걱정할 필요는 없습니다. 만약 계속 잡아주기가 너무 힘들다면 쏘서나 점퍼루의 도움을 받으세요.

Q. 관절에서 자꾸 소리가 나요.

A. 이 시기 아기 몸에서 '우둑' 하는 소리가 나면 뼈에 문제가 생겼을까 봐 걱정하는 분들이 많습니다. 이 소리는 뼈와 뼈를 잇는 관절에서 나는 소리입니다. 성인도 평소 움직이는 범위보다 많이 움직이면 뼈와 뼈, 뼈와 인대 사이에 마찰이 생기는데 이때 소리가 납니다. 성인은 뼈가 206개지만 신생아는 뼈 개수가 대략 400개나 됩니다. 그만큼 마찰이 생길 곳이 성인보다 많겠죠. 또 아기들은 유연해 관절의 활동 범위가 넓으므로 관절에서 자주 소리가 납니다.

> ☼ **이럴 때는 병원에서 꼭 진료를 받으세요**
>
> · 엉덩이 관절 주변에서 소리가 날 때
> · 관절 주변이 붓고 움직일 때마다 아파할 때

Q. 아기가 이를 갈아요. 그냥 둬도 괜찮을까요?

A. 아기들은 이가 나면서 '빠드득' 이 가는 소리를 내거나 이가 부딪히는 소리를 내기도 합니다. 또 턱을 앞으로 내밀기도 하고 아랫입술을 빨기도 합니다. 첫 번째는 재밌어서, 두 번째는 이가 나는 과정에서 잇몸이 가려운 것을 나름대로 해결하는 행동입니다. 흥미가 떨어지고 어금니가 나서 어느 정도 치열이 잡히면 하지 않을 일시적인 행동이기에 너무 걱정하지 않아도 괜찮습니다.

Q. 선크림(자외선 차단제)을 발라야 하나요?

A. 낮에 야외 활동이 예정된 생후 6개월 이후 아이라면 선크림을 바르고 외출해야 합니다. 제품마다 연령 제한이 있으므로 확인하고 구매하면 됩니다. 6개월 이전 아이라도 햇볕을 직접 쬐야 하는 상황이라면 자외선 차단제를 바르는 것을 더 추천합니다. 집 근처 마트를 가거나 어린이집 등하교를 하는 등 일상적인 야외 활동을 할 때 매일 바를 필요는 없습니다. 잠깐 외출할 때는 모자를 씌우거나 얇은 천으로 몸을 가리는 것을 추천합니다. 아침 10시에서 오후 4시 사이에 1시간 이상 야외 활동을 할 예정이라면 선크림을 미리 바르고 외출합니다.

Q. 아기 선크림을 고를 때 무엇을 봐야 하나요?

A. 인공색소, 인공향료, 중금속, 알레르기 유발 성분이 최대한 적은 안전한 제품을 고릅니다. 천연성분의 화장품으로 광고하는 제품 중에 오렌지, 레몬 등의 과일 추출물이 포함된 제품들이 있는데, 알레르기 질환이 있거나 해당 식품을 아직 먹어보지 않은 어린아이라면 천연재료가 들어간 제품은 피해주세요. 차단 지수는 PA ++ 이상, SPF 수치는 상황에 따라 15~50 사이로 선택해서 사용하고 영유아는 무기자차 자외선 차단제를 추천합니다.
선크림은 물로만 세안해도 된다고 광고하는 제품이어도 세정제를 사용해 꼼꼼하게 씻어주는 것이 좋습니다. 유아용 세안 티슈를 사용해 1차로 닦아낸 뒤 세정제로 씻어주면 잔여물을 깨끗이 제거할 수 있습니다.

Q. 땀띠가 났을 때는 어떻게 해야 할까요?

A. 땀띠란 땀관 또는 땀관 구멍의 일부가 막혀 땀이 제대로 분비되지 못해 피부 표면에 작은 발진 하얀 물집이 생기는 경우를 말합니다. 아기는 어른보다 땀 분비가 많기 때문에 더 자주 땀띠가 납니다.

무조건 자주 씻겨서 땀관 구멍을 막고 있는 각질 또는 분비물을 제거해 주는 것이 가장 중요합니다. 세정제를 사용하는 것이 좋지만 피부가 건조하다면 물로만 간단하게 씻어도 도움이 됩니다. 오일이나 크림을 발라 보습하기보다는 가벼운 로션이나 수딩젤을 발라주세요. 땀띠 난 피부가 붉어지거나 열기가 있을 때는 냉장고에 넣어 차갑게 만든 로션이나 수딩젤을 바르면 진정 효과가 있습니다.

'완벽한 육아'라는
환상에서 벗어나세요

육아가 시작되는 순간, 부모는 이상하게도 '죄인'이 됩니다. 항상 아이에게 미안하다는 말을 달고 살게 되죠. 신생아 때는 육아가 서툴러서 미안하고, 더 잘해주지 못해 미안하고, 아이와 시간을 더 보내지 못해 미안해합니다. 많은 부모가 거의 비슷한 감정을 느끼는 이유는 아이를 완벽하게 키울 수 있을 거라고 자신을 과대평가하기 때문입니다. 하지만 그 누구도 완벽한 육아를 할 수는 없습니다.

자신을 너무 과대평가하지 마세요. 아이의 모든 것을 미리 파악하고 해결해 줄 수 있을 거라고 생각하지 마세요. 아이가 건강하게 자랄 수 있도록 환경을 만들어 주고 방법을 고민하는 것만으로도 충분합니다. 때로는 아무것도 하지 않고 아이가 방법을 찾을 때까지 기다려주는 것이 더 도움이 될 때도 있습니다.

완벽하지 않아도 괜찮습니다. 느리게 가도 괜찮습니다. 그래도 죄책감이 밀려온다면 육아를 잘하기 위해 노력한 점을 하나씩 나열해 보세요. 퇴근하고 너무 피곤했지만 아이와 10분 동안 놀아준 것, 아이에게 화낼 뻔한 상황을 잘 넘긴 것처럼 아주 사소한 일도 괜찮습니다. 내가 할 수 있는 노력을 하나씩 해내다 보면 어느덧 '행복한' 육아를 하는 자신을 발견하게 될 거예요.

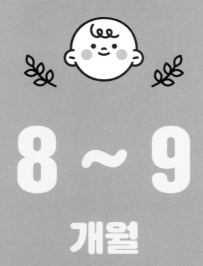

8 ~ 9

개월

이렇게 자랐어요

8~9 개월

 눈

활동 범위가 넓어지면서 높은 곳에 가보고 싶어 해요.

 손

양손으로 능숙하게 물건을 잡아 입으로 가져가요. 낯가림이 한창일 때 엄마, 아빠가 옆에 없으면 불안해하고 양손을 뻗어서 안아달라고 표현해요.

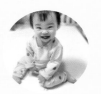 **팔**

양팔로 몸을 지탱할 수 있어요.

다리

엎드린 상태에서 몸을 일으켜 앉을 수 있도록 다리에 힘을 줄 수 있어요.

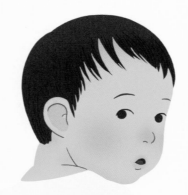

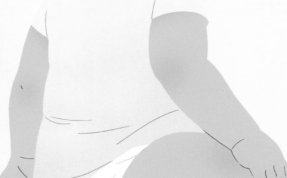

이 정도는 할 수 있어요

- 엎드려 있다가 스스로 앉을 수 있어요.
- 앉아 있을 때 몸통을 옆으로 돌릴 수 있어요.
- 앞에 있는 물건을 잡으려고 몸을 앞으로 숙여 네 발 기기를 해요.
- 물건을 쥘 때 손가락 전체를 움직이기보다 엄지와 다른 손가락 일부분으로 잡을 수 있어요.

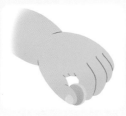

성장 기준표 살펴보기

질병관리청
성장도표 계산기

개월수	키(cm)		체중(kg)	
	남자	여자	남자	여자
8	66.5 ~ 74.2	64.3 ~ 72.6	7.2 ~ 10.3	6.5 ~ 9.7
9	67.7 ~ 75.7	65.6 ~ 74.1	7.4 ~ 10.6	6.8 ~ 10.1

TIP▶ 키는 3~95백분위수 범위, 체중은 5~95백분위수 범위입니다.

하루 적정 수유량

모유수유	분유수유
5~6회 + 이유식 100~150g 하루 2~3회 + 간식 1회(생략 가능)	하루 600~700ml + 이유식 100~150g 하루 2~3회 + 간식 1회(생략 가능)

하루 적정 수면 시간

9시간 이하	조금 더 자야 해요.
10~11시간	적당하게 자고 있어요. 만약 아이가 졸려 보인다면 1~2시간 더 재워도 됩니다.
12~15시간	권장하는 수면 시간이에요.
16~18시간	적당하게 자고 있어요. 만약 아이가 자려고 하지 않는다면 조금 덜 재워도 됩니다.
19시간 이상	너무 많이 재우고 있어요.

TIP▶ 미국수면재단에서 권장하는 아이의 수면 시간입니다. 우리 아이의 낮잠과 밤잠을 더한 수면 시간이 어느 정도인지 살펴보세요.

꼭 챙겨야 할 접종·검진 체크

• 이 시기에 챙겨야 할 접종·검진은 없습니다.

우리 아이 생활
자세히 살펴보기

잘 먹기

이유식과 수유 총량, 1,000ml로 맞출 필요 없어요

이유식 후기로 넘어갈수록 이유식의 비중이 높아집니다. 이유식은 묽기와 입자 크기에 따라 같은 양이라도 차이가 납니다. 핑거푸드, 과일처럼 정확하게 양이 맞추기 힘든 음식도 있습니다. 또한 아기의 컨디션에 따라 먹는 양이 달라질 수도 있어요. 따라서 수유할 때처럼 총량을 맞추거나 아기의 체중×150ml 같은 공식으로 매일 먹는 양을 정확히 따질 필요는 없습니다.

간식 활용하기

그날 아기의 컨디션이나 상황에 따라 한 번에 먹는 이유식량이 달라질 수 있으므로 평소 먹는 이유식량보다 적게 먹는다면 억지로 먹이지 마세요. 다음 이유식 시간에 양을 늘려봅니다. 그래도 아기가 먹지 않는다면 간식을 추가로 주세요. 이때는 이유식을 대체할 수 있는 곡류 간식(오트밀, 밥전, 감자, 고구마 등)과 육류, 채소를 보충해 줍니다. 아기가 양을 조절하면서 먹을 수 있는 핑거푸드 형태가 좋습니다.

잘 자기

TIP
낙상사고 대처법은
138쪽 참고

낙상 주의

한국소비자원에서 시행한 조사에 따르면 1세 미만 영아에게 일어나는 안전사고 중 낙상이 가장 흔하며, 그중 소파, 침대 등 가정에서 낙상하는 사고가 43.3%로 가장 많았습니다. 뒤집기, 스스로 앉기가 가능한 이 시기부터는 특히 조심해야 합니다. 순식간에 배밀이로 이동하거나 침대 난간을 넘어 추락할 수 있어요. 한순간도 아기를 높은 곳에 두지 마세요. 아기가 잡고 섰을 때 침대 난간이 어깨선보다 낮다면 높이 조절이 필요합니다.

돌아다니면서 이물질을 먹을 수 있어요

전체 1세 미만 영아에게 일어나는 안전사고 중 낙상 다음으로 흔한 사고는 '이물질 섭취'입니다. 손에 닿는 모든 사물을 입으로 가져가 탐색하는 시기이므로 주변에 아기가 삼킬 수 있는 작은 물건은 두지 않아야 합니다.

TIP▶
이물질을 삼켰을 때
대처법은 453쪽 참고

아기가 이물질을 삼켰다면

호기심이 왕성한 아기는 무엇이든 입으로 가져갑니다. 그러다 삼켜보기도 하죠. 가정에서 아기가 가장 많이 삼키는 물건으로는 살충제, 감기약, 세제, 화장품, 동전 등이 있습니다. 대개 아기가 이물질을 삼켰을 때 많은 분이 당황해 먹은 것을 토하게 하려고 합니다. 이때 손가락을 아기의 입에 넣으면 이물질이 오히려 폐로 들어갈 수 있어 위험합니다. 또한 강한 산성이나 알칼리성 물질이라면 아기의 식도가 손상될 수 있으므로 절대 하지 마세요.

손가락을 넣어 구토를 유발하지 말고 아기에게 물이나 우유를 충분히 먹이세요. 삼켰을 때 당장 특별한 증상이 없다 하더라도 반드시 병원 진료를 봐야 합니다. 이때 아기가 먹은 물질을 사진으로 찍어서 보여주거나, 약물을 먹었다면 약봉지를 가져가세요. 만약 아기가 아래의 물질을 삼켰다면 물을 먹이지 말고 1시간 이내로 응급실로 내원해야 합니다.

 이럴 때는 1시간 이내에 응급실 진료를 받으세요

- 수은건전지
- 스테이플러 심, 클립, 침이 달린 귀걸이 등 날카로운 물건
- 100원 이상 크기의 동전
- 아세톤
- 소독약

이 시기
흔히 고민하는 문제

**유산균
보충해야
할까요?**

아직까지 베일에 싸인 유산균의 효과

우리 몸에는 100조억개가 넘는 장내세균이 살고 있습니다. 그중에서 건강에 도움을 주는 균을 유익균, 즉 프로바이오틱스probiotics라고 합니다. 유익균의 장내 정착 능력을 강화시키는 프리바이오틱을 포함해 유산균이라고 부르는 것이죠. 유산균을 섭취하여 장내 유익균이 많아지면 장의 방어벽이 강화돼 위장관 증상이 호전됩니다. 또 유해한 미생물이 증식하지 못하도록 항생물질, 소화효소 등이 배출되고, 장의 투과성이 증가되면서 영양소 흡수와 비타민 합성이 촉진됩니다.

반대로 장내 유해균이 많아질수록 장의 방어벽이 약화돼 위장관 질환이 생기고, 면역력이 약해져 감염성 질환에 취약하게 됩니다. 또한 알레르기 질환, 당뇨, 비만과 같은 만성 질환이 생길 확률이 높아집니다. '모든 건강 문제는 장에서 시작된다.' 지금으로부터 수천 년 전 히포크라테스가 한 말이 현대에 와서 사실로 검증되고 있는 것이죠. 특정 질환을 앓고 있는 아이들에게 프로바이오틱스를 꾸준히 복용시켰을 때 증상이 나아졌다는 연구 결과들이 이전부터 꾸준하게 나오고 있어요. 세계소화기학회World Gastroenterology Organisation, WGO 가이드라인을 보면 현재까지 소아에서 프로바이오틱스 복용의 효과가 연구를 통해 일부 증명된 것은 다음과 같습니다.

프로바이오틱스 복용이 소아에게 미치는 영향

- 급성 장염의 감염 기간을 줄이고 중증도를 저하
- 급성 장염 예방
- 항생제 복용으로 인한 설사 예방
- 모유수유아의 영아산통 증상 개선
- 아토피 피부염 증상 개선, 정상적인 면역 반응 유도
- 프로바이오틱스 혼합균주와 프리바이오틱스를 함께 복용했을 때 정상적인 면역반응을 유도해 급성 감염성 질환을 예방
- 염증성 장 질환(크론병, 궤양성 대장염) 증상 개선
- 미숙아의 괴사성 장염 발생 예방

'일부 증명'이라고 표현한 이유는 아직 유산균이 우리 몸에서 어떤 기전을 통해 작용하는지 완전히 밝혀지지 않았기 때문입니다. 효과를 얻기 위해 필요한 용량, 복용 기간에 대한 자세한 가이드라인은 현재까지 없습니다. 그러므로 연구가 아직 미흡하므로 아직은 보조요법, 예방요법 정도로 생각해 주세요.

유산균 제품 고르는 팁

첫째, 유산균 제품은 WHO에서 효능과 안전성이 입증된 균종으로 이뤄진 것이 좋습니다. 락토바실러스균lactobacillus과 비피두스균bifidobacterium, 2가지 균에 대한 연구가 주를 이루고 있는데요. 특히 아토피피부염, 알레르기 질환에 대한 효능과 관련해 락토바실러스 람노수스 GGlactobacillus rhamnosus GG에 대한 연구가 가장 많습니다.

둘째, 프리바이오틱스가 함께 들어간 혼합균주 제품이 좋습니다. 프리바이오틱스는 보통 식이섬유나 올리고당 성분으로 이루어져 있는데, 프로바이오틱스의 먹이가 되어 장내에 잘 정착하도록 도와줘 유산균의 작용을 증진시켜 줍니다.

셋째, 충분한 생균이 들어 있어야 합니다. 프로바이오틱스는 장에 도달할 때까지 위산과 담즙에 의해 분해됩니다. 그러므로 장까지 충분한 프로바이오틱스가 도달하려면 유산균에 충분한 양의 균이 들어 있어야겠죠. 적어도 10억/CFU 이상 들어 있는지 확인해 주세요. 또 복용하는 동안 보관이 잘 될 수 있도록 단일 포장된 제품을 고르는 것이 더 좋습니다.

넷째, 제품 설명서대로 복용해 주세요. 공복과 식후 중에 언제 복용하는지, 연령에 따른 용량은 어느 정도인지 제품 설명서를 꼼꼼하게 읽어 보세요. 또 만약 병원에서 약 처방을 받을 때 정장제가 포함되어 있다면 보충하고 있는 유산균을 잠시 중단해야 하는지 약국에서 확인받아야 합니다.

유산균 복용 전 전문가와 꼭 상담해야 하는 경우

- 100일 미만 신생아
- 항암치료, 만성질환으로 치료를 받고 있는 면역력이 낮은 소아
  ※ 심각한 전신 감염을 일으킬 수 있으므로 주의

유산균 보충에 관한 조언

비록 아직은 유산균의 효과에 관해 애매모호한 의견이 많지만, 장내 유해균보다 유익균이 많아지는 것은 단점보다 장점이 많습니다. 또 다행히 유산균 복용이 건강한 소아에게 큰 부작용이 일으켰다고 보고된 바는 없어요. 그러므로 아이가 유산균을 섭취했을 때 복부 불편함, 설사 등의 불편한 증상이 없다면 유산균을 보충했을 때의 이점이 많기 때문에 보충하는 것을 추천합니다. 하지만 어디까지나 유산균은 치료제가 아닌 보조제일 뿐입니다. 어떤 특정한 병을 낫게 할 수 없으며, 값비싼 제품을 이것저것 자주 바꿔서 먹인다고 효과가 극대화되지 않습니다. 부작용이 없고 아이에게 잘 맞는 제품을 꾸준하게 먹이는 것으로 충분해요.

다크서클

다크서클이
빈혈 증상인가요?

다크서클dark circle은 눈 밑이 어두워 보이는 증상을 말하며 공식적인 의학용어는 아닙니다. 흔히 성인은 피곤하거나 건강 상태가 좋지 않을 때 이런 증상이 생기죠. 아기에게 다크서클이 보이면 많은 보호자가 걱정하지만 의학적인 관점에서 아기들의 다크서클은 특이 증상으로 보지 않습니다. 병원에 가더라도 주치의 선생님이 보호자의 걱정과 달리 크게 신경 쓰지 않을 가능성이 높아요. 그러므로 다크서클을 영양 부족의 증상으로 보지 않아도 괜찮습니다.

아기에게 다크서클이 보이는 이유는 따로 있습니다. 바로 '코 막힘' 때문입니다. 감기, 비염, 코딱지 같은 물리적인 이유로 코가 막히면 점막이 부어 코와 눈 주위의 혈관이 제대로 순환되지 않습니다. 그러면서 눈 주위가 붉게 변하거나 파랗게 보이면서 다크서클이 생기는 것이죠. 특히 편도 아데노이드 비대증이 있는 아이들의 경우 이 증상이 더 심하게 나타납니다. 목 안쪽 점막의 편도와 입천장 높은 부위에 위치하는 인두편도(아데노이드)는 체내로 들어오는 유해물질을 막아주는 면역 기관인데 평균적인 크기보다 클 때 구강과 비강의 통로가 좁아져 코 막힘 증상이 오래가고 심해질 수 있어요. 이때 아기가 코가 불편해서 코를 자주 만지고 눈 주위를 비비기 때문에 눈 밑에 착색이 일어납니다. 그러므로 아기에게 다크서클이 보인다면 어떤 영양제를 사야 할지 고민하기보다는 코 막힘이나 코 가려움증이 있는지, 코 치료가 필요한지 진료를 보고 관리해 주세요.

중기 이유식

중기 이유식으로 넘어온 것을 축하합니다. 이제 본격적으로 이유식 섭취량이 늘어나는 시기입니다. 이유식 시기에 다양한 재료를 접했던 아기일수록 커서 편식할 확률이 낮아집니다. 아기가 골고루 먹고 잘 크기 위해 지금 조금 고생스럽더라도 힘내세요. **중기 이유식의 목표는 아이가 다양한 식재료를 맛보고, 서서히 덩어리 음식에 적응하는 것입니다.**

시기	생후 7~8개월(생후 9개월 미만)
이유식량	• 한 끼 이유식 섭취량 80~150g • 1일 2회(한 끼에 먹는 양에 따라 3회 가능) • 이유식+ 수유 붙여서(보충 수유)
고기양	20~30g
수유량	600~800ml

중기 이유식 이것만 기억하세요!

- 이유식은 오전, 오후에 하루 2~3회 진행합니다.
- 묽기는 7배죽에서 5배죽까지 진행할 수 있어요.
- 잡곡을 50% 이상 첨가하는 것을 권장합니다.
- 체에 거르거나 완전히 갈아서 먹이기는 이제 그만, 재료를 3mm 정도의 입자로 다지고 서서히 크기를 늘리세요.
- 생후 8개월부터 아기 스스로 잡고 먹을 수 있는 핑거푸드를 주고 숟가락을 쥐는 연습을 시작합니다.

중기 이유식에 가능한 음식과 피해야 할 음식 리스트

가능한 음식	곡류	쌀, 찹쌀, 오트밀 포함한 통곡물, 밀가루 ※ 잡곡 50% 첨가를 권장합니다.
	육류	소고기, 닭고기, 돼지고기
	달걀류	달걀노른자, 달걀흰자 ※ 완전히 익혀서 주세요.
	어패류	간이 되지 않은 흰 살 생선(임연수어, 대구,갈치, 도미, 조기 등), 등푸른 생선, 갑각류(새우살) ※ 주 2회 미만으로 주세요.
	콩류	대부분의 콩류 가능
	채소류	대부분의 채소 가능
	과일류	대부분의 과일 가능 (사과, 배, 바나나, 수박, 자두, 아보카도, 귤, 오렌지, 딸기, 토마토, 복숭아) ※ 갈아서 이유식에 토핑하거나 과즙망에 넣어 씹는 연습을 시작하세요.
	유제품	아기용 치즈, 아기용 요구르트
	유지류	참기름, 올리브유, 무염버터
	견과류	땅콩버터, 대부분의 견과류(호두, 아몬드, 잣 등) ※ 땅콩 100% 제품으로 뜨거운 물에 녹여 이유식에 토핑합니다. ※ 견과류는 질식 위험이 있으므로 곱게 다져서 주세요.
피해야 할 음식	곡류	여러 가지 곡류가 혼합된 선식
	육류	기름기 많은 부위
	어패류	조개, 큰 생선(참치), 멸치
	과일류	과일 주스 ※ 과일을 먹일 때는 이유식에 넣어주거나 과즙망에 넣어 질감을 느끼게 해주세요.

TIP▸ 빨간색으로 표시된 것은 알레르기를 유발할 수 있으므로 섭취 시 반응을 유심히 관찰해야 해요.

Q. 입자가 조금만 크면 아기가 구역질하면서 안 먹으려고 해요.
계속 갈아줘도 되나요?

A. 타고난 기질이 예민한 아기가 있습니다. 이유식의 질감, 맛, 냄새에 유난히 예민해서 중기 이유식으로 넘어갈 때 거부 반응을 나타낼 수 있습니다. 그렇다고 매번 이유식을 갈아 먹일 필요는 없습니다. 먼저 아기가 싫어하는 질감의 음식이 무엇인지 관찰하세요. 예를 들어 고기의 질긴 질감을 싫어한다면 고기만 갈아 체에 내리고 다른 재료는 다져서 입자가 있는 형태로 섞어주세요. 고기 특유의 냄새가 싫은 경우라면 소량의 양파를 같이 갈아서 끓여주면 냄새가 덜 납니다. 배나 사과를 갈아서 이유식에 넣어 단맛을 더하면 잘 먹는 경우도 있어요. 다른 아기들보다 시간이 조금 더 걸릴 뿐 점차 덩어리 음식에 익숙해질 것입니다.

Q. 한 번에 먹는 이유식 섭취량이 너무 적어요. 어떡하죠?

A. 가장 좋은 방법은 이유식 횟수를 늘리는 것입니다. 한 번에 80ml씩 2회, 총 160ml를 먹어야 할 때, 아기가 한 번에 먹는 이유식이 50ml밖에 된다면 하루 3회로 늘려 150ml로 맞춰줍니다. 이렇게 이유식을 하루 3~4회로 늘려도 총량만 맞춘다면 문제 되지 않아요. 이유식 자체를 싫어하는 경우라면 이유식 사이에 간식을 1~2회 주는 방법도 있습니다. 쌀 대신 오트밀, 감자, 고구마로 탄수화물을 보충하고, 달걀노른자나 흰 살 생선으로 단백질을 보충해 부족한 열량을 채워주세요.

Q. 이유식은 잘 먹는데 수유량이 너무 적어졌어요. 이유식을 중단해야 할까요?

A. 초기 이유식에 비해 이유식의 비중이 늘어나는 시기지만 여전히 모유나 분유에서 얻어야 할 영양소의 비중이 높아요. 그러므로 하루 수유량은 적어도 500ml 이상 수유해 주는 것이 좋습니다. 이유식을 먹고 난 후 이어서 먹는 수유량이 적다면 시간이 조금 지난 후 수유합니다. 그래도 충분한 양이 되지 않을 때는 분유 또는 모유를 이용한 간식으로 보충하면 됩니다. 으깬 감자에 모유, 분유를 넣어 수프 형태로 주거나 달걀노른자, 밀가루, 분유 가루

를 이용해 분유 빵을 만드는 방법도 있어요. 또 나트륨을 줄인 아기 치즈, 무가당 아기 요거트도 분유 대신 보충할 수 있는 유제품입니다.

Q. 간식을 꼭 줘야 할까요?

A. 아닙니다. 간식은 이유식에서 부족한 영양분을 채우는 데 목적이 있습니다. 그러므로 이유식을 충분히 먹고 있는 아기라면 일부러 간식을 먹일 필요가 없습니다.

Q. 이유식을 먹고 변비가 생겼어요. 중단해야 할까요?

A. 이유식 섭취량이 늘고 수유량이 줄면서 수분 섭취가 줄기 때문에 변의 양상이 달라질 수 있습니다. 아직 적응 과정이므로 이유식을 유지하면서 기다려 주세요. 이유식을 줄 때 수분 섭취를 늘리거나, 식이섬유가 많은 음식(고구마, 양배추, 브로콜리, 시금치 등)이나 오트밀 죽을 주거나, 배변에 도움이 되는 펙틴, 소르비톨이 많이 함유된 사과나 자두로 퓌레를 만들어 주는 것도 좋은 방법입니다. 바나나 섭취도 도움이 되지만 덜 익힌 바나나는 오히려 변비를 유발하기 때문에 충분히 익혀서 먹이는 것이 좋습니다.
아기가 변을 보는 횟수가 주 2회 미만으로 줄어들 때, 또는 변을 볼 때 힘들어하는 증상이 2주 이상 지속될 때는 소아청소년과 진료를 보는 것이 좋습니다.

Q. 배달 이유식을 먹여도 될까요?

A. 배달 이유식보다 집에서 만드는 이유식이 위생적인 면과 영양적인 면에서 더 훌륭한 것은 당연합니다. 가능하다면 아기가 먹는 이유식을 직접 만드는 것이 좋겠죠. 하지만 배달 이유식의 장점도 많습니다. 시간 여유가 생겨 아기와의 놀이 시간을 늘릴 수 있고 무엇보다 마음의 여유가 생기니 이유식을 먹일 때 훨씬 편안한 마음으로 아기를 대할 수 있습니다. 또한 매일 다양한 재료를 맛보게 해줄 수 있다는 장점까지 있죠. 이유식을 직접 만들어본 워킹맘으로서 단점만 잘 보완한다면 배달 이유식은 육아에 도움이 된다고 생각합니다.

Q. 배달 이유식을 먹일 때 주의 사항이 있나요?

A. ① 믿을 만한 업체인지 확인하기

한국식품관리인증원HACCP에서 인증받은 업체인지, 매일 이유식을 제조하는지, 영양사 선생님이 따로 식단을 관리하는지, 이물질이나 감염 사고가 났을 때 대처할 수 있는 보험에 가입돼 있는지, 음식 알레르기가 있는 아기에 대한 관리가 가능한지 등의 사항을 꼼꼼히 확인하세요.

② 전자레인지로 데우지 않기

여름철이면 배달 이유식 때문에 아기가 식중독, 살모넬라, 노로바이러스에 감염됐다는 기사를 종종 봅니다. 이유식을 대량으로 만들고 배달하는 과정에서 바이러스를 완전하게 예방하기는 어려운 것이 사실이죠. 특히 전자레인지는 부분적으로 열을 가하는 방식이기 때문에 균을 죽일 수 없습니다. 이유식을 데울 경우 전자레인지에 돌리지 말고 이유식용 냄비에 물이나 육수를 조금 넣고 100℃ 이상 온도에서 끓여주세요.

③ 충분한 고기 섭취량 채워주기

후기 배달 이유식을 배달해서 먹일 경우 고기 섭취량을 잘 확인해야 합니다. 특히 빈혈이 있거나 이유식 섭취량이 적은 아기의 경우 고기 섭취량을 늘려야 하기 때문에 더 신경을 써야 해요. 예를 들어 보통 180ml의 배달 이유식에 한 끼 섭취 고기양이 15g 들어 있다면 140~150ml밖에 안 먹는 아기는 고기 섭취가 부족해지겠죠. 이처럼 고기 섭취가 중요한 중·후기 이유식 시기에는 다진 고기로 육수를 만들어 고깃덩어리는 얼음 틀에 넣어 냉동 보관하고 육수는 따로 냉장 보관을 한 뒤 이유식을 먹일 때 추가해서 끓이면 고기 섭취를 늘릴 수 있어요.

우리 아이는 날 좋아할까?

이제 제법 의사 표현도 할 줄 알고 엄마, 아빠가 누구인지도 잘 아는 아이, 너무나 사랑스러운 우리 아이가 혹시나 나를 별로 좋아하지 않는 것 같아 걱정된 적이 있나요? 부모와 함께하는 시간이 길지 않아 더 오랜 시간 함께 있는 조부모님이나 시터님을 더 따르고 좋아하는 것 같아 서운하게 느껴졌던 적은요? 혹은 아이를 어쩔 수 없이 혼내고 나서 왠지 아이가 부모를 미워할까 봐 걱정했던 적이 있었을까요? 하지만 너무 걱정하지는 마세요. 아이는 자신을 제일 사랑하는 사람이 누구인지 점점 더 잘 알아갈 거예요. 마음을 꾸준히 표현해준다면 함께 있는 시간이 적더라도, 그 시간만큼은 오롯이 쏟는 부모의 진심을 아이는 알아챌 겁니다.

함께하는 시간도 적은데, 짧은 시간 동안 혼내고 싶지 않아서 혹은 아이를 혼내거나 제지하면 아이가 부모를 미워할까 봐 두려워서 육아에 어려움을 느끼는 부모님들도 있습니다. 하지만 아이는 자신을 무조건 받아줄 때가 아니라 자신이 안전하다 느낄 때, 부모가 믿고 신뢰할 수 있는 사람이라는 것을 느낄 때 더욱 부모를 따르고 사랑하게 됩니다. 크고 단단한 부모가 되어주세요. 부모에 대한 아이의 사랑은 의심할 필요가 없습니다. 아이에게 부모는 세상에 그 어떤 것과도 바꿀 수 없는 존재니까요.

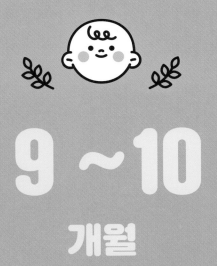

9 ~ 10

개월

이렇게 자랐어요

9~10 개월

눈
부모가 응시하는 방향을 함께 바라봐요.

얼굴
주변에 대한 호기심과 탐구심이 넘치다가도 보호자가 없으면 불안을 느껴요.

피부
움직임이 많아지면서 접촉이 많은 피부(종아리 외측, 팔꿈치)가 쉽게 건조해져요.

허리
혼자서 안정적으로 앉을 수 있어요.

다리
앉아 있는 상태에서 다리를 오므리고 펼 수 있어요. 때로는 앞뒤로 'W'자로 무릎을 굽혀 앉기도 해요.

손
엄지손가락과 집게손가락으로 물건을 잡을 수 있어요.

이 정도는 할 수 있어요

- 낮은 소파를 붙잡고 옆으로 걸을 수 있어요.
- 세워두면 잠깐은 앉으려고 쭈그리는 자세를 할 수 있어요.
- 손가락으로 가리키는 방향을 쳐다봐요.
- 엄지손가락과 집게손가락 끝으로 음식을 잡고 입으로 가져가요.
- 입에 있는 음식을 손으로 꺼내서 확인하고 다시 먹을 수 있어요.

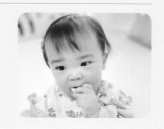

성장 기준표 살펴보기

질병관리청
성장도표 계산기

개월수	키(cm)		체중(kg)	
	남자	여자	남자	여자
9	67.7 ~ 75.7	65.6 ~ 74.1	7.4 ~ 10.6	6.8 ~ 10.1
10	69.0 ~ 77.0	66.8 ~ 75.5	7.7 ~ 10.9	7.0 ~ 10.4

TIP 키는 3~95백분위수 범위, 체중은 5~95백분위수 범위입니다.

하루 적정 수유량

모유수유	분유수유
4~5회 + 이유식 120~150g 하루 3회 + 간식 1회(생략 가능)	하루 500~600ml + 이유식 120~150g 하루 3회 + 간식 1회(생략 가능)

하루 적정 수면 시간

9시간 이하	조금 더 자야 해요.
10~11시간	적당하게 자고 있어요. 만약 아이가 졸려 보인다면 1~2시간 더 재워도 됩니다.
12~15시간	권장하는 수면 시간이에요.
16~18시간	적당하게 자고 있어요. 만약 아이가 자려고 하지 않는다면 조금 덜 재워도 됩니다.
19시간 이상	너무 많이 재우고 있어요.

TIP 미국수면재단에서 권장하는 아이 수면 시간입니다. 우리 아이의 낮잠과 밤잠을 더한 수면 시간이 어느 정도인지 살펴보세요.

꼭 챙겨야 할 접종·검진 체크

- 3차 영유아 건강검진(생후 9~12개월)

나는 이만큼 할 수 있어요

 ## 난 세상을 알아가요!   인지

- 엄마는 내 몸짓을 알아들어요. 우리는 이제 정말 잘 통해요.
- 안아달라고 손을 뻗으면 엄마가 안아줘요. 먹고 싶은 것이 있는 쪽으로 손을 뻗으면 엄마가 챙겨줘요.
- 싫은 건 싫다고 표시해요. 고개를 돌리거나 내 앞에서 치워버려요.
- 오른손에서 왼손으로 물건을 넘기는 건 쉬워요.
- 엄마가 사준 빨대컵은 재밌어요. 물이 나오기도 하지만 탁탁 치면 소리가 나요. 뒤집으면 갑자기 물이 쏟아지기도 해요.
- 블록이 쌓여 있으면 밀어버려요. 그럼 우르르 쏟아져요. 엄마가 블록을 다시 쌓아줘요. 그럼 난 다시 블록을 쓰러트려요. 내 힘으로 물건을 움직이게 할 수 있어요.
- 엄마가 내 옷을 벗기려 할 때 나도 도와줘요. 팔을 뻗으면 더 쉽게 벗을 수 있는 것 같아요.
- 다들 나를 "〇〇아"라고 불러요. 그게 내 이름이에요. 난 내 이름이 좋아요.

내 기분을 달래주세요. 혼자서는 아직 힘들어요!   정서·감정

- 내가 기분이 좋으면 엄마도 같이 행복해져요. 내가 엄마를 행복하게 만드는 거예요.
- 식탁 위에 뭐가 있는지 궁금해요. 손에 힘을 주고 식탁을 잡고 일어서고 싶어요. 그런데 왜 아직 안 될까요? 짜증이 나요!
- 간식을 더 먹고 싶은데 안 주면 화가 나서 큰 소리를 내요.
- 간식을 하나 더 주면 난 기분이 좋아서 배시시 웃기도 해요.
- 엄마가 담요 속에 숨어 있으면 담요를 치워요. 그럼 그 안에 엄마가 있답니다. 하하하 너무 재밌어요.
- 엄마가 통화 중이에요. 난 심심해서 일부러 웃긴 소리를 내거나 엄마를 만져요. 그럼 엄마가 내게 관심을 돌린답니다. 야호!
- 아직 난 스트레스를 처리할 수 있는 능력이 없어요. 스트레스를 거부할래요.
- 속상할 땐 엄마에게 말해요. 나의 마음을 알고 달래주니까요.

"안 돼!"가 들리면 일단 멈춰요!

- 탁자 위에 재밌어 보이는 게 있어서 손을 뻗었더니 엄마가 "안 돼"라고 말했어요. 뭔가 위험한 것 같아요. 그럴 때는 일단 멈춰요. 왜냐하면 엄마가 날 안전하게 지키려고 하는 거니까요.
- "다 먹었네"라고 엄마가 식사 시간이 끝난 걸 알려줘요. 그럼 난 턱받이를 벗어버려요.
- 배가 부를 땐 엄마에게 숟가락을 줘요.
- 입으로 많은 소리를 낼 수 있어요. 내가 "바바", "베베"라고 소리를 내면 가족들이 재밌어 해요. 그럼 난 더 소리를 내요. 내 목소리 귀엽죠?
- "아아아아아!" 큰소리를 내보기도 해요. 내가 들어도

신기해요. 이렇게 큰 목소리를 낼 수 있다니!
- 엄마가 "목욕 시간이야"라고 말하며 물을 트는 소리가 나면 기분이 좋아져요. 엄마와 같이 물놀이하는 시간이거든요.

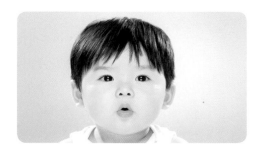

 엄마와 떨어지기 싫어요!

- 엄마랑 놀고 싶을 때는 엄마 쪽으로 기어가요.
- 엄마가 일하러 가나 봐요. 옷을 입고 바깥으로 가서 나에게 인사를 해요.
- 엄마를 잡으러 기어가요. 내가 엄청 빨라서 엄마를 잡을 수 있을 것 같아요. 앗, 갑자기 엄마가 쫓아와요. 너무 웃겨요.
- 내가 제일 좋아하는 책은 누르면 소리가 나요. 엄마에게 읽어달라고 가져다줘요. 엄마 무릎에 앉아 같이 책을 읽어요.
- 재밌는 놀이를 계속해달라고 엄마에게 요청해요. 까꿍 놀이는 계속해도 질리지 않아요.
- 내가 제일 좋아하는 노래를 엄마가 부르면 나는 춤을 출 준비를 해요.
- 엄마는 내가 춤추는 것을 좋아해요. 어떻게 아냐고요? 춤추는 나를 보는 엄마가 환하게 웃고 있잖아요.
- 엄마와 떨어지기 싫어요. 엄마가 눈앞에 안 보이면 걱정돼요. 엄마, 어디 있어요?

우리 아이 생활
자세히 살펴보기

⋮
⋮

잘 먹기

모유나 분유 수유량이 본격적으로 줄어들어요

이 시기에는 어른과 마찬가지로 아침, 점심, 저녁을 모두 먹도록 해주세요. 아기가 한 끼에 많은 양을 먹지 않더라도 횟수는 하루 3회로 늘려주는 것이 좋습니다. 그리고 되도록 부모가 함께 식사하세요.

한 번에 먹는 이유식량이 늘어나면서 이어서 먹는 수유량이 줄어들거나 수유를 끊을 수 있습니다. 이 시기부터는 모유나 분유로 부족한 이유식을 보충할 수 없으니 한 번에 먹는 이유식 양이 적다면 곡류 간식(고구마, 오트밀 등) 또는 핑거푸드를 주세요.

아기용 치즈, 아기용 요거트 섭취에 주의하세요

간식으로 치즈나 요거트를 많이 주는 시기입니다. 풍미가 좋아 아기가 좋아하는 간식이죠. 하지만 모유나 분유 수유량이 많다면 주의해야 합니다. 치즈, 요거트는 모유, 분유와 같은 유제품군이기 때문이죠. 자칫 유제품군 섭취가 과해질 수 있습니다. 수유량이 충분하다면 아기용 치즈나 요거트는 하루 1/2~1개 정도가 적당합니다.

잘 자기

자주 깰 수 있어요

이 시기 아기는 급성장기가 와서 갑자기 자주 깰 수 있어요. 하지만 명심하세요. '수유하기'는 가장 마지막에 쓰는 해결 방법입니다. 앞서 말했듯 돌 이전 아기들은 수면 주기가 짧아 깊게 자는 시간이 짧으며 급성장기, 유치가 나는 시기, 낯가림 시기가 겹치면서 새벽에 깨는 경우가 자주 있습니다. 이때 부모는 자꾸 깨는 원인을 걱정하며, 여러 질환이나 영양결핍을 걱정하죠.

이때는 하나만 명심하면 됩니다. 바로 이 시기에 배가 고파 깨는 경우는 드물다는 것입니다. 물론 급성장기가 와서 일시적으로 수유량이 늘어날 수는 있습니다. 설령 아기가 배가 고파 깼더라도 '밤에는 자는 시간이야. 지금은 먹는 시간이 아니야'라는 사실을 끊임없이 알려줘야 합니다. 일관적인 수면 교육이 가장 중요하다는 것을 명심하고 조금만 힘내세요.

그 밖의 생활

빨대 연습을 자주 해주세요

젖병이나 스파우트컵에 비해 빨대컵은 인지적 발달과, 소근육 운동 발달이 돼야 제대로 연습이 가능합니다. 아기는 양손으로 컵을 잡고 작은 빨대를 입으로 가져가는 과정에서 손과 협응력을 기를 수 있습니다. 또 빨대를 사용하면 물이 나온다는 것, 세게 빨면 양이 많아진다는 것을 알아차리면서 자기 조절력도 생기죠. 나중에 젖병을 끊을 때도 빨대컵을 잘 사용하는 아기가 훨씬 수월하답니다.

빨대컵 사용을 거부하는 경우, 목욕 후 수분 보충용으로 시도하면 성공률이 높습니다. 빨대컵은 사용 후 자주 세척해 주세요. 특히 빨대는 탄력성이 떨어지고 마모가 잘되기 때문에 2~3개월에 1회 주기로 교체해 주는 것이 좋습니다.

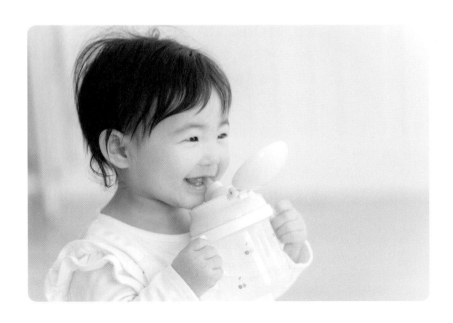

이 시기
흔히 고민하는 문제

**체중이
너무
안 늘어요**

키 대비 체중은 어느 정도인지 확인하기

키가 작은 아기가 큰 아기에 비해 체중이 적게 나가는 것은 당연합니다. 그러므로 신장 대비 체중, 즉 신장별 체중이 적당한지 확인하는 것이 중요해요.

	키 (cm)	신장별 체중(kg) 백분위수												
		1st	3rd	5th	10th	15th	25th	50th	75th	85th	90th	95th	97th	99th
A	69	6.8	7.1	7.2	7.4	7.5	7.8	(8.2)	8.7	8.9	9.1	9.4	9.6	10.0
B	72	7.4	7.6	7.8	8.0	(8.2)	8.4	8.9	9.4	9.7	9.9	10.2	10.4	10.8

표를 한번 보겠습니다. 체중이 8.2kg인 두 명의 9개월 남자아이가 있습니다. 키가 69cm인 A는 또래에서 키 10백분위수에 속해 또래보다 작습니다. 이 아기의 키에서 8.2kg 체중은 50백분위수로 평균 체중에 속합니다. 키에 비해 적당한 체중이라고 할 수 있죠. A보다 상대적으로 키가 큰 B의 경우 키 대비 체중이 15백분위수로 날씬한 편에 속합니다. 그러므로 키에 비해 체중이 적당한 A보다 날씬한 B에 조금 더 관심을 두고 앞으로 체중이 잘 느는지 확인할 필요가 있어요.

체중이 꾸준히 증가하는지 확인하기

7.8kg인 10개월 여자아이 두 명의 체중 변화입니다. A와 B의 체중은 모두 25퍼센타일이지만 성장 속도는 다릅니다. A는 꾸준히 체중 증가가 이루어진 것을 볼 수 있어요. 반면 B는 출생체중에 비해 체중 증가 속도가 더디고 최근에는 증가 속도가 정체되어 이전보다 백분위수가 감소했습니다. A와 B는 같은 현재 체중이더라도 B는 진료를 보고 정밀 평가가 필요합니다.

개월 수	A 체중(kg)	A 백분위수	B 체중(kg)	B 백분위수
출생 시	2.9	25	3.7	90
4개월	5.9	25	7.5	90
6개월	6.7	25	7.9	75
10개월	7.8	25	7.8	25

식사량은 적당한지

아기의 수유량과 이유식 섭취량이 적당하고 심지어 또래보다 잘 먹는데도 날씬한 아기들이 있어요. 이런 경우 아기는 굉장히 활동적이고 배변 활동이 활발한 경우가 많습니다. 아기의 체중이 꾸준히 늘고 아기가 건강해 보인다면 괜찮습니다. 어릴 때 날씬해서 걱정이었던 아기가 사춘기 이후 갑자기 살이 쪄서 오히려 다이어트를 해야 하는 날이 오기도 합니다. 그러므로 식사량이 충분하고 활동량이 많은 건강한 아기라면 걱정하지 말고 아이의 체중이 꾸준히 늘고 있는지 확인하면 됩니다.

 이럴 때는 병원에서 꼭 진료를 받으세요

- 키 대비 몸무게가 같은 연령, 같은 성별에서 -2표준편차 미만일 때
- 이전 영유아 건강검진에 비해 체중 퍼센타일이 2단계 이상 감소했을 때
  (ex. 75백분위수 → 50백분위수 → 25백분위수)
- 수유량, 이유식 섭취량이 권장섭취량에 비해 꾸준하게 부족할 때

체중이 너무 빨리 늘어요

과체중의 기준

생후 24개월의 아기는 키 대비 체중이 또래에 비해 95백분위수 이상일 때 과체중이에요. 생후 24개월 이상은 같은 성별과 나이를 기준으로 체질량지수BMI 95백분위수 이상을 비만으로 정의합니다.

자라면서 살이 키로 갈까요?

그렇지 않습니다. 소아비만은 성인비만으로 이어질 확률이 높으며 당뇨병, 고혈압, 고지혈증, 심혈관질환 등 성인병의 발병률을 높입니다. 특히 여자아이의 경우 일차성 성조숙증의 가장 큰 위험 요인이 비만일 정도로 어릴 때부터 체중 관리는 매우 중요해요.

키에 비해 체중(체질량)이 많이 나가는 것일까요?

같은 개월 수라도 키가 큰 아기가 작은 아기에 비해 체중이 많이 나가는 것은 당연합니다. 그러므로 신장 대비 체중, 즉 키 대비 체중이 또래에서 어느 정도 인지 확인하는 것이 중요합니다.

다음 표는 10kg인 10개월 남자아이 2명의 키와 체중입니다. 같은 10kg이라도 A는 키 대비 체중(체질량)이 높으므로 체중 관리가 필요합니다. 반대로 B는 키에 비해 정상 체중이므로 체중이 잘 늘고 있다고 판단할 수 있죠.

	키	키 백분위수	체질량 백분위수	체중 평가
A	70.4cm	10	98	과체중
B	76.2cm	90	64	정상 체중

체중이 빠르게 증가하는지 확인하기

출생 시 체중 또는 이전에 비해 아기의 체중이 너무 빠르게 늘고 있는 건 아닌지 확인해 보세요. 다음 표는 체중 9.9kg인 10개월 여자아이 2명의 체중 변화입니다. A는 출생체중에 비해 체중 증가 속도가 너무 빠릅니다. 체중 백분위가 4개월 이후로 급격하게 증가하는 것이 보여요. 따라서 키 대비 체중이 95 백분위수를 넘지 않더라도 식사량 평가와 체중 관리가 필요합니다. 반면에 B는 출생 체중부터 꾸준하게 체중 90퍼센타일을 유지하고 있습니다. 즉 체중 증가 속도가 또래와 비슷하게 늘고 있는 것이죠. B는 정상적으로 체중이 증가하고 있는 상태이므로 식사와 간식을 권장량에 알맞게 섭취하고 있다면, 체중 증가 속도가 너무 빠른지 주기적인 검진으로 확인만 해주면 됩니다.

개월 수	A			B	
	체중(kg)	퍼센타일		체중(kg)	퍼센타일
출생 시	2.9	25		3.7	90
4개월	5.9	25		7.5	90
6개월	7.9	75		8.5	90
9개월	9.9	90		9.9	90

과체중 예방하기

수유량이 많은지 확인하기

만약 하루 총 수유량이 너무 많다면 줄여야 합니다. 특히 아직도 밤중 수유를 하고 있다면 반드시 중단해야 해요. 과체중의 원인이 되기 때문입니다. 수유량이 적당하다면 일부러 적게 먹도록 조절할 필요는 없습니다.

간식을 많이 먹는지 확인하기

혹시 아기가 불필요한 간식을 많이 섭취하고 있는지 확인이 필요합니다. 치즈, 요거트는 맛이 고소해 최고의 간식입니다. 하지만 수유량이 충분한 아기에게는 불필요한 간식이죠. 과도한 과일 섭취 또한 과체중의 원인이 됩니다. 이미 과일 섭취량이 충분한데 과채주스를 추가로 섭취하는 것은 삼가주세요. 생각보다 칼로리가 높은 간식 중 하나입니다. 또한 떡뻥이 아니더라도 영양가가 많은 다른 곡류 간식이 많기 때문에 아기 과자는 꼭 먹일 필요가 없습니다. 외출 시 아기가 보챌 때 달래기 위해 조금씩만 주세요.

어떻게
놀아줄까?

**경험과
탐험으로
세상을 배워요**

아기는 어떤 방식으로 세상을 배울까요? 보고, 듣고, **책으로 배우기도 하지만
영유아기 아기는 직접 경험하고 탐험하면서 많은 것을 배우고 습득합니다. 특
히 걸음마를 시작하는 아기는 두 발로 걷거나 기면서 호기심과 탐구심을 충족
하기 위해 어디든 가려고 해요.** 아기는 나를 둘러싼 세상에 대해서 알아보고
싶어 합니다. 세상이 어떻게 돌아가는지, 얼굴에 스치는 바람은 무엇인지, 개
미는 어디로 가는지 모든 게 궁금하죠. 이러한 세상에 대한 호기심이야말로 발
달과 지능 개발의 핵심입니다.

**TIP ①
입으로
탐색하기**

이 시기 아기는 물건을 입으로 탐색합니다. 아
기에게 모든 물건은 촉감도 다르고 맛도 다른
신기한 놀잇감입니다. 이건 씹어보면 어떨까?
이건 빨아보면 어떨까? 우연히 물건을 떨어뜨
리기도 하고 일부러 떨어뜨리기도 합니다. 이건
떨어뜨리면 어떨까? 두드리면 어떤 소리가 날
까? 흔들어볼까? 모양이 바뀌네? 온갖 호기심
으로 가득하죠.

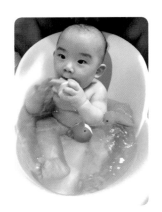

세상이 궁금한 아기들은 서랍 안에 물건을 차곡
차곡 쌓지는 못해도 다 꺼내는 건 할 수 있어요. 물건을 잡아서 당기거나 꺼내
고, 모자를 씌워주면 벗고, 양말을 신기면 당겨서 벗어버리죠. 부모가 쌓아둔
빨래 더미를 흩뜨리고 수건을 펼치기도 해요. 아기가 부모를 괴롭히려는 것이
아니라 자신의 능력을 발견하고 시험해 보는 중입니다.

영유아는 눈앞에서 양육자가 웃다가 얼굴을 손으로 가리거나, 얼굴을 반대로 돌렸다가 다시 아기를 보고 웃기만 해도 자지러지게 넘어갑니다. 까꿍 놀이는 신생아부터 만 3세 전후까지 아기와 양육자가 가장 즐겁게 할 수 있는 놀이 중 하나입니다. 성장하는 아기는 인지가 발달함에 따라 눈앞에 보이던 물건이 사라져도 찾을 수 있는 능력이 생깁니다. 물체가 눈앞에 보이지 않더라도 그것이 사라진 것이 아니라 지속적으로 존재한다는 것을 아는 능력을 '대상 영속성object permanence'이라고 합니다. 대상 영속성은 만 2세 정도에 완성돼요. 대략 만 3세가 되면 양육자가 눈앞에 보이지 않아도 언제나 나를 지켜준다는 심리적 안정감까지 내면화하면서 아기는 '대상 항상성object constancy'을 획득하게 됩니다. 그러므로 나의 상황과 관계없이 물건이 독립적으로 존재하고 있다는 사실을 알게 되는 것은 아기에게는 중요한 발달 과업 중 하나예요. 까꿍 놀이, 숨은 물건 찾기는 대상 영속성을 획득하는 인지 발달 과정으로, 대부분의 아기가 큰 흥미를 보이고 적극적으로 참여합니다.

그런 의미에서 추천하는 그림책은 《달님 안녕》(하야시 아키코 글·그림, 한림출판사)입니다. 이미 유명한 베스트셀러죠. 이 책은 까꿍 놀이의 그림책 버전이라고 할 수 있습니다. 구름에 가려 달님이 보였다가 안 보였다가 하는 과정이 잘 나타나 있어요. 그림책이나 까꿍 놀이 등의 반복적인 경험을 통해 아기는 사물, 사람이 사라졌을 때 불안을 다스리는 법을 배워나가요.

까꿍 놀이는 혼자서 하는 놀이가 아니기 때문에 부모와의 상호작용에도 도움이 됩니다. 10개월 정도의 아기들은 사회적인 상호작용과 인지 발달 수준이 높아져 까꿍 놀이에 다양한 변화를 줄 수 있어요. 아기에게 이불 씌우고 아기

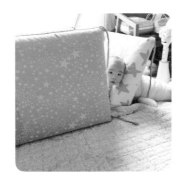
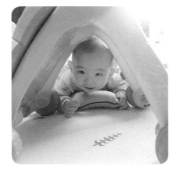
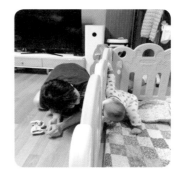

찾기, 아빠가 이불을 덮어쓰면 엄마와 아기가 함께 아빠를 찾기, 아빠와 아기가 이불 속에 숨고 엄마를 놀리기, 이불 속에서 조용히 하기 등 다양하게 변형이 가능합니다. 이불이 아니더라도 문 뒤, 커튼 뒤, 벽 뒤 등 집 안의 여러 곳에 숨을 수 있어요. 반복되는 패턴에 익숙해지면 아기를 못 찾는 척하거나 발만 살짝 보여준 채로 숨는 등 변형시켜 아기가 놀이에 더욱 몰입하고 다양한 감정을 느끼게 할 수 있습니다.

TIP ❸

**손과 몸을
사용하는
전통 놀이**

"곤지곤지 쥠쥠(잼잼), 도리도리 짝짜꿍." 한 번쯤은 다들 들어보셨죠? 이는 '단동십훈'이라고 하는 오래전부터 구전되고 있는 우리 민족의 전통 육아법 중 하나입니다. 단동십훈은 아기를 어르거나 달래는 놀이인데, 자세히 들여다보면 소근육의 사용이나 인지 발달, 협응 능력, 상호작용 등을 유도하는 활동으로 이뤄져 있습니다.

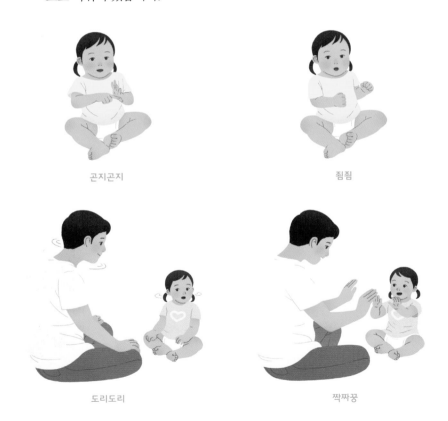

곤지곤지

쥠쥠

도리도리

짝짜꿍

이런 전통 놀이는 온몸을 사용해서 놀 수 있어 다른 교구가 필요 없다는 장점이 있습니다. 반복되면서 쉬운 어구, 양육자가 아기의 몸을 흔들거나 손을 활용하는 단순한 행동, 아기 혼자서 하는 것이 아니라 양육자와 함께하는 율동은 돌 전 아기에게 안성맞춤이에요. 이런 단동십훈을 담은 그림책이 있습니다. 바로 《곤지곤지 잼잼》(최숙희 글·그림, 푸른숲주니어)입니다. 이 책에 나오는 동물들을 따라 앉고 서고 뛰면서 온몸 운동을 같이 해보세요.

TIP ❹
**리액션이
중요해요**

아기가 놀잇감을 얼마나 잘 조작하는지보다 놀잇감을 가지고 놀 때의 반응(표정, 표현, 소리 등)을 관찰하세요. 적절하게 양육자의 도움이 필요한 타이밍을 잡는 것도 중요합니다. 아기가 양육자와 상호작용하며 놀 때 놀잇감이 주는 만족감은 더 커집니다. 단순한 놀잇감도 양육자와 아기가 하나의 레퍼토리를 만들면 둘만의 즐거운 상호작용이 될 수 있어요. 예를 들어 아기가 점프하는 운동기구를 탈 때 점프하는 아기의 리듬에 맞춰서 함께 뛰거나 소리를 내거나 노래를 불러주는 것입니다. 그네를 태울 때는 눈을 마주치고 웃어주거나, 위아래로 오르내릴 때 "위로오오오", "아래로오오오 내려온다!"라고 재밌는 소리를 내줄 수도 있죠. 아기와의 놀이를 풍부하고 다양하게 만들기 위해 꼭 비싸고 유명한 장난감이 필요한 것은 아닙니다. 일상적이고 평범한 놀잇감이더라도 양육자가 어떻게 활용하고 반응하는지가 더 중요합니다.

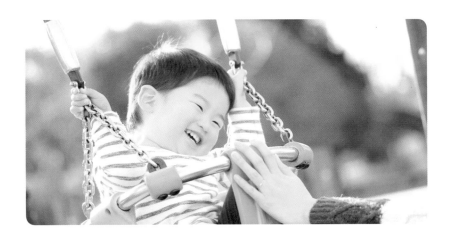

9~10개월

217

양육자가 편해지는
핵심 육아 상식

낯가림과
분리불안

분리불안이 있는
아이는 어떻게
도와줄까요?

낯가림 없는 아이는
애착에 문제가
있는걸까요?

모르는 사람에게도 방긋 웃어주던 아이가 어느 순간 오랜만에 본 할아버지나 삼촌을 보고 무서워하거나 울기 시작합니다. 기쁜 마음에 손주를 보러 온 할아버지는 당황해 어쩔 줄 모르죠. 손주를 안고 달래보지만 아이는 엄마만 찾습니다.

아기들은 출생 직후부터 주 양육자를 알아보고 선호합니다. 이러한 주 양육자에 대한 선호도는 아이가 세상을 알아가고 시간이 지남에 따라 점차 강해지는 경향을 띠는데요. 이는 아이의 본능적인 애정 욕구, 생존 욕구와 관련이 있습니다. **자신에게 중요한 사람과 꼭 필요한 사람, 안정되고 필요한 사람을 더 가까이하고 싶어 하는 본능이며, 반대로는 낯설고 익숙하지 않은 환경이나 존재는 경계심을 갖는 것이죠.** 이러한 경계심은 아이가 세상과 사람에 대해서 잘 모를 때(특히 생후 3개월 이내)는 적은 편이나 아이가 발달하면서 주변을 인지하고 주 양육자와 낯선 사람을 구분하기 시작하면서 더 강해지는 것이 특징입니다.

이를 낯가림 또는 낯선 사람 불안stranger anxiety이라고 합니다. 아이마다 정도의 차이는 있지만 보통은 6~7개월에 뚜렷해져요. 이는 대부분의 아이가 거치는 자연스러운 과정입니다. 주 양육자나 보호자와 비슷한 체구, 비슷한 목소리를 가진 사람에게는 좀 덜한 편이고, 상대적으로 아주 덩치가 크거나 목소리가 큰 사람은 좀 더 경계하는 모습을 보일 수 있습니다.

분리불안이란 무엇일까요?

아이는 시야가 넓어지면서 호기심과 탐구력이 높아집니다. 동시에 주변을 경계하고 안전한 주 양육자와 붙어 있고 싶은 욕구 또한 높아져요. 아이는 주 양육자에게서 떨어지는 것을 싫어해 주 양육자가 떠나려 하면 붙잡거나 서럽게 울어버립니다. 이는 자연스러운 애착 행동 중 하나로, 7~8개월이 되면 아이는 주 양육자 옆에 머무르려 하고 가까이 있으려 합니다. 이는 주 양육자와 아이

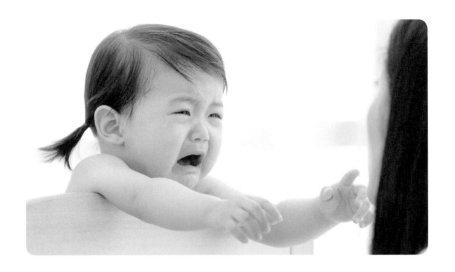

TIP▶

분리개별화 과정은
350쪽 참고

간에 강력한 애착이 형성됐음을 알 수 있는 모습이에요.

아이가 주 양육자와 떨어지기 싫어하거나 떠나지 못하게 붙잡는 것, 떨어졌을 때 불안한 모습을 보이는 것을 분리불안이라고 합니다. 주 양육자와의 분리불안은 보통 6~7개월부터 시작하며 2~3세까지 심해졌다가 점차 안정됩니다. 물론 분리불안은 아이의 인지 발달 과정과 기질에 따라 표현의 차이가 있을 수 있어요. 보통 만 3세까지는 분리반응 자체를 병적으로 보지 않습니다만, 만 4세가 넘어도 지속되거나, 분리불안으로 일상생활이나 또래 관계 및 사회생활에 어려움이 생긴다면 전문가의 상담이 필요할 수 있어요.

주 양육자와 떨어지기 싫어하고 함께 있고 싶어 하는 것을 애착의 강도로 해석하는 경우도 있으나 그렇게 단편적으로 해석할 수는 없습니다. 아이가 만 5세인데 주 양육자가 화장실 가는 것조차 견디지 못할 정도로 힘들어한다면 건강한 분리불안으로 보기 어렵죠. 하지만 만 2세 아이가 화장실 앞에서 주 양육자를 기다리는 모습은 크게 걱정할 사인은 아닙니다. 또한 기질적으로 불안과 경계가 다소 낮고 탐색과 호기심이 많은 아이들은 주 양육자가 주변에 있다는 사실을 알면 낯선 곳에서도 아랑곳하지 않는 듯 보일 정도로 잘 돌아다닙니다. 아이의 발달 단계developmental milestone를 잘 넘겨야 다음 단계로 도약할 수 있기 때문에 낯가림, 분리불안 등 아이의 본능적인 불안이 나타날 때 주 양육자의 역할이 중요합니다.

건강한 분리불안 대응법

아이의 불안에 휩쓸리지 마세요. 우는 것은 단지 표현 수단이기 때문에 아이가 고통을 받는다고 과대 해석할 필요 없습니다. 아이의 불안을 단번에 해결하려고 애쓰기보다는 있는 그대로의 과정으로 받아주세요. **주 양육자가 일관되고 편안한 모습을 보여줄 때 아이의 불안을 조율할 수 있습니다.** 이러한 주 양육자의 편안한 태도를 통해 아이는 점차 안정감을 찾아가고, 흔들리지 않는 주 양육자를 안전기지로 삼아 외부 탐색에 에너지를 쏟을 수 있어요. 분리불안은 발달 과정과 기질에 따라 다른 형태로 나타날 수 있으니 아이를 잘 관찰해 반응하고 조율해 주세요.

애착 인형 반드시 필요할까요?

애착 인형 이모저모

출산 축하 선물로 많이 받는 애착 인형, 꼭 필요할까요? 애착 인형은 아이가 특별히 좋아하고 아끼는 인형을 말하는데, 인형 외에도 담요나 손수건 등을 애착 물건으로 갖고 있기도 합니다.

애착 인형은 정신과적 용어로 '이행 대상', '전이 대상', '과도기적 대상'이라고도 합니다. 이는 아이가 전적으로 의존하던 부모에게 독립하는 과정 중 부모로부터 완전히 분리되기 전의 과도기 단계에서 부모의 부재와 공백으로 인해 발생하는 긴장과 불안을 조율하기 위한 일종의 이행transition 대상으로 활용한다는 의미입니다. 인형이나 담요가 대표적인 애착 대상물이 되는 이유는 따뜻하고 부들부들한 촉감이 안정감을 주기 때문입니다. 아이가 특별히 좋아하는 물건이나 인형이 있다면 양육자가 함께 예뻐해 주면서 아이의 감정을 이해하고 조절하는 데 도움을 줄 수 있습니다. 하지만 이러한 애착 전이 대상인 애착 인형은 모든 아이가 꼭 가지는 것은 아니며, 꼭 있어야 할 필요도 없습니다. 아이마다 자신의 불안과 감정을 조절하는 방식은 다르니까요.

애착 인형 활용법

애착 인형은 아이의 불안이 높아지는 특정 시기에 유용하게 쓰일 수 있습니다. 예를 들어 낯선 사람 불안(7~8개월)이나, 분리불안(10~15개월)이 심해지는 시기에 활용할 수 있죠. 부모 없이 어린이집에 등원해야 할 때, 낯선 키즈 카페에 갈 때처럼 주 양육자와 분리되는 순간에 애착 대상물은 아이가 자신의 불안을 다스리는 데 도움을 줍니다. 또 잠을 재울 때도 유용해요. 영유아기 아이들은 스스로 잠드는 게 아직은 어려운 시기로 보통 부모가 재워주거나 자신의 손을 빨다가 잠을 청합니다. 애착 인형이 있으면 아이가 만지면서 스스로 이완하고 조율할 수 있습니다. 엄마 머리를 만지거나 아빠 손을 꼭 잡아야 잠에 드는 아이라면 애착 인형으로 부모의 손을 대체하는 시도를 해볼 수 있습니다.

손 빠는 아이, 그냥 둬도 될까요?

손 빨기에 대한 오해와 진실

출생 후 1년까지의 구강기는 먹고 빠는 욕구가 가장 주된 시기입니다. 손을 빠는 행동은 정상적이며 자연스러운 과정입니다. 아이가 본능적인 욕구를 충족하는 행동이죠. 특히 두 돌 전에는 굉장히 자연스러운 행동으로, 이 시기 아이는 인형을 빨기도 하고 젖병, 엄마 젖 등을 좋아합니다. 자신의 몸도 구강으로 탐색하는데 그중에서 가장 빨기 쉬운 것이 바로 손가락입니다. 아이는 손가락을 우연히 빨면서 안락감이나 만족감을 얻고 그 뒤에 반복하면서 손가락 빨기가 습관이 되곤 합니다. 아이들 중 반 이상이 손가락을 빤다고 하니 정말 많은 아이가 손가락을 빨죠? 발가락을 빠는 아이들도 꽤 있어요.

대략 두 돌까지는 구강기의 자연스러운 행동으로 보고 다른 놀이로 자연스럽게 전환하는 것만 해도 충분합니다. 만 2세 이전의 아이가 자신의 의지로 무엇인가를 교정한다는 것은 무리죠. 성인이 돼도 손톱 뜯는 행동이나 다리 떠는 것을 고치기가 어려운데 말입니다. 적어도 세 돌 이상의 인지 발달에서야 '안 해야지' 생각하며 스스로 노력하는 시도를 해볼 수 있어요. 두 돌 이전에 무리하게 교정을 시도한다면 부모나 아이의 갈등과 스트레스로 인해 배보다 배꼽이 클 수도 있으므로, 손가락 빨기가 다른 활동에 지장을 줄 정도가 아니라면 내버려둬도 괜찮습니다.

제스처, 비구어적 의사소통의 중요성

아무리 말이 빠른 아이라도 생후 1년간은 할 수 있는 표현 언어가 거의 없습니다. 기껏해야 옹알이 정도죠. 하지만 실제 언어와 의사소통 능력은 태아 시절부터 발달하기 시작합니다. 출산 후 아이는 우는 것밖에 못하지만 이 울음에도 "배고파", "졸려", "기저귀 갈아줘" 등 다양한 의미가 있습니다. 아이의 울음소리만 듣고도 아이가 무엇을 원하는지 기가 막히게 알아차리는 양육자도 있지만 대부분의 초보 양육자는 아이의 생체리듬이나 규칙성 정도를 관찰하고 다양한 시도를 해보면서 수차례의 실수와 시도 끝에 아이가 무엇을 원하는지를 배워나갑니다. 출산 후 6, 7주가 지나면 아이가 좋아하는 것과 싫어하는 것, 기분 좋은 것, 불편한 것을 어느 정도는 파악할 수 있게 됩니다. 아직은 답답할 수 있지만 그래도 조금씩 통한다는 느낌이 들죠.

아이가 편하게 앉아서 두 손을 자유롭게 사용할 수 있는 8~9개월이 지나면 아이와 좀 더 명확한 의사소통을 할 수 있습니다. 바로 제스처를 통해서죠. 제스처는 아이 발달에 아주 큰 의미를 갖는데, 9~16개월의 제스처 사용이 만 2세 이후 언어 발달의 중요한 예측인자라고 보는 연구도 있습니다. **제스처는 사회적 의사소통, 연결, 사회성에도 중요한 요인이며, 모방의 능력을 보여주는 상징적인 표현입니다.** 제스처와 같은 비구어적인 의사소통을 위해서는 타인의 반응이나 시선을 따라가는 합동 주시, 감정 표현을 위한 표정의 사용, 그리고 타인과의 감정과 관심을 공유하는 상당히 질 높은 상호작용이 함께 일어나야 합니다.

제스처, 어떻게 알려줄까요?

아이가 쉽게 따라 할 수 있는 제스처를 자주 보여주고 사용해 주세요. 아이가 처음에는 보고 있는 행동을 어떻게 따라 해야 할지 모를 수 있으니 아이의 몸을 잡고 제스처를 사용할 수 있게 도와주세요. 특히 손가락을 이용해 손으로 하트를 만드는 등의 미세한 소근육 사용은 어려울 수 있으니 도와줘야 합니다. 처음에는 똑같은 형식으로 언어적 촉구를 함께하면서 신나게 해보세요. 예를 들어 '바이 바이'를 할 때는 말과 행동을 동일하게, 하트를 할 때는 머리 위로 하트를 하면서 즐거운 느낌으로 알려주세요. 만약 아이가 어설프게라도 부모의 제스처를 따라 하는 모습을 보인다면, 이에 양육자가 즉각적이고 긍정적인 반응을 보여줌으로써 아이의 행동을 더욱 강화시킬 수 있습니다.

어떤 제스처들을 알려줄까

주세요

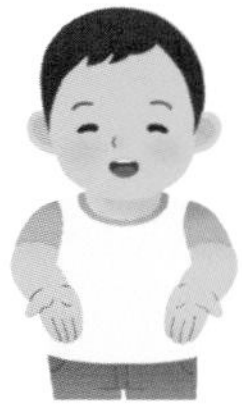

고개 도리도리
(아니요)

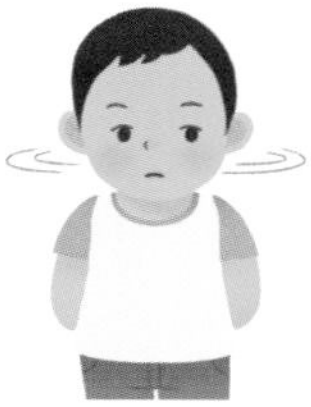

두 팔 뻗기
(안아주세요)

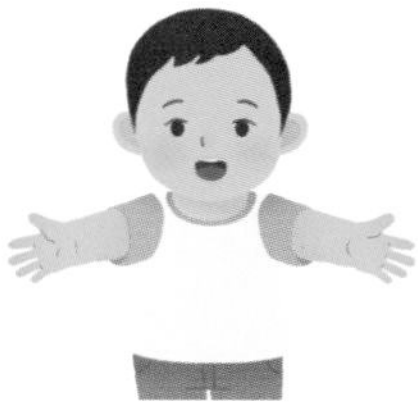

손 흔들어 인사하기

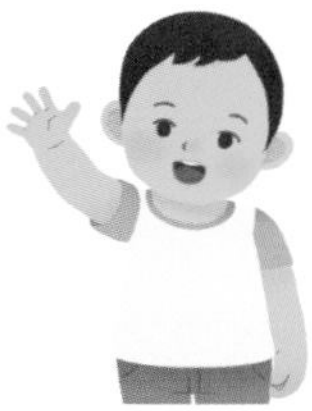

박수 치기

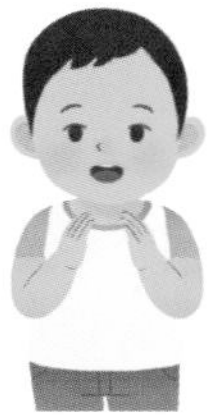

뽀뽀하기

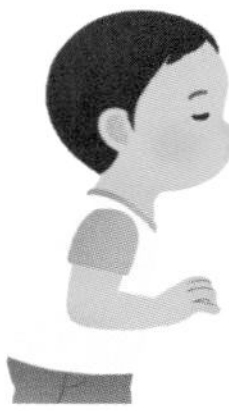

포인팅
(검지로 가리키기)

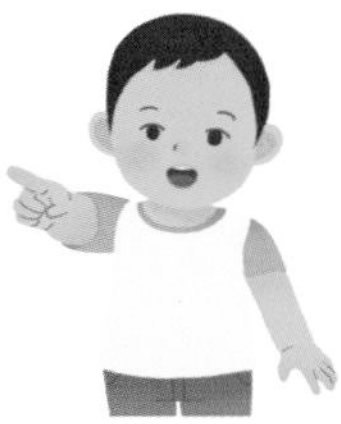

쉿
(조용히 해야 해요)

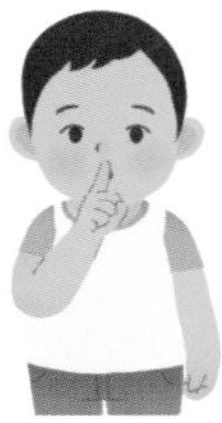

고개 끄덕이기
(좋아요)

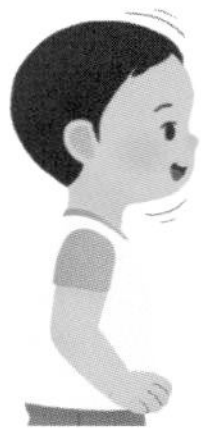

엄지 척

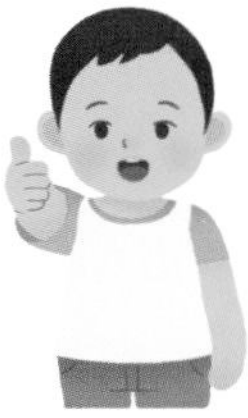

사랑해요

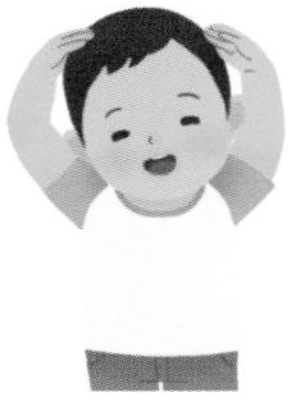

하이파이브

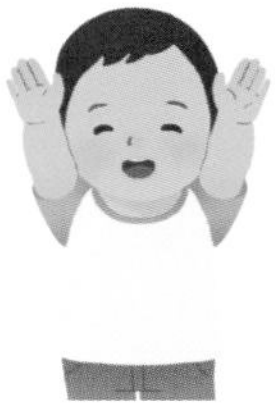

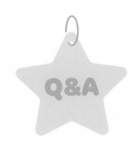

Q. 곤지곤지 쥠쥠, 도리도리 짝짜꿍을 따라 하지 않아요. 문제가 있는 걸까요?

A. 9~12개월에 시행하는 3차 영유아 건강검진 발달선별 검사지 문항 중에 '쥠쥠(손가락을 쥐었다 폈다 반복하는 행동)', '짝짜꿍(손뼉을 치는 행동)', '바이바이(손을 펴서 흔드는 행동)'를 하는지 물어보는 문항이 있습니다. 아기가 보호자의 행동에 관심을 가지고 모방 행동을 하는지에 대한 문항으로, 발달 과정 중 사회성과 인지를 평가하는 지표입니다. 아기가 상대방에게 관심을 가지고 모방할 수 있는지가 중요하기 때문에 특정 손 놀이를 따라 하지 않는다고 문제가 되는 것은 아닙니다. 보호자가 쥠쥠, 짝짜꿍을 하고 있을 때 아기가 관심을 가지고 쳐다보고 웃거나 반응을 보인다면 사회성이 잘 발달하고 있다고 볼 수 있습니다.

Q. 대천문이 좁아요. 문제가 있는 걸까요?

A. 숨구멍이라고도 불리는 대천문은 9~12개월부터 닫히기 시작해 보통 18~24개월 사이에 닫힙니다. 24개월이 지나 닫히는 경우도 있고 12개월에 일찍 닫히는 경우도 있습니다. 아기마다 대천문이 닫히는 시기는 다르므로 대부분 큰 문제는 없습니다.

개월	1~3	4~6	7~9	10~12	13~15
크기(cm)	2.5	2.0	1.5	1.0	0.4

다만 일찍 닫히는 경우 두상이 잘 크고 있는지 확인할 필요는 있어요. 아기들은 어릴 때 두개골이 여러 조각으로 나뉘어 있고 머리둘레가 커지면서 서서히 유합되는데, 너무 일찍 유합돼 뇌 발달에 안 좋은 영향을 끼치는 경우도 있습니다. 이를 '두개골조기유합증'이라고 하는데 대천문이 일찍 닫히는 아기들은 특히 주의 깊게 봐야 합니다. 대천문이 18개월 이전에 완전히 닫혔다면 병원 진료를 보고 머리둘레가 잘 크고 있는지 발달은 늦지 않은지 지속해서 확인해 주세요.

Q. 여자아이 생식기에서 왜 냄새가 날까요?

A. 아무리 기저귀를 자주 갈아주고 충분히 건조를 시켜줘도 생식기에서 나는 시큼하고 비릿한 냄새를 완전히 없애기는 힘듭니다. 질은 외부로부터 들어오는 균의 침입을 막기 위해 균의 번식이 어려운 약산성 환경을 유지하고 있어요. 여자아이는 남자아이에 비해 질과 항문 간격이 짧고 장시간 기저귀를 착용하고 있기에 감염이 쉽게 일어날 수 있습니다. 땀이 많은 아기들은 땀 냄새까지 합쳐져 냄새가 더 심하게 날 수 있죠. 그렇다고 냄새를 없애려고 알칼리성 비누나 세정제로 생식기를 직접 씻기면 안 됩니다. 물로 자주 씻고 기저귀를 열어 건조를 시켜주세요. 분비물이 많거나 색을 띤다면 병원 진료를 받아야 합니다.

Q. 생식기를 자꾸 잡아당기는데 왜 그럴까요?

A. 일종의 신체 탐색을 위한 놀이입니다. 남자아이들은 기저귀를 갈 때마다 생식기를 만지고 위로 잡아당기며 이 과정에서 손톱으로 상처가 나기도 합니다. 여자아이는 목욕할 때 생식기를 유심히 관찰하거나 만지는 행동을 하기도 합니다. 보호자로서는 불편해 보이는 행동이죠. 하지만 이는 아기가 재밌고 신기해서 하는 행동이라고 봐야 합니다. 자신의 귀를 잡아당기거나 보호자의 안경을 잡아당기는 행동과 같아요. 다만 손 근육이 아직 발달 중이라 강약 조절이 어렵습니다. 상처가 나지 않도록 손톱을 자주 다듬어주고 너무 세게 만지는 경우 다른 장난감을 줘서 주의를 분산시켜 주세요.

Q. 모기에 물렸어요. 어떤 약을 발라야 하나요?

A. 모기에 물릴 때 피부가 부어오르고 가려운 이유는 모기의 침 성분 중 하나인 히루딘이 우리 몸에서 알레르기·면역 반응을 일으키기 때문입니다. 아기들이 모기에 물렸을 때의 반응은 3가지로 나눌 수 있습니다.

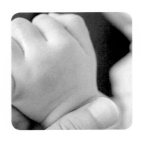

① 일반적으로 물렸을 때는 물린 자국이 약하게 부어오르고 주위 피부가 붉게 변합니다. 아기가 가려워하지 않는다면 약을 바르지 않아도 괜찮습니다. 물린 상처가 덧나지 않게 깨끗하게 관리하고 가능하다면 차가운 찜질을 해주세요. 아기가 가려워한다면 가려움을 해소해 줄 수 있도록 항히스타민이 포함된 약을 바릅니다. 약국에서 쉽게 구할 수 있는 대표적인 제품으로는 버물리 키드(생후 1개월 이상 사용 가능), 버물리(항히스타민 제제와 시원한 느낌을 주는 멘톨, 캄파 함유, 생후 30개월 이상 사용 가능)가 있습니다.

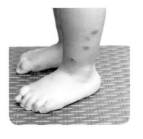

② 물린 부위를 긁어서 딱지가 생겼을 때는 2차 감염을 예방하기 위해 상처 부위를 깨끗하게 씻고 소독합니다. 진물이 나오면 항생제 연고를 하루 2~3회 도포하세요. 만약 열이 나고 심하게 부어오른다면 꼭 소아청소년과 진료를 보고 약을 처방받아야 합니다. 약국에서 구할 수 있는 항생제 연고로는 에스로반, 후시딘이 있습니다.

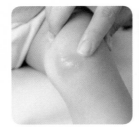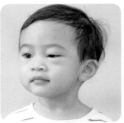

③ 물린 부위가 갑자기 심하게 붓고 때로는 수포가 생겨서 가렵다 못해 통증이 생기는 경우가 있습니다. 이를 '스키터 증후군'이라고 하는데, 모기의 침 성분에 알레르기 반응이 일어나는 것을 말합니다. 면역체계가 미숙한 영유아는 더 심한 증상을 보여요. 안타깝게도 아직 스키터 증후군에 대한 근본적인 치료법은 없습니다. 최대한 모기에 물리지 않게 모기 기피제를 이용하고, 물

렸다면 증상이 심해지기 전에 약을 쓰는 것이 좋습니다. 붓는 정도가 심하거나(특히 관절 부위), 수포가 생기거나 가려움이 심하면 바르는 약보다는 먹는 약이 필요할 수 있으니 병원 진료를 받으세요.

모기 기피제 고르기

우리 아이가 모기에 물렸을 때 안전하게 사용할 수 있는 모기 기피제 고르는 방법은 영상을 참고하세요.

Q. 귀를 자꾸 만져요. 왜 그럴까요?

A. 이 시기 아기는 자신의 귀를 부쩍 많이 만지기 시작합니다. 귀를 잡아당기기도 하고 손톱으로 긁어서 귓바퀴에 상처가 나거나 피가 나기도 해요. 귀는 양쪽으로 튀어나와 있고 말랑말랑하고 잡기도 쉬워서 아기가 가장 만지기 좋아하는 신체 부위예요. 문제는 이 시기 아기는 아직 소근육 발달이 완전히 이루어지지 않았기 때문에 강약 조절이 잘 안된다는 것입니다. 신체 탐색을 하다가 날카로운 손톱에 긁혀 얼굴에 상처가 자주 생기죠. 귀를 못 만지게 하기보다는 상처가 나지 않게 손톱 관리를 더 자주 해줘야 하며 상처가 났을 때는 덧나지 않게 치료해 주는 것이 중요합니다.

> **이럴 때는 병원에서 꼭 진료를 받으세요**
>
> - 이유 없이 심하게 보챌 때
> - 콧물, 기침, 수유량 감소 등 일상생활이 불편할 때
> - 귀 밖으로 고름이 나오고 악취가 풍길 때
> - 상처 부위에 노란 딱지가 생기고 부을 때

9~10개월

넘어지고 부딪히며
성장하는 시기입니다

진료를 보면서 가장 많이 듣는 질문이 "정상인가요?", "괜찮을까요?"입니다. 보호자분들은 현재 아이 상태를 물어보는 게 아닌, 앞으로도 괜찮을지를 확인받고 싶어 합니다. 아이가 아프지 않았으면 하는 마음은 충분히 공감하지만, 아이가 성장하는 과정에는 수없이 많은 변수가 존재합니다. 아무리 부모가 완벽하게 준비하더라도 예기치 않은 문제가 빈번하게 발생해요. 완벽하게 준비하는 것이 아이에게 오히려 독이 되는 경우도 있습니다. 예를 들어 한창 걸음마 연습 중인 아이가 다치는 게 싫어서 집 안에 있는 가구를 모두 치우고 매트를 깔았다고 해볼까요? 이 아이는 당장은 넘어져도 다치지 않겠지만, 넘어지고 부딪히지 않기 위한 조심성을 배울 수는 없게 됩니다. 그런 상태에서 집 밖에 나가면 더 크게 다칠 확률이 높아지겠죠.

그러므로 부모는 어느 정도 인내심을 가지고 아이를 지켜봐야 합니다. 아이 스스로 극복해 나가도록 믿고 지지해 주세요. 어릴 때 넘어지고 부딪히고 실패했던 경험은 아이가 앞으로 살아갈 세상에 더할 나위 없이 값진 경험이 될 거예요.

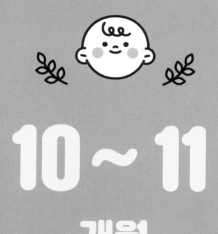

10 ~ 11

개월

이렇게 자랐어요

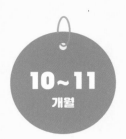

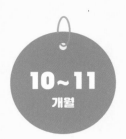

10~11개월

피부

영아습진이 조금씩 나아지고 있어요. 단, 침 분비가 많아 입 주위에 습진이 잘 생겨요.

머리

대천문이 아직 열려 있어요. 크기는 아이마다 달라요.

치아

어금니가 나기도 해요. 아직 이가 나지 않더라도 걱정하지 마세요.

손

손가락으로 버튼을 잘 눌러요.

몸통

뭔가를 잡고 서는 게 안정적이에요.

다리

아직 똑바로 서지 못해 'ㅅ'자로 서 있고 발끝은 바깥쪽을 향해 있어요.

이 정도는 할 수 있어요

- 도움 없이 스스로 앉을 수 있어요.
- 물건을 붙잡고 무릎을 딛고 일어날 수 있어요.
- 가구를 붙잡고 옆으로 이동하려고 해요.
- 손수건 밑에 장난감을 숨기면 찾아낼 수 있어요.

230

성장 기준표 살펴보기

질병관리청
성장도표 계산기

개월수	키(cm)		체중(kg)	
	남자	여자	남자	여자
10	69.0 ~ 77.0	66.8 ~ 75.5	7.7 ~ 10.9	7.0 ~ 10.4
11	70.2 ~ 78.4	68.0 ~ 76.9	7.9 ~ 11.2	7.2 ~ 10.7

TIP▶ 키는 3~95백분위수 범위, 체중은 5~95백분위수 범위입니다.

하루 적정 수유량

모유수유	분유수유
3~4회 + 이유식 120~200g 하루 3회 + 간식 1~2회(생략 가능)	하루 500~600ml + 이유식 120~200g 하루 3회 + 간식 1~2회(생략 가능)

하루 적정 수면 시간

9시간 이하	조금 더 재워야 해요.
10~11시간	적당하게 자고 있어요. 만약 아이가 졸려 보인다면 1~2시간 더 재워도 됩니다.
12~15시간	권장하는 수면 시간이에요.
16~18시간	적당하게 자고 있어요. 만약 아이가 자려고 하지 않는다면 조금 덜 재워도 됩니다.
19시간 이상	너무 많이 재우고 있어요.

TIP▶ 미국수면재단에서 권장하는 아이의 수면 시간입니다. 우리 아이의 낮잠과 밤잠을 더한 수면 시간이 어느 정도인지 살펴보세요.

꼭 챙겨야 할 접종·검진 체크

- 이 시기에 챙겨야 할 접종·검진은 없습니다.

우리 아이 생활
자세히 살펴보기

잘 먹기

어른이 먹는 밥에 관심을 가져요

이 시기에는 이유식보다 다른 음식에 관심을 가질 수 있습니다. 잘 먹던 이유식을 갑자기 거부하기도 합니다. 일부 아기들은 새로운 제형의 음식에 더 관심을 가지기 시작하죠. 부모가 먹는 음식을 달라고 하고 밥풀을 조금 주면 맛있게 먹기도 합니다. 이때는 유아식을 조금 일찍 시작해도 좋아요. 이유식을 시작한 후 아기가 원하지 않는다면 수유는 중단해도 됩니다. 한 끼에 먹는 이유식 양이 많이 늘었으니 후기 이유식부터는 꼭 이어서 수유하지 않아도 괜찮아요.

잘 자기

잠자리에 드는 시간이 바뀔 수 있어요

아기는 낮에 활동량이 많아지면서 밤에 잠드는 시간이 늦어지거나 아침에 깨는 시간이 바뀔 수 있습니다. 낮잠을 자는 횟수가 줄거나 짧게 자기도 하죠. 부모와 더 놀려고 잠이 와도 애써 참으려고 하는 아기도 있습니다. 취침과 기상 시간에 약간의 변동이 생기는 것은 일반적인 일이지만 총수면 시간이 충분한지 확인해 주세요.

TIP
이앓이를 완화하는
방법은 238쪽 참고

이앓이를 시작할 수 있어요

한창 어금니가 나려고 하는 시기입니다. 아기는 자다가 누가 꼬집은 듯 갑자기 울면서 깰 수 있고, 자기 전에 침을 많이 흘리면서 칭얼거리기도 하죠. 다시 강조하지만 배가 고파 깨는 시기는 지났습니다. 마음이 약해져 다시 수유하지 않도록 주의하세요.

이 시기
흔히 고민하는 문제

**변비가
있어요**

이유식 입자가 굵어지고 수유량이 줄면서 아기의 변 양상이 바뀌는 경우가 흔합니다. 후기 이유식에는 10명 중 1명이 변비 증상으로 진료를 본다고 알려져 있을 정도죠. 언제 병원 진료가 필요한지, 가정에서는 어떻게 신경 써야 하는지 하나씩 알아보겠습니다.

매일 변을 보지 않아도 괜찮아요

신생아는 거의 일정한 시간에 같은 양의 분유 또는 모유를 먹으므로 변도 일정한 패턴으로 매일 보는 경우가 대부분입니다. 하지만 이 시기에는 이유식 재료가 매번 다르고 아기의 컨디션과 조리 방법에 따라 먹는 양이 달라집니다. 따라서 변의 양상이나 횟수가 달라지는 것은 당연해요. 만약 일주일에 3회 이상 변을 본다면 정상이라 할 수 있습니다.

아기가 변을 보기 힘들어한다면 변비

변을 보는 횟수보다 더 중요한 것은 변의 양상입니다. 변을 매일 보더라도 변이 너무 딱딱하거나 굵다면(브리스톨 대변 척도 1, 2형) 아기가 변을 볼 때 아파하겠죠. 항문이 찢어지기도 하고 복통이 생겨 이유식 섭취량이 줄어들기도 합니다. 이때 아기가 변을 의도적으로 참으려 하면 변이 더 딱딱해지면서 변비 증상이 더 악화될 수도 있습니다.

아기가 딱딱한 변을 본다면 수분량을 늘리고 이유식 재료를 바꿔보세요. 변을 부드럽게 만들기 위해 물을 자주 마시게 해주세요. 물 마시기를 좋아하지 않는다면 아기 국을 끓여 이유식과 같이 줍니다. 또 식이섬유가 많은 음식, 장운동을 활발하게 해주는 고구마, 푸룬(건자두), 잘 익은 바나나, 브로콜리, 양배추, 사과 섭취량을 늘려보세요.

브리스톨 대변 척도Bristol stool scale

	1형	심한 변비	분리된 딱딱한 덩어리 형태
	2형	가벼운 변비	덩어리가 많고 소시지 같은 형태
	3형	정상	소시지 모양이며 표면이 갈라져 있는 형태
	4형	정상	매끈하고 부드러운 소시지나 뱀 같은 형태
	5형	섬유질 부족	가장자리가 깨끗하게 잘린 부드러운 방울 형태
	6형	가벼운 설사	가장자리가 뭉개지고 으깨진 형태
	7형	심한 설사	단단한 건더기가 하나도 없이 물 같은 형태

그래도 아기가 변 보는 것을 힘들어한다면 병원 진료를 꼭 보세요

변비약을 먹이기가 찝찝해서 병원 진료를 미루는 분들이 많습니다. 하지만 초기에 치료해야 짧은 기간에 치료가 완료됩니다. 변비가 오래돼 아기가 변을 참는 지경까지 간다면 치료가 더욱 힘들어지죠. 소아 변비에 처방되는 약 대부분은 내성이 생기거나 아기의 자연스러운 장운동을 방해하지 않으니 걱정할 필요가 없습니다. 변비약을 처방받았다면 변이 좋아졌다고 해서 바로 약을 끊지 말고 다시 내원해 약 먹는 기간을 조정하는 것이 효과적입니다.

변이
너무 묽어요

설사는 아기가 기저귀에 변을 봤을 때 대변에 수분량이 많아 기저귀에 거의 흡수되는 변의 형태(브리스톨 대변 척도 6, 7형)를 말합니다. 바이러스나 세균 감염으로 인해 치료가 필요한 경우도 있지만 때로는 온도 변화, 새로운 이유식 재료 추가 등 사소한 이유로도 일시적인 설사를 할 수 있어요. 만약 아기가 불편한 증상이 없고 일시적으로 묽은 변을 본다면 의심되는 요인을 제거하고 가정에서 지켜보면 됩니다.

 이럴 때는 병원에서 꼭 진료를 받으세요

· 평소보다 3회 이상 변을 보는 횟수가 늘어날 때
· 열, 복부팽만, 복통, 구토, 보챔, 식사량 감소 등 불편한 증상이 나타날 때
· 변에서 피가 묻어나왔을 때

이유식을 중단하지 마세요

고형식을 하면 소화하는 데 어려움이 있을까 봐 설사하는 아기에게 물만 먹이거나 수유만 하는 분들이 있습니다. 하지만 오히려 곡류를 섭취하는 것이 장의 점막을 빠르게 회복시켜 주기 때문에 아기가 설사를 하더라도 이유식은 지속하는 것이 좋습니다.

분유를 바꾸거나 묽게 타지 마세요

시중에는 설사하는 아기를 위한 특수 분유를 판매하고 있어요. 이는 분유에 있는 유단백질을 가수분해해서 유당 함유량을 낮추고 삼투압을 조절해 설사를 줄여주는 효과가 있습니다. 하지만 평소 먹던 분유 맛과 달라 분유 거부로 이어질 수 있어 주의해야 합니다. 상황에 따라 알맞은 특수 분유를 직접 선택하기 어려우므로 주치의 선생님과 상담 후에 추천받는 것이 좋아요. 또 분유의 농도가 너무 묽으면 장내의 삼투압이 낮아져 영양소 공급이 제대로 이루어지지 않을 수 있으니 전문가의 권유가 아닌 이상 분유 조제 농도는 지켜주세요.

수분 보충과 유당, 과당 줄이기

물은 양을 따로 정하지 않고 아기가 원할 때 컵 또는 빨대컵에 담아주세요. 한 꺼번에 많은 양을 주면 식사에 방해가 되므로 조금씩 담아줍니다. 이때 물은 끓였다 식힌 물이면 됩니다. 보리차가 설사를 줄인다는 말도 있는데, 이는 근거 없는 얘기입니다. 반드시 차를 끓여 먹일 필요 없고 아기가 구수한 맛을 좋아한다면 줘도 괜찮습니다.

아이가 설사할 때 권장하는 음식

- 밥, 고구마, 감자, 누룽지, 오트밀 등
- 기름기 적은 어육류, 달걀, 고기류, 두부, 콩 등
- 신선한 채소
- 적당한 과일(만 1~2세는 하루에 바나나 1/2개 또는 사과 1/3개)

아이가 설사할 때 권장하지 않는 음식

- 과당이 많은 주스나 즙
- 요구르트, 치즈 등 분유를 제외한 유제품

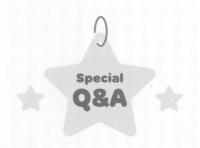

돌 이전 수면 교육

Q. 잘 자던 아기가 갑자기 밤에 깨요. 왜 그럴까요?

A. 2개월부터 수면 교육을 시작해 규칙적인 수면 패턴을 이어왔던 아기도 이 시기에는 어느 날 갑자기 밤에 깨서 울기 시작합니다. 어디가 아픈가 해서 병원에 가도 건강하다는 얘기만 하고, 아기가 낮에는 잘 먹고 낮잠도 잘 자니 기가 막힐 노릇입니다.

우리는 밤에 잠들고 일정한 수면 시간이 지나면 깨어납니다. 의식하지 않고 금방 잠들게 되니 기억하지 못할 뿐이죠. 이렇게 얕은 잠(렘수면)과 깊은 잠(비렘수면)을 90~120분 주기로 4~5회 반복합니다. 아기들의 수면 주기는 성인보다 훨씬 짧습니다. 얕은 잠일 때 아기가 깨는데 이때 수면 교육이 잘된 아기는 잠깐 깨어났다가 스스로 잠이 듭니다. 하지만 아플 때, 급성장기일 때, 이앓이를 할 때, 분리불안이 생길 때, 철분 부족이 있을 때 등 아기가 스스로 잠들기 힘든 상황일 때 문제가 됩니다. 이때는 잘 자던 아기도 깨서 웁니다. 아기가 크는 과정이니 너무 걱정하지 마세요. 수면 교육을 유지하고 원인을 찾아보도록 합니다. 시간이 지나 원인이 해결되면 다시 잘 자는 아기로 돌아올 거예요.

Q. 어금니가 나면서 아기가 자주 깨요. 왜 그럴까요?

A. 유치가 잇몸을 뚫고 나오는 과정에서 이앓이를 할 수 있습니다. 이앓이는 개인차가 심해서 어떤 아기들은 가볍게 넘어가는 경우도 있고, 어떤 아기들은 이가 날 때마다 울면서 깨서 잠을 푹 못 자는 경우도 있어요. 이때 수유를 하면 무언가를 빠는 행동으로 아기가 일시적으로 안정돼 보호자는 아기가 밤중에 배고파서 우는 것으로 착각하기 쉽습니다. 하지만 배가 고파서는 아닙니다.

Q. 이앓이가 심한 아기 어떻게 해줘야 할까요?

A. 자기 전에 평소 아기가 좋아하는 치발기를 냉장고에 두고 시원하게 만든 다음 잠들기 전에 충분히 물게 합니다. 맹출니에 의한 염증 반응을 낮춰 밤중 이앓이를 줄일 수 있습니다. 또는 거즈에 물을 묻혀 냉동실에 얼려 아기가 밤에 깰 때마다 언 거즈로 이가 나는 곳을 살살 문지르고 눌러주세요. 이때 반드시 깨끗한 거즈를 사용하고, 금세 녹으니 여러 장 준비하는 것이 좋아요.

염증 완화와 진정 효과가 있는 캐모마일이나 칼렌둘라 오일이 함유된 이앓이용 겔이나 약도 사용할 수 있습니다. 대개 해외 제품으로 외국에서는 민간요법으로 많이 씁니다. 하지만 확실한 효과가 있다는 연구는 아직 없으며 영아에게 알레르기 증상을 유발할 수 있으므로 조심해서 사용해야 합니다.

만약 도저히 아기가 달래지지 않는다면 열이 없더라도 진통의 목적으로 해열진통제를 사용할 수 있어요. 염증 완화 효과가 있는 부루펜 계열의 약물(생후 6개월 이상 사용 가능)을 복용하면 보채는 증상이 훨씬 나아집니다. 단, 해열제는 교차복용 하지 않도록 주의하고 반복적으로 사용하지 마세요. 해열진통제는 다른 방법이 도저히 효과가 없을 때 쓸 수 있는 마지막 수단입니다.

Q. 이유식을 잘 안 먹어 체중이 잘 안 늘어요. 밤중에라도 수유해야 하지 않을까요?

A. 병원에서 의사 선생님이 권한 경우가 아니라면 체중을 늘리기 위해 밤중에 수유하지 않습니다. 이 시기 아기들은 이유식을 점차 늘려 이유식 섭취량이 수유량보다 많아져야 해요. 이유식 대신 모유나 분유로 보충할 수 없습니다. 그러므로 밤중에 수유량을 늘리는 것은 낮에 먹을 이유식 양을 줄이는 것과 같죠. 또한 밤에는 우리 몸의 기관이 다음 날 건강하게 활동하기 위해 휴식을 취하는 시간입니다. 소화기관도 마찬가지이므로 밤낮으로 먹으면 소화기관이 충분히 쉴 수 없겠죠. 공복을 유지하는 연습을 해야 낮에도 잘 먹는 아기가 될 수 있습니다. 부족한 이유식은 낮에 간식으로 대체하고 밤에는 충분히 잘 수 있도록 해주세요.

Q. 잠투정이 너무 심해요. 자기 전에 칭얼거리고 머리를 심하게 흔들 때도 있어요.
왜 그럴까요?

A. 졸리면 하품을 하면서 뒹굴다가 잘 자는 아기가 있는 반면에 졸리면 짜증을 내고 머리를 좌우로 흔들거나 앞구르기를 하는 등 이상한 행동을 하는 아기도 있습니다. 이런 행동은 아기가 수면 단계로 들어가기 전 흔하게 보일 수 있는 반응이에요. 우리가 잠을 자기 전에 뇌에서는 수면 단계로 들어가는 뇌파가 나오면서 온몸의 근육이 이완됩니다. 그래서 잠들 때 몽롱하고 나른한 느낌이 드는 것이죠. 우리 귀 안에는 몸의 균형을 담당하는 전정기관이 있는데. 아기가 고개를 흔들면 전정기관이 자극돼 수면 단계로 들어설 때 몽롱함을 느낄 수 있어요. 아기는 나름대로 자려고 노력하는 것입니다. 자기 전에만 나타나는 행동이라면 그냥 지켜봐도 괜찮습니다. 아기가 너무 피곤하거나 컨디션이 나쁘면 수면 과정이 자연스럽게 진행되지 않을 수도 있어요. 잠투정이 너무 심하다면 밤잠 드는 시간을 조금 더 당겨보는 것이 좋습니다.

Q. 수면 의식으로 목욕을 하면 오히려 눈이 말똥말똥해지고 놀려고만 해요. 어떡하죠?

A. 목욕을 너무 오랫동안 했는지 확인해 볼 필요가 있습니다. 아기가 욕조 안에서 20분 이상 놀면 잠이 깨고 흥분 상태가 될 수 있어요. 수면 의식의 목적은 잠들기 전 일정한 시간에 규칙적인 생활을 해 아기에게 자야 할 시간을 알려주는 것입니다. 목욕하고 베이비마사지를 해주고 마지막 수유를 하고 자장가를 틀어주는 수면 의식을 한다면 다 합쳐서 30분이 넘지 않아야 합니다. 목욕은 5~10분 내외로 짧게 마치세요. 아기가 저녁에 목욕하는 것을 싫어하거나 반대로 목욕하는 것을 너무 좋아해서 목욕 시간이 길어질 수도 있습니다. 이때는 수면 의식으로 목욕하지 않는 것이 좋아요. 일정한 시간에 규칙적으로 다른 수면 의식을 해주세요.

Q. 밤 11시에 자는데 너무 늦게 자는 걸까요?

A. 많은 분이 '성장호르몬은 밤 10시부터 분비되므로 일찍 잘수록 좋다'고 알고 있습니다. 그 시간에 잠을 자지 않으면 성장호르몬 분비가 되지 않아 키가 잘 크지 않을 것이라 생각하죠. 하지만 이것은 오해입니다. 성장호르몬은 우리 몸에서 24시간 분비되고 있어요. 특히 잠들고 나서 1시간~1시간 30분쯤 되었을 때, 즉 우리 뇌에서 서파가 나타나는 3~4단계의 깊은 수면 단계로 들어섰을 때, 성장호르몬 분비량이 폭발적으로 늘어납니다. 한창 성장 중인 아이들은 하루에도 수시로 성장호르몬이 분비되며, 낮잠 때도 예외는 없습니다. 그러므로 꼭 밤 10시가 아니더라도 아이가 매일 일정한 시간대에 잠들고, 밤잠과 낮잠을 합한 총 수면 시간이 충분하다면, 아이가 밤 10시 이후에 잔다고 해서 너무 걱정할 필요는 없습니다. 몇 시에 자는지보다 얼마나 깊게 수면을 취하는지가 더 중요합니다.

Q. 아기가 아프면서 수유 패턴이 엉망이 됐어요. 어떻게 해야 할까요?

A. 아프면 잘 자고 잘 먹던 아기도 하루 패턴이 뒤죽박죽될 수 있습니다. 또 열이 나거나 탈수 증상이 있으면 조금이라도 수유를 더 해야 하기 때문에 밤에도 자주 먹일 수밖에 없죠. 또 아기는 환경 변화에 예민하게 반응하기 때문에 여행을 가서 신나게 놀고 잠자리가 바뀌면 피곤한데도 못 잘 수도 있습니다. 아기가 아플 때는 수면과 수유 패턴보다는 컨디션이 나아지는 데 집중해 주세요. 육아는 항상 계획대로 되지 않는 법이지만 언제든지 다시 잡아갈 수 있습니다. 아기가 낫고 집으로 돌아오면 이전의 수면 패턴으로 돌아올 수 있게 교육해 주세요. 시간은 걸리겠지만 부모가 중심을 잘 잡고 있다면 잘 따라와 줄 거예요.

Q. 영양제를 먹이면 잘 잘까요? 마그네슘, 칼슘, 철분제를 보충할까요?

A. 철분이 부족하면 적혈구에 산소를 운반하는 능력이 떨어져 우리 뇌와 몸 조직에 산소가 충분히 전달되지 못합니다. 이는 교감신경계를 자극해 아기가 예민해지고 깊은 잠을 자지 못하게 만들어요. 모유수유를 하는 아기는 태어났을 때 엄마에게 받은 철분이 4개월부터 고갈되기 때문에 이유식을 충분히 섭취할 때까지 철분 보충을 권고하고 있습니다. 다만 철

분 보충제는 소화불량, 변비를 일으킬 수 있으므로 꼭 필요한 경우에만 전문의와 상의 후 보충하는 것이 좋습니다.

아연은 일정한 수면 패턴을 조절하는 데 중요한 역할을 하는 호르몬인 멜라토닌과 세로토닌 분비에 영향을 미칩니다. 하지만 영유아기에 아연 결핍으로 인한 수면장애는 드물어요. 모유나 분유를 충분하게 먹고 있다면 하루 섭취량은 충분히 섭취할 수 있습니다. 마그네슘, 칼슘은 근육과 혈관을 이완시키는 기능이 있기 때문에 성장통을 앓을 때 마그네슘과 칼슘을 보충하면 잘 잔다는 얘기도 있습니다. 하지만 영유아 시기 마그네슘, 칼슘 보충으로 수면의 질을 개선할 수 있다는 뚜렷한 증거는 찾아볼 수 없어요. 오히려 과도한 마그네슘 섭취는 설사를 유발하며 칼슘 흡수를 방해하고 부갑상선 기능에 영향을 끼칠 수 있기 때문에 많은 소아청소년과 의사는 영아에게 무분별하게 마그네슘, 칼슘을 보충하는 것을 반대하고 있습니다.

각종 매체, 블로그 후기에 나오는 것처럼 한 번 먹으면 아기가 푹 자는 '마법의 영양제'는 없습니다. 만약 있다면 노벨상을 받았을 거예요. 이런저런 얘기에 현혹되지 말고 아기에게 먹이기 전 객관적인 자료를 찾아보는 습관을 지녀보세요. 찾아보기가 너무 어렵다면 주치의 선생님과 꼭 상의하는 것을 추천합니다.

Q. 공갈 젖꼭지를 빨면서 자요. 끊는 게 좋을까요?

A. 공갈 젖꼭지는 아기의 빨기 욕구를 바로 충족시켜 주는 장점이 있어요. 빨기 욕구가 충족되면 아기는 안정을 느끼고 긴장됐던 근육이 이완되면서 더 쉽게 잠들 수 있습니다. 아기를 울리면서 재우는 것이 견디기 어렵다면 수면 교육에 공갈 젖꼭지를 쓰는 것을 추천합니다. 공갈 젖꼭지를 물리는 것이 아기를 안아서 달래는 것보다 쉬운 일이니까요. 아기가 잠들었다면 공갈 젖꼭지를 슬며시 빼주세요. 공갈 젖꼭지가 자는 동안 빠질까 봐 테이프로 붙이거나 목걸이를 걸어두는 행동은 질식의 위험이 있으니 절대 하지 마세요.

똑똑한 부모보다는
여유로운 부모가 되세요

요즘 진료실을 찾는 분 중에는 육아나 아동 발달에 대해서 놀랄 만큼 구체적인 지식과 정보를 갖고 계신 분들이 있습니다. 아이에 대해 공부하고 더 좋은 육아 방향에 대해서 고민하는 과정은 꼭 필요하고 고무적인 일이라고 생각합니다. 다만 무엇이든 과유불급이라 했던가요? 너무 과도한 정보와 고민은 육아를 오히려 힘들게 하고 혼란에 빠뜨릴 수 있습니다. 많은 책을 읽고 최신 정보를 잘 알아야만 좋은 부모인 것은 아닙니다. 아이에게 진짜 필요한 존재는 저 같은 전문가가 아닌 '진짜 부모'이기 때문입니다.

육아에 공부가 필요한 이유는 정보의 홍수 속에서 올바른 정보를 선별하고 근거 있는 정보와 아동 발달에 대한 지식을 얻기 위해서입니다. 저희가 처음 유튜브를 시작하게 된 이유도 단 하나, 바로 '육아 정보의 리터러시를 높이자!'였죠. 안 그래도 힘들고 신경 쓸 것 많은 육아, 불필요한 정보와 과도한 불안 자극으로 보통의 부모들이 스트레스받지 않도록 하자는 것이 목표였습니다. 불안보다는 매일의 행복을 선택하고, 극단적인 걱정보다는 기본을 지키는 육아를 하면 어떨까요? 불안은 사람을 조급하게 만들고 시야를 좁게 만듭니다. 불안하고 긴장한 상태에서는 올바른 판단을 내리기 어렵고 지금의 순간을 온전히 즐기지 못합니다. 아이와의 시간은 쏜살같이 지나갑니다. 오늘 하루는 고되고 힘들지만, 지나고 나면 언제 이만큼 컸는지 모르게 아이는 성장할 거예요. 그런 아이와의 소중한 하루를 긴장과 불안에 사로잡혀 살지 마세요. 기본에 충실한 육아를 할 때, 불안과 걱정보다는 여유와 따뜻함을 가질 때 아이 곁에 진짜 부모로서 함께할 수 있습니다.

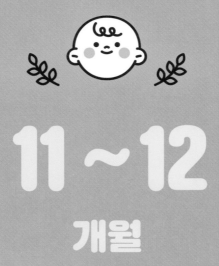

11 ~ 12
개월

이렇게 자랐어요

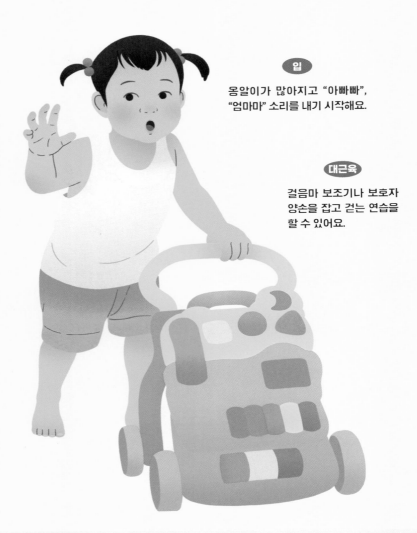

손

"바이바이" 하고 손 흔들며 인사하면 같이 손을 흔들어 줄 수 있어요.

배

서 있을 때 배를 약간 앞으로 내밀고 서 있어요.

다리

'W' 자로 앉거나 발끝을 들고 서 있을 수 있어요. 소파 위로 기어오르기도 해요.

입

옹알이가 많아지고 "아빠빠", "엄마마" 소리를 내기 시작해요.

대근육

걸음마 보조기나 보호자 양손을 잡고 걷는 연습을 할 수 있어요.

이 정도는 할 수 있어요

- 잡고 서 있는 상태에서 뒤를 돌아볼 수 있어요.
- 걸음마 보조기를 붙잡고 걸어 다니고 잠시지만 혼자 서 있을 수 있어요.
- 보호자가 "주세요" 하고 손을 내밀면 손에 쥐고 있던 물건을 내려놓아요.
- 알약 크기의 작은 물건을 엄지손가락과 집게손가락으로 집어 들어요.

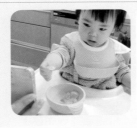

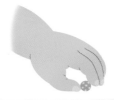

성장 기준표 살펴보기

질병관리청
성장도표 계산기

개월수	키(cm)		체중(kg)	
	남자	여자	남자	여자
11	70.2 ~ 78.4	68.0 ~ 76.9	7.9 ~ 11.2	7.2 ~ 10.7
12	71.3 ~ 79.7	69.2 ~ 78.3	8.1 ~ 11.5	7.3 ~ 11.0

TIP▸ 키는 3~95백분위수 범위, 체중은 5~95백분위수 범위입니다. 생후 24개월 전까지는 아이를 눕혀 측정한 키를 적용합니다.

하루 적정 수유량

모유수유	분유수유
3~4회 + 이유식 120~200g 또는 유아식 하루 3회 + 간식 1~2회(생략 가능)	하루 400~600ml + 이유식 120~200g 또는 유아식 하루 3회 + 간식 1~2회(생략 가능)

하루 적정 수면 시간

8시간 이하	조금 더 재워야 해요.
9~10시간	적당하게 자고 있어요. 만약 아이가 졸려 보인다면 1~2시간 더 재워도 됩니다.
11~14시간	권장하는 수면 시간이에요.
15~16시간	적당하게 자고 있어요. 만약 아이가 자려고 하지 않는다면 조금 덜 재워도 됩니다.
17시간 이상	너무 많이 재우고 있어요.

TIP▸ 다음은 미국수면재단에서 권장하는 아이 수면 시간입니다. 우리 아이의 낮잠과 밤잠을 더한 수면 시간이 어느 정도인지 살펴보세요.

꼭 챙겨야 할 접종·검진 체크

• 이 시기에 챙겨야 할 접종·검진은 없습니다. 돌 이후에 시행해야 할 접종이 많으니 아이의 컨디션 조절에 유의해 주세요.

11~12개월

245

나는 이만큼 할 수 있어요

 물건을 어떻게 사용하는지 이해해요!

- 물건을 손가락으로 가리킬 수 있어요. 손가락으로 표현하니까 가족들이 내 말을 잘 알아들어요. 자주 사용해야겠어요.
- 높은 블록을 내가 무너뜨렸어요. 나 대단하죠? 아빠에게 자랑할 거예요.
- 아빠와 함께 그림책을 보다가 내가 정말 좋아하는 큰 자동차를 봤어요. 탁탁 그림책을 치거나 소리를 내서 아빠에게 알려줘요. 이것 봐요!
- 이제 장난감의 사용법을 깨달았어요. 이건 던질 수도 있고 흔들 수도 있고 부딪히게 할 수도 있어요. 다양하게 시도해 봐야 이 장난감으로 어떻게 노는 건지 마스터할 수 있어요.
- 아빠가 경찰차를 숨겨두었지만 난 찾을 수 있죠. 히히히.
- 빨대컵은 물을 빨아 마시는 거고 젖병은 누워서 먹는 거예요.

- 장난감 전화기를 귀에 대요. 아빠처럼 얼굴에 로션을 발라봐요. 머리도 빗으로 빗어볼래요. 난 따라 하는 게 재밌어요.
- 숟가락을 잡고 입에 넣을 수 있어요. 하지만 내가 잘 하고 있는지 옆에서 봐주세요.
- 나도 블록을 쌓아볼래요. 컵도 좋아요.
- 퍼즐이 어려워 보이지만 나도 한번 시도해 볼래요. 내가 끼워 넣을 거예요.
- 내가 먼저 까꿍 놀이를 할 수 있어요. 숨어서 아빠를 쳐다보거나 병풍 뒤에서 아빠를 쳐다봐요. 작은 구멍 안으로 아빠가 보여요. 까꿍!
- 장난감 박스가 어디에 있는지 알아요. 거기에 장난감을 넣어둘래요.
- 신나거나 기대가 되면 박수를 쳐요.

 스스로 감정을 다스리는 법을 배우고 있어요!

- 표정으로 다양한 것을 표현할 수 있어요.
- 우와 신기해요. 이것 좀 보세요!
- 난 자동차를 타는 걸 별로 안 좋아해요. 그렇지만 내가 제일 좋아하는 딸랑이를 준다면 좀 참아볼게요.
- 배가 고픈데 밥을 빨리 안 줘요. 손가락을 빨면서 조금 참아볼게요.

- 갑자기 모르는 사람이 집에 왔어요. 약간 불편해요. 으아아앙!
- 다양한 표정으로 감정을 풍부하게 표현해요.
- 내가 제일 좋아하는 장난감을 고를 수 있어요

간단한 말을 잘 알아들어요.

- 제스처를 사용하니 의사소통이 쉬워요. 인사할 때 손을 휘적거려요. 나도 다른 사람처럼 할 수 있어요.
- 아빠가 하는 말을 귀 기울여 들어요.
- 아빠가 구체적으로 가르쳐 주면 더 확실히 알 수 있어요. 아, 그게 이 말이구나!
- 나도 제법 말하는 것 같죠? 아빠와 나는 대화하고 있는 거예요. "마마마마", "바바바바"는 다 다른 뜻이라구요.
- 냉장고에 자석이 붙어 있어요. 무엇인지 물어보면 아빠가 대답해 줘요. 이건 바나나구나.
- 먹기 싫은 건 고개를 흔들어서 확실히 표현해요.

- 엄마, 아빠처럼 말해볼래요. 엄마에게 엄마라고 불러야지. 아빠는 아빠라고 불러야지.
- 아빠처럼 말해보고 싶어서 입을 움직여 봐요.

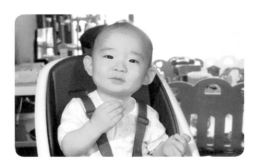

 ## 내가 좋아하는 걸 아빠와 함께하고 싶어요!

- 아빠 한 번 나 한 번, 공을 굴리고 던져요. 차례대로 하는 거죠?
- 장난감 자동차에서 불빛이 안 나와요. 왜 이러죠? 아빠에게 갖다 줘야지. 도와주세요!
- 모래 놀이를 하다가 아빠가 장난감들을 정리하기 시작하면 이제 집에 가자는 뜻이에요.
- 아빠가 제일 좋고 그다음은 엄마예요. 아빠가 최고!
- 내가 제일 좋아하는 책을 아빠에게 갖다줬어요.
- 아빠가 나가는 게 싫어요. 나랑 함께 있어줘요.
- 아빠가 바쁜 것 같아요. 난 아빠랑 놀고 싶어서 소리를 내거나 물건을 던지기도 해요. 아빠가 관심이 없

- 나 봐요. 아빠한테 기어갈래요.
- 아빠랑 까꿍 놀이를 해요. 담요를 덮어쓰고 번갈아가면서 숨으면 정말 신나요.
- 아빠, 이것 봐요! 책 속에 내가 좋아하는 강아지가 있어요!
- 아빠랑 목욕할 때는 컵으로 물을 붓는 놀이가 제일 재밌어요.
- 아빠가 통화를 한다고 나랑 안 놀아줘요. 아빠를 방해할 거예요. 아빠 나 좀 봐요!

우리 아이 생활
자세히 살펴보기

잘 먹기

어금니가 나면서 입 안에 손을 넣어요

이 시기는 어금니가 이미 여러 개 났거나 한창 나고 있을 때입니다. 입자가 있는 음식이 잇몸을 자극하면 아기는 통증이나 이물감이 느껴져 이유식을 뱉기도 하고 손가락을 입 안에 넣어 확인하려고 합니다. 그 과정에서 손가락이 목구멍을 자극해 구역질을 하기도 해요. 이는 자연스러운 현상이며 이가 나는 시기가 지나면 좋아집니다. 단, 아기가 너무 불편해한다면 이유식을 먹기 전에 치발기를 충분히 물게 해서 잇몸으로 가는 자극을 줄여주세요. 이가 나는 동안에는 딱딱하거나 질긴 재료는 더 잘게 다져서 이유식을 만드는 것도 좋습니다.

음식을 가지고 놀아도 괜찮아요

많은 육아서에서 '아기가 스스로 숟가락질을 하게 돼야 합니다', '자기주도 이유식이 중요합니다'라고 강조하지만, 아기가 스스로 먹게 두면 CF에 나오는 아기들처럼 얌전히 먹지 않습니다. 음식을 먹지 않고 손에 쥐고 으깨는가 하면 얼굴에 비비거나 바닥에 일부러 떨어뜨리기도 하죠. 부모의 인내심을 테스트하는 순간입니다. 이때 부모는 아기가 음식을 놀잇감으로 생각할까 봐 걱정하는데 그렇지 않습니다. 음식의 질감, 냄새, 촉감에 대해 알아가고 관심을 가지는 단계라고 생각해 주세요.

처음부터 아기가 수저를 이용해 스스로 이유식을 먹을 수는 없겠죠. 초반에는 부모가 먹여줄 이유식과 별개로 아기가 스스로 먹을 소량의 이유식을 따로 준비합니다. 아기가 수저로 음식을 뜨는 것을 옆에서 도와주고 동시에 이유식을 먹여주세요. 아기가 자기 입으로 가져가는 것에 거부감을 보인다면 서로 먹여주는 방법을 써봅니다. 아기가 먹여줄 때 행복한 표정을 꼭 지어주세요. 식사시간을 즐겁게 느끼는 아기가 자기주도적으로 잘 먹는 아기가 됩니다.

잘 자기

잠들기 전 수유는 중단하세요

'자기 전에 충분히 먹어야 잘 잔다'라는 말은 신생아 때까지만 해당됩니다. 이 시기에는 '자기 전에 충분히 먹으면 자주 깨고 충치가 생긴다'라고 말할 수 있어요. 고형식을 충분히 먹을 수 있기 때문에 저녁 수유량을 일부러 채울 필요는 없습니다. 젖병이나 젖을 물어야 잠드는 아기는 새벽 중 얕은 수면 단계로 돌입했을 때 무의식적으로 젖병이나 젖을 찾게 됩니다. 먹어야 잠이 드는 '먹잠' 패턴에서 벗어나야 해요. 적어도 자기 1시간 전에 마지막 수유를 마치는 것을 권합니다. 수유 후 구강을 깨끗하게 하고 간단한 수면 의식을 한 후 잠자리에 드는 연습을 하세요. 충치 발생률도 줄일 수 있고 새벽에 아기가 깨도 먹지 않고 스스로 자는 아기로 자랄 수 있습니다.

그 밖의 생활

점점 피부가 강해져요

쉽게 건조해지고 습진이 잦았던 아기 피부에 변화가 오기 시작합니다. 작은 외부 자극에도 예민하게 반응하던 피부가 제대로 된 면역 체계를 갖추면서 강해지기 시작합니다. 피부장벽이 전보다 쉽게 무너지지 않아 건조함도 덜하죠. 이전에 팔다리 외측, 얼굴, 목 주변에 보였던 피부 발진도 악화되지 않고 호전되는 것이 일반적입니다. 만약 이 시기에 피부 가려움증이 심해지거나 팔다리에 접히는 피부와 얼굴과 목 등에 집중적으로 습진이 악화되는 모습을 보인다면 소아청소년과 진료를 보세요.

이 시기
흔히 고민하는 문제

**우유는
언제부터?**

보통 12개월 이후에 시작해요

돌이 지나면 컵에 우유를 담아 맛보게 해주세요. 분유에 섞지 말고 우유만 따로 줍니다. 컵으로도 잘 먹는다면 우유 섭취량을 늘리면서 분유량을 줄입니다. 우유와 분유의 총 섭취량은 500ml를 넘지 않도록 하세요. 만약 아기가 우유를 거부한다면 분유를 계속 먹여도 됩니다. 우유에 고구마나 바나나를 갈아 넣어 계속 맛보게 하면 빨리 익숙해질 수 있어요. 돌이 지난 아기가 우유를 잘 마신다면 언제든 분유를 중단해도 됩니다.

생우유, 멸균우유 모두 괜찮아요

멸균우유는 생우유를 고온 또는 저온으로 살균한 우유로 실온에서 보관할 수 있어 데우지 않고 아기에게 바로 먹일 수 있다는 장점이 있습니다. 살균하면서 일부 비타민과 무기질이 파괴될 수 있으나 유제품을 먹이는 목적인 단백질과 칼슘 함량은 유지되기 때문에 영양학적으로 전혀 문제 되지 않아요. 생우유는 원유의 풍미가 느껴져 대체로 더 맛있습니다. 가정에서 먹일 때는 생우유를 데워서 먹이고 외출 시에는 보관이 용이하고 유통기한이 긴 멸균우유를 먹이는 것을 추천합니다. 아기용 우유가 아닌 부모님이 마시는 일반 우유는 돌 이후부터 먹여도 됩니다. 단, 무지방 우유, 저지방 우유는 24개월 이후에 주세요.

**분유, 킨더밀쉬보다
우유?**

분유 vs 우유

아기가 우유를 잘 먹는데 체중이 늘지 않는다는 이유로 분유를 계속 먹이려는 분들이 많습니다. 분유가 우유보다 영양가가 많아 살이 잘 찐다고 알려져 있기 때문이죠. 하지만 이는 사실이 아닙니다. 분유와 우유는 칼로리 차이가 거의 없어요. 돌이 지난 아기의 성장 발달에 필요한 칼슘과 단백질 함량은 우유가 더 높습니다. 우유에 과일이나 고구마를 갈아 넣어 마신다면 분유보다 칼로리와 영양가를 훨씬 높일 수 있어요.

분유와 우유의 중간 단계라고 알려진 킨더밀쉬 또한 광고하는 것과는 달리 아기의 성장에 큰 도움이 되지 않습니다. 우유 맛을 싫어하는 아기에게 적응시키기 위해 킨더밀쉬를 이용할 수는 있지만, 우유를 충분히 잘 먹고 있는 아기에게 일부러 먹일 필요는 없어요.

TIP▶
우유 섭취에 관한
내용은 303쪽 참고

대체 식품을 활용해요

우유를 권장하는 이유는 아기의 칼슘 섭취량을 채우기 위해서입니다. 만 1~2세가 하루에 필요한 칼슘양은 500mg입니다. 이를 충족시키기 위해 칼슘 함유량이 높은 고칼슘 우유를 먹이거나, 염분과 당을 줄인 아기용 치즈나 아기용 요거트를 대체 식품으로 주면 됩니다. 유제품을 거부한다면 고칼슘 두유, 뱅어포, 멸치 등으로 보충해 주세요. 뱅어포나 멸치는 가루로 만들어 국, 반찬에 넣으면 감칠맛이 좋아지고 쉽게 칼슘도 보충할 수 있어요. 하지만 유제품이 칼슘 흡수율이 가장 높고 섭취하기도 편리하기 때문에 가능하면 함께 보충하는 것을 권합니다.

젖병은 언제까지?

젖병 떼는
시기와 방법

12개월부터 끊는 연습을 시작하세요

젖병은 12개월부터 끊는 연습을 하고 18개월까지는 끊는 것이 좋습니다. 젖병을 오래 사용한 아기들이 그렇지 않은 아기들에 비해 젖병을 물고 자는 습관 등 좋지 않은 수유 습관과 치아우식증 발생 확률이 높아요. 그뿐만 아니라 18개월 이상 아기가 젖병 사용을 지속하면 젖병에 집착하게 돼 끊기가 더욱 어렵다는 연구 결과도 있습니다. 그러므로 대한소아청소년과학회에서는 18개월, 늦어도 두 돌 이전에 젖병을 끊으라고 권장하고 있어요.

젖병을 끊고 컵으로 먹을 때 하루 권장 유제품(분유, 우유) 섭취량을 채우지 못한다면?

아직 컵 사용이 미숙해서 권장 섭취량 500ml를 충분히 채우지 못하는 경우 돌이 지나도 젖병과 컵 수유를 병행해야 합니다. 컵 또는 빨대컵으로 먹이는 연습을 계속하면서 젖병으로 수유를 지속하되 자기 전에 물고 자거나 아기가 하루 종일 젖병을 가지고 돌아다니지 않게 하세요. 잠들기 최소 1시간 전에 수유하고 구강을 깨끗하게 닦은 뒤 잠에 들도록 합니다.

공갈 젖꼭지는 언제까지?

공갈 젖꼭지 떼는 시기와 방법

12개월부터 끊는 연습을 시작하세요

젖병과 마찬가지로 공갈 젖꼭지도 12개월부터 끊는 연습을 시작하는 것이 좋습니다. 늦어도 세 돌 전에는 끊는 것이 좋아요. 유모차 탈 때, 안겨 있을 때, 놀 때도 계속 공갈 젖꼭지를 습관적으로 물고 있다면 12개월부터는 사용 시간을 줄여나가세요. 특히 턱받이 옆에 끈으로 공갈 젖꼭지를 달아뒀다면 제거합니다. 이 시기부터는 꼭 필요할 때만 잠깐 사용합니다. 예를 들어 잠들기 힘들어할 때 수면 유도용으로 잠깐, 예방접종을 하고 난 뒤 안정감을 주기 위해 잠깐, 새벽에 깨서 울 때 수유하는 대신 잠깐 공갈 젖꼭지의 도움을 받을 수 있어요.

공갈 젖꼭지 때문에 오히려 깊게 자는 것이 어렵다면?

아기가 잠들었을 때 공갈 젖꼭지를 제거하면, 다시 물려고 깊게 잠들지 못하고 깰 수 있습니다. 아기가 공갈 젖꼭지를 물고 자는 습관이 오래됐을 경우 그렇습니다. 이때는 아기의 깊은 수면을 위해 공갈 젖꼭지를 끊거나, 완전히 잠들기 전에 빼는 것을 연습해 주세요.

공갈 젖꼭지를 사용하면 중이염이 생긴다?

공갈 젖꼭지를 물리는 것만으로 중이염이 생기지 않습니다. 중이염은 감기 같은 호흡기 감염으로 인해 가장 많이 생깁니다. 귀와 코는 이관(귀인두관)으로 연결돼 있는데 어릴수록 넓고 길이가 짧기 때문에 감염이 있으면 고막에 쉽게 영향을 미칠 수 있어요. 만약 기침, 콧물 등 호흡기 증상이 있거나 중이염으로 치료받는 중이라면 공갈 젖꼭지를 빨 때 고막에 압력 변화가 생기면서 중이염이 생기거나 악화될 수 있습니다. 그러므로 감기 증상으로 치료를 받거나, 자주 중이염이 재발하는 아기는 공갈 젖꼭지 사용을 최소화하는 것이 좋아요.

공갈 젖꼭지를 어떻게 끊어야 할까요?

공갈 젖꼭지와 젖병은 사실 아기가 아니라 부모가 끊지 못하는 것 같습니다. 없으면 아기를 달래기 어려워질 테니까요. 초반에는 아기가 허전해서 손을 빨거나 불안한 모습을 보이겠지만 결국 잘 적응해 나갈 겁니다. 만약 젖병이나 공갈 젖꼭지를 끊기로 마음먹었다면 아기 눈에 보이지 않는 곳에 보관하세요. 집에 더 이상 없다는 것을 인식시켜 줘야 합니다. 18개월 이상 된 아기라면 직접 젖병, 공갈 젖꼭지와 이별할 수 있도록 상황을 유도해 주세요. 집 밖에서 아기가 직접 버리게 하거나 사촌 동생에게 선물로 주는 것도 좋습니다. 공갈 젖꼭지가 없어도 잘 지낼 수 있는 멋진 어린이가 됐다고 칭찬을 듬뿍 해준다면 금상첨화겠죠?

어떻게
놀아줄까?

**부모의 언어를
생각보다
많이 이해해요**

걸음마를 시작하고 기동력이 생기면 아기들의 호기심은 더욱 빛나기 시작합니다. 반짝반짝 빛나는 눈동자는 주변의 사물과 환경을 관찰하고 원리를 이해하고 배우기 바쁘죠. 몇 개월 전, 아기가 하루 종일 뒤집기를 하던 때를 생각하면 놀라운 일입니다. 이제는 아기가 걸음마를 떼려고 또 앞으로 가려고 자신의 몸을 어떻게든 움직이려고 합니다. 다리에 힘이 생기고 복부의 힘이 강해지고 균형을 잡는 법을 배우면서 두 발로 스스로 원하는 곳으로 가고 싶어 해요.

이 시기 아기들은 같은 동작을 하루 종일 하기도 하고, 하나의 놀잇감으로 몇 시간이고 놀기도 합니다. 이러한 과정은 사물의 원리를 이해하고 숙련하는 과정입니다.

또한 이 시기에는 수용 언어가 상당히 발달합니다. 뇌의 언어중추는 표현 언어 영역과 수용(이해) 언어 영역이 있는데, 표현으로는 옹알이 정도밖에 못 하지만, 실제 받아들이고 이해하는 수용 언어는 훨씬 많습니다. 또한 다른 소리보다 양육자의 언어를 더욱 잘 분별해 알아듣고 받아들이죠. 따라서 일상에서 많은 이야기를 부모의 목소리로 들려주면 좋습니다. 예를 들어 "우리 아기 우유를 붓고 있구나" 하고 지금 아이가 하는 행동을 말로 해주거나, "우리 ○○이는 이 장난감이 궁금하구나? 반짝반짝 불이 나니 신기하지?" 하고 아기의 생각이나 호기심을 언어로 대신 표현해 줄 수 있습니다. 발달의 과정을 차근차근 밟고 있는 아기를 응원하면서 같이 놀아보면 어떨까요?

걸음마
연습을 해요

이 시기 집에서 빠질 수 없는 장난감이 바로 걸음마 장난감이죠. 아직 중심 잡기가 어려운 아기는 걸음마 장난감을 통해 도움을 받아 두 다리를 써서 앞으로 나갈 수 있습니다. 걸음마 장난감도 좋지만 이보다 더 좋은 것은 부모가 걸음마 연습을 함께하는 것입니다. 옆에서 도와주거나 몇 걸음 앞에서 얼굴을 보면서 기다려 주는 방법이 있어요.

이러한 걸음마 장난감 이외에도 이 시기 아기는 소파에 기어오르거나, 부모 등에 타거나, 점핑보드 위에 올라타는 등 몸을 다양하게 사용해 에너지를 발산합니다. 처음에는 부모가 태워줘야만 했던 자동차도 이제는 혼자서 타고 자세를 잡기도 해요. 자신의 몸을 어떻게 써야 할지 점점 알게 되는 것이죠. 이를 '협응 능력'이라고 합니다. 더 나아가 아기는 자신의 몸을 잘 활용해 목표지향적인 활동을 하는 '운동 실행 능력'을 발휘합니다.

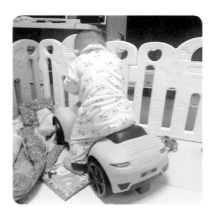 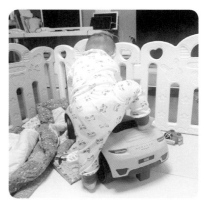

아기 손으로
직접 할 수
있도록

아기들은 손을 이용해 물건을 조작하고 자신의 힘으로 물건에 변화를 주는 것을 즐깁니다. 그래서 우연을 즐긴다고도 표현합니다. 뭔지 모르고 눌렀더니 귀여운 토끼가 튀어나오는 장난감이나, 버튼을 눌렀더니 소리가 나는 장난감을 보면 기뻐합니다. 본인이 주체가 돼서 어떤 현상을 만들었다는 것이 신기한 것이죠. 이 시기 아기들이 가장 많이 하는 놀이로는 장난감 자동차 버튼 눌러서 빛과 소리 나오게 하기, 꼬꼬댁 장난감의 동그란 버튼을 눌러 인사하게 하기 등이 있습니다. '오호라? 내가 이런 것도 할 수 있어? 역시 난 대단해' 하며 자신의 조작으로 특정한 결과를 만들어 내면 성취감을 느껴요. 그래서 이것저

것 누르고, 밀고, 던지고, 굴리고, 떨어뜨립니다. 부모의 눈에는 사고뭉치로 보일 수도 있지만 이런 행동은 아기들이 세상을 배우는 가장 흔한 놀이 방법입니다. 아기는 컵을 밀었을 때 우유가 쏟아지는 것을 보고, 액체가 쏟아질 수 있다는 사실을 깨닫습니다. 또 물을 손바닥으로 내려쳤을 때 물방울이 얼굴에 튄다는 것을 깨달을 수 있죠. 이것저것 시도해 보는 경험을 통해서 세상의 원리를 조금씩 알아갑니다.

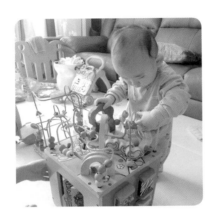 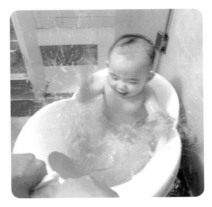

TIP ❸
집안일을
같이 해요

이 시기 아기는 양육자의 행동을 유심히 살피고 따라 합니다. 인형을 안아주고 쓰다듬거나 재우면서 우유를 주는 시늉을 할 수도 있어요. 양육자가 자신에게 해주는 것을 똑같이 인형에게 할 수 있습니다. 양육자를 따라 하기 때문에 아기와 함께 집안일을 할 수 있어요. 아기가 본인 기저귀를 쓰레기통에 넣는 것은 물론이고, 아빠와 함께 걸레질을 하거나, 엄마와 함께 빨래를 개면서 놀 수 있습니다. 또 놀이 후에 장난감을 바구니 안에 넣는 것도 즐거운 놀이가 될 수 있어요.

처음에는 먼저 단순한 행동을 반복해 시범을 보여주세요. "자, 이번엔 자동차를 바구니에 쏙 담아보자!" 그런 양육자의 모습을 아기는 모방합니다. 또 바구니에 담는 행위와 '담아보자'라는 말을 연결해서 이해합니다. 일상의 다양한 상황에서 아기에게 기회를 주세요. 양육자 한 번 아기 한 번, 번갈아 해보세요. 단순해 보이는 행동을 따라 하면서 아기는 행동의 의미와 원리를 깨닫습니다.

아기가 다양한 물건들을 쥐었다 폈다 하면서 손바닥으로 촉감과 밀도, 굳기와 크기 등을 느끼게 해주는 것도 좋은 놀이입니다. 흔히 오감 놀이(감각 놀이)라고 알려져 있죠. 오감 놀이를 하면서 아기는 손바닥 안에 다 들어오는 것, 손가락 사이로 쏠려 나가는 것 등을 느낍니다. 또 부드러운지, 미끄러운지 등 다양한 감각을 느낄 수 있습니다. 편백나무 큐브나 모래 놀이도 감각 놀이의 일종이에요.

가정에서 쉽게 오감 놀이를 할 수 있는 재료들이 있습니다. 바로 쌀, 밀가루, 나물, 호박, 요거트 등의 식재료들입니다. 생쌀을 바구니에 넣고 손으로 만지기, 쌀을 한 주먹 쥐어보기, 손가락 사이로 빠져나오는 쌀 관찰하기, 쌀을 페트병에 넣고 흔들어 소리 내기, 쌀 사이에 검정콩을 넣고 거르기 등 쌀만 가지고도 30분은 놀 수 있습니다.

밀가루도 마찬가지입니다. 밀가루 만지기, 물을 조금씩 섞어서 변하는 모습 관찰하기 등을 할 수 있어요. 밀가루 반죽의 굳기가 변해가는 것을 느끼며 조물조물 주무르거나, 밀가루를 얼굴에 묻히고 가루를 날려볼 수도 있습니다. 단, 밀가루 알레르기가 있는 아기들은 다른 재료를 이용해 주세요.

새로운 식재료를 아기에게 먹일 때는 재료 자체를 먼저 보여주거나 경험하게 해도 좋습니다. 미역처럼 질감이 특이한 식재료나 오렌지처럼 향이 강한 과일은 함께 눈으로 관찰하고, 냄새를 맡고, 껍질을 만지면서 감각 놀이에 활용하기 좋은 도구입니다. 혹시 먹는 것과 장난치는 것을 구분하지 못할까 봐 걱정된다면 식사 장소와 구분된 놀이 장소에서 감각 놀이를 하는 것이 좋습니다.

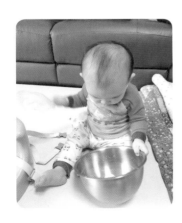
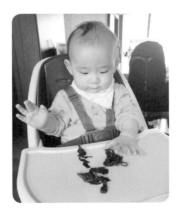
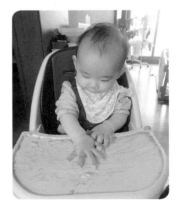

TIP ⑤

**또래와 놀 때
장난감은
따로 따로**

아기는 또래를 만나면 신기해합니다. 친구에게 다가가고 싶어 하거나 만지고 싶어 할 수 있습니다. 아기의 성향에 따라 반응은 다를 수 있어요. 하지만 아쉽게도 아기들은 아직 '함께' 놀 수 있는 시기가 아니랍니다. 친구와 친구가 가진 장난감에 관심을 보일 수는 있지만, 함께 놀거나 나눠주거나 양보하는 개념은 아직 없기 때문입니다. 모든 장난감을 다 내 것처럼 생각하고 있으니, 동갑내기 친구와 함께 놀 때는 장난감을 충분히 준비해 주세요.

이 시기는 아직 혼자 하는 놀이가 주를 이룹니다. 부모 주도하에 아기들이 장난감을 각자 가지고 노는 것을 구경하거나 몸놀이를 통해 참여하도록 유도할 수는 있어요. 하지만 아기들만 내버려두는 것은 안 되고 항상 곁에서 지켜보세요. 갈등이 생길 것 같으면 바로 중재해야 합니다. 아직은 힘 조절도 잘 안되고 당황하면 어떻게 해야 할지 모르는 돌쟁이들이니까요.

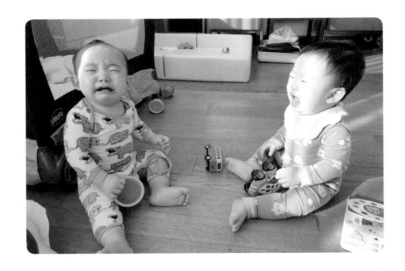

양육자가 편해지는
핵심 육아 상식

잘 노는 아이가 건강한 아이

놀이란 어떤 대가나 목적을 위해서 하는 활동이 아닌, 재미나 흥미를 추구하기 위해 선천적으로 동기가 유발된 활동을 말합니다. 뇌 발달에 가장 중요한 영유아기의 경험 중 하나는 바로 놀이입니다. 놀이는 아이에게 본능입니다. 부모가 "이렇게 놀아봐, 저렇게 놀아봐" 하고 알려주거나 책에서 배워서 하는 것이 아니라 자발적이고 능동적으로 스스로 만들어 가는 것입니다.

다시 얘기하면 아이의 놀이는 누가 억지로 명령하거나 강제로 시킬 수 없고 교육을 통해 이루어지는 것도 아닙니다. 오로지 아이가 하고 싶어야 하는 '즐거운 행위'입니다. 영유아기 놀이는 아이가 다양한 감각을 경험하게 하고 아이의 뇌를 자극해 뇌 발달을 돕는데, 이외에도 놀이 자체가 주는 정신 심리학적 기능 또한 상당합니다.

놀이의 순기능

- 긍정적이고 즐거운 순간을 통한 재미
- 긴장과 불안 해소
- 감정 및 공격성, 의존성, 애정 욕구 등을 표출, 해소
- 공상, 상상, 환상과 꿈을 표현하며 현실에서 불가능한 것을 실현
- 상호작용, 감정의 교환을 통한 사회성과 우정 발달
- 다양한 자극, 자아 경험, 자아 확장
- 상상력, 인지적 발달, 확장
- 스트레스를 이기고 시련을 극복하는 회복탄력성 발달

질적으로 높은 수준의 놀이, 아이의 호기심을 채워주고 즐거움이 가득한 놀이를 위해 부모는 어떤 역할을 해야 할까요? 부모가 아이와 함께 놀아주기 위한 3가지 원칙이 있습니다. 아이와 함께 놀아줄 때 이 원칙은 꼭 지켜주세요.

놀이의
기본 원칙
3가지

① 부모가 아니라 아이가 주도할 수 있도록

부모는 아이가 놀이 안에서 스스로 원하는 것을 고르고 원하는 방식대로 진행할 수 있게 허용해 줘야 합니다. **놀이는 능동적이면서 주도적일 때 빛을 발합니다.** 아이는 자신이 원하는 방식대로, 흐름대로 자연스럽게 진행하면서 다양한 발견과 즐거움을 찾게 되죠. 부모가 장난감, 교구를 제공하면서 시범을 보여주거나 작동 방법을 알려줄 수는 있지만, 아이가 반드시 부모가 알려준 대로 혹은 정해진 대로 장난감을 가지고 놀아야 하는 것은 아닙니다. 자신의 방식대로 활용할 수 있도록 아이의 리드를 따라가는 것이 기본이에요.

② 교구보다는 아이의 감정을 따라가기

아이가 어릴수록 놀이는 무엇을 달성하기 위한 목적 지향적 활동이 아닌 것이 좋습니다. 놀이의 목적은 그 자체로서의 즐거움과 탐험이에요. 멋진 그림을 완성하거나 레고로 완성품을 만들어 내는 것이 중요한 게 아닙니다. 아이가 놀잇감을 고르고 만져보고 조작하는 모든 과정이 놀이입니다.

이 과정에서 부모의 역할은 아이의 표정이나 반응을 살피는 것입니다. 놀이에 몰입한 아이는 집중하는 모습을 보이며 다양한 감정을 느낍니다. 마음대로 되지 않을 때는 속상할 수도 있고, 예상치 못한 소리가 날 때는 놀랄 수도 있으며, 너무 재밌어서 웃을 수도 있어요. **부모의 역할은 아이의 감정 흐름을 알아차리고 그것을 읽어주는 것입니다.** "우리 아기 속상했구나. 어이쿠, 깜짝 놀랐네. 엄마도 깜짝 놀랐어!" 아이가 느끼는 감정을 엄마가 읽어주면 아이는 자신이 느끼는 감정에 이름을 붙이고 연결하게 됩니다.

③ 부정적인 감정까지도 수용하기

아이는 장난감을 조작하거나 몸을 움직이다가 뜻대로 되지 않으면 화를 내기도 하고 놀잇감을 던지기도 합니다. 이때 부모는 '우리 아이가 왜 이렇게 공격적이고 화를 잘 내지?' 하고 걱정합니다. 하지만 **놀이란 아이가 여러 가지 감정을 안전하게 경험하고 표현할 수 있는 공간입니다.**

아이는 놀이를 통해 기쁨과 즐거움만 느끼지 않습니다. 실수와 실패를 하면서 좌절, 분노 등의 부정적인 감정도 자연스럽게 경험합니다. 이러한 부정적 감정을 경험하는 것 또한 아이에게 필요한 과정이므로 지나치게 걱정하거나 놀이를 중지할 필요 없습니다. 다만 아이가 부정적인 감정을 느끼고 있다면 알아차리고 읽어주세요. 부모는 아이가 자신의 감정을 인지하고 잘 해소할 수 있도록 도와주면 됩니다.

놀이의 3가지 흐름

아동 발달 단계에 따른
놀이 변화 살펴보기

발달 단계별로 나타나는 놀이의 변화

아이들은 놀이를 통해 상징을 이해하고 발달시킵니다. 특히 학령전기의 아이에게서 나타나는 사회적 놀이는 인지능력과 깊은 관련이 있어요. 각 발달의 단계별로 어떤 놀이가 나타나는지 크게 3가지를 알아보겠습니다. 바로 감각 운동 놀이sensory social play, 기능적 놀이operational play, 상징 놀이symbolic play입니다. 여기서는 쉬운 이해를 돕기 위해 단순하게 나이별, 종류별로 나눠 설명하지만, 각각의 놀이 형태는 서로 영향을 주며 다양하게, 여러 단계가 혼합돼 발달해 나간다는 것을 기억해 주세요.

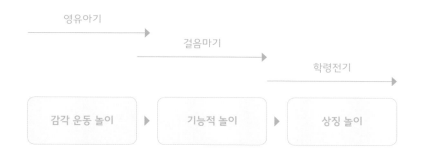

① 영유아기의 감각 운동 놀이

영유아기에는 자신을 둘러싼 세상을 세상을 감각적sensory으로 느끼고 신체운동 능력motor을 활용하는 놀이가 주로 나타납니다. 시각, 청각, 운동감각이 급격하게 발달하는 시기이기 때문이죠. 움직일 수 없고 누워만 있는 신생아 시기에는 주로 눈으로 탐험하다가 점차 운동 능력이 발달함에 따라 손으로 만지거나 입으로 빨면서 호기심을 충족합니다. 고개를 가누고 뒤집고 기어가는 것 등의 발달 과정 또한 영유아가 자신의 몸을 활용해 신체를 시험하고 연습하는 일종의 놀이라 할 수 있습니다. 6개월이 넘어 아이가 편안하게 앉을 수 있게 되면 손이 자유로워져 점차 양손을 활용해 노는 활동이 많아집니다. 딸랑이를 흔들어서 소리 내거나 손을 뻗어서 장난감을 만지죠. 도리도리 짝짜꿍, 곤지곤지 죔죔 등의 전통 놀이는 섬세한 운동 발달을 도와주는 감각 운동 놀이입니다.

영유아기의 놀이는 사물과 아이, 혹은 자신의 신체 놀이가 주된 놀이처럼 보이지만, 부모와 함께하는 '사회적 놀이'로 바꿀 수 있어요. 아이가 소리 내고 웃고 만지는 행동을 부모가 함께하는 것이죠. 예를 들어 간지럽히기, 까꿍 놀이 등이 있습니다.

② 걸음마기의 기능적 놀이

걸음마기에는 운동 능력이 발달합니다. 아이가 걷고 뛸 수 있으며 손이 자유로워집니다. 이때 아이는 모든 사물을 탐색하고 만져보는 놀이를 하며, 모든 것을 숙지하고 숙달master하려는 욕망이 생깁니다.

기능적 놀이는 장난감이나 물건을 원래의 의도된 기능대로 아이가 가지고 노는 것을 뜻합니다. 블록은 쌓고 공은 굴리면서 노는 것이죠. 이러한 기능적 놀이를 하며 아이는 물체의 사용법과 조작법을 익히고 숙달해 나갑니다. 세상이 돌아가는 원리와 이치를 깨닫기에 아주 중요한 놀이의 형태예요. 블록 쌓기는 걸음마 시기부터 활발해지는데, 처음에는 아이가 블록을 무너뜨리는 것을 재밌어하다가 점차 숙달되면 차곡차곡 쌓는 것을 좋아합니다.

또 아이는 쫓고 쫓기기chasing paly를 하면서 자신의 신체능력을 활용하고, 부모와의 거리 조절을 하는 놀이를 즐길 수 있습니다. 신체가 발달하고 인지능력(대상 영속성)이 발달하면서 즐길 수 있는 놀이죠. 아이는 부모가 자신을 쫓아오면 아주 좋아합니다. 뛰어서 도망갈 수도 있고 잡힐 수도 있어요. 왔다 갔다 부모와 거리 조절 하는 것은 분리불안을 해소하는 과정이기도 합니다. 그래서 분리개별화의 성취에도 도움이 되는 놀이죠.

③ 학령전기의 상징 놀이

학령전기에는 언어, 사고력 발달과 함께 상상 놀이, 언어 놀이, 상징 놀이sym-
bolic play, 가장 놀이pretend play가 발달합니다. 아이가 장난감 음식을 먹는 시늉
을 하거나 인형에게 우유를 먹이는 것 등 자신이 보고 경험한 것을 단순하게
모방하는 것은 돌쯤에도 나타나죠. 만 3~4세가 되면 이러한 상징 놀이가 점차
고도화되기 시작합니다. 엉뚱한 물건을 다른 물건인 것처럼 가장해 노는 것이
죠. 예를 들어, 신발을 들고 전화기 흉내를 내거나 박스 안에 들어가 집인 것처
럼 상상해서 놀 수 있습니다. 역할과 기능이 정확히 정해져 있는 교구나 놀잇
감보다는 다양하게 활용할 수 있는 일상 속 물건이 이 시기 아이의 상상력과
상징성을 더욱 풍부하게 해줄 수 있어요.

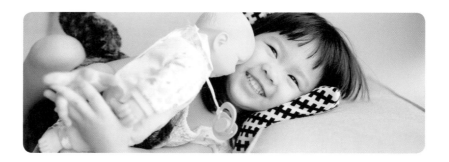

또한 학령전기에는 다양한 역할극 놀이dramatic play를 합니다. 자신이 보고 경
험한 것을 극적으로 표현하는 소꿉장난, 의사 놀이 등을 할 수 있습니다. 본인
이 경험했던 상황이나 책 또는 TV에서 봤던 상황, 아니면 완전히 상상을 토대
로 역할을 정해 놀기 시작합니다. 자신이 선망하는 멋있고 힘이 센 역할을 할
수 있고, 본인이 스트레스받았던 상황을 놀이 안에서 되풀이하면서 해소할 수
도 있어요. 이 시기 아이의 놀이 패턴이나 스토리를 따라가다 보면 아이의 욕
망(힘이 세고 싶어, 공룡처럼 커지고 싶어) 혹은 아이의 두려움(치과 치료, 호랑이에 대
한 두려움)을 엿볼 수 있습니다.

이 시기에는 자신의 성별을 인지하고 성 역할에 관심을 가지며 같은 성별을 동
일시하기도 합니다. 남자아이는 남자가 주인공으로 나오는 만화나 인형을 더
좋아하고, 여자아이는 여자가 주인공으로 나오는 만화나 인형을 더 좋아하는
것이 일반적인 현상이며 이는 역할 놀이에서도 이어집니다.

연령별 놀이 형태의 변화

아이는 발달 연령에 따라 놀이의 범주가 점차 변화합니다. 단독 놀이solitary play, 평행 놀이parallel play, 연합 놀이associative play, 협동 놀이cooperative play, 규칙이 있는 놀이 순서로 발달하는 것을 볼 수 있어요. 간단하게 하나씩 살펴보겠습니다.

혼자서만 노는 아이, 사회성이 부족한 걸까요?

단독 놀이	1세 전후의 영유아는 장난감 또는 물건을 가지고 혼자 놀 수 있어요. 아직은 혼자 노는 것이 더 좋은 시기라 또래 아이가 있으면 관심을 보일 수는 있으나 오래가지 않습니다. 나와 사물, 둘만의 상호작용으로 제한되는 시기입니다.
평행 놀이	만 2세경 아이 2~3명은 함께 있어도 각자 따로 노는 모습을 보입니다. 놀이에 상호작용이 없고 서로가 그냥 옆에 있는 정도입니다. 하지만 그럼에도 또래가 곁에 있는 것 자체를 인식하고 좋아하는 것을 볼 수 있어요.
연합 놀이	만 3세경 아이들은 친밀하게 놀 수 있습니다. 함께 요리하기, 모래 매트에서 함께 놀기 등 같은 놀이를 여럿이 하는 모습을 보여요. 이때 말을 어느 정도 주고받을 수 있습니다.
협동 놀이	만 4세 이후, 학령전기의 아이들은 역할을 정해서 놀 수 있습니다. 서로 협동하며 상호관계가 충분히 이뤄집니다. 이 시기에는 좀 더 협조적으로 어른이나 또래와 놀 수 있습니다. 공동의 목표를 갖고 함께 집을 짓거나, 다 같이 적을 무찌르는 등 협동적인 놀이를 할 수 있어요.
규칙이 있는 놀이	만 5세 이후 아이들은 규칙을 따르고 서로 경쟁도 할 수 있습니다. 규칙이 있는 보드게임이나 무궁화꽃이 피었습니다 같은 간단한 생활 놀이, 또는 경쟁적인 놀이 등을 하기 시작해요.

TIP▶ 아동의 발달 개인차에 따라 시기는 조금씩 다를 수 있으니 전체적인 변화 과정과 흐름을 확인해주세요.

돌쟁이 아이의 공격적인 행동

물건을 집어 던지거나 양육자를 때리는 아이는 공격성이 있는 걸까요?

많은 돌쟁이 양육자가 고민하는 것 중 하나는 아이가 물건을 던지는 행동입니다. 아이가 공격성이 있지는 않은지, 혹시 버릇이 돼서 앞으로도 계속 던지면 어쩌지 걱정이 되죠. 특히 돌쟁이들은 말이 안 통하니 설명하다가도 '내가 알아듣지도 못하는 애한테 뭐 하는 건가' 하는 생각이 들 수 있습니다. 이 시기 아

돌쟁이의
공격성과 발달

이가 물건을 던지고 떨어뜨리는 이유를 이해한다면 걱정이 조금 줄어들 것입니다.

소근육의 발달

이 시기 아이는 혼자 앉아 있거나 설 수 있으며 두 손이 자유로워집니다. 그러면서 소근육이 발달합니다. 물건을 떨어뜨리고 던지는 행위는 운동 능력의 발달 중 하나입니다. 아이는 손이 자유로워지면서 점점 손을 쥐고 펴는 것에 자신감을 얻습니다. 처음에는 물건을 들었다 놨다 하는 것에 재미를 느끼다가 나중에는 자신의 손과 팔 힘을 써서 물건을 멀리 보낼 수 있다는 것에 희열을 느끼죠. 하지만 아이들은 강약 조절을 잘하지 못합니다. 그래서 양육자를 만지고 싶은데 때리게 되는 것입니다. 또한 행동의 결과를 예측하지 못합니다. 그래서 쥐고 있던 컵에서 잠깐 손을 펴고 싶었을 뿐인데 컵이 떨어지는 것이죠.

TIP•
대상 영속성은
215쪽 참고

인지 발달

과격한 행동의 다른 이유는 바로 인지 발달에 있습니다. 아이는 돌쯤 되면 까꿍 놀이가 활발해지고 숨겨진 물건을 찾아내기도 합니다. 생후 3~4개월까지는 눈앞에서 없어진 것은 그저 없는 것으로 받아들입니다. 그러다 4개월이 지나면서 점차 눈앞에 보이지 않는 물건, 숨겨진 물건에 대한 인지를 조금씩 하게 되죠. 바로 대상 영속성을 획득하는 과정입니다. 즉 아이는 자신이 물건을 던지거나 떨어뜨리면 시야에서 사라지는 것이 재밌어서 단순한 목적으로 놀이를 반복하는 중일 수 있습니다.

의도가 아니라 호기심이에요

따라서 이 시기 아이들의 과격해 보일 수 있는 행동은 누군가를 해하거나 공격하려는 의도적인 행동이라기보다는 단순한 호기심으로 시작되는 것일 가능성이 높습니다. 또한 자신의 행동이 타인에게 끼칠 수 있는 영향을 잘 알지 못해서 발생하는 것으로 보는 것이 맞겠습니다.

11~12개월

TIP▶
훈육에 관한 내용은
430쪽 참고

행동화에도 적절한 훈육은 필요해요

물건을 던지고 떨어뜨리는 등 아이들이 몸으로 표현하는 '행동화acting out'가 일어나는 이유는 크게 3가지로 생각할 수 있습니다. 단순 재미, 요구하거나 거부할 때의 의사 표현 방식, 화가 나는데 어떻게 풀어내야 할지 모를 때입니다. **아무리 나쁜 의도가 없다고 하더라도 자신이나, 타인에게 위험할 수 있는 행동은 반복되지 않도록 교육이 필요합니다.** 돌쟁이가 행동화하는 3가지 경우, 모두 부적절한 행동으로는 아이가 원하는 바를 주지 않는 것이 핵심포인트입니다.

① 단순히 재미 삼아 할 때

행동의 결과와 상황을 재미없게 만들어야 합니다. 부모가 반응을 최소화하거나 아예 반응하지 않습니다. 이를 '의도된 무시', '반응의 소거'라고 합니다. 아이를 그냥 무시하는 게 아니라 특정한 상황에서 일부러 반응하지 않는 것이죠. 언어적 표현이 미숙한 아이는 다양한 방식으로 자신의 의사를 표현하고 때로는 부적절한 행동화를 보일 수 있습니다. 이때 결과적으로 아무런 반응이 오지 않거나 재미가 없어지면 그 행동은 자연히 소거될 것입니다.

② 무엇인가를 요구하거나 거부하기 위한 행동일 때

아이의 요구나 거부를 들어주지 않습니다. 예를 들어 간식을 더 달라고 요구하기 위해 양육자를 때렸다면 어떻게 해야 할까요? 간식을 주지 않습니다. 만약 간식을 주기로 계획했다면 아이가 적절한 방법으로 요구할 수 있도록 알려줘야 합니다. 예를 들어 두 손을 내밀어 '주세요' 제스처를 할 수 있도록 하는 것입니다. 이때 아이가 부모가 알려준 제스처를 시도한다면, 즉각적으로 아이가 원하는 간식을 줌으로써 아이의 적절한 행동을 더욱 강화할 수 있습니다.

③ 화가 난 상태에서 이를 표출하기 위해 한 행동일 때

돌쯤 되면 분노, 화, 짜증 등의 부정적인 감정을 느끼고 표현도 할 수 있습니다. 하지만 아직 세련되게 표현하는 방법을 잘 몰라서 소리 지르거나 울거나 드러눕기도 합니다. 이 시기 아이는 자신의 마음을 조절하는 것이 당연히 미성숙할 수밖에 없습니다. 그러므로 우선 흥분한 아이를 잘 달래주세요. 만약 계속해서 때리거나 자해 등의 위험한 행동을 보인다면 몸으로 제지해야 합니다.

훈육의 목적

부모가 훈육을 통해 아이에게 알려주고자 하는 것은 '부적절한 행동으로는 원하는 바를 이룰 수 없다'입니다. 아이가 화를 내고 소리를 지를 때 부모도 덩달아 감정적으로 행동하는 것만큼 나쁜 것이 없습니다. 부정적인 감정이 증폭되면서 아이가 자신의 감정을 조절하는 법을 배울 기회가 날아가기 때문이죠. 돌쟁이의 행동화에 너무 큰 의미를 부여하지 마세요. 뒤로 한 발짝 물러서서 좀 더 여유를 가지고 아이의 행동을 관찰하세요. 그럼, 어떻게 도와주고 교육해야 할지 알 수 있습니다.

선생님, 더 알려주세요!

돌쟁이도 꼭 훈육을 해야 하나요?
훈육을 하다가 아이와의 애착에 부정적인 영향을 줄까 봐 걱정됩니다.

부모들은 혹시라도 아이와의 애착 형성이 잘 안될까 봐, 즉 아이가 부모를 미워할까 봐 걱정하며 영유아에게 훈육하는 것을 불편하게 느끼곤 합니다. 또는 훈육을 무작정 혼내는 것으로 생각해 더 어려워하기도 하죠. 하지만 훈육은 무엇이 옳고 그른지를 아이에게 알려주는 부모의 의무이자 중요한 역할입니다. 이 과정을 무서워할 필요는 없어요. 아이에게 정말 필요한 부모는 아이가 언제든 의지하고 기댈 수 있는 '크고 단단한 부모'입니다. 특히 영유아는 부모의 안전한 테두리 안에서 자신의 생각과 행동을 자유롭게 표현할 수 있을 때, 위험한 순간에도 부모에게 기댈 수 있으며 언제나 나를 지켜봐 준다는 신뢰감이 생기며 부모와의 애착이 단단해집니다. 따라서 아이의 발달 수준에 맞는 따뜻하고 편안한 가르침과 지도는 영유아에게도 꼭 필요합니다.

0~3세 아이 추천 그림책

말이 트이기 전 아이에게 그림책 읽어주는 법

책은 모든 아이에게 좋은 친구가 될 수 있습니다. 또 양육자에게는 아이와의 상호작용을 돕는 좋은 도구가 될 수 있어요. 책은 직접적으로 경험하지 못하는 다양한 상황이나 환경, 자극을 간접적으로 경험할 수 있게 해주는 좋은 놀잇감입니다. 그렇다면 아이 발달에 알맞으면서도 아이가 좋아할 만한 책은 어떻게 고르고 활용할 수 있을까요?

아이의 발달 수준에 맞추기
아이에게 좋은 책은 바로 아이의 발달 수준에 맞는 책입니다. 신생아에게 예쁜 색감의 그림책을 아무리 보여준다고 한들 아이는 보지 못하죠. 다양한 내용과 지식이 담겨 있어도 아이가 이해하지 못한다면 그 책은 그저 두꺼운 종이에 불과합니다. 아이의 발달 개월 수나 이해 수준에 맞게 책을 고르는 것이 첫 번째 기준입니다.

영아기(구강기) 아이는 책을 만지거나 물어뜯을 수 있으므로 책의 촉감이나 재질이 중요합니다. 많은 분이 헝겊으로 만든 책을 선택합니다. 시중에는 헝겊이나 비닐 소재의 책, 또는 안에 물이 들어 있거나 다양한 촉감을 느낄 수 있도록 부직포, 털 뭉치 등의 재질로 만들어진 책이 많습니다. 물어 뜯거나 던질 위험도 많기 때문에 내구성이 좋은 책으로 고르는 것이 좋습니다.

아이가 책 속 그림을 눈으로 확인할 수 있고 손가락으로 특정 그림을 가리키며 읽을 수 있을 정도가 되면 색감이 다양한 책이 좋습니다. 다만 그림이 너무 많지 않고 책 한쪽면에 한두 개 정도의 그림이 들어간 책이 좋아요. 동물이나 음식, 장난감이나 가족 등 아이들이 쉽게 접할 수 있는 소재를 다룬 책을 골라보세요. 아이가 강아지 그림을 가리키면 "멍멍" 소리를 내거나, 그림을 말로 설명해 주면 아이가 말과 그림을 연결시킬 수 있습니다.

돌 정도의 아이에게는 활동적인 책도 흥미를 끌 수 있어요. 버튼을 누르면 소리가 나는 책, 열었더니 입체적으로 그림이 튀어나오는 책, 또는 꽃향기가 나는 책 등이 그 예입니다. 이런 책들을 통해 아이는 책이 재밌는 놀잇감이라는 경험을 할 수 있어요.

아이의 수용 언어와 이해도가 점점 높아지면 특정 단어가 반복되는 책을 읽어줄 수 있습니다. '안아줘', '나는 좋아요', '나는 봐요', '이 사람은 누구일까요?' 등의 반복적인 말이나 일정한 운율을 가진 말은 아이들이 귀 기울여 듣고 쉽게 학습합니다. 아래의 책은 같은 단어나 구절이 반복적으로 나와 아이에게 읽어주기 좋은 책입니다.

《안아줘!》
(제즈 엘버로우 글·그림,
웅진주니어)

《용감한 리리》
(차보금 글·이른봄 그림,
애플비북스)

《갈색 곰아, 갈색 곰아,
무얼 바라보니?》
(빌 마틴 주니어 글·
에릭 칼 그림, 시공주니어)

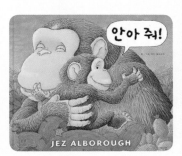
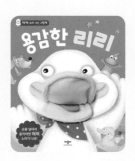
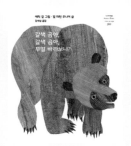

아이가 책을 좋아하게 하려면 어떻게 해야 할까요?

책이 정말 재밌다는 것을 아이가 경험하려면 양육자의 역할이 중요합니다. 아이의 흥미를 끄는 반짝반짝한 장난감, 자동차만큼이나 책이 재밌다는 것을 알려줄 수 있으려면 아이의 관점에서 이해해야 합니다. 양육자에게 책은 한 장 한 장 넘기면서 처음부터 끝까지 흐름을 따라가는 것이지만 아이에게 책은 하나의 놀잇감이라는 사실을 잊지 마세요. 아이가 책의 표지에 관심을 보이고 그것만 보고 싶어 하면 그날은 책의 표지만으로 아이와 즐겁게 시간을 보내면 됩니다. 아이가 중간 부분부터 읽고 싶어 하거나 전체 내용이 아닌 부분에 관심을 가져도 아이의 관심대로 따라가 주세요. **책을 끝까지 읽는 것이 중요한 게 아니라 아이가 관심 있는 부분을 함께 보고 상호작용하는 것이 더 중요합니다.**

11~12개월

과장해서 읽어주기

마치 인형극을 한다는 생각으로 과장된 목소리로 생동감 있게 책을 읽어주세요. 다만 관객은 아직 긴 문장을 못 알아듣는 아이입니다. 단어 개수는 최소한으로 하고, 그 단어와 관련된 표정과 제스처를 씁니다. 예를 들어 《사과가 쿵!》(다다 히로시 글·그림, 보림)을 읽는다고 가정했을 때 이 책에 필요한 단어는 '사과'와 '쿵', 추가로 '떨어졌다' 정도입니다. 사과가 쿵 떨어질 때 실감 나는 효과음, 그리고 깜짝 놀란 표정이 필요하죠. 《잘자요 달님》(마거릿 와이즈 브라운 글·클레먼트 허드 그림, 시공주니어)을 읽을 때는 달님, 쉿, 안녕 정도만으로도 충분합니다. 이런 단어를 말할 때는 좀 더 강조해서 말하고 다른 단어는 일상적인 톤으로 말해줍니다. 대신 '쉿!'을 할 때는 손가락을 입에 대고 속삭이면서 몰입감을 높여주면 좋겠죠?

단어나 그림 하나하나에 관심을 보이기 시작한 아이라면 함께 책 속 그림을 손가락으로 짚어가면서 이름을 말해주는 것도 좋습니다. "토끼", "코끼리", "기린!" 하고 여러 번 말하다 보면 어느새 단어 학습이 됩니다. 나중에는 아이가 그림을 먼저 짚어서 양육자에게 말해달라고 요구할 거예요. 다만 너무 빠르게 혹은 양육자의 주도로 책을 읽다 보면 아이가 궁금해할 기회를 뺏길 수 있어요. 책을 읽다가도 잠시 멈춰 아이의 반응을 살피고 아이가 추가로 요청하거나 말할 기회를 충분히 줍니다.

중요한 건 양육자와의 상호작용

아이는 양육자와 책을 읽으며 새로운 단어를 익히고, 책 속 상황을 상상하고, 자신의 상황과 비교해 보는 등 다양한 학습과 간접경험을 할 수 있어요. 하지만 무엇보다 중요한 것은 책의 효용보다도 양육자와 함께 책을 읽는 그 시간 자체입니다. 책이라는 공통 분모를 가지고 양육자와 아이가 상호작용하고 즐거움을 공유한다면 그만큼 질 높은 시간이 없을 거예요. 책을 양육자보다 생동감 있게 읽어주는 기기들이 있다고 해도 결코 양육자를 대신할 수 없습니다. 양육자와의 생생하게 살아 있는 상호작용, 정서적 교감이 없기 때문이에요. 언젠가는 아이 혼자서 책을 읽기 시작하겠지만 그전까지는 하루에 10분씩 아이와 함께 책 읽기를 해보면 어떨까요?

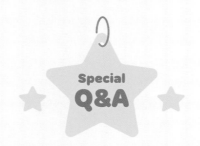

후기·완료기 이유식

후기 이유식

후기 이유식은 조금 더 크고 손으로 으깰 수 있는 정도의 무른 음식을 먹이는 것이 목표입니다.
진밥 정도의 무른 음식을 밥과 반찬, 또는 덮밥 형태로 먹일 수 있어요. 이 시기부터는 1회 먹는
이유식의 양을 늘리는 것이 중요합니다. 이유식과 수유의 비율을 1:1로 조절해 주세요. 엄마,
아빠와 같이 아침, 점심, 저녁을 먹으면서 자연스럽게 식사 예절도 배우게 됩니다.

시기	생후 9~11개월(돌 이전)
이유식량	• 이유식 120~200g씩 3회 • 간식 1~2회 • 이유식 + 수유 따로(분리 수유)
고기양	30~40g
수유량	500~700ml

후기 이유식 이것만 기억하세요!

- 이유식은 오전, 오후, 저녁 3회, 간식은 1~2회를 먹입니다. 이유식을 충분히 잘 먹고 있다면 분유(모유)는 시간 간격을 두고 분리 수유를 합니다.
- 되도록 엄마, 아빠가 식사할 때 이유식을 주세요. 아기가 가족 구성원으로 식사에 참여하는 즐거움을 느낄 수 있고 더불어 식사 예절도 배울 수 있습니다.
- 으깬 바나나 정도의 무른 음식과 3~5mm 크기의 음식을 먹을 수 있습니다.
- 무른 밥과 반찬을 따로 주거나 덮밥 형태로 주거나 식판에 담아줄 수 있습니다.
- 스스로 먹는 연습을 위해 핑거 푸드와 숟가락으로 먹는 음식을 줍니다. 컵으로 먹는 연습도 하게 해주세요.
- 간식: 과일퓌레, 찐 채소 스틱, 고구마볼, 감자볼, 단호박볼 등

완료기 이유식

이 시기에는 잘 먹던 이유식을 거부하는 경우가 생기기도 합니다. 죽 형태의 식사를 거부하고 부모님이 먹는 음식을 탐내기도 하죠. 이때 이유식 대신 밥, 반찬을 따로 주는 완료기 이유식(유아식)으로 진행하면 아이가 잘 먹는 경우가 많습니다. 이유식 거부가 오는 시기에 따라 9개월부터 유아식을 병행하며 진행할 수 있습니다.

시기	12~18개월(돌 이전에도 가능)
1회 식사량 (총 3회)	• 진밥(90g) 또는 밥 70g(1/3공기)x3회 • 국(선택) • 어육류군 1~2가지 • 채소 1~2가지
간식 2회	• 유제품(우유, 치즈, 요거트 등) • 과일 간식/채소 간식 • 곡류 간식(예. 고구마, 감자, 누룽지, 빵 등)
수유량	500ml ※ 우유를 포함한 총량을 500ml에 맞춰주세요.

완료기 이유식 이것만 기억하세요!

- 식사는 30~40분 이내에 식탁 또는 정해진 자리에서 스스로 먹도록 식습관을 만들어 주세요.
- 아침, 점심, 저녁, 하루 세 끼가 주식입니다.
- 어른이 먹을 수 있는 식재료를 대부분 먹을 수 있지만 좀 더 작고 부드럽게 익혀 주세요.
- 식판을 사용해 진밥과 간을 하지 않은 반찬을 따로 담아 골고루 먹을 수 있게 합니다.
- 입자는 0.7~1cm 크기로 주고 아이가 씹어 먹을 수 있도록 크기를 서서히 조절해 주세요.

후기 이유식과 완료기 이유식에서 가능한 음식

	후기 이유식	완료기 이유식(유아식)
곡류	대부분의 곡류 가능 ※ 잡곡 50% 정도 첨가를 권장합니다.	대부분의 곡류 가능 ※ 잡곡 60% 이상 첨가를 권장합니다.
육류	소고기, 닭고기, 돼지고기 ※ 살코기 위주로 주세요.	소고기, 닭고기, 돼지고기 ※ 살코기 위주로 주세요.
달걀류	달걀노른자, 달걀흰자 ※ 완전히 익혀서 주세요.	달걀노른자, 달걀흰자 ※ 프라이, 찜, 국 순서로 줄 수 있습니다.
어패류	• 흰 살 생선, 등 푸른 생선, 갑각류 　※ 주 2회 미만으로 주세요. 　※ 민물고기, 큰 생선(참치), 조개류는 피해주세요.	대부분의 생선 ※ 주 2회 미만으로 주세요.
콩류	대부분의 콩류 가능	대부분의 콩류 가능
채소류	대부분의 채소 가능	대부분의 채소 가능
과일류	대부분의 과일 가능	대부분의 과일 가능 과일 주스는 하루 120ml 미만
유제품	아기용 치즈, 아기용 요구르트	아기용 치즈, 아기용 요구르트 생우유 또는 멸균우유
유지류	참기름, 올리브유, 무염버터	대부분의 유지류
견과류	대부분의 견과류 ※ 곱게 다져서 줍니다.	대부분의 견과류 ※ 곱게 다져서 줍니다.

TIP▸ 빨간색으로 표시된 것은 알레르기를 유발할 수 있으므로 섭취 시 반응을 유심히 관찰해야 해요.

Q. 이유식을 잘 먹던 아기가 갑자기 거부해요. 왜 그럴까요?

A. 아기가 갑자기 이유식을 거부하는 이유는 여러 가지가 있어요. 감기에 걸려 식욕이 떨어져서, 급성장기가 지나 천천히 성장하는 시기라서, 유치가 나면서 잇몸이 부어 통증 때문에, 이유식보다 어른들의 음식에 더 관심을 가져서 등 다양한 이유로 이유식을 거부합니다. 아기가 아픈 곳이 없이 건강하다면 여유를 가지고 기다려 주세요. 또 그동안 시도해 보지 않은 다른 질감의 음식을 다양하게 도전해 보세요. 돌 전이라도 밥, 국, 반찬을 따로 만들어 유아식을 시도하거나, 밥 대신 파스타, 쌀국수 등 국수 형태의 음식 또는 식빵 등으로 곡류군

을 대신하고, 단백질군(고기, 달걀노른자, 콩, 두부, 생선 등), 채소군을 토핑하면 훌륭한 한 끼 식사가 됩니다. 대체 음식으로 보충이 어렵고 이유식 거부가 2주 이상 지속된다면 아기가 건강해 보이더라도 소아청소년과 진료를 보는 것이 좋습니다.

Q. 소금, 간장 간은 언제부터 할 수 있나요?

A. 18개월부터 가능하지만 그 이후에도 되도록 싱겁게 먹이는 것을 권합니다. 이유식 완료기가 다가오면 언제부터 간을 해야 할지 고민이 되죠. 잘 먹던 이유식을 갑자기 아기가 거부하면 너무 싱거워서 그런가 싶고 소금 간을 하면 잘 먹는다는 얘기에 솔깃하기도 합니다. 실제로 잘 안 먹는 아기에게 소금 간을 해서 주면 초반에는 새로운 맛에 호기심이 생겨 한동안 잘 먹습니다. 하지만 맛에 익숙해지면 유지하기 어렵죠. 간을 너무 세게 한 것 같아 다시 간이 덜 된 음식을 주면 이전보다 더 안 먹으려고 합니다. 어린 나이 특히 돌 이전에는 따로 소금 간을 하지 않더라도 모유, 분유, 이유식 재료에 함유된 나트륨만으로도 충분합니다.

아기가 잘 먹지 않아 간을 해주고 싶다면 감칠맛은 유지하면서 나트륨 함량이 적은 제품을 선택합니다. 나트륨 함량이 높은 소금, 간장 대신 새우 분말, 멸치 분말, 다시마 분말 등 자연 재료를 이용해 간을 해주면 아기가 더 잘 먹습니다. 이미 간을 하고 있다면 일반 소금이나 간장 대신 나트륨 함량을 줄인 아기용 제품이나 저염 간장으로 바꾸는 것도 좋아요. 단, 아기용 제품이라도 나트륨 함량이 높은 제품이 있으니 영양 성분표를 잘 살펴보고 구매하세요.

Q. 숟가락 연습을 시키는데 아기가 잘 못하고 짜증만 부려요. 꼭 해야 할까요?

A. 흔히 후기 이유식부터는 숟가락을 사용하는 것을 가르쳐 스스로 먹는 연습을 시키라고 합니다. 하지만 아직 소근육 운동이 미숙하기 때문에 쉽지 않습니다. 아기는 손으로 이유식을 찰흙 만지듯 가지고 놀거나 숟가락을 입에 깊게 넣어 구토를 하기도 해요. 이는 당연한 일입니다. 아직 미숙하기 때문에 연습이 필요해요.

아기가 먹어야 하는 이유식과 스스로 먹을 연습용 이유식을 따로 담아주세요. 연습용 이유식은 소량만 담습니다. 아기가 열심히 연습하는 동안 부모는 따로 준비한 이유식을 먹여줍니다. 아기가 숟가락 사용을 힘들어하면 포크를 먼저 줘도 되고, 손으로 잡고 먹기 쉬운 핑거 푸드부터 시작해도 됩니다. 아기가 스스로 먹는 것을 싫어한다면 부모에게 먹여주는 연습을 시키는 것도 좋은 방법입니다.

Q. 이유식 섭취량이 너무 적어요. 모유나 분유 수유량을 더 늘려야 할까요?

A. 부족한 이유식은 모유나 분유로 대체할 수 없습니다. 모유나 분유에는 이 시기의 아기들의 성장에 필요한 단백질과 철분이 충분히 들어 있지 않아요. 또한 고형식을 먹는 연습을 해야 하는 시기이므로 더더욱 대체할 이유가 없습니다. 이유식 섭취량이 너무 적다면 곡류 또는 단백질이 풍부한 간식으로 보충해 주는 것이 좋습니다. 예를 들어 삶은 고구마 3조각(곡류)과 달걀노른자 반 개(단백질류)만으로도 충분한 한 끼 대체 간식이 될 수 있습니다. 분유가 칼로리가 높기 때문에 이유식을 먹지 않을 때마다 분유로 보충한다는 분들도 있지만, 칼로리는 고형 간식이 훨씬 높습니다. 제품마다 조금씩 다르지만 분유 100ml는 보통 70kcal이며 고구마는 100g 기준으로 134kcal 정도 됩니다. 삶은 달걀노른자 1개의 칼로리만 해도 60kcal가 넘습니다. 그러므로 이 시기에 이유식을 먹지 않는 아기라면 모유나 분유에 더 이상 연연해하지 말고, 높은 칼로리에 영양가도 많은 고형 간식을 고려해 보세요.

Q. 완료기 이유식 때 꼭 국을 먹여야 할까요?

A. 국은 필수가 아니라 선택 사항입니다. 어른들이 식사 때마다 국을 먹지 않아도 되듯 아기들도 마찬가지입니다. 완료기 이유식을 할 때 큰 덩어리 음식을 삼키는 것에 익숙하지 않은 아기들에게 국을 줘서 목 넘김을 쉽게 해줄 수는 있습니다. 아기가 잘 먹지 않는 음식 재료를 국에 섞어 쉽게 먹일 수도 있어요. 특히 소고기 누린내를 싫어하는 아기는 고기 육수를 내고 살코기를 갈아서 국을 끓여주면 이유식으로 줬을 때보다 쉽게 먹일 수 있습니다. 이처럼 국의 장점을 이용한다면 도움이 될 수 있지만 필수는 아닙니다. 아기가 국만 먹으려고 하고 다른 음식은 거부한다면 국을 주는 횟수를 오히려 제한해야겠죠.

초보 딱지를 뗀
부모님들께 드리는 편지

세상 밖으로 태어난 아이가 엄마, 아빠와 인사를 나눈 지도 벌써 1년이 지났네요. 눈도 제대로 뜨지 못하던 신생아가 이제는 스스로 서고 걸어 다닙니다. 아이가 갓 태어났을 때, 1년 전 모습을 떠올려보세요. 서툰 육아로 우왕좌왕하고 있는 자신에게 어떤 이야기를 해주고 싶은가요? 아마도 "괜찮아, 시간이 지나면 이것도 다 지나갈 일이야"라고 말해주고 싶을 겁니다.

사실 우리는 돌이 지난 이후에도 수없이 많은 난관을 마주치게 될 것이라는 사실을 알고 있습니다. 여전히 내가 육아를 잘하고 있나 불안해하고 걱정할 것을 알고 있어요. 때로는 아이가 내 뜻대로 되지 않아 속상할 수도 있을 거예요. 하지만 1년간의 경험을 통해 이제는 육아 멘털이 꽤 단련되지 않았나요? 이제는 초보 부모 딱지를 뗀 셈이니 이전보다 훨씬 수월하게 난관을 극복해 나갈 것입니다. 그동안 너무 고생 많으셨고, 잘하셨습니다. 앞으로의 육아도 늘 응원하겠습니다.

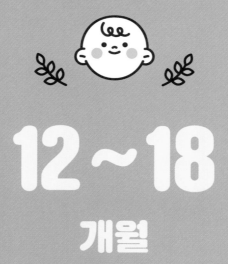

12~18
개월

이렇게 자랐어요

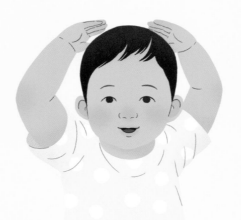

머리

이전보다 대천문이 좁아졌지만 아직 만져져요.

손

가고 싶은 곳을 바라보면서 손을 뻗을 수 있어요.

마음

부모와 떨어질 때 분리불안이 생길 수 있어요.

발

발끝이 밖을 향해 있어요.

두뇌

생일 축하 노래를 함께 부를 수 있어요. 신체 부위를 알아요.

치아

평균 6개 정도 나지만 아이마다 나는 속도는 달라요.

배

복근이 약하고 아직 몸집에 비해 장기가 커서 서 있을 때 배가 볼록 나와 있어요.

다리

다리가 오다리처럼 휘어 보일 수 있어요.

이 정도는 할 수 있어요

- 혼자 일어서서 걸을 수 있어요.
- 엄마, 아빠 외에 친숙한 단어를 구사할 수 있어요.
- 원하는 것을 손가락으로 가리킬 수 있어요.
- 알약 크기의 작은 물건을 엄지손가락과 집게손가락으로 집을 수 있어요.

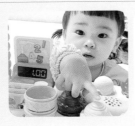
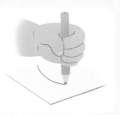

성장 기준표 살펴보기

질병관리청
성장도표 계산기

개월수	키(cm)		체중(kg)	
	남자	여자	남자	여자
12	71.3~79.7	69.2~78.3	8.1~11.5	7.3~11.0
13	72.4~80.9	70.3~79.5	8.2~11.8	7.5~11.3
14	73.4~82.1	71.3~80.8	8.4~12.1	7.7~11.5
15	74.4~83.3	72.4~82.0	8.6~12.3	7.9~11.8
16	75.4~84.5	73.3~83.2	8.8~12.6	8.1~12.1
17	76.3~85.6	74.3~84.4	8.9~12.9	8.2~12.3
18	77.2~86.7	75.2~85.5	9.1~13.1	8.4~12.6

TIP 키는 3~95백분위수 범위, 체중은 5~95백분위수 범위입니다. 24개월 전까지 누워서 측정한 키를 적용합니다.

하루 적정 식사량

TIP
2020년
보건복지부
국민건강영양조사
기준

1일 권장 섭취 칼로리 900kcal

식사 (제한×)	곡류군	밥 1/3공기(70g) × 3회
	어육류군	아래에서 택1 × 3회 · 고기 15g(하루 40~50g 섭취 권장) · 생선 20g · 달걀 1/3개 · 콩 10g
	채소군	1~2 큰술 × 3회
간식 (제한○)	과일군	택1 × 1회 ex) 사과 1/3개, 배 1/4개, 바나나 1/2개
	유제품군	모유수유 3~4회 분유를 포함한 유제품 (우유, 치즈, 요거트) 400~500ml
	지방군	· 요리 사용 2~3작은술

**하루 적정
수면 시간**

8시간 이하	조금 더 자야 해요.
9~10시간	적당하게 자고 있어요. 만약 아이가 졸려 보인다면 1~2시간 더 재워도 됩니다.
11~14시간	권장하는 수면 시간이에요.
15~16시간	적당하게 자고 있어요. 만약 아이가 자려고 하지 않는다면 조금 덜 재워도 됩니다.
17시간 이상	너무 많이 재우고 있어요.

TIP 미국수면재단에서 권장하는 아이의 수면 시간입니다. 낮잠과 밤잠을 더한 수면 시간이 어느 정도인지 살펴보세요.

**꼭 챙겨야 할
접종·검진
체크**

- 일본뇌염 1, 2차 접종
- A형 간염 1차 접종
- Hib 4차 접종
- 폐렴구균 4차 접종
- MMR(홍역,볼거리,풍진) 1차 접종
- 수두 1차 접종
- DTaP 4차 접종(15~18개월)
- 매년 가을 인플루엔자(독감) 접종
- **선택** 수막구균 4차 접종

일본뇌염 백신

일본뇌염은 작은빨간집모기culex tritaeniorhynchus에 의해 감염될 수 있습니다. 아시아 지역에서 발생하는 뇌염의 주요 원인이에요. 우리나라에서는 1960년대까지 매년 300~900명이 사망했던 무서운 병이죠. 다행히 1971년 백신 도입 이후 발병률이 급격하게 떨어지고 있습니다.

보호자가 우리나라에서 사용 중인 일본뇌염 백신 3가지 중 선택해 접종할 수 있어요. 3가지 백신 모두 일본뇌염 바이러스를 예방하는 데 효과가 좋습니다. 다만 제조사, 접종 횟수, 비용의 차이가 있습니다. 사백신은 접종 횟수가 많다 보니 날짜에 맞춰 접종하지 못하는 경우가 있어요. 특히 아이가 자주 아파 제 날짜에 맞춰 접종하지 못하는 경우라면 처음부터 생백신을 고려하는 것이 좋습니다. 선택하기 너무 어렵다면 접종 당일 의료진에게 추천받으세요.

우리나라에서 사용 중인 일본뇌염 백신

백신	Vero 세포배양 불활성화 백신 (사백신)	약독화 생백신 (무료 생백신)	Vero 세포배양 생백신 (유료 생백신)
제품명	세포배양 일본뇌염 백신주	씨디제박스	이모젭
제조사	보령, 녹십자	글로박스	사노피파스퇴르
비용	무료	무료	유료
접종 횟수	5회	2회	2회

A형 간염 백신

급성간염을 일으키는 A형 간염 바이러스 Hepatitis A Virus, HAV를 예방하는 백신입니다. 필수 접종이기 때문에 아이들의 접종률은 매우 높아요. 문제는 백신을 맞지 않은 30~50대 부모님 세대에서 A형 간염에 의한 급성 간염 발병률이 증가하고 있다는 것입니다. 아직 백신을 맞지 않았다면 상담 후 아이와 함께 접종하세요.

MMR 백신

홍역measles, 볼거리mumps, 풍진rubella, 3가지 바이러스를 예방하는 백신입니다. 12~15개월 사이에 1차 접종을 하고 4~6세 사이에 2차 접종을 해요.

수두 백신

수두-대상포진 바이러스varicella-zostervirus를 예방하는 백신으로 12~15개월 사이 1차 접종을 권고하고 있어요. 1차 접종만으로도 충분히 면역을 얻을 수 있지만 기관에서 종종 수두가 유행하는 경우가 있으니 2차 접종까지 하는 것이 좋습니다. 1차 접종을 한 뒤 3개월 간격을 두고 2차 접종할 수 있어요.

나는 이만큼 할 수 있어요

 새로운 물건이 궁금하고 호기심이 생겨요!

- 핸드폰, 숟가락, 인형, 전화, 빗 등 일상에서 자주 보는 물건이 무엇에 쓰이는지 알아요.
- 엄마가 옷을 입혀줄 때 팔을 들어서 엄마를 도와줄 수 있어요.
- 다리와 배, 신체 부위를 알고 손가락으로 가리켜요.
- 엄마 책상 위에 있는 건 머리를 정리하는 빗이고, 화장실 옆에 있는 건 바닥을 쓰는 빗자루예요. 비슷하게 생겼지만 쓰임이 다르죠. 맞죠?
- 내가 제일 좋아하는 책을 고를 수 있어요.
- 장난감 카트를 밀면서 노는 건 재밌어요.
- 숟가락질해서 밥을 먹어요. 컵으로 물도 마셔요.
- 밖으로 나가려면 신발을 신어야 해요. 내가 먼저 신발을 찾는 건 같이 나가자는 의미예요.
- 굵은 크레파스를 쥐고 끄적거릴 수 있어요.
- 엄마, 아빠의 모습을 유심히 관찰하고 따라 할래요.
- 생일 케이크를 꺼내고 촛불을 붙이면 뭔가 기분 좋은 일이 있는 거예요. 박수를 칠래요.
- 좋아하는 인형에게 우유를 주고 잠도 재워줘요. 엄마가 나한테 해주는 것들이에요.

 좋아하고 싫어하는 사람들이 명확해졌어요!

- 내가 좋아하는 것을 엄마에게 보여주고 싶어요. 함께 블록 놀이를 하고 싶어요.
- 신기한 것을 보면 엄마에게 가져가요. 나는 이게 뭔지 궁금해요.
- 싫은 것은 강요하지 말아요. 자꾸 그러면 던져버릴지도 몰라요!
- 나도 노력하고 있어요. 더 놀고 싶어도 엄마가 자야 한다고 하면 자러 갈게요.
- 좋아하는 사람들에게 애정 표현을 해요.
- 낯선 곳에 가면 엄마에게 매달리고 싶어져요. 하지만 조금만 시간이 지나면 주위를 구경할 거예요. 궁금하고 신기하니까요!
- 낯선 사람을 만나면 엄마를 봐요. 저 사람은 안전한가요? 어떤 사람일까 궁금해요.
- 엄마가 우스꽝스러운 표정을 지으면 너무 웃겨요.
- 커튼 뒤에 숨어서 같이 숨바꼭질 놀이를 해요.

머릿속에 하고 싶은 말이 너무 많아요!

- 엄마가 하는 말이 무슨 뜻인지 유심히 생각해 봐요. 아하 그 말이구나!
- "앉아", "먹자"처럼 한 단어로 지시하면 나는 이해하고 따를 수 있어요.
- 서로 다른 소리를 구분할 수 있고 기본 신체 부위를 알아들을 수 있어요.
- 원하는 것이 있을 때는 표정, 손가락질, 소리, 눈맞춤 등을 동원해서 다양하게 표현해요.
- 손가락질을 해서 물을 달라고 할 수 있어요.
- 싫을 때는 고개를 저으며 거부 표현을 할 수 있어요.
- 엄마가 하는 말을 따라 하고 싶어요. "마마마마", "빠빠

빠" 하고 입으로 소리를 내요.

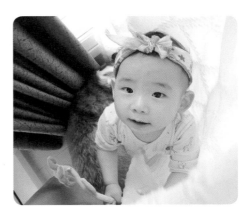

 다양한 제스처를 사용할 수 있고 엄마를 따라 해요!

- 할머니가 집에 가요. 할머니를 따라서 나도 손을 흔들어요. 이게 인사하는 건가 봐요!
- 엄마가 청소하는 걸 보고 따라서 바닥을 닦아요.
- 할머니가 전화하는 걸 보고 나도 전화기를 귀에 대고 소리를 내요.
- 엄마, 우리 같이 놀아요. 내 장난감을 나눠줄게요.
- 신기한 게 보이면 엄마한테 알려주고 싶어요. 나는 손가락질해서 그걸 가리킬 수 있어요. "우와! 엄마 저거 봐요!"
- 책에 내가 좋아하는 멍멍이가 나오면 엄마를 불러서 알려줘요. "멍머!" 좋은 걸 보면 엄마와 함께하고 싶

으니까요.
- 엄마는 내 얼굴만 봐도 내 기분을 아나 봐요. 나도 마찬가지예요.
- 엄마의 기분이 안 좋아 보여요. 나는 일부러 장난을 쳐요. 엄마의 얼굴을 만지거나 뽀뽀를 하면 엄마가 예쁘게 웃어요. 난 엄마를 어떻게 기쁘게 하는지 잘 알아요. 난 애교쟁이니까요!

이 시기
흔히 고민하는 문제

열이 나는 아이

체온 재는 법과
해열제 먹이는 법

몇 도부터 발열일까요?

초보 부모가 가장 당황하는 순간은 아이가 열이 날 때죠. 바로 병원에 갈 수 없는 상황일 때 가정에서 꼭 알아둬야 할 열에 대한 상식을 살펴보도록 하겠습니다. 먼저 '정상체온'의 기준을 정확히 알고 있어야 합니다. 정상체온은 재는 부위에 따라, 어떤 체온계를 사용했는지에 따라 기준이 달라요. 큰 차이는 없으나 일반적으로 두 돌 미만은 겨드랑이로 재는 디지털 체온계를 권합니다. 또한 고막 체온계를 사용했는데 양쪽 귀의 체온이 다를 때는 높게 나온 체온을 기준으로 삼으세요.

체온계 종류마다 다른 열 재기

체온계 종류	사용 부위	정상체온 범위	발열 기준
비접촉식 체온계	이마	35.8 ~ 37.9℃	38.0℃ 이상
적외선 체온계	고막	35.8 ~ 37.9℃	38.0℃ 이상
디지털 체온계	겨드랑이	36.5 ~ 37.4℃	37.5℃ 이상

열이 나는 것은 아이가 건강하다는 증거

발열은 우리 몸을 지키는 중요한 작용 중 하나입니다. 바이러스나 세균 같은 병원체가 몸에 들어와 공격하면 면역기관에 비상이 걸리죠. 우리 몸에서 가장 먼저 하는 일은 뇌에 있는 체온 조절 중추 센터에 이 사실을 알려 체온을 높이는 일입니다. 체온이 올라가면 병원체를 물리치는 병사 역할을 하는 중성구와 림프구의 숫자가 늘어나고 활동이 활발해집니다. 그리고 뜨거워진 환경 덕분에 세균과 바이러스가 증식하거나 체내에 번지지 못해요. 즉 우리 몸이 감염 초기에 싸움의 고지에서 유리한 쪽에 있도록 도와주는 것이 발열입니다.

병원체와 처음 싸우는 첫 감염 때는 싸우는 방법이 미숙하니 증상이 심한 경우가 많아요. 그래서 돌치레 때 열이 오래가고 아이가 많이 힘들어하죠. 하지만 싸움에서 이긴다면 전술 방법을 하나 획득한 것입니다. 다음에 같은 병원체가 싸움을 걸면 이전보다 훨씬 쉽게 이겨낼 수 있습니다. 한 번씩 승리할 때마다 아이의 면역력은 더욱 강해집니다. 그러므로 아이의 열을 과도하게 걱정하지 않았으면 합니다. 부모가 신경 써야 하는 것은 따로 있어요. 바로 아이의 컨디션입니다. 면역반응이 너무 과도하게 일어나면 발열로 인해 오한, 짜증, 근육통, 두통 등의 증상이 생깁니다. 이런 증상으로 인해 아이가 잘 먹고 잘 자는 데 문제가 생긴다면 해열제를 먹어야 해요.

체온이 39℃인 아이가 뛰어다니면서 잘 논다면 해열제를 먹일 필요가 없지만, 체온이 38.1℃인 아이가 열 때문에 보채고 힘들어한다면 해열제 복용이 필요합니다. 편안하게 잘 자고 있는 아이가 열이 난다고 깨워서 해열제를 먹일 필요는 없습니다. **해열제를 먹이는 기준은 체온이 아닌 아이의 컨디션임을 꼭 기억해 주세요.**

열에 대한 잘못된 상식

40℃가 넘으면 심각한 병일까요?

그렇지 않습니다. 조금 더 열심히 면역반응을 하고 있다고 해석해 주세요. 발열의 정도는 질병의 심각성과는 관련이 없습니다. 우리 뇌에는 체온을 적정선으로 유지하는 기능이 있어 건강한 아이라면 체온이 41.7℃ 이상 오르지 않도록 막아줍니다.

열을 빨리 떨어뜨리지 않으면 뇌 손상이 올까요?

발열로 인해 경련이 발생할 수도 있지만 열이 오른 지 오래돼 그런 것은 아닙니다. 열이 오르는 초반에 갑작스러운 체온 변화에 아이의 뇌가 적응하지 못해 일어나는 반응이에요. 보호자가 해열제를 열심히 먹여도 예방할 수 없는 것이 열성경련입니다. 단순히 발열만으로 아이의 지능이 낮아지거나 청력저하가 일어나지는 않아요. 만약 이런 합병증이 생겼다면 열을 일으키는 원인, 예를 들어 뇌수막염, 중이염 같은 감염을 적절하게 치료하지 못했기 때문입니다.

**해열제의
적절한
사용법**

언제 먹여야 할까요?

발열로 인해 아이가 보채고 아파할 때, 음식과 물을 잘 못 먹을 때, 잠을 잠 못 잘 때는 해열제를 주세요. 다만 알아야 할 것은 해열제가 열을 정상체온까지 내려주지는 않는다는 점입니다. 해열제를 복용하고 1시간이 지나면 체온이 1~1.5℃ 정도 내려갑니다. 예를 들어 아이가 열이 40℃까지 올라가 오한이 생기고 목이 너무 아프다고 할 때 해열제를 먹이면, 체온을 1~2℃밖에 떨어뜨릴 수 없기 때문에 열은 38~39℃ 정도일 수밖에 없겠죠.

하지만 해열제는 열을 정상체온으로 떨어뜨릴 수는 없어도 아이가 불편해하는 증상은 좋아지게 만들 수 있습니다. 해열제가 작용하는 시간 동안에는 수분 보충과 음식물 섭취를 수월하게 할 수 있고, 잠도 편하게 잘 수 있겠죠.

어떻게 먹어야 할까요?

모든 해열제는 아세트아미노펜 계열과 부루펜 계열(이부프로펜/덱시부프로펜) 이렇게 2가지로 분류할 수 있어요. 제품명 아래 성분명이 표시돼 있으니 구분하기 쉽습니다. 만약 기존에 병원에서 처방받은 약이 있다면 해열 성분이 포함돼 있는지 확인하고 중복해서 복용하지 않도록 주의합니다. 아이가 있는 집이라면 비상용으로 두 가지 계열의 해열제를 꼭 준비해 두세요. 해열제에는 제품마다 나이에 따른 용량과 체중에 따른 용량이 나와 있습니다. 이 중에서 체중에 따른 용량으로 주면 됩니다.

해열제 종류	사용 가능 연령	제형	효과/지속 시간	복용 간격
아세트 아미노펜	3개월 이상 (의사의 권유가 있으면 3개월 미만도 가능)	시럽 파우더 제형 츄어블형	1시간 이후/ 6시간	4~6시간
부루펜 (이부프로펜/ 덱시부프로펜)	6개월 이상 (생후 180일)	시럽	1시간 이후/ 6시간	6~8시간

열이 날 때 몸을 닦아주는 것이 좋을까요?

이마에 붙이는 열 패치, 얼음 팩, 이마에 물수건 올리기, 물이나 알코올로 몸을 닦는 행위는 해열제를 단독으로 먹인 것과 비교했을 때 열을 내리는 데 효과가 없습니다. 예전에는 열이 나면 아이에게 팬티만 입혀놓고 겨드랑이와 몸을 미지근한 물로 닦는 테피드 마사지tepid massage를 권하기도 했습니다. 하지만 연구에 따르면 효과도 없을뿐더러 아이가 불편해하고 오한이 생길 수 있어 요즘은 권하지 않아요. 일부 논문에서는 해열제를 먹이고 30분~1시간이 지난 뒤 미지근한 물을 받은 욕조에 아이를 5~10분가량 담가서 놀게 하면 열을 내리는 데 도움이 된다고 합니다. 아이가 거부하지 않는다면 시도해 볼 수 있습니다.

열 나는 아이는 옷을 어떻게 입혀야 할까요?

열이 나면 혈액순환이 잘되지 않아 아이의 손발이 차가운 경우가 많습니다. 그럴 경우 양말을 신기고 배를 따뜻하게 감싸주세요. 옷은 땀 흡수가 잘되는 얇은 소재로 입힙니다. 해열 과정에서 땀을 많이 흘리는데, 아이가 젖어 있는 옷을 입고 있다가 갑자기 오한이 생기고 다시 감기에 걸릴 수 있어요. 땀을 흘린다면 옷을 자주 갈아입힙니다.

고열보다
더 무섭다는
저체온 해결하기

해열제 교차복용
완벽 정리

교차복용을 꼭 해야 한다면?

아세트아미노펜과 부루펜 성분의 해열제를 번갈아 복용하는 방법을 교차복용이라고 합니다. 교차복용은 약 복용 간격과 용량을 반드시 정확하게 지켜야 합니다. 잘못하면 약물을 오남용할 위험이 있고 효과도 없기 때문에 꼭 필요한 경우가 아니라면 추천하지 않아요. 교차복용을 할 때도 마찬가지로 아이의 체온을 정상체온으로 떨어뜨리기 위함이 아닌, 아이의 컨디션 회복을 목적으로 해주세요. 해열제는 약을 먹고 1시간 뒤에 효과가 나타납니다. 그러므로 효과가 바로 나타나지 않는다고 다른 해열제를 이어서 먹이면 안 됩니다. 적어도 1시간 간격을 둬야 해요. 아세트아미노펜 계열 해열제는 최소 4시간 간격으로 하루 6회까지 복용 가능합니다. 부루펜 계열 해열제는 최소 6시간 간격으로 하루 4회까지 복용 가능합니다.

해열제 용량
빠르게 계산하는 법

해열제 복용 일지

해열제 교차복용 예시

시간	체온(℃)	컨디션	해열제 복용
10:00	39.0	보채고 힘이 없음	이부프로펜 해열제 복용 → 6시간 이후 추가 이부프로펜 복용 가능
11:00	38.2	컨디션이 좋아지고 활동량이 늘어남	A 해열제 복용 없이 수분 보충 열심히
13:00	39.5	다시 보채고 힘들어함	B 아세트아미노펜 해열제 복용 → 4시간 이후 추가 아세트아미노펜 복용 가능

 발열에 대한 의사 진료 이후 가정에서의 케어를 예시로 든 것입니다.
A는 해열제를 먹고 열이 지속되지만 불편한 증상이 없으므로 해열제 교차복용이 불필요합니다.
B는 16:00 이후에 다음 해열제(이부프로펜)를 복용할 수 있습니다.

해열제보다 더 중요한 것은 수분 보충

아이는 어른보다 체중에 비해 체표 면적이 넓고 대사가 빨라 발열이 있을 때 탈수가 잘 생겨요. 또 아직은 참을성이 없기 때문에 아픈 것을 참고 밥을 먹을 수 없습니다. 목이 아프면 물을 마시는 것조차 거부하죠. 체온이 1℃ 올라갈 때마다 수분 보충량은 10% 증가됩니다. 그러므로 열이 날 때는 탈수가 더 빠르게 진행될 수 있어요. 발열이 있을 때는 수분과 전해질에 각별히 신경 써야 합니다. 아이가 좋아하는 음료를 사서 적은 양을 자주 마시게 해주세요. 가능하다면 당 섭취를 줄이기 위해 음료와 물을 1:1로 희석하면 더 좋습니다. 만약 아래의 증상을 보인다면 중증 감염이나 탈수가 의심되는 상황입니다. 한밤중이더라도 진료가 가능한 의료기관에 방문해 빠른 조치를 취할 필요가 있습니다.

🚨 이럴 때는 병원에서 꼭 진료를 받으세요

- 100일 미만 아기가 38℃ 이상 열이 날 때
- 열이 나면서 경련할 때
- 식사를 전혀 하지 않고 계속 잠만 잘 때
- 소변을 반나절 이상 보지 않거나 소변량이 현저히 줄어들 때
- 열 이외 두통, 복통, 발진, 구토 증상이 있고 호흡이 어려울 때

미리 알면 도움되는 열성경련

꼭 알아야 할
열성경련 대처법
4가지

TIP▸
열성경련 대처법은
450쪽 참고

아이가 열이 나서 경련하는 것은 부모 입장에서 생각하기도 싫은 상황입니다. 하지만 열성경련은 건강한 아이에게도 흔하게 일어납니다. 전체 소아의 5%, 100명 중 5명은 열성경련을 할 수 있어요. 그만큼 흔하기 때문에 대처 방법을 잘 알고 있어야 합니다. 꼭 강조하고 싶은 것은 열성경련은 열이 너무 오래 나서, 해열제를 먹이지 않아서 발생하는 것이 아니라는 사실입니다. 열이 나는 초반에 중심 체온이 갑자기 올라가면서 아이의 미성숙한 뇌가 적응하지 못해 경련을 일으키거나, 탈수로 인해 몸의 전해질 불균형이 생기면서 발생하는 것이죠.

다행히 단순 열성경련이 심각한 뇌 손상 같은 후유증으로 이어지는 경우는 1% 미만입니다. 경련 지속 시간은 보통 1~2분 정도이고, 뇌 손상을 일으킬 만큼 10분 이상 오래 지속되는 일 또한 드뭅니다. 그러므로 양육자는 갑작스럽게 열성경련이 발생했을 때 초기 대처를 어떻게 해야 하는지, 또 어떤 행동이 방해되는지 미리 숙지해 두는 것만으로 충분합니다.

어떻게
놀아줄까?

TIP ①

**놀이를 통해
깨달아요**

TIP▸
발달 단계별로
나타나는 놀이의
변화는 261쪽 참고

포대기 속에 쌓여만 있던 아이가 벌써 돌이 지났어요. 이제 자신의 몸을 어느 정도 쓸 수 있게 된 아이는 점점 더 호기심이 강해집니다. 두 다리를 이용해 이동성을 획득하고, 손을 자유롭게 쓰면서 모든 것을 만지고 입에 넣죠. 아이 자신과 세상, 그리고 아이와 양육자가 각기 다른 개체라는 것을 인지하면서 탐험의 욕구는 더욱 강해집니다.

앞서 발달 단계에 따라 놀이 방법이 감각운동 놀이, 기능적 놀이, 상징 놀이로 변화한다고 소개했습니다. 12개월이 지난 걸음마기 아이들은 기능적 놀이(조작 놀이)가 활발해지는 시기예요. 이 시기 아이는 놀이를 통해 현실 원칙, 문제 해결 능력, 원리를 깨닫습니다. 두 손이 자유로워지면서 다양한 장난감과 도구를 조작하고 만지면서 물건의 사용법과 이치를 익힙니다. 사물을 탐색하고 만지는 것은 모든 것을 숙달master하려는 욕망에서 비롯돼요. 아이는 놀잇감을 움직이면서 자신의 능력을 알아가고 시험합니다. 기능적 놀이는 관습적이라고도 볼 수 있습니다. 과일 장난감을 먹는 시늉을 하거나, 젖병으로 인형에게 우유 먹이는 시늉을 하거나, 빗자루로 부모를 따라 바닥을 쓰는 등 익숙한 행동을 모방하기 때문이죠. 그러므로 아기용 청소기, 아기용 핸드폰, 아기용 쓰레받기 등 집안일에 쓰는 물건으로 다양한 놀이를 할 수 있습니다.

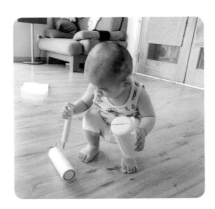
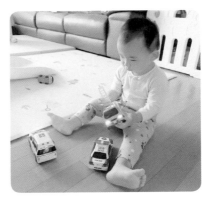

이 시기 아이들은 놀잇감을 이용하여 행동의 결과를 이해하는 능력이 발달합니다. 예를 들어 손으로 자동차를 세게 혹은 천천히 굴릴 때 힘을 어떻게 주느냐에 따라 자동차가 다르게 움직인다는 사실을 관찰합니다. 문제 해결 능력도 이때부터 발달합니다. 블록을 쌓거나 꼭지 퍼즐을 맞추는 등 아이가 간단하게 조작할 수 있는 다양한 놀잇감을 제공해 주세요. 못해도 괜찮습니다. 아직은 단순한 놀이가 많이 나오는 시기예요. 집 안의 모든 것이 궁금한 아이에게는 열기, 닫기, 붓기, 닦기, 씻기 등의 단순한 행동이 모두 재밌는 놀이랍니다.

TIP ❷

오감을 통해 배워요

놀이터에 가도 아직 아이가 할 수 있는 건 별로 없습니다. 하지만 아이가 주변을 관찰할 수 있게 도와주세요. 꽃도 보고 벌레도 구경할 수 있게 해주세요. 쨋쨋 소리를 내는 참새가 뛰어다니는 모습, 제비가 눈앞에 날아왔다가 어느 순간 사라지는 모습도 아이에게는 모두 마법 같은 순간입니다. 함께 혹은 따로 미끄럼틀을 탈 수도 있어요. 바람과 햇살을 느끼는 것도 황홀한 경험입니다. 비가 오는 날에는 비 내리는 모습과 소리를 함께 듣는 것도 좋은 놀이가 됩니다. 동시에 아이의 행동과 감정을 읽어주고 말해주세요. "우와, 우리 ○○이는 미끄럼틀을 탈 때 정말 즐거워 보여!" 하고 말이죠.

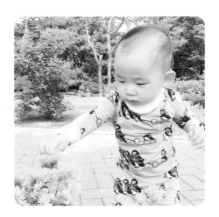
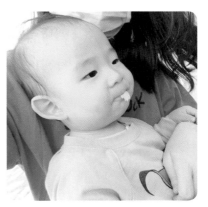

두 손을 자유롭게 쓸 수 있고 힘이 생긴 아이에게 물건을 옮기고 드는 것 또한 놀이가 될 수 있습니다. 또 잘 걸을 수 있게 되면서 걷기, 뛰기, 뛰다가 멈추기 등 신체를 다양하게 활용하는 모든 것이 즐거운 놀이입니다. 아이는 신체 놀이를 통해 자신의 몸과 신체 능력을 더 알게 되고 몸의 기능을 익힐 수 있어요.

갓 걸음마를 시작한 아이에게는 많이 걷는 것 또한 중요한 놀이입니다. 마트 카트, 걸음마 보조기 등 아이가 밀고 다니면서 놀 수 있는 장난감이 있으면 좋아요. 아이들은 자신의 몸을 앞뒤로, 위아래로 움직이면서 즐거움을 느낄 수 있습니다. 마주 보고 앉아서 공을 주고받을 수도 있고 어설프지만 공을 차볼 수도 있어요. 던지는 것도 재밌는 놀이 중 하나랍니다.

이 시기에는 말 장난감을 타거나 소파 위로 올라가거나 기어오르는 등의 위험한 행동도 할 수 있는데, 이는 아이가 자신의 신체 능력을 시험해 보고 싶은데 위험한 행동의 결과를 예측하지 못해서 나오는 모습들이에요. 그래서 이 시기 아이에게는 한시도 눈을 떼기가 어렵습니다.

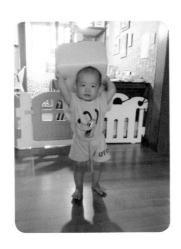
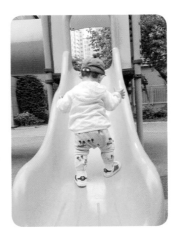
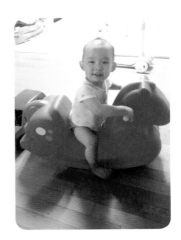

TIP ④

새로운 말을 배우는 것도 놀이예요

이 시기 아이는 부모의 행동을 모방하고 알아듣는 모습을 많이 보입니다. 수용 언어가 상당히 발달하고 말하고자 하는 욕구도 더 많아져요. 이럴 때는 일상에서 아이에게 언어적 자극을 많이 주면 좋습니다. 아이의 옹알이를 따라 하거나 "응, 그랬어?" 하고 맞장구를 쳐주세요. 그럼 아이는 말하고 소리 내는 것에 재미를 느낄 거예요. 익숙한 그림책을 여러 번 읽는 것도 좋습니다. 이때 꼭 처음부터 끝까지 읽지 않아도 괜찮아요. 재밌는 부분을 반복해서 읽어주거나 음성펜이 있다면 활용할 수 있습니다. 아이의 말을 따라 하면서 놀아보세요. 의미 없는 말 같아도 아이에게는 다 의미가 있습니다. 다만 아이와 대화할 때 너무 긴 문장은 피해주세요. 짧고 간결하면서 재밌게 말하는 것이 가장 좋습니다. 자주 보는 그림책에 나오는 단어들을 자주 들려주세요. 아이가 양육자의 입을 유심히 살필 거예요. 의성어나 의태어, 재밌는 단어를 많이 사용하면 책 속의 그림과 연결돼 자극을 줍니다. 이때 아이에게 꼭 따라 하라고 시킬 필요는 없습니다. 이렇게 놀이를 할 때는 뭐든 한 번에 다 해주려고 하지 않아도 괜찮습니다. 아이가 아쉬워할 정도로 조금씩만 경험하다 보면 아이가 부모에게 스스로 요구하는 기회, 즉 자신의 의견(욕구)을 표현할 수 있는 기회가 늘어나기 때문이죠.

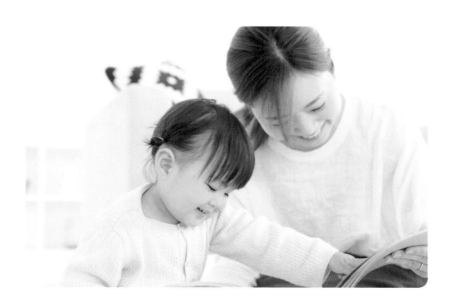

양육자가 편해지는
핵심 육아 상식

⋮
⋮

사회성이란 무엇일까?

집에서 혼자 크는 아이는 사회성이 부족할까?

아이의 신체 발달이나 지능 발달과 더불어 '사회성' 발달에 대한 관심이 점점 늘고 있습니다. 사회성은 쉽게 말하면 '내가 아닌 타인과 잘 지내는 능력'입니다. 사회성이 좋은 것과 사교적인 것은 차이가 있어요. 사람을 좋아하고 잘 사귀고 외향적인 것이 무조건 사회성이 좋고 성숙하다고 볼 수 없습니다. **사회성은 다른 사람들의 감정을 잘 이해하며 이에 적절하게 대처해 원만한 관계를 맺고 즐거움을 나누는 능력입니다.** 그러므로 사회성이 좋다는 것은 나를 둘러싼 환경과 주변 사람들에 잘 적응하며 대처하는 것이죠.

사회성은 언제부터 발달할까?

사회성은 말을 하면서부터 발달할까요? 아니면 또래와 놀기 시작하는 3세부터 발달할까요? 사회성은 태어나면서부터 꾸준히 발달합니다. 인간이 더욱 인간다울 수 있는 것은 사회 속에서 타인과 함께 살아가기 때문입니다. 그렇기에 사회성은 우리가 속한 사회와 더불어 살아가는 데 필수적인 요소입니다. 타인과 관계를 맺고 지속적으로 소통하고자 하는 욕구(사회적 동기), 즉 나에 대해 알려주고 싶고, 이해받고 싶고, 좋아하는 것을 공유하고 싶은 마음이 사회성 발달에 가장 기본이 되는 본능입니다. 힘들 때는 위로받고 싶고 즐거울 때는 나누고 싶은 욕구는 인간이 사회적 관계를 맺는 근본적인 이유이기도 해요. 이러한 본능적인 관계의 욕구 덕분에 주 양육자와 애착을 형성하게 되고, 점차 사회적 인지social cognition, 사회적 의사소통social communication 능력이 발달하는데, 이는 출생 직후부터 시작됩니다.

영아는 생후 3, 4일이 지나면 자신에게 가장 중요한 대상인 주 양육자의 목소리와 다른 목소리를 구별해 내기 시작하는데 이것이 바로 첫 사회성입니다. 점점 다른 사물과 사람의 얼굴을 구별할 수 있으며, 자주 보는 얼굴과 낯선 사람의 얼굴을 구별하기 시작해요. 즉 사회적인 선호도가 생기기 시작하는데 이러한 발달이 낯가림이나 낯선 상황에 대한 긴장과 불안의 형태로 표현되기도 합니다.

아이는 타인의 행동을 모방하기도 하고, 타인의 표정이나 감정을 느끼고 받아들여 행동의 모방과 함께 정서적 공유도 시작합니다. 돌 정도가 되면 주변 상황이나 타인을 고려해 행동을 결정하고 조절하는 상위 사회성의 능력인 사회적 참조social referencing가 발달하기 시작해요.

돌이 지나면 아이가 말로는 의사 표현을 하지 못해도 다양한 표정과 눈빛, 눈맞춤, 제스처 등으로 자기 의사를 표현하기 시작합니다. 이러한 비구어적인 의사소통 또한 초기 사회성의 발달로 봅니다. 아이는 양육자, 주변 사람들과 눈을 마주치며 상대방에 대한 관심과 호기심을 표현하고 그 사람의 의도를 알아채기 위해 노력합니다. 또한 원하는 것이 생겼을 때 소리를 내거나 손을 휘젓거나 손가락질하면서 요구하고, 상대방의 얼굴을 보면서 감정과 욕구, 의도를 전달하려고 애를 써요. 이때 양육자는 아이가 무엇을 원하는지, 무엇을 좋아하고 어떤 것은 싫어하는지 대략적으로는 알게 되는데, 이러한 비구어적인 의사소통 또한 양육자와 아이 간의 사회적인 관계라고 할 수 있습니다.

흥미, 의도, 감정 공유의 시작, 포인팅

포인팅pointing은 손가락으로 가리키는 것을 의미합니다. 이는 초기 사회성 발달의 중요한 지표 중 하나예요. 보통 12개월부터 시작해 점차 눈맞춤과 함께 발달하는데, 손으로 가리키면서 시선도 함께 이동하며 의사를 표현합니다. 평균적으로 15개월부터 나타나며 만 2세 정도에는 의사소통을 위한 포인팅이 완성 단계에 이릅니다.

아이가 손가락으로 무언가를 가리키는 의미는 다양합니다. 가장 기본적으로는 무엇인가를 요구하거나 혹은 거부하기 위한 욕구 표출의 형태죠. 또한 양육자가 무엇인가를 가리키면 그 사물이나 그 방향으로 시선을 따라갈 수 있는데, 이를 합동 주시joint attention라고 합니다. 양육자가 손가락으로 가리키는 쪽을 보고 있다는 것을 이해하는 행동으로, 함께 시선을 옮기고 공통적인 관심사를 보이는 사회적 행동입니다.

합동 주시가 가능해지면 아이는 무엇인가를 요구할 때뿐만 아니라 다양한 의

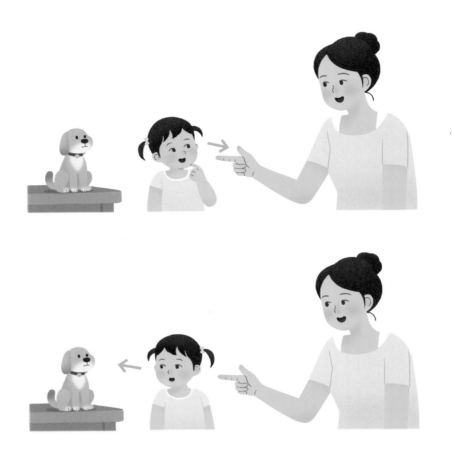

미로 포인팅을 활용합니다. "우와, 저기 비행기 봐요!" 하고 양육자에게 무엇인가를 보여줄 때, "나 블록 만들었어요! 이것 봐요!" 하고 양육자의 관심을 끌기 위해서 자신이 만든 것을 자랑할 때도 사용해요. 이는 감정과 정서를 공유하고자 하는 좀 더 상위 수준의 사회성이라고 할 수 있습니다.

영아의 이러한 사회적 상호 작용 능력은 대략 만 2~3세까지 비약적으로 발달을 이룹니다. 이후에도 주 양육자 이외에 낯선 사람이나 또래에게도 관심과 호기심을 보이면서 더 좋아하는 사람, 무서워하는 사람 등 타인을 다양하게 분류하게 되는데 이 또한 사회성의 발달 과정입니다.

자폐 스펙트럼 장애

돌이 지난 아이가 이름을 불러도 반응이 없거나 눈을 잘 맞추지 않을 때 '혹시나 자폐 스펙트럼 장애autism spectrum disorder는 아닐까' 걱정하는 분들이 많습니다. 자폐 스펙트럼 장애는 발달성 장애 중 하나로, 조기에 발견해 도움을 줄수록 그 경과 및 예후가 좋은 질환이에요. 그러므로 부모님들이 자폐 스펙트럼 장애에 관심이 많아지는 것은 조기 개입 및 예방에 긍정적인 효과를 준다고 할 수 있습니다. 하지만 검증되지 않은 정보들과 과도한 걱정으로 인해 육아가 더욱 힘들어지는 경우도 있어요.

자폐 스펙트럼 장애는 크게 2가지 진단 기준이 있습니다. 첫 번째는 사회적인 의사소통의 질적인 저하, 두 번째는 흔히 상동행동이라고 알고 있는 제한되고 반복적인 행동, 흥미를 말합니다. 상동행동은 만 3, 4세가 지나면 점점 더 두드러지는 경우가 많아서 흔히 조기 발견을 위해서는 아이의 사회성 발달 정도를 체크합니다. 사회성은 기본적으로 타인과의 상호작용을 말합니다. 타인과 의사소통, 혹은 감정을 공유하는 방식이 어느 정도 발달했는지, 그 욕구는 얼마나 있는지를 확인할 때 가장 조기에 확인할 수 있는 사회성의 기본이 바로 눈맞춤, 그리고 호명 반응입니다.

눈맞춤을 잘하는가?

'눈빛만 봐도 마음이 통한다'라는 말이 있죠. 우리는 의견을 낼 때, 궁금한 것을 물어볼 때, 혹은 재미로 수다를 떨 때 상대방의 눈을 바라봅니다. 상대가 무슨 생각을 하는지, 내 이야기를 듣고 있는지 파악하기 위해서 또 나의 마음을 전달하기 위해서 눈빛을 사용합니다. 영아기 아이들도 마찬가지입니다. **아이는 주 양육자가 궁금하고 관심 있기에 눈을 맞춥니다. 또 자신의 상태와 마음, 감정을 전달하기 위해서도 눈을 맞추죠.** 즉 모든 상호작용, 관계의 기본은 눈맞춤에서 시작된다고 해도 과언이 아닙니다.

하지만 이것이 매 순간 주 양육자의 눈을 바라보고 있어야 한다는 뜻은 아닙니다. 욕구가 비교적 단순한 영아기라면 아이가 주 양육자에게 무엇을 요구하거나 반대로 강하게 거부하는 의사 표현을 하려고 할 때 눈맞춤을 잘하는지 살펴보세요. 아이는 자신의 요구사항을 전달하기 위해서 양육자를 선택적으로 쳐다보고, 반응을 기다리면서 쳐다봅니다. 그것이 눈맞춤의 기능이에요. 눈맞춤은 돌 전후부터 두드러지게 나타나며 적어도 18개월에는 자연스럽게 사용하는 것이 보통입니다. 이외에도 자신을 보살펴 주고 애정을 주는 주 양육자와 놀이할 때, 스킨십할 때 아이가 눈을 마주치며 감정을 공유하고 사랑을 전하는 것 또한 이 시기부터 자주 나타나기 시작합니다.

호명 반응을 잘하는가?

아이의 이름을 불렀을 때 아이가 이에 반응해 "무슨 일이야?", "왜 불렀어?"라는 느낌으로 쳐다보거나, 소리를 내거나, 표정 변화를 보이는 등으로 반응하는 것을 호명 반응이라 합니다. 영아의 생존에 가장 중요한 사람은 바로 주 양육자이므로 아이는 양육자의 부름에 민감할 수밖에 없어요. 주 양육자가 이름을 불렀을 때 아이가 웃음 짓거나 다가온다면 호명 반응이 아주 좋은 상태라 볼 수 있습니다. 다만 아이를 열 번 불렀을 때 열 번 모두 이러한 호명 반응을 보여야 하는 것은 아닙니다. 이 시기 아이들은 주의 전환이 성인처럼 쉽고 재빠르지 않아서 놀이에 집중해 있거나 누군가의 부름이 그다지 흥미롭게 느껴지지 않을 때는 즉각적인 반응을 보이지 않을 수 있습니다.

가끔은 아이의 사회성이 걱정된 나머지 너무 많이 아이를 부르거나 억지로 눈을 마주쳐 호명 반응과 눈맞춤을 테스트하는 분들도 있습니다. 이럴 때는 오히려 아이가 의도적으로 거부하는 모습을 보일 수 있어요. 그러므로 아이의 반응이 한두 번 만족스럽지 않다고 해서 '우리 아이가 호명 반응이 안 되네? 혹시 자폐인가?' 하고 단정 지을 필요가 없습니다. 중요한 것은 양육자가 아이에게 무엇을 요구하거나 원한다는 사인을 보낼 때, 아이가 이에 반응하는지입니다. **즉 호명 반응의 핵심은 '타인이 상호작용을 시도할 때 이를 알아채는가? 어떤 방식으로 반응하는가?'입니다.**

발달의 개인차를 확인하기

12~18개월 사이의 아이들은 발달의 개인차가 아주 큽니다. 발달이 다소 빠른 아이는 돌쯤부터 말을 시작하고 상대적으로 발달이 느린 아이들은 옹알이만 하죠. 사회성의 발달도 마찬가지로 개인차가 있기 때문에 '12개월에는 ~을 해야 한다던데, 다른 아이는 ~을 하던데…' 하고 단편적으로 비교해서는 안 됩니다. **대신에 우리 아이의 발달 과정과 변화 양상, 즉 흐름을 확인하는 것이 필요해요.** 우리 아이가 지난달에 비해서 양육자와의 상호작용 수준, 반응의 정도가 늘고 있다면, 옆집 친구보다 다소 느리더라도 아이만의 속도대로 잘 성장하고 있을 가능성이 더 높습니다.

발달의 개인차뿐 아니라 기질의 차이도 사회적 반응의 차이로 이어질 수 있습니다. 예를 들어 타인에 대한 관심도가 높은 아이는 돌쟁이인데도 타인과의 상호작용이 매우 활발하고 애교를 많이 부리기도 합니다. 반면에 기질적으로 다소 까다롭고 예민한 아이의 경우 타인과의 상호작용보다는 자신의 조절, 환경의 적응에 더욱 에너지를 쏟으며 혼자 놀거나 조용한 상황을 더욱 선호하기도 하죠. 이 시기의 사회성은 얼마나 외향적이고 사람을 좋아하느냐보다는 외부 환경과 관계를 인지하고 이에 선택적으로 반응할 수 있느냐를 보는 것입니다.

만약 13개월 이상의 정상 발달 아이가 아래 10개의 항목 중에 대다수 항목에서 지속적인 어려움을 보인다면, 사회성의 질적인 저하를 의심할 수 있습니다. 이런 경우 소아청소년 정신건강의학과 전문의를 만나 상담을 받으세요.

 이럴 때는 병원에서 꼭 진료를 받으세요

- 아이의 이름을 불러도 대부분 반응이 없을 때
- 양육자의 행동이나 표정을 거의 따라 하는 일이 없을 때
- 아이가 인형 돌보기, 전화 걸기 등의 흉내 내는 놀이를 하지 않을 때
- 낯선 상황에서 부모의 반응을 살피지 않을 때
- 원하는 것을 손가락으로 가리킬 수 없을 때
- 흥미로운 것을 손가락으로 가리켜 양육자에게 알려주지 못할 때
- 양육자에게 보여주거나 자랑하기 위해 물건을 갖고 오는 일이 없을 때
- 양육자가 가리키는 곳으로 시선을 옮기지 못할 때
- 양육자가 집에 와도 알아채지 못하거나 반기지 않을 때
- 아이가 또래에게 전혀 관심을 보이지 않을 때

18개월쯤부터는 진단이 필요

소아청소년 정신건강의학과 찾기

영유아 발달 정밀 검사 기관 찾기

가끔 6개월부터 아이의 사회성, 자폐 스펙트럼 장애의 가능성을 걱정하는 분들도 있습니다. 하지만 돌 이전 아이들의 사회성이 또래에 비해 다소 느리게 발달한다고 하더라도 자폐 스펙트럼 장애 진단을 하기에는 아직 이릅니다. 아이들의 발달이 하루가 다르

게 변하는 시기이기 때문이에요. 최소 18개월쯤은 되어야 아이의 사회성 발달이 더디다 아니다를 판단할 수 있습니다. 그쯤 되면 좀 더 정확한 평가나 평균적인 발달 기준과 비교를 할 수 있어요.

아이들이 발달하지 않고 멈춰 있는 순간은 어느 한순간도 없습니다. 만약 우리 아이가 사회적인 상호작용이나 관계 형성에 다소 어려움을 보인다는 생각이 들면, 당장에 의학적 진단에 대해 고민하기보다는 아이와의 상호작용을 어떻게 높여줄 수 있는지, 우리 아이는 어떤 상호작용 방식을 좋아하는지를 고민해 보세요. 좀 더 적극적으로 아이와 상호작용을 시도하고, 아이가 좋아할 만한 자극과 변화를 주면서 성장을 함께 지켜봐 주는 것이 필요합니다. 아이들은 인터넷에 나오는 발달 스케줄에 그대로 맞춰 커가는 게 아니라, 양육자와 주변 환경, 즉 경험과 사랑을 먹고 매일 조금씩 자신의 속도대로 커갑니다.

만약 이렇게 적극적으로 양육자와 아이가 함께 노력하는데도 여전히 어려움을 보인다면, 아이에게 전문적인 도움이 필요한 순간입니다. 양육자의 육아 방식이나 아이의 현 발달 상황, 아이의 기질 등에 대하여 전문적이고 객관적인 정보와 도움을 줄 수 있는 소아청소년 정신건강의학과 전문의를 만나 상담을 받아보세요. 종종 병원에 가는 것이 아이에게 꼬리표를 남길까 봐, 또는 양육자로서 죄책감이 느껴져서 정말 필요한 순간에도 병원에 가는 것을 두려워하는 분들도 있습니다. 하지만 기억하세요. **진단은 꼬리표가 아닌 이정표입니다.** 현재 우리 아이를 객관적으로 파악하고, 아이에게 정말 필요한 것이 무엇인지 알고, 아이의 발달과 성장을 위해 부모의 역할이 무엇인지를 알게 돼 양육자와 아이 모두가 더욱 건강하고 행복한 육아를 할 수 있습니다.

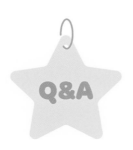

Q&A

Q. 돌발진(돌치레)은 왜 하는 건가요?

A. 아이가 돌 정도 되면 스스로 만든 항체는 아직 미숙하고 엄마에게 받은 항체는 고갈이 되면서 돌치레를 하는 경우가 많습니다. 열이 심하게 나는 경우도 있지만, 가벼운 콧물 증상이나 설사를 앓고 넘어가는 경우도 많아요. 돌이 됐는데 열도 나지 않고, 돌발진이 올라오지 않는다고 걱정할 필요는 전혀 없습니다. 돌발진은 돌(12개월)에 나는 발진이 아닙니다. 갑자기 생기는 발진이라서 돌발진이라고 합니다. 돌발진은 장미진roseola이라고도 불리며 제6형 또는 제7형 인헤르페스 바이러스human herpes virus의 감염에 의해 고열과 발진이 발생하는 질환입니다. 주로 유아기에 발생하는데 6~15개월 영아에게 주로 발생합니다. 돌 정도 아이들에게 생기는 질환이어서 돌 때 오는 발진이라고 오해가 생긴 것입니다. 돌 때 생기는 '돌 발진'이 아닌 갑자기 생기는 '돌발 진'이라는 점 기억해 주세요.

Q. 아이가 못 걸어요. 발달이 느린 걸까요?

A. 돌이 된다고 다 걸을 수 있는 것은 아닙니다. 체중이 많이 나가거나 몸통에 비해 머리 비율이 큰 경우에는 중심 잡기가 힘들어 걷기가 힘들 수 있습니다. 기질에 따라 넘어지는 것이 무서워 걷는 것을 주저하는 아이도 있습니다. 보통 이 시기에는 혼자 앉기, 잡고 서기, 잡고 옆으로 걸어 다니기가 가능합니다. 걷기 이외의 발달이 잘 이루어지고 있다면, 걸음마 보조기, 서서 노는 장난감 위주로 놀이를 진행해 주세요. 아이가 넘어지는 것을 너무 두려워하지 마세요. 만약 15개월이 지나도 아이가 스스로 걷는 것이 전혀 되지 않는다면 병원 진료가 필요합니다.

Q. 계속 자동차만 가지고 노는 아이, 괜찮은 건가요?

A. 자폐 스펙트럼 장애가 있는 아이들에게서 볼 수 있는 모습 중 하나는 특정 관심사나 물건에만 제한된 관심을 보이거나 다소 집착적으로 반복되는 행동을 보이는 것입니다. 아이들이 특정 관심사나 물건, 놀잇감에 다소 푹 빠지는 것은 대부분의 아이들에게서 일시적으로 관찰될 수 있는 모습입니다. 특히 두 돌 이전의 아이들은 한 가지 물건만 지속해서 가지고 놀면서 놀잇감의 속성이나 원리를 숙련하는 과정을 거치게 됩니다. 자동차 바퀴를 계속 돌리거나 동물 모형을 줄 세워 놀거나 숫자를 배우는 아이가 주변에 보이는 숫자들을 계속 읽는 등의 모습을 볼 수 있어요. 단지 특정 관심사에 푹 빠지거나 반복적인 놀이를 하는 것만으로 문제가 있다고 판단하거나 혹은 자폐 스펙트럼 장애를 시사하는 징후라고 보지는 않습니다. 다만 특정 관심사에 대한 과도한 집착으로 인해 양육자와의 상호작용, 또래와의 놀이 등에 방해가 되고, 아이의 관심이 확장되지 않을 정도로 제한된 모습을 보일 때는 전문가의 상담을 받는 것이 좋습니다.

Q. 아이의 언어 발달에 도움이 되는 특별한 교구나 놀잇감이 있을까요?

A. 특정한 놀잇감이나 교구가 언어 발달을 포함한 모든 발달에 특별히 더 도움이 된다는 의학적 근거는 없습니다. 다만 교구나 놀잇감 선택 시 2가지 정도는 고려하는 것이 좋습니다. 첫째, 아이 발달 수준에 맞는가? 현재 발달 수준에 비해 너무 어려운 놀잇감은 아이가 흥미를 잃거나 스트레스를 받을 수 있습니다. 반대로 아이가 너무 쉽게 할 수 있어 지루하거나 도전 과제가 없는 교구는 적절한 자극을 주기 어렵습니다. 따라서 아이가 부모의 도움이나 조금의 노력을 더해서 할 수 있는 놀잇감, 교구를 선택하세요. 둘째, 아이의 흥미를 고려해야 합니다. 국민템으로 소문난 놀잇감이라도 내 아이가 좋아하지 않으면 소용이 없습니다. 유명하고 비싼 교구나 놀잇감보다 아이가 흥미를 보이는 주변의 일상적인 물건들을 활용하여 아이와 즐겁게 상호작용하는 것이 더 현명한 선택일 수 있습니다.

Q. 분유는 언제 끊어야 하나요?

A. 12개월 이후 우유, 치즈, 요거트 등 다른 유제품을 먹여본 후 결정하세요. 분유가 아닌 다른 유제품을 먹어도 알레르기 반응이 없고 거부감이 없어 분유 없이 하루 400~500ml의 유제품을 섭취할 수 있다면 언제든지 분유를 끊어도 됩니다. 만약 아기가 우유 등 다른 유제품을 거부한다면 당분간 분유로 보충해야 해요. 분유는 오래 먹여도 아이의 체중이 잘 늘지 않습니다. 오히려 돌 이후 성장에 필요한 칼슘과 단백질의 함유량은 분유보다 우유가 더 높습니다. 그러므로 아이가 다른 유제품을 거부감 없이 먹는다면 분유를 오랫동안 먹일 필요는 없습니다.

Q. 모유수유를 12개월 이후에 지속해도 괜찮나요?

A. 12개월 이후에 모유수유를 지속하면서 얻을 수 있는 장점이 있습니다. 수유를 하는 것은 아이와 엄마의 애착 형성에 도움이 되고, 모유에는 아이의 면역력이 좋아지는 성분이 많아 건강에도 도움을 줍니다. UNICEF, WHO에서는 24개월까지 모유수유를 지속하도록 권장하고 있어요. 하지만 아이의 영양소 섭취는 모유가 아닌 이유식이나 밥으로 보충해야 합니다. 수유 횟수가 지나치게 많아 식사량이 적어지거나 밤중에 수유하느라 잠을 충분히 못 잔다면 반드시 수유 횟수를 줄이세요.

Q. 돌이 지나면 우유를 꼭 먹여야 할까요?

A. 아닙니다. 돌 이후 아이에게 필요한 것은 우유가 아닌 유제품군입니다. 정상적인 성장을 위해 충분한 칼슘 섭취가 필요한데, 칼슘이 풍부한 멸치, 뱅어포 같은 음식을 아기가 먹지 못하므로 유제품 섭취가 꼭 필요하죠. 이 시기에 필요한 하루 칼슘 섭취량은 500mg입니다. 우유로 칼슘 섭취량을 채워줄 수 없다면 치즈, 요거트, 칼슘 강화 두유 등으로 칼슘을 섭취해도 충분합니다. 제품의 영양 성분표에서 칼슘 함유량을 확인하세요.

우리 아이만 느린 것 같고
다른 아이들과 비교가 돼요

아이가 두 돌이 가까워지면 두 발로 잘 걷고, 손 조작도 하고, 단순하지만 언어를 구사하기도 합니다. 이렇게 아이가 할 줄 아는 능력들이 많아지면서 더욱 사랑스럽고 귀여움이 커지는 반면, 부모님들의 불안도 함께 증폭되는 시기인 것 같습니다.

옆집 아이가 내 아이보다 잘하는 것만 어찌 그리 눈에 보이는지. 우리 애는 언제야 말을 할지, 다른 애들보다 느리게 크는 건 아닌지, 혹시 내가 적절한 자극을 못 줘서 그런지, 설마 문제가 있는 건 아니겠지 등. 결국 비교와 걱정은 자책을 넘어 자신의 속도대로 잘 크고 있는 아이를 문제아 혹은 비정상처럼 만들어 버리기도 합니다. 또 검색어 1~2개에서 시작했던 SNS는 어느새 발달 장애에 관련된 정보와 피드로 가득 차버립니다. 언어가 늦은 아이들의 특징, 조기 발견 사인 등 문제성 있는 체크리스트를 단편적으로 아이에게 대입시키다 보면, 내 아이는 어느새 문제아가 되어 있습니다.

하지만 반드시 기억해야 할 것은, 육아는 속도의 문제가 아닌 방향의 문제라는 것입니다. 인터넷에 떠도는 말들 혹은 주변 사람들의 무심한 한마디에 흔들리기보다는 내 아이가 어떻게 커가고 있는지, 발달의 흐름과 과정을 눈여겨보세요. 자신만의 속도로 묵묵히 걸어가고 있는 아이에게 걸림돌은 없는지, 발달에 있어 도와야 할 점이 있는지, 지금은 어느 단계로 넘어가고 있는지 등 우리 아이만의 발달 속도와 방향을 체크하고 서포트해 주세요. 아이의 삶이나 생활에 성적표나 순위를 매기는 것은 최대한 미루면 어떨까요?

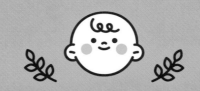

18~24

개월

이렇게 자랐어요

손

손동작이 섬세해집니다. 병을 거꾸로 뒤집어 작은 물체를 꺼낼 수 있어요.

두뇌

숨겨진 물건을 잘 찾아내요.

입

어금니가 한창 나고 있어요. 아직까지는 침을 많이 흘려요.

얼굴

어른의 표정을 따라해요.

배

배가 볼록 나와 있어요. 누우면 쏙 들어가요.

다리

다리는 'O' 자 모양이에요.

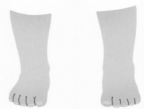

마음

멋진 게 생기면 엄마 아빠에게 보여주고 싶어요.

이 정도는 할 수 있어요

- 뒤뚱거리며 뛰어다닐 수 있어요.
- 난간을 잡고 층계를 오를 수 있어요.
- "아빠에게 주세요", "신발 신고 나가자" 등 어른이 하는 말을 잘 알아들어요.
- 간단한 심부름을 할 수 있어요.
- 신체 부위를 한 개 이상 알아요.
- 엄마에게 '엄마', 아빠에게 '아빠'라고 말할 수 있어요.
- 부모에게 도움을 청해요.

아이 성장 살펴보기

질병관리청
성장도표 계산기

6개월마다 아이의 성장을 직접 기록해 보세요

날짜	키(cm)	백분위수	체중(kg)	백분위수

TIP▶ 이 시기에는 1년 동안 키가 약 10cm 성장하며 몸무게는 약 2~3kg 늘어납니다. 돌 이후에 성장이 잘 이뤄지고 있는지 확인해 보세요.

TIP▶ 24개월 이전에는 누워서 측정한 키를 적용합니다.

하루 적정 식사량

2020년
보건복지부
국민건강영양조사
기준

1일 권장 섭취 칼로리 900kcal

식사 (제한×)	곡류군	밥 1/3공기(70g) × 3회
	어육류군	아래에서 택1 × 3회 • 고기 15g(하루 40~50g 섭취 권장) • 생선 20g • 달걀 1/3개 • 콩 10g
	채소군	1~2 큰술 × 3회
간식 (제한○)	과일군	택1 × 1회 ex) 사과 1/3개, 배 1/4개, 바나나 1/2개
	유제품군	분유를 포함한 유제품 (우유, 치즈, 요거트) 400~500ml ※ 하루 칼슘 권장량 500mg
	지방군	• 요리 사용 2~3작은술 또는 견과류

하루 적정 수면 시간

11~14시간	권장하는 수면 시간이에요.

TIP▶ 미국수면재단에서 권장하는 수면 시간입니다. 우리 아이의 낮잠과 밤잠을 더한 수면 시간이 어느 정도인지 살펴보세요.

꼭 챙겨야 할 접종·검진 체크

- 4차 영유아 건강검진(18~24개월)
- 1차 영유아 구강검진(18~27개월): 어금니가 나오는 시기에 검진받으세요.
- A형 간염 2차 접종: 1차 접종 후 6~12개월 사이에 접종합니다.
- 매년 가을 인플루엔자(독감) 접종

나는 이만큼 할 수 있어요

 ## 난 이제 어엿한 두 살이라고요!   인지

- 이불 밑에 숨겨진 물건을 잘 찾을 수 있어요.
- 빨간색! 노란색! 모양과 색깔을 구별할 수 있어요.
- 블록 여섯 개 정도는 쌓을 수 있어요. 하지만 무너뜨리는 게 더 재밌기도 해요.
- 난 이제 오른손(왼손)을 쓰는 게 더 편해요.
- 그림책에서 내가 좋아하는 그림들을 찾아낼 수 있어요. 야옹이다!
- 자동차를 일렬로 세우기도 하고 붕붕 밀면서 놀아요.
- 비행기는 하늘을 날아요. 나는 팔을 비행기처럼 만들어서 비행기가 될 수도 있어요.
- 덤프트럭에 모래를 많이 쌓았다가 다시 쏟아내고 모래를 옮길 수도 있어요.
- 비가 오면 우산을 들고 나가야 해요. 맞다, 예쁜 우비와 장화도 잊지 말아야지!
- 과일 자르기 놀이를 해요. 장난감 칼로 과일을 싹둑싹둑 아빠처럼 잘라봐요.
- 꼭지 퍼즐을 맞출 수 있어요. 나 잘하죠?
- 공을 발로 뻥 찰 수도 있어요. 아이코 넘어져버렸네.

 ## 점점 독립심이 강해져요!   정서·감정

- 친구가 내 장난감을 가져가면 너무 화가 나요. 그건 내 건데. 아빠한테 가서 이를 거예요.
- 아빠가 다른 친구를 예쁘다고 하면 질투가 나요.
- 피곤하거나 짜증이 나면 애착 인형을 만져요. 그럼 마음이 조금 따뜻해져요.
- 친구가 우는 모습을 보면 왠지 모르게 나도 울적해요.
- 난 점점 혼자 하는 일에 자신감이 생겨서 혼자 해보고 싶은 게 많아요.
- 하지 못하게 하는 일도 내가 하고 싶으면 할 거예요. 그렇지만 아빠 눈치는 살짝 보여요.
- 아빠가 출근할 때 약간 불안해요. 그렇지만 아빠가 다시 돌아온다는 것을 알고 있어요.

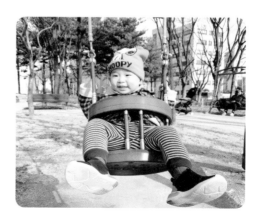

주 양육자
아빠

🏰 뭐든 말해보세요. 알아들을 수 있으니까요!   **의사소통**

- 아빠가 내가 아는 단어를 가리키면 말할 수 있어요. 기차! 트럭!
- 엄마, 아빠, 할머니의 이름을 알아요.
- "엄마 가자", "맘마 주세요", "아빠 사랑해" 이렇게 두 단어를 붙여서 말할 수 있어요.
- 기저귀를 쓰레기통에 버리라고 하면 시키는 대로 할 수 있어요.
- 가족들이 대화할 때 들은 재밌는 단어를 따라 말할 수 있어요.
- 내 이름을 알고, 말할 수도 있어요.
- 내 이름을 부르면 궁금해서 돌아봐요.

- 흥미로운 게 있으면 손가락으로 가리켜 아빠에게 보여줘요.
- 아빠와 눈을 마주치면 아빠는 내가 기쁘다는 걸 알아요. 아빠도 같이 기쁜가 봐요.

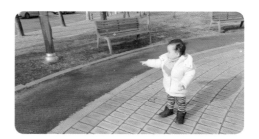

🌱 친구들이 궁금하고 곁에 있고 싶어요!   **사회성**

- 혼자서만 놀았는데 이젠 누가 옆에 있는 게 좋아요.
- 친구들과 뛰어다니거나 쫓아다니면서 놀아요.
- 좋아하는 사람과 함께 있으면 기분이 좋고 흥분돼요.
- 내가 그린 그림을 아빠에게 보여주고 싶어요! 아빠 이거 봐요. 너무 멋지죠?
- 우와, 아빠 저기 그림책에서 보던 호랑이가 있어요. 어흥! 어흥!
- 맛있는 걸 아빠에게 나눠줄래요. 아빠도 냠냠 해요.
- 아빠가 반짝반짝 작은 별 노래를 부르면 나도 흥얼거려요. 제일 좋아하는 노래예요.
- 아빠와 순서대로 블록을 쌓아요. 아빠 한 번, 나 한 번, 우리는 최고의 팀이에요. 하이파이브!

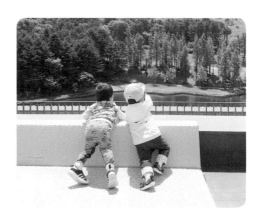

309

이 시기
흔히 고민하는 문제

**병원에
갈 때**

병원에 가는 일이 잦아져요

이 시기 아이들은 호기심이 왕성해서 집 밖의 환경에 더욱 관심을 가집니다. 어린이집에 가는 아이도 많아지고 문화센터 수업을 듣거나 놀이터에 산책하러 나가는 등 바깥 활동이 잦아져요. 아이는 단체생활에서 여러 가지 바이러스, 세균에 노출되면서 이전보다 자주 아프기도 합니다.

어린아이는 자신의 증상을 말할 수 없으므로 보호자의 설명이 중요합니다. 보호자가 어떻게 증상을 전하느냐에 따라 심하면 진단명까지 달라질 수 있어요. 그러므로 병원에 갔을 때 아이의 증상을 의료진에게 정확하게 전달하는 것이 매우 중요합니다.

**의사에게
증상을
잘 전달하기**

① 현재의 증상을 설명해 주세요

보호자분들은 의사에게 최대한 많은 정보를 알려주고 싶어 합니다. 그래서 증상부터 상황까지 한 번에 얘기하는 경우가 있어요. 이럴 때는 오히려 진료에 혼란이 생길 수 있습니다. 진료를 볼 때는 현재 증상을 먼저 얘기하는 것이 좋습니다.

② 다른 병원 진료를 본다면 현재 복용 중인 약을 가져가세요

같은 증상으로 다른 병원에서 진료를 볼 때는 반드시 이전 병원에서 처방받은 약을 알아가는 것이 중요합니다. 보통 약국 봉투에 약 이름이 기재돼 있으니 봉투를 가져가거나 사진으로 찍어 보관하면 좋아요. 어떤 약을 어느 정도의 용량으로 먹였는지, 또 약을 먹고 나서 어떤 증상이 좋아지고 악화됐는지 정확하게 알아야 불필요한 약 처방을 줄일 수 있습니다.

③ 사진이나 동영상을 찍어 보여주세요

"아이가 자다가 움찔움찔했어요. 경련일까요?", "어제 오이를 처음 먹고 발진이 났어요. 지금은 없어졌고요. 두드러기인가요?", "오늘 변에서 피가 묻어났어요. 괜찮을까요?" 이런 말은 "작고 네모난 빨간 음식인데요. 먹어도 안 매울까요?"라고 물어보는 것과 같습니다. 백문이 불여일견이죠. 말로 아무리 자세히 설명해도 한 번 보는 것이 가장 정확합니다. 증상을 보일 때는 짧게 영상으로 찍어 진료실에서 보여주세요. 발진이 났다면 일단 사진을 찍어두세요. 의사에게 양해를 구하고 괜찮다면 변 사진을 보여줄 수도 있어요.

④ 진료 전 미리 전달할 내용을 정리해 두세요.

증상을 전달할 때는 상세하게 전달할수록 좋습니다. 언제부터 시작되었는지, 어떤 증상을 얼마나 보이는지, 약은 먹었는지, 동반하는 증상이 있는지, 체중이나 소변량으로 탈수 증상이 있는지 등의 정보를 알려주세요. 이때 증상을 어떻게 전달하면 좋은지 아래 표를 참고해 보세요.

아이가 열이 날 때 예시

언제부터	오늘 아침부터
몇 도까지	귀 체온계로 38.9℃까지
해열제 복용	4시간 전에 타이레놀 시럽 복용
동반 증상(기침, 콧물, 설사 등)	2일 전 콧물
탈수 증상(아이의 컨디션, 소변량)	소변 잘 보고 밥도 잘 먹음

아이가 설사할 때 예시

언제부터	어제부터
구토나 설사 횟수, 양	물설사를 하루 3~4번, 양이 많음
동반 증상(열, 복통, 혈변 등)	열은 없고 설사할 때 배 아파함
식사량, 수유량	식사량이 평소의 반도 못 미침
탈수 증상(아이의 체중 감소, 소변량)	체중 1kg 감소, 12시간 이상 소변 못 봄

복용하는 약

약국에서 약의 보관법과 사용법에 대해 꼼꼼하게 설명을 들으세요. 물약은 대개 시럽과 현탁액으로 나누는데, 현탁액은 가루가 녹지 않고 퍼져 있는 상태라 먹이기 전에 충분히 흔들어야 합니다. 식전과 식후 시간에 맞춰 먹여야 하는지 확인하는 것도 중요합니다. 항생제는 실온 보관과 냉장 보관인지 확인합니다. 보관을 잘못하면 약효가 떨어지고 쓴맛이 강해져요. 특히 냉장 보관이 필요한 약을 3시간 이상 실온 보관했다면 효과가 급격하게 떨어지기 때문에 새로 처방받는 것이 좋습니다.

또 물약과 가루약은 미리 섞지 마세요. 어린이집에 약을 보내야 할 경우 물약과 가루약을 미리 섞어 보내는 경우가 많습니다. 하지만 미리 섞어두면 약의 효과가 떨어지고 쓴맛이 강해질 수 있으니 먹기 직전에 섞어서 먹이세요.

마지막으로 사용 기한을 꼭 확인합니다. 병원에서 처방받은 약은 약국에서 따로 덜어주기 때문에 오래 보관하면 세균이 번식할 위험이 있어요. 가까운 약국 또는 보건소에 남은 약을 모아 가져가면 폐기가 가능합니다. 안약은 개봉한 지 한 달이 넘었다면 사용 기한이 남았다 하더라도 폐기하는 것이 좋아요. 바르는 연고는 개봉한 지 6개월 이상이 되면 폐기합니다.

약을 먹이는
다양한 방법

아이가 약 먹는 것을 심하게 거부할 때

물약과 가루약을 따로 먹여보세요. 아무리 맛있는 약이라도 2~3가지 약을 한번에 섞으면 이상한 맛이 날 수밖에 없습니다. 물약은 물약대로 가루약은 물에 타서 따로 주면 훨씬 잘 먹는 경우가 많아요. 또는 약용량을 줄이는 방법을 의사 선생님과 상의할 수 있습니다. 진료를 볼 때 아이가 약을 거부한다는 것을 주치의에게 알려주세요. 용량, 횟수를 적게 쓸 수 있는 약으로 처방하거나 꼭 먹여야 하는 약의 우선순위에 대해 설명해 줄 거예요.

만약 약을 우유나 음료에 타서 준다면 주의가 필요합니다. 우유나 음료에 포함되어 있는 유당, 과당 성분은 장에서 약물이 흡수되는 것을 방해할 수 있어요. 그러므로 약을 처방받을 때 우유나 음료에 섞어 먹어도 되는지 약국에서 꼭 확인해야 합니다.

안약 사용법

- 손을 깨끗하게 씻습니다.
- 안약을 가볍게 흔들어 잘 섞습니다. 냉장 보관을 한 안약이라면 안약을 넣기 전 2~3분 정도 손바닥으로 데워주세요.
- 아이를 눕히고 부모님은 아이의 머리 위쪽에 앉습니다.
- 아래 눈꺼풀을 젖혀서 흰자 위에 안약을 넣습니다. 약이 눈물관으로 흘러 들어가지 않도록 콧등과 눈 사이를 지그시 눌러줍니다.
- 안약이 흡수되는 1~2분 정도 아이가 눈을 비비지 않도록 합니다.

나잘 스프레이를
처방받았다면?

나잘 스프레이 사용법

- 콧물이 있다면 가볍게 풀거나 닦아줍니다.
- 약을 가볍게 흔들어 주세요.
- 아이를 앉힌 상태에서 무릎을 보게 합니다. 한쪽 코에 나잘 스프레이를 대고 아이의 정수리 방향으로 뿌린다고 생각하고 1회 분사합니다.
- 이때 콧볼 쪽으로 약간 경사를 기울여 분사하면 아이가 통증을 덜 느낍니다.
- 약이 잘 흡수되도록 콧등을 살살 문질러 주세요.

바르는 스테로이드를 처방받았다면?

스테로이드는 제대로 된 용량을 사용했을 때 효과를 볼 수 있습니다. 부작용이 걱정돼 너무 적은 용량을 쓴다면 효과가 없고, 너무 많은 용량을 쓴다면 피부 위축, 감염 같은 부작용이 생길 수 있습니다. 스테로이드 제제는 강도에 따라 7단계로 나눕니다. 아이의 나이, 바르는 부위에 따라 사용하는 단계와 기간을 정해요. 그러므로 진료실에서 정확한 용량과 기간에 대해 설명을 듣는 것이 중요합니다. 연고 타입은 성인 집게손가락 마디만큼, 로션 타입은 50원 동전 크기만큼 짠 분량으로 손바닥 두 면적의 피부만큼 바를 수 있습니다.

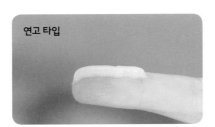

연고 타입

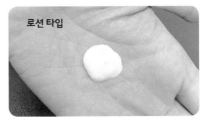

로션 타입

만약 스테로이드가 포함된 약을 5~7일 이상 발랐음에도 증상이 나아지지 않는다면 사용을 중단하고 다른 약으로 변경할지 병원에서 재진료를 받는 것이 좋습니다. 일주일 이상 사용하도록 처방을 받았다면 처방받은 대로 사용을 지속해 주세요.

스테로이드 제제를 처방받았을 때 물어봐야 할 것

- 스테로이드 제제를 사용하고 피부가 호전됐다면 바로 끊어도 되나요?
- 피부가 호전되지 않는다면 얼마 후에 진료를 봐야 하나요?
- 다시 같은 곳에 습진이 생기면 같은 용량으로 스테로이드 제제를 발라도 되나요?

항생제 계속 먹어도 될까요?

항생제 처방 시 가장 많이 받는 질문 3가지

항생제는 세균을 죽이는 약물입니다. 아이들에게 감염질환을 일으키는 원인 90% 이상은 항생제 복용이 필요 없는 바이러스 감염에 의한 것입니다. 하지만 아이의 증상만으로 세균성 감염인지, 바이러스 감염인지 100% 구분하기 어렵거니와 감기에 걸릴 때마다 균 검사를 하는 것은 불가능합니다. 소아는 균이 혈액을 타고 전신감염으로 퍼지는 패혈증이 될 확률이 성인보다 높으므로 세균성 감염일 경우, 빨리 항생제를 복용해야 합니다. 그러므로 아이의 나이, 증상의 중증도, 이전 감염력, 진찰 소견을 통해 세균성 감염일 가능성이 높다고 판단되면 의사가 항생제 처방을 하기도 합니다. 이를 경험적 항생제 치료라고 해요.

내성은 항생제를 오남용했을 때 생길 확률이 높아지지만, 더욱 문제가 되는 것은 처방받은 항생제를 충분한 기간 복용하지 않았을 때 발현되는 내성균입니다. 내성균은 항생제의 공격에서 살아남은 일부의 세균이 진화해서 생긴 것입니다. 예를 들어 세균성 편도염으로 항생제를 1주일 복용해야 하는데 증상이 좋아져 3일만 복용하고 임의로 중단했다면 이때 항생제 공격을 이겨내도록 변이된 내성균이 발현됩니다. 그러므로 병원에서 항생제를 처방받았다면 내성이 생기지 않도록 꼭 정해진 용량을 처방받은 기간까지 다 복용해야 합니다. 이후 증상이 호전되더라도 반드시 진료를 보고 약의 복용 기간을 다시 정해야 합니다.

어떻게
놀아줄까?

**걸음마기의
시작**

아이는 이제 제법 잘 앉아 있고, 잘 돌아다닙니다. 그 덕에 손을 활용하는 모습도 익숙해 보여요. 손이 자유로워지면서 아이의 놀잇감도 늘어납니다. 또한 언어와 인지 발달로 상징에 관한 놀이가 나타나기 시작하죠. 더 이상 누군가에게 100% 의존하지 않아도 무엇인가를 손으로 잡고, 본인이 원하는 곳으로 이동할 수 있다는 것을 깨닫습니다. 점점 자신감을 가지고, 자신의 개체성을 알게 됩니다. 워낙 다양한 시도와 탐험을 하기 때문에 양육자는 아이에게 한시도 눈을 뗄 수가 없어요.

**TIP ①
우리 집은
최고의
놀이 장소**

일상적인 행동을 놀이로 만들기

매일 생활하는 우리 집도 키즈카페 못지않은 놀이 공간이자 창조적인 공간이 될 수 있습니다. 이 시기 아이는 일상적인 물건의 쓰임과 용도를 파악하고, 양육자가 하는 행동을 유심히 관찰합니다. 양육자는 너무나 일상적이어서 별생각 없이 하는 행동인데 아이에게는 너무 신기하게 보이죠. 쏟은 물을 닦는 것, 냄비에 있는 국을 국자로 퍼서 옮기는 것, 청소기 돌리는 것이 다 대단해 보입니다. 그렇기에 이런 일상적인 일들이 아이에게 좋은 놀이가 될 수 있어요.

우유를 쏟았다면 아이가 걸레질할 수 있도록 기회를 주세요. 과일을 자를 때 옆에서 장난감 과일을 잘라볼 수도 있고 청소기를 밀 때는 옆에서 따라 해볼 수도 있습니다. 기다란 밀대를 밀면서 돌아다니는 일이 아이에게는 나도 엄마, 아빠처럼 할 수 있다는 성취감을 주는 경험이 됩니다.

신기한 박물관이나 풍경이 멋진 공원도 좋지만, 무조건 밖으로 나가야 한다는 부담을 가지지 마세요. 아이는 익숙한 장소에서도 새로운 것을 발견합니다. 아이에게는 자신의 방과 집도 아직은 새로운 세상이기 때문이죠. 생일 축하할 때 온 힘을 다해 초를 끄기, 엄마가 나를 재워준 것처럼 인형을 재워주고 우유를 먹이기, 아빠가 하는 것처럼 신발을 가지런히 정리하기 등을 할 수 있습니다.

만약 아이가 양육자의 일상적인 행동을 따라 한다면 가정 내에서 모방과 상징을 통해 다양한 놀이를 하고 있다는 증거입니다. 명심하세요. 아이들은 양육자의 행동 하나하나를 유심히 관찰하고 있답니다!

TIP 2
아기 동요 100% 활용하기

아기 동요 활용법

특정 단어를 반복하며 노출시키기

노래는 아이가 의사소통을 배우기에 정말 좋은 활동이 될 수 있습니다. 대부분의 동요는 뒤에 올 가사가 예상이 될 정도로 단순하므로 양육자와 아이가 차례대로 할 수 있어 상호작용에도 좋습니다. 노래와 율동을 함께한다면 행동 모방과 신체 놀이를 함께할 수 있는 종합 선물 세트와 마찬가지예요. 이 시기에는 단순하고 반복적인 동요를 활용해 다양한 단어들도 노출시킬 수 있습니다. 단순 반복이 있는 동요는 같은 멜로디에서 다양한 단어가 나오기 때문에 아이들이 기억하고 따라 부르기 쉽습니다.

단순하고 반복적인 동요의 노랫말

- **동물농장**

  닭장 속에는 암탉이 (꼬꼬댁)
  문간 옆에는 거위가 (꽥꽥)
  배나무 밑엔 염소가 (음매)
  외양간에는 송아지 (음매)
  닭장 속에는 암탉들이
  문간 옆에는 거위들이
  배나무 밑엔 염소들이
  외양간에는 송아지
  (후략)

- **작은 별**

  반짝반짝 작은 별 아름답게 비치네
  동쪽 하늘에서도 서쪽 하늘에서도
  반짝반짝 작은 별 아름답게 비치네

율동과 함께하기

동요를 부를 때는 율동을 함께 하면 더욱 좋습니다. 아이가 단어의 뜻이나 의미, 활용하는 법을 쉽게 이해하고 배울 수 있기 때문이죠. '머리 어깨 무릎 발'이나 '올챙이와 개구리' 같은 노래는 율동과 함께 하기에 좋아요.

어려운 내용을 이해하게 도와주기

다양한 내용이 담겨 있는 동요들도 꽤 많습니다. 응급 상황에는 119가 출동한다거나, 씨를 심고 물을 주면 식물이 자라난다는 지식, 그리고 토마토가 케첩 또는 주스가 될 수 있다는 사실들 등 다양한 정보가 담긴 동요들을 아이와 함께 불러보세요. 어떤 노래들은 아이가 이해하기 어려울 수 있으니 이해하기 쉽게 설명해 주며 노래를 더 잘 즐길 수 있도록 도와주세요.

새로운 이치를 알려주는 동요의 노랫말

- 씨앗

씨씨 씨를 뿌리고 꼭꼭 물을 주었죠
하룻밤 이틀 밤 쉿쉿쉿
뽀드득뽀드득 뽀드득
싹이 났어요 싹싹 싹이 났어요

또또 물을 주었죠
하룻밤 이틀 밤 어어어
뽀로롱뽀로롱 뽀로롱
꽃이 피었어요

사회성 발달에 도움이 돼요

여러 번 불러서 익숙한 노래는 양육자와 아이의 특별한 놀이가 됩니다. 언제든지 함께 부르고 춤출 수 있기 때문이죠. 양육자나 친구들과 함께 부르고 즐길 수 있는 동요들은 아이의 사회적 상호작용을 촉진할 수 있습니다.

사회성 발달에 도움을 주는 동요와 놀이

- 둥글게 둥글게

둥글게 둥글게 둥글게 둥글게
빙글빙글 돌아가며 춤을 춥시다
손뼉을 치면서 노래를 부르며
랄랄랄라 즐거웁게 춤추자
링가링가링가 링가링가링
링가링가링가 링가링가링
손에 손을 잡고
모두 다 함께
즐거웁게 뛰어 봅시다
(후략)

- 그대로 멈춰라

즐겁게 춤을 추다가 그대로 멈춰라
즐겁게 춤을 추다가 그대로 멈춰라
눈도 감지 말고 웃지도 말고
울지도 말고 움직이지 마
즐겁게 춤을 추다가 그대로 멈춰라
즐겁게 춤을 추다가 그대로 멈춰라

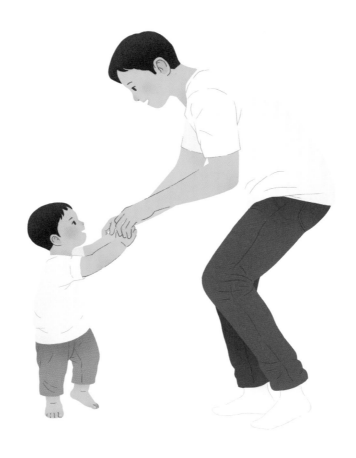

TIP ❸

소근육을
발달시키는
놀이

퍼즐&블록 놀이

퍼즐은 아이가 좋아할 만한 모양이나 캐릭터를 활용하세요. 쉽게 잡을 수 있는 꼭지 퍼즐, 3~4개의 조각으로 이루어진 퍼즐 또는 입체 퍼즐도 있어요. 처음에는 옆에서 거의 도와줘야 하지만 자주 하다 보면 아이가 점점 퍼즐을 좋아하게 될 거예요. 퍼즐은 아이가 눈으로 보고 머릿속에서 생각하는 시지각 능력 발달에 도움이 됩니다. 그림을 다양한 각도에서 상상하는 연습을 할 수 있고, 퍼즐을 맞추고 나면 성취감도 느낄 수 있어요. 잘 안되거나 힘들어하면 적극적으로 도와주세요. 그래야 아이가 재미를 느낄 수 있습니다.

그림 그리기

유아용 크레파스로 함께 그림을 함께 그려보세요. 다양한 색깔로 선을 마구 긋거나 내키는 대로 낙서를 해도 좋습니다. 아이가 그린 것을 집에 전시하고서 함께 이야기를 나눠보세요. 물론 주로 양육자가 이야기를 하겠지만 이것저것 물어봅니다. 손에 유아용 물감을 묻혀서 손도장과 발도장을 찍어도 좋아요. 이런 것들이 바로 감각 놀이입니다.

모래 놀이

모래는 이 시기 아이가 즐겁게 활용하기 좋은 놀잇감입니다. 아이는 부드럽고 가벼운 모래를 통 안에 담았다가 쏟아내고, 다시 담았다가 쏟는 것을 반복하죠. 이러한 과정을 통해 아이는 모래의 형태가 자유롭게 변하는 것을 볼 수 있습니다. 또 반복된 활동으로 성취감을 얻을 수도 있습니다. 고운 모래나 작은 알갱이를 한곳에 담아내는 활동은 집중력이 필요합니다. 시간이 가는 줄도 모르고 반복 놀이를 하며 소근육이 자연스럽게 발달해요. 이외에도 과일 모형 썰기, 큰 스티커를 뗐다 붙였다 하는 놀이도 이 시기에 추천하는 놀이입니다.

TIP ❹
**친구와
함께 놀기**

아직은 함께가 미숙한 단계

옆에 친구가 있어도 관심이 있는 둥 마는 둥 했던 아이가 점점 친구에게 관심을 보이기 시작합니다. 유독 친구에게 관심을 보이면서 만지려고 하는 아이도 있고, 반대로 친구와 있을 때 긴장하고 겁을 내는 아이도 있어요. 이 시기에는 점차 혼자 하는 놀이에서 함께 있는 놀이의 형태로 발달합니다. 함께하는 놀이가 아니라 말 그대로 '함께 있는' 놀이예요. 한 공간에 있지만 직접적인 연결은 적은 평행 놀이입니다. 그래서 이 시기에는 친구를 사귀기보다는 친구를 소개해 주고 함께 있는 시간을 경험하는 정도로 생각해 주세요.

만약 2세 이전의 아이들을 만나게 한다면 각자 충분히 놀 수 있도록 장난감을 많이 준비하는 게 좋습니다. 아직은 양보하거나 나눠서 노는 개념이 부족하기 때문이에요. 특히 서로 탐낼 만한 장난감이라면 두 개를 준비해 두는 것도 방법입니다. 이 시기에 양육자들은 아이들을 가까이에서 꾸준히 관찰해야 합니다.

319

'둘이서 알아서 잘 놀겠지' 하고 시선을 떼면 안 됩니다. 아이들은 함께 있다가도 갑자기 싸울 수 있기 때문에 즉각적으로 개입할 수 있도록 곁에 있어주세요.

TIP
행동화와 훈육은
264쪽 참고

친구를 때리고 깨무는 아이

머릿속에 떠오르는 것은 많고 감정은 복잡하고 다양한데, 아이가 그것을 모두 언어로 표현하기에는 아직 벅차고 어렵습니다. 그래서 "이 장난감은 내 거야" 하고 감정이 격해지거나 "내가 할 거야" 하고 손으로 친구를 밀거나 때릴 수도 있습니다. 또 어떨 때는 깨물 수도 있어요. 이 시기 아이의 이런 모습은 공격적인 성향보다는 의사 표현의 일종인 '행동화'입니다. 즉 누군가를 해하고 다치게 하기 위한 행동이 아니라 자신의 의견을 표현하고자 하는 의도가 더 큰 것이죠. 앞서 설명했듯 행동화는 감정이나 의사 표현이 언어적으로 충분하지 못하다고 느낄 때, 물리적인 행동으로 표출되는 것을 뜻합니다. 이러한 성향은 만 2, 3세까지도 여전히 나타날 수 있는데, 아직은 자기 조절력이 약하기 때문입니다.

하지만 아무리 의도가 악하지 않다고 해도 누군가를 때리는 것은 잘못된 행동이므로, 아이에게 옳지 않다고 알려주고 제지하는 것이 맞습니다. 다만 심하게 꾸짖거나 무안을 주기보다는 "친구를 때리는 건 나쁜 행동이야" 하고 짧고 간결하게 알려준 뒤 아이들을 일시적으로 분리하세요. 또한 물리적으로 행동화하거나 때리고 무는 행동 대신 "내 거야", "내가 할 거야" 하고 언어적으로 표현할 수 있도록 지속적으로 교육해 주세요. 이것이 이 시기 가장 적절한 훈육 방식입니다. 만약 아이가 친구를 아프게 했거나 다치게 했다면, 사과를 할 수 있게 도와주고 행동을 반성할 수 있는 기회를 주어야 합니다. 또한 이런 행동이 앞으로 반복되지 않도록 잘 살피고 예방하는 것 또한 양육자의 역할입니다.

양육자가 편해지는
핵심 육아 상식

언어 발달의 황금기, 첫 3년

두 돌쯤 되면 아이는 조그만 입을 오물오물하며 뭔가를 말하고 싶어 합니다. 과연 엄마일까, 아빠일까 부모도 아이의 첫 단어를 기다리죠. 예상치 못한 순간에 아이가 내뱉은 첫 마디를 놓치고 싶지 않습니다. 아이의 언어 발달은 신생아 때부터 시작됩니다. 여러 논문에서 이미 신생아기부터 언어적 자극을 주는 것이 언어 발달, 두뇌 발달에 긍정적인 영향을 미친다고 말하고 있어요.

말은 입에서 구강기관을 통해 소리로 나오지만, 언어는 두뇌의 언어중추 발달부터 시작됩니다. 말하는 영역, 듣는 영역의 언어중추는 생후 3년간 가장 활발하게 발달하고, 그중에서도 생후 3년간 비약적으로 성장하고 발달합니다. 양육자는 어떤 역할을 해야 할까요? 아이의 모국어는 학습을 통해서 배운다기보다는 모방과 경험을 통해 자연스럽게 습득하는 것입니다. 그러므로 양육자와 가정에서의 역할도 언어치료사나 교사가 아닌 자연스러운 양육자 역할이면 충분합니다. 따뜻한 목소리로 말을 걸고, 아이와 함께 소리 내고, 아이가 내는 소리에 반응해 주면 됩니다. 양육자의 따뜻한 말소리는 아이에게 가장 큰 언어적 자극이기 때문입니다.

언어 발달을 위한 6가지 기술

① 상호작용이 기본

언어란 말소리를 통한 상호작용의 수단입니다. 아이는 양육자에게 자신의 생각과 감정을 표현하고 싶어 하고 양육자의 말소리에 귀 기울입니다. **양육자는 언어뿐 아니라 비언어적인 다양한 상호작용을 통해서 아이와 정서적으로 교감하면서 언어 발달을 촉진시킬 수 있어요.** 아이가 어릴수록 특정 자극 하나보다는 공감각적인 경험이 더욱 강한 영향을 끼치는데, 언어 발달 또한 마찬가지입니다. 쉽게 말하면 아나운서 같은 정확한 발음이나 다양한 어휘가 중요하기보다는 양육자가 사랑스러운 눈빛과 함께 언어적 표현을 해줄 때 아이에게 더 강하고 긍정적인 자극을 줄 수 있다는 뜻입니다.

② 제스처 사용하기

아이는 구어적인 언어 발달 이전에 이미 비구어적인 의사소통 방법이 발달하고 있어요. 비구어적인 의사소통이란 제스처, 바디랭귀지, 울음, 표정 등을 말합니다. 그중에서도 제스처는 아이가 두 손을 활발히 움직이는 6개월 이후부터 발달하며, 보통 9~15개월부터 다양한 제스처를 사용하기 시작합니다. "안녕" 하고 손을 흔들거나, 안아달라고 손을 뻗거나, 표정을 사용하는 것은 기본적인 제스처입니다. 이런 기본 제스처와 더불어 "아니오"를 뜻하는 도리도리, "사랑해"를 뜻하는 하트, "주세요"를 뜻하는 두 손을 모으기 등 좀 더 다양한 의미를 가지는 제스처들도 있습니다.

이러한 제스처의 사용은 추후 언어 발달을 예측하는 인자 중 하나로, 언어가 의사소통의 최종 결과물이라면, 제스처는 결과물로 가기 위한 과정입니다. **양육자가 평소 다양한 제스처, 표정 등을 사용해 의사소통하면 아이는 타인과 상호작용하는 데 더 흥미를 느끼고, 제스처와 함께 자연스럽게 언어적 표현을 익힐 것입니다.**

③ 재밌게 과장하기

아이가 좋아하는 만화나 인형극을 보면 캐릭터들이 굉장히 생동감 있게 표현되는 것을 알 수 있습니다. 아이는 흥미가 생길 때 눈을 반짝이는데, 그 순간 세상을 스펀지처럼 흡수합니다. 아이에게 말을 걸 때는 성인들끼리 대화할 때보다 더 악센트를 주어서 말해보세요. 만화 주인공의 목소리를 따라 해도 좋습니다. 만약 억양을 살리기가 어렵다면 의성어, 의태어부터 시작해 보세요. 의성어나 의태어는 소리 자체가 재미있어서 아이들이 쉽게 흥미를 느낄 수 있고 따라 하기도 쉽습니다. 자동차는 빵빵, 강아지는 멍멍, 고양이는 야옹 또는 졸졸졸, 또르르 등 다양하고 음감이 있는 단어를 활용해 아이와 상호작용을 해보세요. 어어, 으잉 등 높낮이가 있거나 억양이 재미있는 감탄사도 좋습니다.

④ 일상생활에서 팁을 찾기

아이의 언어 발달을 위해서 특별한 도구가 꼭 필요한 것은 아닙니다. 중요한 것은 교구나 그림책이 아니라 아이와 함께하는 일상에서 자극을 주는 것이죠. 아이가 자고 일어났을 때, 눈 맞춤을 하고 화장실에 갔을 때 "쉬", "졸졸졸졸" 하며 입으로 소리를 내줄 수 있습니다. 밥을 먹을 때, 목욕할 때, 옷을 갈아입을 때 등 아이와 함께하는 매 순간이 아이와 상호작용할 수 있는 시간입니다. 유명한 교구나 그림책 없이도 충분히 일상에서 아이에게 효과적인 자극을 줄 수 있어요.

⑤ 아이의 흥미를 우선으로

양육자가 흔히 하는 실수 중 하나는 언어 자극을 주기 위해 일방향적인 질문이나 지시를 하는 경우입니다. "이게 뭐야? 뭐였지? 엄마 따라 말해봐" 하고 답이 정해진 주입식 교육이 반복되면 아이는 흥미를 잃어버리기 쉽고, 그 순간 양육자와 아이의 상호작용은 중단됩니다. 아이에게 언어적 자극을 주고 싶다면 우선 아이가 좋아하는 것을 찾아야 합니다. 아이가 특별히 좋아하는 활동이나 놀잇감을 갖고 놀면서 언어적 자극을 상황 속에 녹여주세요. 예를 들어 인형을 좋아하는 아이라면 "인형 안아주세요", "인형한테 뽀뽀", "인형 옷 입혀주세요" 등으로 아이가 흥미 있는 인형을 활용해 언어적 자극을 주는 것입니다. 기차를 좋아하는 아이라면 기차 장난감을 활용해 언어 자극을 줄 수 있어요. **아이는 학습이 아닌 놀이의 형태일 때 가장 효과적으로 언어를 습득합니다.**

⑥ 스포츠 중계자가 되기

아이가 하는 행동을 그대로 중계해 주세요. 스포츠 중계자가 마치 눈앞에서 경기가 펼쳐지듯 선수들의 모습을 생생하게 묘사하는 것처럼 아이의 행동이나 표정을 읽어주는 것입니다. 이런 방법은 과장하는 것이 어려운 분들이 활용하기에 좋습니다. **이때 너무 길고 어려운 단어를 사용하면 아이가 받아들이기 어려울 수 있으니 아이의 행동을 짧고 간결하게 묘사하되, 그중에서 알려주고 싶은 어휘를 강조하고 반복해서 말해주세요.** "우리 ○○이가 공을 굴리고 있네. 공 공 공이 굴러가네. 굴러가", "자동차가 데굴데굴 굴러가네" 등 의태어를 넣어 생동감 있게 중계를 해주면 더욱 좋습니다.

언어 발달에 관한 3가지 오해

① 양육자가 무조건 말을 많이 해주는 것이 좋을까?

아이의 발달 수준에 맞춰 언어 자극을 주는 것이 중요합니다. 주변의 적절한 도움으로 촉진될 수 있는 발달 잠재 영역에 자극을 주었을 때, 아이는 다음 단계로 발전할 수 있어요. 예를 들어 아이가 엄마, 물, 맘마처럼 한 낱말만 말하는 수준이라면 그다음 단계인 "물 주세요", " 공 굴려"처럼 두 낱말 정도의 언어 자극을 주는 것이 효과적입니다. 아이의 현 발달 단계보다 너무 어려운 어휘, 아주 많은 단어나 긴 문장은 아이에게 적절한 자극이 되지 못합니다.

② 라디오를 틀어놓는 것이 도움이 될까?

라디오 속 DJ가 쉴 새 없이 하는 말이나 끊임없이 흘러나오는 노래는 아이의 발달 수준에 맞지 않을 가능성이 높겠죠? 아이가 이해하지 못하는 소리는 그저 소음으로 인식할 가능성이 높고, 오히려 아이가 주변의 새로운 소리를 듣고 민감하게 반응하는 것을 방해할 수 있습니다. 또한 지속적인 미디어 소리는 아이의 집중이나 상상을 방해하는 요인이 될 수도 있어요. 만약 양육자가 라디오를 듣더라도, 중간중간 쉬는 시간을 넣어 아이에게 조용한 순간을 제공해 주세요.

③ 사운드북, 음성펜은 무조건 멀리해야 할까?

사운드북이나 음성펜을 잘 활용한다면 아이에게 다양한 언어 자극을 줄 수 있어요. 특히 새소리나 동물 소리 혹은 드라마틱한 목소리 표현 등을 아이가 좋아할 경우 활용하면 좋습니다. 그러나 디지털 기기만으로는 아이가 상호작용하면서 생생한 경험을 하기 어렵습니다. 디지털 기기는 보조 용품으로 활용했을 때 효과적이지 양육자의 역할을 대체할 수는 없기 때문이죠. 앞서 계속 강조했듯 아이가 가장 좋아하는 소리는 양육자의 목소리입니다.

또래보다 말이 늦는 것 같은 아이

아이가 두 돌 정도 되면 부모는 우리 아이가 언제 말을 할지 점점 기다려집니다. 말을 빨리하는 아이가 있고 천천히 하는 아이가 있다는 것을 알고 있지만, 또래 친구보다 말이 늦어지면 발달이 느린 것은 아닌가 조급해지는 마음은 어쩔 수 없죠. 만약 3차 영유아검진을 받고 언어 발달이 늦다는 결과가 나오면 언어 치료를 받아야 하는 건 아닌지 고민하게 됩니다.

사실 이 시기 아이들의 발달은 개인차가 아주 큰 편이기 때문에 단순히 언어 발달이 늦다고 무조건 치료를 받아야 하는 것은 아닙니다. 다만 우리 아이가 발달의 어느 과정에 있는지를 파악하는 것은 필요해요.

언어 발달에서 확인해야 할 것은 '언어 발달의 흐름'입니다. 언어를 포함한 아이들의 발달은 어느 순간 갑자기 이루어지는 것이 아니라 단계에 따라 꾸준히 발달해요. 가장 먼저 비구어적 의사소통인 표정, 눈맞춤, 제스처부터 시작하죠. 그리고 울음, 웃음, 옹알이 등 발성을 이용한 의사소통이 활발해진 이후에 비로소 우리가 언어라고 부르는 구어적인 낱말 표현을 시작하게 되는 것입니다.

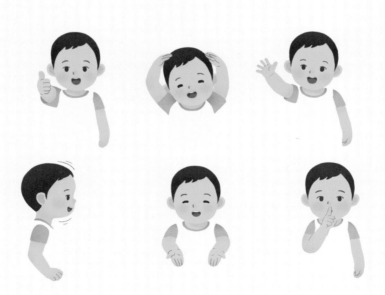

첫 낱말 출현 시기는 평균적으로 12~15개월이고, 24개월 정도가 되면 낱말 조합 단계로 들어섭니다. 서로 다른 2개의 낱말을 조합해 "엄마 물", "우유 주세요", "아빠 가자" 등을 말하기 시작하죠. 이때 대략 50개 정도의 단어를 아는 어휘력이 필요합니다. 만약 꽉 찬 24개월 영유아검진에서 언어 심화 권고가 나왔으며, 표현할 수 있는 단어 개수가 3~10개 정도밖에 안 된다면 전문가에게 언어 평가를 받아볼 필요가 있습니다.

24개월 아이가 다음과 같은 상태라면 언어 평가를 받아보세요

- 일관성 있는 말 소리로 자신의 의도를 표현하지 못할 때
- "이리와", "앉아" 등 한 단어 지시를 이해하지 못할 때
- 표현할 수 있는 단어가 하나도 없을 때
- 새로운 낱말 모방을 시도하지 않을 때
- "뭐 줄까?"라고 물었는데 반응하지 못할 때
- 제스처 혹은 낱말을 활용해 싫다는 표현을 하지 못할 때

언어 평가란?

언어재활사(언어치료사)가 아이와의 놀이, 양육자와의 면담을 통해 상대평가와 절대평가로 아이의 언어 발달 연령과 수준을 확인하는 것을 언어 평가라고 합니다. 이를 통해 아이가 또래 평균과 비교해서 어느 정도 수준에 위치하는지를 객관적으로 평가해 볼 수 있어요. 언어 발달을 포함한 대부분의 발달은 평균값을 중앙으로 하여 좌우로 대칭되는 정규분포를 따르는데, 전체의 20~80%에 해당하는 아이들을 평균 안에 속한다고 봅니다.

만약, 아이의 언어 발달 수준이 상대평가에서 20%라면, 평균값(중앙값)보다는 낮아 언어가 느리기는 해도 전체 평균 안에 속한다고 볼 수 있어요. 이런 경우 꼭 언어 치료를 받지 않아도 가정에서 적절한 언어 자극을 주면서 지속적인 언어 발달을 기대할 수 있다고 해석 가능합니다.

영유아기 시절 단순 언어 지연을 보였던 아이가 심각한 수준의 언어 장애로 이어지는

일은 많지는 않습니다. 단순히 발달 속도가 늦은 경우가 훨씬 많아요. 따라서 아이가 언어 이외에 인지, 운동, 사회성, 놀이 수준 등 다른 발달에 큰 어려움이 없다면, 적절한 언어적 자극을 통해 언젠가는 또래의 언어 수준과 비슷해지는 일이 대부분입니다. 하지만 하위 10%, 5% 이하라면 그저 기다리는 것보다는 적절한 도움이 필요할 수 있어요.

언어 발달은 곧 두뇌 발달

언어 발달이 전체 두뇌 발달에도 큰 영향을 준다는 점을 고려하면 말이 트일 때까지 무작정 기다리는 것이 현명한 선택이라고 할 수는 없습니다. 인간의 두뇌는 만 3세까지 성인 뇌 질량의 80% 정도가 될 만큼 급격하게 성장합니다. 특히 언어 두뇌의 발달은 초기 3년간 가장 활발하고, 그중에서도 첫 1년 동안 급격히 성장합니다. 어리면 어릴수록 더 많은 자극을 흡수하고 발달할 가능성이 있다는 뜻이죠.

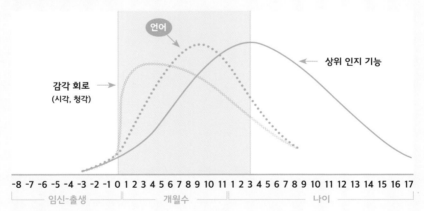

초기 경험의 질에 따른 시냅스 형성(뇌 발달)

출처 <from Neurons to Neighborhoods>

언어는 모든 발달의 기본이 되는 중요한 발달 영역이에요. 두 돌이 지나면 언어로 의사소통하면서 사회성 발달을 하고, 감정 표현을 통해 정서 발달을 하고, 머릿속에서 언어적 개념이 생기면서 인지적 성장을 합니다. 이렇게 언어의 발달은 다양한 영역의 발달과 확장까지 모두 연결돼 있어요. 그러므로 아이의 언어 발달 수준이 시간이 지나도 또래를 따라잡지 못하고, 양육자와의 소통도 발전되지 못할 때는 현시점에서 아이의 수준을 정확히 파악해 아이에게 필요한 도움을 늦지 않게 주는 것이 중요합니다.

 이럴 때는 병원에서 꼭 진료를 받으세요

- 언어 외에 다른 발달 영역(운동, 사회성, 놀이 등)에서 전반적인 발달이 지연된 상태
- 구어 표현 외 비구어적인 제스처 사용이 현저히 적을 때
- 눈맞춤, 호명 반응의 빈도가 아주 적을 때
- 아이가 부모의 말을 거의 대부분 이해하지 못하는 것 같을 때
- 부모(주 양육자)와 일상적인 놀이를 하는 것이 어려울 때
- 주변 사람(부모, 가족, 또래)에게 관심이 없을 때
- 부모를 따라 하려는 모방 의지가 현저히 적을 때

영유아 발달 정밀 검사 기관 찾기

꽉 찬 24개월 아이가 영유아검진에서 언어 심화 권고를 받았다면, 전문가에게 아이 수준을 확인받아야 합니다. 전문적인 언어 치료가 필요할지, 가정 내 노력으로 충분할지를 판단할 필요가 있어요. 만약 영유아검진에서 언어가 아닌 다른 영역에서도 발달이 늦어 심화 권고를 받았다면 꼭 전문가를 만나 심화 평가 필요성 여부를 확인해야 합니다. 국민건강보험 사이트에서 영유아 발달 정밀 검사 기관을 검색할 수 있으니 발달에 대한 객관적인 평가를 받고 싶을 때 찾아보세요.

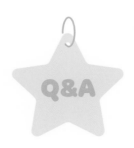

Q. 엄마(아빠) 껌딱지인 아이, 혹시 분리 불안 장애일까요?

A. 아이들의 정신건강은 아이의 발달 단계에 맞추어 확인해야 합니다. 만 2세경에 보이는 분리 불안이나 주 양육자에 대한 집착은 장애나 문제 상황이라기보다는 지극히 자연스럽고 본능적인 발달 과정의 하나로 볼 수 있어요. 아직은 대상 항상성(대상 항상성 관련 내용은 56쪽 참고)이 완성되지 않은 아이가 주 양육자와의 분리에 스트레스를 받는 것이죠. 만약 아이가 다른 아이들에 비해 분리 불안의 정도가 심하고 이러한 불안을 극복하는 과정이 오래 지속된다면 아이가 긴장이나 불안이 다소 높거나 새로운 환경에 적응하는 데 시간이 걸리는 기질이구나 하고 이해하려는 태도가 필요합니다. 양육자는 아이에게 새로운 자극이나 장소를 제공할 때 좀 더 천천히 아이가 쉽게 적응할 수 있게 환경을 조성해 나가면서 아이의 불안이나 긴장을 다루는 법을 익힐 수 있게 도와주는 것이 필요합니다.

다만 아이가 만 3, 4세가 지나도록 주 양육자와의 분리가 어렵고, 이로 인해 아이가 마땅히 누려야 할 발달의 과정이나 일상생활(또래와의 관계 맺기, 다양한 환경에 노출되는 것 등)에 영향을 받는다면 전문가의 상담을 통해 아이의 적응과 건강한 분리를 돕는 것이 필요합니다.

Q. 발달 속도가 느린지 아닌지 어떻게 알 수 있나요?

A. 아이들의 발달은 저마다의 천차만별입니다. 특히 두 돌 이전에는 발달 속도의 개인차가 크고, 1개월 사이에도 큰 변화를 보여요. 그러므로 아이들의 발달을 수치화하여 기계적으로 따져서 발달에 문제가 있다 없다 이분법적으로 판단하는 것은 맞지 않습니다. 아이들의 발달을 확인할 때 중요한 것은 2가지입니다. 첫째, 발달의 흐름을 확인하는 것입니다. 두 돌

이 된 시점에 단어를 몇 개 정도 구사하는지 같은 단적인 판단이 아니라 아이의 언어발달 흐름을 확인해야 해요. 아이의 비구어적인 의사소통은 어떤지, 제스처는 잘 사용하는지, 수용 언어의 발달은 잘되고 있는지 등을 파악해야 합니다. 전반적인 발달의 흐름을 잘 따라오고 있는데 단지 표현 언어만 조금 늦다면 건강한 발달 궤도에 있다고 보고, 조금 더 기다려 볼 수 있습니다.

두 번째는 퍼센타일을 눈여겨보는 것입니다. 성장과 발달을 평균치에 비교해서 볼 때 우리 아이의 발달이 하위 5%, 또는 상위 5%라면 전문가와 상담하며 추적 관찰하여 전문적인 개입이 필요할지 확인해야 합니다. 즉 영유아 검진을 주기적으로 진행해야 하는 것이죠. 발달은 언제나 현재 진행형으로 아이가 성장하는 과정 속에서 바라볼 필요가 있습니다.

Q. 말이 늦은 아이, 치료를 안 받고 기다리면 안 될까요?

A. 또래에 비해 말이 빠른 아이도 있고, 말이 늦게 트이는 아이도 있습니다. 말이 늦은 아이들 대부분은 너무 늦지 않게 언어 발달이 또래 수준을 따라잡습니다. 하지만 그럼에도 불구하고 언어 지연이 있는 아이들에게 너무 늦지 않게 개입이 필요한 이유는 언어가 세상을 알아가고 사회와 연결되는 중요한 매개체이기 때문이에요. 아이는 자신의 주변 세상을 이해하고 알아가는 데 언어를 활용합니다. 또 언어를 통해 타인에게 자신의 의견을 이야기하고 감정을 공유합니다. 눈에 보이는 책상, 의자, 자동차 등을 명명하는 시기를 거쳐 눈에 보이지 않는 감정이나 상상 속의 이야기, 그리고 우주나 바다처럼 현실 속에는 있지만 경험하지 못한 것들을 언어로 이해해 나가죠. 그러므로 언어 발달이 계속 늦어진다면 아이의 인지, 사회성, 감정 조절 능력의 발달에도 영향을 줄 수밖에 없습니다. 또한 표현 언어가 특히 늦은 아이는 자신이 말하고 싶은 바를 표현하지 못하여 손이 먼저 나가거나 답답해서 짜증을 내고 스트레스를 받을 수도 있습니다.

언어가 늦은 아이에게 적절한 도움을 주는 것은 시력이 나쁜 사람이 안경을 쓰는 것과 비슷합니다. 안경과 언어치료가 다른 점은 아이가 자신의 언어 발달 수준을 따라잡으면 언제든 중단할 수 있다는 것입니다. 아이가 언어 지연으로 인해 불편감이나 답답함을 보이거나 36개월이 지나도록 또래에 비해 현저히 지연된 언어 발달을 보일 때는 전문가를 통해 언어치료 여부 필요성 여부를 파악하세요.

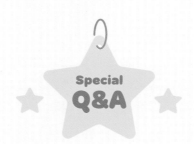

돌 이후 수면 교육

돌 이후의 수면 교육

수면 교육 Q&A 모음

자주 깨는 아이,
영양제가 도움이 될까?

Q. 왜 잘 자던 아이가 어린이집을 다니면서 갑자기 자다가 깨서 울까요?

A. 아이는 집이라는 익숙한 환경을 떠나 어린이집이라는 낯선 곳에서 처음으로 부모 없이 지내게 됩니다. 새로운 환경에 대한 호기심을 느끼기도 하지만 분명 평소보다 체력 소진이 빨리 오고 피곤함을 느끼죠. 또 스트레스 호르몬인 코르티솔cortisol이 높아지면서 오히려 각성 상태가 됩니다. 그래서 어린이집 적응 기간인 2~4주 동안은 잠드는 시간이 오래 걸리고, 자다가 깨서 부모를 애타게 찾기도 하는 것입니다.

Q. 자주 깨는 아이, 어떻게 하면 좋을까요?

A. 먼저 자는 시간과 일어나는 시간을 일정하게 해주세요. 우리 몸에는 배고픈 시간, 일어날 시간, 잘 시간을 정확하게 알려주는 생체 시계가 있습니다. 졸리면 아이가 눈을 비비고 하품을 하고 짜증을 냅니다. 이 시간보다 30분 일찍 잠을 재우기 시작하면 가장 좋습니다.
또 적절한 수면 의식bed time routine이 필요합니다. 항상 일정한 시간에 같은 패턴의 행동을 10~15분 정도 짧게 해주는 것이 효과적입니다. 책을 읽어줄 땐 같은 책을 읽어주세요.

이때 잠에 관련된 책이면 더 좋습니다. 자장가도 같은 노래를 들려줍니다.

마지막으로 분리 수면을 지속해 주세요. 아이가 자다가 갑자기 깨서 부모의 방으로 오면 같이 자버리는 경우가 많습니다. 부모가 같이 있으면 아이가 안심하고 깊은 수면을 할 것 같지만 현실은 반대입니다. 오히려 아이는 분리 수면을 할 때보다 더 자주 깨서 부모가 옆에 있는지 확인합니다. 그러므로 되도록 분리 수면을 지속해 주세요. 아이가 새벽에 깨서 찾아온다면 같이 아이 방으로 갔다가 아이가 잠들면 다시 방으로 돌아가세요. 부모의 냄새가 밴 옷이나 애착 인형 등 이행 대상transitional object을 이용해 안정감을 느끼게 해주는 것도 좋은 방법입니다.

수면 습관 잡기는 시간이 오래 걸립니다. 이 과정에서 부모도 잠을 못 자기 때문에 매우 예민해지고 쉽게 지칠 수 있어요. 또 엄마, 아빠가 수면 교육에 대한 의견이 다르면 일관된 수면 교육을 할 수 없습니다. 수면 교육의 필요성에 대해 부부가 충분히 의논하고 각각 휴식을 취할 수 있게 당번을 정하는 것이 좋습니다.

Q. 18개월 아이가 자다가 깨면 악을 쓰면서 울어요. 달래도 거부하고 눈을 감고 계속 울어요. 20분 정도 울다가 스스로 진정되면 그제야 잠들어요. 왜 그럴까요?

A. 혼란 각성confusional arousal과 야경증은 부모가 가장 힘들어하는 수면 문제 중 하나입니다. 이때 아이는 아무리 달래도 소용이 없어요. 수면 주기 중 비렘수면, 즉 깊은 수면에 들어간 아이가 부분 각성이 된 상태이기 때문입니다. 아이는 잠이 든 상태에서 갑자기 눈을 뜨고 울면서 소리를 지릅니다. 부모를 못 알아보고 안아주려고 하면 밀어내거나 발로 차기도 합니다. 한참 그러다가 비렘수면이 끝나는 시점에 다시 잠드는 패턴을 보여요. 다음 날 아이는 전날 밤에 자신이 깼던 것을 전혀 알아차리지 못합니다. 처음 겪는 부모로서는 기가 찰 노릇이죠. 정말 심각해 보이는 부분 각성 수면 문제도 아이가 3~4세가 지나 수면 패턴이 잡히면 대부분 자연스럽게 없어집니다.

만약 방 안이 덥다면 더 자주 깰 수 있으니 온도를 체크해 주세요. 아이를 달랠 때 거부한다면 억지로 안으려고 하지 않는 게 좋습니다. 일부러 깨우거나 불을 켜면 아이가 다시 잠드는 시간만 길어질 뿐 도움이 되지 않아요. 대신 아이가 매일 일정한 시간에 부분 각성을 보이는지 체크해 보세요. 그리고 일정한 패턴을 보인다면 그 시간이 되기 30분 전에 아이를 살짝 깨우는 방법이 있습니다. 증상이 너무 잦거나 아이가 방 안을 돌아다니면서 다친다면 전문가의 처방에 따라 단기간 약물 치료가 필요할 수도 있어요.

Q. 낮잠을 자기 싫어해요. 언제까지 낮잠을 재워야 할까요?

A. 아이들은 자라면서 낮잠을 자는 시간과 횟수가 달라집니다. 일반적으로 돌이 지난 후에는 낮잠을 하루에 2회, 2~3시간 정도 잡니다. 두 돌이 지나면 1회로 줄고, 1~2시간 정도 자죠. 세 돌이 지나면 절반 정도의 아이들이 낮잠을 자지 않습니다.
낮잠은 밤잠만큼 중요합니다. 아이들은 한 번에 많은 정보를 받아들이는데, 낮잠을 통해 뇌에서 정보를 정리하고 기억합니다. 두뇌 발달에 꼭 필요한 과정이죠. 또한 낮잠은 스트레스 호르몬인 코르티솔을 낮춰 오후 활동을 잘할 수 있게 하고 면역력을 높여줍니다. 그래서 전문가들은 세 돌 전까지는 짧게라도 낮잠을 재우는 것을 권합니다.

Q. 너무 못 자는 아이 병원에 데려가야 할까요?

A. 수면 교육을 열심히 해도 잠드는 것이 여전히 어려운 아이들이 있습니다. 한 번쯤은 병원에 가봐야 할까 생각했을 거예요. 실제로 건강에 문제가 있어 잠을 못 자는 경우도 있습니다. 키와 몸무게 성장이 더디고 식사량이 적을 때, 낮잠과 밤잠을 합친 총수면 시간이 8시간보다 적을 때, 또 낮잠 시간이 아닌데 아이가 자주 조는 모습을 보인다면 수면 상담을 전문적으로 해주는 소아청소년과를 방문하는 것이 좋습니다. 또 아이가 평소 코가 자주 막혀서 입을 벌리고 자거나 무호흡 증상을 보일 수 있습니다. 이 또한 수면의 질을 떨어뜨리므로 마찬가지로 병원 진료를 받아보는 것이 좋겠습니다. 수면 클리닉 전문 병원은 아래에서 찾아볼 수 있으니 참고하세요.

수면 클리닉 찾아보기

대한수면연구학회 홈페이지를 통해 가까운 수면 클리닉 전문 병원을 찾아볼 수 있습니다.

우주 최강 떼쟁이를
맞이할 준비가 되셨나요?

누워 있기만 하던 꼬맹이가 어느새 커서 자기 목소리를 내기 시작합니다. 어른들이 대화하는데 끼어들어 참견도 하고 관심을 받으려고 애교도 부리죠. 일생을 통틀어 가장 귀여운 시절이라고 할 수 있는 시기입니다. 그런데 아이러니하게도 가장 미운 시기이기도 해요. 말끝마다 "내가! 내가!", "싫어", "안 할 거야!"라는 말을 달고 살기 때문이죠. 참을성이라고는 눈곱만큼도 없고 마음대로 안 되면 울어버리기 일쑤입니다. 매번 부정적으로 대답하고 멋대로 하려는 아이 때문에 부모님의 참을성은 바닥이 날 것입니다. 아이에게 화를 내지 않으려고 참고 또 참다가 속이 새까맣게 타버릴지도 몰라요.

떼쟁이 미운 3살을 키우려면 부처님과 같은 참을성과 통찰력이 필요합니다. 그러려면 마음의 여유가 있어야겠죠. 나를 위해서 또 아이를 위해서라도 하루 30분 정도 일정 시간 동안 아이와 떨어져 자신만의 시간을 갖는 것이 필요합니다. 매일 잠깐 산책하는 것도 좋고 근처 카페에 앉아 사람들만 쳐다보고 있어도 충분히 기분 전환이 될 거예요. 물론 모두가 부처의 경지까지 다다를 수는 없겠지만 최소한 아이를 감정적으로 대하지 않고 떼쓰는 모습도 귀엽게 봐주고 올바른 길로 이끌어줄 수 있는 진짜 어른이 되도록 노력해 보는 건 어떨까요?

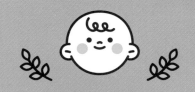

24~30

개월

이렇게 자랐어요

24~30 개월

 손

숟가락질을 잘해요. 손등이 위로 보이게 연필을 잡을 수 있어요.

 두뇌

이야기 책을 듣고 이해할 수 있어요.

 입

두 번째 어금니가 나기 시작해요.

 배

아직은 배가 나와 있어요. 뛸 때 배를 내밀면서 뒤뚱거릴 수 있어요.

 마음

"싫어", "아니"라는 말을 자주 하고 자기 주장이 강해져요.

 다리

이전보다 다리가 곧게 펴져요. 발가락을 바깥으로 향하고 걸어요.

이 정도는 할 수 있어요

- 이전보다 다리에 힘이 생겨 잘 뛰어요.
- 난간을 잡고 층계를 내려갈 수 있어요.
- 직선을 흉내 내어 그려요.
- 간단한 문장을 말할 수 있어요.
- 간단한 옷은 혼자 벗을 수 있어요.

아이 성장 살펴보기

6개월마다 아이의 성장을 직접 기록해 보세요

날짜	키(cm)	백분위수	체중(kg)	백분위수

질병관리청
성장도표 계산기

TIP▶ 이 시기에는 1년 동안 키가 약 8~9cm 정도 성장하며 몸무게는 약 2~3kg 늘어납니다.

TIP▶ 24개월 이후부터는 누운 키보다는 가능하면 아이가 일어선 키를 기준으로 평가해 주세요. 누워서 특정할 때는 누운 키에서 0.7cm를 뺍니다.

하루 적정 식사량

1일 권장 섭취 칼로리 900kcal

식사 (제한×)	곡류군	밥 1/3공기(70g) × 3회
	어육류군	아래에서 택1 × 3회 • 고기 30g(하루 50g 이상 섭취 권장) • 생선 40g • 달걀 2/3개 • 콩 15g
	채소군	1~2큰술 × 3회
간식 (제한○)	과일군	택1 × 1회 ex) 사과 1/3개, 배 1/4개, 바나나 1/2개
	유제품군	유제품(우유, 치즈, 요거트) 400~500ml ※ 하루 칼슘 권장량 500mg ※ 저지방 우유 섭취 가능
	지방군	• 요리 사용 2~3작은술 또는 견과류

2020년
보건복지부
국민건강영양조사
기준

하루 적정 수면 시간

11~14시간	권장하는 수면 시간이에요.

TIP▶ 미국수면재단에서 권장하는 수면 시간입니다. 아이의 낮잠과 밤잠을 더한 수면 시간이 어느 정도인지 살펴보세요.

꼭 챙겨야 할 접종·검진 체크

- 일본뇌염 3차 접종(2차 접종 11개월 후 접종)
- 매년 가을 인플루엔자(독감) 접종

24~30개월

나는 이만큼 할 수 있어요

 즐겁고 행복했던 순간들을 기억할 수 있어요! 인지

- 지난 주말에 엄마와 공원에 간 것이 기억나요. 엄마, 우리 같이 잠자리를 잡았죠?
- 배변 훈련을 하고 있어요. 소변이 보고 싶을 때 찌릿찌릿한 느낌이 들어요.
- 내가 좋아하는 장난감은 자석 블록이에요.
- 퍼즐 맞추기는 식은 죽 먹기죠. 12개짜리도 할 수 있어요.
- 블록으로 자동차를 만들어요. 소방차는 사다리가 필요하니까 블록이 많이 필요해요.
- 숫자 1, 2, 3을 셀 수 있어요.
- 엘리베이터에서 우리 집 층수를 누를 수 있어요. 내가 누를래요!
- 《흥부 놀부》 책을 읽었어요. 슬금슬금 톱질하세, 노래를 함께 불러요.
- 나는 칫솔질도 할 줄 알아요. 하지만 도와줘야 해요!

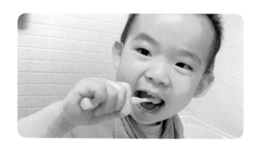

 좋아하는 친구가 생겼어요! 정서·감정

- 밤이 되면 도깨비가 나온대요. 도깨비가 무서워요.
- 화가 날 때 눈물이 나기도 해요.
- 친구가 높은 곳에 매달려 있어요. 위험해! 내려와, 친구야!
- 엄마 목소리가 평소와 달라요. 화가 난 걸까요?
- 분위기가 이상해서 일부러 크게 노래를 불러요.
- 싫어! 아니야! 내 맘대로 하고 싶은 게 많아요. 우선은 싫다고 해봐요.
- 밥을 잘 먹으면 엄마가 활짝 웃어요. 나 잘했나 봐요.
- 장난감을 던지면 엄마가 얼굴을 찌푸려요. 내가 나쁜 행동을 했나 봐요.
- 킥보드를 타고 한 바퀴를 도는 나, 정말 멋지죠? 내가 생각해도 대단해요.
- 엄마가 아야 했어요! 약 바르고 밴드를 붙여야 해요.

난 하고 싶은 말이 많아요!

- 두 단어 문장은 거뜬히 말하죠.
- 이거, 저거! 대명사를 사용할 수 있어요.
- 위, 아래, 안, 옆을 알아요.
- 저 트럭은 엄청 커요. 우리 집 자동차도 크지만 저 트럭은 엄청 커요.
- 내가 표현할 수 있는 단어가 200개도 넘어요! 대단하죠?
- "엄마 밥 줘", "아빠 안아줘" 하고 요청하거나 지시할 수 있어요.
- 엄마와 아빠의 말투와 억양을 따라 해요.
- 나에게 심부름을 시키면 거뜬히 해내요. 기저귀를 쓰레기통에 넣는 것도 당연히 할 수 있죠!
- "저건 뭐야?" 하고 궁금한 걸 물어볼 수 있어요.

 ## 따라 하는 건 재있어요!

- 어린이집 친구들 이름을 알아요. 나랑 제일 친한 친구는 민수예요.
- 친구가 우는 것을 보면 걱정이 돼요.
- 화가 나도 때리면 안 된다는 걸 알아요.
- 미끄럼틀은 한 명씩 기다렸다가 순서대로 타요. 친구와 놀고 싶으면 순서를 지켜야 돼요.
- 친구야, 내가 모래 놀이를 할 때 옆에 있어줘. 하지만 내 장난감은 만지면 안 돼.
- 형 자동차가 멋져 보여요. 내가 가지고 놀래요!
- 오빠가 킥보드를 타요. 나도 옆에서 타고 싶어요.
- 아빠처럼 신발을 신거나, 엄마처럼 치마를 입어요.
- 엄마와 함께 수건을 접어요. 나도 잘하죠?

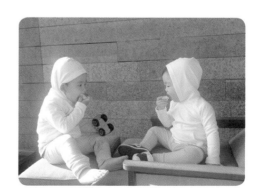

이 시기
흔히 고민하는 문제

배변 훈련 반드시 해야 할까?

배변 훈련 시기와
5단계 훈련 방법

18~36개월 사이에 시작

아이가 돌이 지나고 아장아장 걸어 다닐 때가 되면 부모에게는 또 하나의 미션이 주어집니다. 바로 배변 훈련이죠. 배변 훈련을 시작하는 시기에 대해 의견이 많아 헷갈려 하는 분들이 많습니다. 전문가로서 또 배변 훈련을 직접 경험한 엄마의 입장에서 정확한 정보와 현실적으로 적용할 수 있는 팁을 소개합니다. 먼저 배변 훈련을 시작하기 전에 18~36개월 아이가 아래의 사항을 할 수 있는지 체크해 보세요. 만약 아래의 사항에 해당하면 배변 훈련을 시작해도 좋습니다. 하지만 아이가 18개월이 지났음에도 아래의 신호가 전혀 보이지 않으면 훈련 시기를 늦춰야 해요. 특별한 이유가 없다면 36개월 이전에 배변 훈련을 시작하는 것이 좋습니다. 아이의 발달 상황에 따라 시기를 정하세요.

배변 훈련 시작 전 체크리스트

- **신체 발달**

혼자 서고 잠깐 앉아 있다가 일어날 수 있습니다. 또 미숙하더라도 혼자서 바지나 기저귀를 벗는 모습을 보여요. 요도와 항문의 괄약근을 조절하며, 소변을 보는 간격이 2시간 이상 늘어납니다.

- **감각 능력 발달**

기저귀가 젖으면 불편해하고 벗으려 합니다. 대변을 볼 때는 가만히 서 있거나 구석으로 가서 보려는 모습을 보여요.

- **인지 발달**

다른 사람의 행동을 모방합니다. 유아용 변기에 관심을 보이고, 가족들이 배변 활동을 하는 모습에 관심을 보여요.

- **언어 발달**

아이가 대소변을 의미하는 말(응가, 쉬 등)을 알아듣습니다. 기저귀에 배변을 하고 나서 말 또는 행동으로 보호자에게 알립니다.

생후 60개월까지 천천히

의학적으로 대변 가리기bowel control는 평균 29개월(16~48개월), 소변 가리기 bladder control는 평균 32개월(18~60개월)에 가능합니다. 그만큼 배변 훈련이 완성되는 시기는 개인차가 큽니다. 대소변을 일찍 가리는 것은 아이의 발달 단계가 우수하거나 지능이 뛰어난 것과 아무런 상관관계가 없어요. 누구는 돌 때부터 배변 훈련을 시작했다, 누구는 일주일 만에 기저귀를 뗐다는 이야기에 불안해할 필요가 전혀 없습니다.

대소변을 가리려면 소변은 방광에, 대변은 직장에 모으는 능력이 필요합니다. 또 어느 정도 모이면 요의나 변의를 느낄 수 있어야 하고, 변기에 도달할 때까지 요도와 항문 괄약근을 조일 수 있어야 하죠. 변기에 앉았을 때는 한 번에 힘을 주어 배출할 수 있는 능력까지 필요하니 생각보다 많은 단계가 필요합니다. 언제까지 완성해야 한다는 압박감은 내려놓고 아이의 발달 상황에 따라 마음의 여유를 가지고 한 단계씩 차근차근 진행하세요. 다음과 같은 경우에는 배변 훈련 시기를 늦추고 전문가와 상담하여 시기를 정해주세요.

배변 훈련 시기를 늦춰야 하는 경우

- 변비, 장 수술, 신경질환으로 치료 중일 때
- 언어, 인지 등 발달 지연이 있을 때
- 최근에 동생이 태어났을 때
- 어린이집 입소, 이사 등 새로운 환경에 적응하고 있을 때
- 어린이집에서 배변 훈련을 전혀 진행하고 있지 않을 때
- 기타 스트레스 요인이 있을 때

배변 훈련 5단계

①단계　변기와 친해지기

배변 훈련을 시작할 때 변기는 아이가 원하는 디자인으로 선택하게 해주세요. 좋아하는 캐릭터가 그려진 변기라면 더욱 좋아하겠죠? 변기는 화장실 앞, 거실 등 눈에 잘 띄는 곳에 두세요. 남자아이도 좌식 변기를 먼저 사용하는 것이 일반적입니다. 성 개념이 확립되는 세 돌 이후에는 아이가 원한다면 소변을 서서 볼 수 있게 훈련해 주세요.

만약 아이가 원한다면 처음부터 성인 변기에 유아용 변기 커버를 장착해 훈련을 시작해도 됩니다. 이때 반드시 아이 발이 바닥에 닿도록 보조 계단을 놓고, 변기에 손잡이가 달려 있어야 합니다. 그래야 아이가 앉았다 일어나기가 쉽고, 배변 시 항문 괄약근을 잘 조절할 수 있어요.

부모가 배변 활동을 할 때 아이를 데려가 마주 보고 변기에 앉거나, 애착 인형이 있다면 변기에 앉히는 모습을 자주 보여주세요. 아이로 하여금 모방하고 싶은 욕구를 일으켜 배변 훈련에 대한 관심도를 높입니다.

②단계 항문 괄약근 이완 연습

배변 훈련을 시작한 일주일은 아이가 원하는 횟수만큼(최소 2~3회 이상) 기저귀를 입은 채 3~5분가량 변기에 앉는 연습을 합니다. 되도록 식사 후에 앉히는 습관을 들이는 것이 좋아요. 이때 아이가 기저귀를 벗으려고 한다면 금상첨화지만 기저귀를 입고 있겠다고 해도 괜찮습니다.

아이가 변기에 앉아 있는 동안 배변 관련 책을 읽어주거나 보호자가 마주 보고 변기에 앉으면 도움이 돼요. 배변하지 않았더라도 칭찬을 해주고, 기저귀를 입지 않고 앉는 시간을 조금씩 늘려주세요.

만약 우연히 대소변을 보면 꼭 칭찬을 해줍니다. "엄마 아빠랑 똑같이 변기에 보네. 다 컸네!", "혼자서도 잘하네!" 하고 긍정적인 측면을 알려주는 것이 중요해요. 너무 과도한 칭찬은 아이가 변을 보지 않았을 때는 칭찬받지 못한다는 잘못된 인식이 생길 수 있으니 유의해 주세요.

③단계 기저귀 벗고 팬티 입히기

이제부터 본격적인 훈련이에요. 아이가 대소변이 마렵다는 감각을 알아차리고 변기에 앉는 것을 연습하는 과정입니다. 먼저 아이에게 유아용 팬티를 입히고 이전 단계와 같이 2시간마다 변기에 데려가 앉힙니다. 아이가 기저귀 입기를 원한다면 들어주되, 기저귀를 벗는 시간을 차츰 늘려줍니다. 예를 들어 목욕하고 로션을 바르면서 팬티만 입고 있게 하거나 대변을 닦아준 후 벗겨놓는 방법이 있어요.

아이는 방광 크기가 작고 대소변을 참을 수 있는 능력이 부족합니다. 놀이에 오래 집중하거나 과격한 활동을 하다가 자기도 모르게 실수할 수 있어요. "쉬 할래?" 하고 물어보지 말고 시간이 되면 변기에 데려가 앉혀주세요. 아이가 팬티 입기를 거부하고 다시 기저귀를 입겠다는 퇴행 현상을 보일 때는 강요하지 말고 따라 주세요. 며칠 뒤에 다시 기저귀 벗기를 시도하면 됩니다.

④단계   스스로 화장실 가기

2시간에 한 번씩 변기 앞으로 데려가 아이가 스스로 하의, 기저귀를 벗도록 해 주세요. 이 훈련으로 바지를 벗는 시간 동안 대소변을 참는 연습을 할 수 있습니다.

TIP▸
밤중 소변 교육은
382쪽 참고

⑤단계   집 밖에서의 배변 훈련

5단계는 보통 세 돌 이상이 되어야 가능합니다. 아이들은 익숙하지 않은 새로운 환경에서 배변을 할 때 긴장하는데, 이때 자극된 교감신경으로 인해 요도와 항문이 충분히 이완되지 못해 배변이 잘 안될 수 있어요. 너무 강요하지 말고 외출할 때 아이가 기저귀를 쓰기 원한다면 착용시킵니다. 기저귀 없이 장기간 외출할 때는 아이가 변의를 느껴도 보호자에게 알리지 않다가 변을 지릴 수 있어요. 아이가 배변이 마려운 신호(얼굴이 빨개지거나 가만히 서 있거나, 다리를 꼬는 모습)를 보인다면 먼저 "화장실에 같이 가볼까?" 하고 물어봐 주세요.

중요한 건 마음의 여유

5단계 배변 훈련은 아이의 성향, 발달 상황에 따라 일주일이 걸릴 수 있고 1~2년이 걸릴 수도 있습니다. 3단계까지 갔다가 사소한 이유로 2단계로 퇴행 했다가 다시 진행하는 경우도 굉장히 흔해요. 배변 훈련은 천천히 했을 때보다 아이의 성향, 발달 상황을 무시하고 빠르게 진행했을 때 훨씬 더 큰 문제가 생깁니다. 그러므로 마음의 여유를 가지고 한 단계씩 차근차근 진행해 주세요.

어떻게
놀아줄까?

⋮
⋮

**아이와
함께 즐겨요**

아이는 이제 제법 다양한 감정을 표현하고, 주변을 살필 줄도 압니다. 아이와 함께 외출하고 노는 일이 점점 더 재밌어져요. 놀이에 집중하는 시간도 길어지고, 놀이 수준도 향상됩니다. 그저 부수고 던지는 놀이가 아니라 목적이 있는 놀이를 하고, 그 과정에서 나름대로 고민도 하는 아이를 발견할 수 있습니다. 양육자가 아이와 함께 외출할 때도 아이를 돌보는 것뿐 아니라 아이와 함께 보고 느끼고 즐길 수 있어요. 아이가 자신의 의견을 이야기할 때 아이의 눈으로 본 세상을 발견하는 재미도 쏠쏠합니다.

**TIP ❶
함께 자연을
느껴요**

계절에 따라 변화하는 자연을 느끼고 관찰하는 것만큼 풍부한 경험이 있을까요? 봄에는 돋아나는 새싹을 관찰하고 벚꽃의 향기를 느낄 수 있습니다. 여름에는 뜨거운 태양을 느끼고 차가운 계곡물에 발을 담가볼 수도 있어요. 가을에는 아이와 함께 색이 변하는 나뭇잎을 구경하고, 떨어진 낙엽을 밟으며 소리를 들어보세요. 눈이 펑펑 내리는 겨울에는 같이 눈사람을 만들 수도 있습니다. 다양한 계절의 변화를 아이가 느낄 수 있도록 도와주세요. 아이는 비가 오는 날에

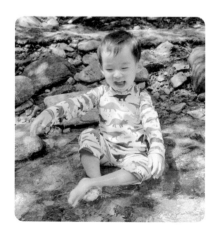
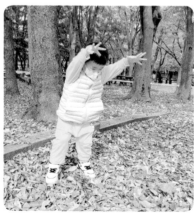

빗방울 소리를 듣고 웅덩이를 뛰어다니거나 바람 부는 날 머리카락과 옷이 휘날리는 경험 등을 통해 자연과 날씨의 변화무쌍함을 온몸으로 배웁니다.

TIP ❷

**모양을 보고
따라
만들어요**

이 시기 아이는 단순하게 쌓고 부수던 놀이에서 발전해 스스로 원하는 모양을 만들 수 있습니다. 블록을 높이 쌓아 로켓을 만들거나, 자석을 이리저리 붙여서 자동차를 만들기도 해요. 물론 아직은 부모의 도움이 필요하죠. 블록의 사진 도안이나 설명서를 보면서 아이와 함께 만들어 보세요. 플레이콘이나 클레이 등도 다양한 모양을 자유자재로 만들 수 있는 좋은 장난감입니다. 무에서 유를 창조해 내는 기쁨과 성취감을 아이와 함께 경험해 보세요.

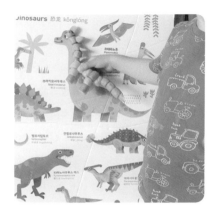
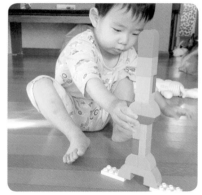

TIP ❸

**신체를
활발히
움직여요**

이 시기 아이는 잘 걷고 잘 뛰는 것은 물론 몸을 자유자재로 쓸 수 있어요. 몸 쓰는 데 자신감이 붙어 다양한 신체활동을 즐깁니다. 킥보드를 타면서 방향과 힘을 조절하고, 신체 협응 능력이 좋은 아이들은 속도 조절도 잘할 수 있어요. 이 시기 아이에게 좋은 놀이 장소 중 하나가 숲속 놀이터입니다. 도심 곳곳에 유아를 위한 숲속 놀이터가 있고 아이들이 다양하게 몸을 쓸 수 있는 기구들이 비치돼 있어요. 줄을 잡고 다리를 건너기, 통나무 건너기, 그네 타기 등 자연 속에서 신체를 활발히 움직이는 활동을 하게 해주세요. 아이의 신체 발달과 함께 뇌 발달, 정서 발달에도 긍정적인 영향을 미칩니다.

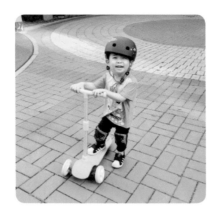
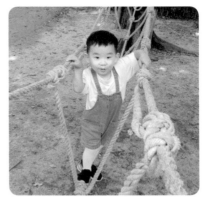

아이는 좋아하는 캐릭터가 생기면서 캐릭터의 특징을 알고 기억할 수 있습니다. 이 시기 아이들의 대통령으로 불리는 뽀로로나 타요가 대표적인 예죠. 놀이를 하며 좋아하는 캐릭터와 함께 놀기도 하고, 일상에서 있었던 일을 재연하기도 합니다. 자동차를 굴리거나 비행기를 날리는 것처럼 단순한 기능을 반복하는 데서 벗어나 놀이에 서사를 불어넣기 시작해요. 예를 들어 아이스크림 가게에서 아이스크림을 만들고, 맛을 고르는 놀이를 할 수 있습니다. 주차 타워에서 차례대로 주차하거나 크기와 종류에 따라 다른 층에 주차하기도 해요. 출동 구조대 장난감은 버튼을 누르면 자동차가 출동하는데, 그 순간을 기다렸다가 "출동!"을 외치며 버튼을 누르기도 합니다. 아이의 인지가 발달하면서 놀이의 깊이나 수준이 발전하는 모습을 볼 수 있을 거예요.

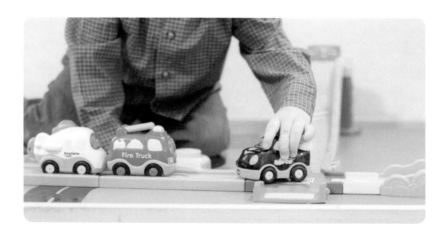

양육자가 편해지는
핵심 육아 상식

**무조건 자기가
하겠다는
아이의 심리**

만 2, 3세가 되면 아이는 이전보다 주도적인 모습을 보입니다. 본인 스스로 하겠다는 것이 많아지죠. 왜 그럴까요? 이 시기 아이가 세상을 어떻게 이해하는지 알면 그 궁금증을 해결할 수 있습니다.

의존적으로 생존하던 영아기의 아이는 걸음마기가 지나면 몸을 자유롭게 쓰면서 외부 세상을 탐색합니다. 점점 자신의 능력으로 이동하고 물건을 잡고 음식을 먹는 행위가 늘어나면서 자신에 대한 확신을 쌓아가죠. 아이는 내가 양육자와 다른 자아를 가진 독립된 인간이라는 '개체성'을 깨달으면서 '자율성'을 갖고 행동합니다. 양육자가 해주는 것이 아닌, 내가 직접 고른 것을 하고 싶어한다는 뜻입니다.

개별성과 자율성은 걸음마기의 중요한 발달 과업입니다. 아이는 엘리베이터의 층수도 내가 누르고 싶고, 불도 내가 끄고 싶고, 신발도 혼자서 신고 싶어 하죠. 물론 아직은 어설플 수밖에 없습니다. 시도를 하다가 잘 안되면 짜증을 내거나 울어버릴 수도 있지만, 일단은 스스로 해내고 싶은 마음이 큰 시기라는 것을 알아주세요.

**도전을
적극적으로
지지해 주기**

아직 세상의 이치를 이해하고 논리적으로 사고하는 인지능력은 부족합니다. 아이가 스스로 하고 싶은 욕구는 크지만, 그에 비해 행동의 맥락은 없죠. 아직은 논리가 없는 시기라 그렇습니다. 그렇지만 아이의 자율성과 도전을 적극적으로 지지해 주는 것이 필요합니다. "그래 우리 ○○이가 해볼까?" 하고 격려해 주세요. 아이가 까치발을 들어서 겨우 엘리베이터 버튼을 눌렀을 때, 신발을 반대로 신었을 때도 아이의 작은 성취를 알아차리고 함께 기뻐해 줍니다. "우와! 우리 ○○이가 스스로 신발을 신었네!", "○○이가 버튼을 눌렀더니 빨간 불이 들어왔어!" 하고 반응해 주세요.

바쁜 일상이나 육아 중에는 아이의 어설픈 도전이 답답하고 시간을 잡아먹는

것처럼 느껴질 때도 있습니다. 하지만 충분히 기다려 주지 않으면 아이는 도전
정신과 자기 믿음을 키우지 못합니다. "거봐, 너 못 하잖아. 엄마가 해준다니
까", "이건 아빠가 해야 해 너는 아직 못 해" 같은 말은 용기 내어 도전하는 아
이에게 수치심과 좌절감을 줄 수 있습니다.

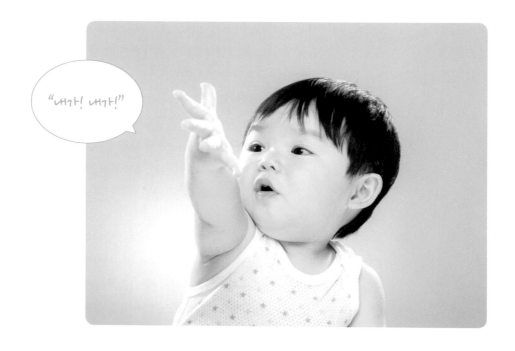

"내가! 내가!"

반복적으로 부정적인 피드백을 듣다 보면 아이가 어느새 아이가 '아, 나는 해
도 안 되는구나', '나는 부모에게 계속 의존해야 하는구나', '내 힘으로 할 수
있는 일은 없구나'라고 생각할 수 있어요. 매일 발달의 사다리를 열심히 올라
가고 있는 우리 아이들에게 가장 든든한 지원군이자 응원군이 돼주세요! 아이
의 성공은 한 번의 시도로 이뤄지지 않습니다. **양육자의 역할은 아이가 도전할
수 있도록 환경을 조성하는 일, 그리고 성공의 결과가 아닌 도전의 과정을 응
원하는 일, 그리고 성공할 수 있게 옆에서 조금 도와주는 일입니다.**

**0~5세
영유아기
아이의
심리 발달
과업**

아이의 신체가 성장하는 것처럼, 마음도 성장합니다. 아이의 심리 발달 과정에는 단계마다 꼭 이루어 내야 할 '발달 과업developmental task'이 있습니다. **각 발달 단계에서 필수적인 과업을 건강하게 잘 이룬 아이는 심리적으로 성장하며 다음 단계로 이행이 쉬워지고 더욱 마음이 튼튼한 아이로 성장할 수 있습니다.** 아이 마음의 기초공사가 이뤄지는 0세부터 만 5세까지의 발달 과업을 살펴보겠습니다.

영아기 (0~12개월)	걸음마기 (12~36개월)	학령전기 (36~60개월)
· 기본 신뢰감, 안정감	· 자율성, 개체성	· 주도성, 목적의식
· 주 양육자와의 애착	· 공격성, 충동의 조절	· 사회적 역할 학습
· 주 양육자가 안정기지	· 자기주장 ↔ 자아통제	· 성 역할 학습
· 신체·중추 신경계의 성숙	· 분리개별화	· 문화와 가치관 습득

아이의 발달 단계, 발달 과업이 무엇인지 알고 있다면 아이가 하는 행동을 이해하는 데 도움이 됩니다. 아이의 행동에는 다 이유가 있으니까요. 두 돌쯤 된 아이가 무조건 "내가! 내가!" 또는 "아니! 아니!" 하고 외치는 것을 보고 '우리 아이가 대체 왜 이러지?' 생각하기보다는 '개체성과 자율성을 얻기 위해 노력 중이구나!' 하고 이해할 수 있습니다. 또 만 4세의 아이가 하루 종일 "왜요? 왜요?" 하고 질문을 할 때는 '우리 아이가 이치를 이해하여 문화와 가치관을 습득하는 과정이구나, 기특하네!' 하고 아이의 행동을 받아들일 수 있습니다.

자아의 탄생 과정, 분리개별화

아이의 신경학적 지각 능력이 발달함에 따라 자기 자신과 내부에 집중돼 있던 관심과 에너지는 점차 외부 세계로 향하게 됩니다.

아이가 자신의 내면과 외부 세상을 구별하기 시작하면서 자기감이 생겨나고 궁극적으로 자신이 독립된 개체임을 깨닫게 되는, 발달의 과정을 '분리 개별화individualiation sepreation**'라고 합니다.** 아이는 자신의 욕구를 채워주던 주 양육자와 자신이 공생한다고 믿던 시기(생후 6개월까지의 공생기)를 거쳐, 점차 주 양육자가 자신과는 다른 개별적인 개체임을 깨닫게 되는데, 그 결과로 주 양육자에 대한 선호도는 오히려 늘어납니다.

분리개별화 과정 살펴보기

양육자에게서 물리적, 심리적으로 1차 독립을 하는 분리개별화 과정은 몇 가지 단계를 거쳐서 완성됩니다. 먼저 아이가 주 양육자를 자신과는 다른 존재로 새롭게 발견하게 되면서 양육자를 선호하는 모습을 보이는 시기(분화기)를 지나고, 이후 아이가 기어다니거나 몸을 움직이면서 점점 더 자율적으로 외부 세상을 탐험하면서 동시에 양육자가 눈앞에 한시라도 보이지 않으면 고통스러운 시기(연습기), 즉 분리불안이 심해지는 시기를 거칩니다. 이후 아이는 양육자와 물리적으로 멀어졌다가 심리적인 안정감을 얻기 위해 다시 돌아오기를 반복하는 재접근기를 거치면서 반복적인 접근과 분리를 통해 점

분화기 differentiation	6~9개월	주 양육자를 신체적, 정신적으로 구별하기 시작해요. 그 증거로 부모에게 일부러 미소를 지어 보이기도 합니다.
연습기 practicing	9~15개월	기고 걷는 등 신체를 자율적으로 움직일 수 있어요. 운동성이 생겨 외부 세계에 대한 탐색이 많아집니다. 이 시기에는 분리불안도 함께 커져요.
재접근/화해기 reapprochement	15~24개월	마음대로 되지 않는 환경을 접하면서 무력함을 느껴요. 친밀하고 안전한 주 양육자에 대한 의존 욕구가 다시 생깁니다. 독립하려는 욕구와 의존하려는 욕구가 공존하고 교대하며 나타납니다. 혼자서 세상을 탐험하다가 안정을 느끼기 위해 부모에게 돌아오는 과정을 반복하면서 자율성을 획득해요.
개체성 공고화기 consolidation of ego	24~36개월	다양한 경험을 통해 주 양육자가 눈에 보이지 않더라도 불안해하지 않아요. 눈에 보이지 않아도 존재한다는 것을 이해합니다. 또한 주 양육자가 언제든 나를 도와주고 보살펴줄 것이라는 내적 믿음이 생깁니다. 대상 항상성을 획득하는 시기예요.

아이와 더 가까워지는 소아정신과 칼럼

차 자신과 양육자에 대한 믿음을 공고화시킵니다(개체성 공고화기). 이러한 반복적인 경험과 안심을 통해 아이의 내적 믿음, 즉 대상 항상성이 완성되는 것이죠.

대상 항상성은 양육자가 눈앞에 보이지 않아도 어딘가에 존재한다는 믿음, 또한 언제든지 내가 필요로 할 때면 나를 돌봐 줄 것이라는 내적 확신입니다. 아이는 분리개별화라는 발달 과정 속에서 자신이 스스로 독립적으로 살아갈 수 있다는 믿음을 통한 자기감의 형성, 그리고 양육자에 대한 신뢰를 결과물로 얻습니다. 이러한 개별화 과정을 통해 진정한 의미의 자아인 심리적 자아psychological birth가 탄생하는 것입니다.

선생님, 더 알려주세요!

분리불안이 심하면 애착에 문제가 있는 걸까요?

분리불안은 애착, 인지, 정서 등의 심리 사회적 발달의 과정에 있는 아이들에게 있어 정상적이고 자연스러운 과정 중 하나입니다. 아이가 분리불안을 보이는 것은 오히려 주 양육자와 단단한 애착 관계가 형성됐음을 보여주는 것이기도 하죠. 자신에게 가장 중요한 사람과의 분리로 인해 아이가 긴장과 불안을 느끼는 것은 자연스럽고 본능적인 반응으로, 이러한 과정을 통해 점점 단단해지는 아이를 기특하게 여겨주세요.

분리불안을 거치고 있는 아이를 양육할 때는 평소보다 좀 더 안정적이고 흔들리지 않는 일관된 태도로 사랑과 위안을 줘야 합니다. "엄마가 안 보여서 잠시 걱정했구나 엄마는 항상 여기 있어 필요하면 꼭 불러", "아빠가 지켜보고 있으니까 안심해" 하고 말해주세요. 다만 양육자와의 불안정한 애착 관계로 인해서 분리 시 극심한 고통을 보이거나, 재결합 시에도 불안이 해소되지 않는 등 건강하지 못한 분리불안을 보일 때는 관계에 대한 점검이 필요할 수 있습니다.

분리불안 위험 사인

- 대상 항상성이 확립되는 만 3세 이후인 4~5세경에도 지속적으로 분리불안을 보일 때
- 분리불안 반응으로 아동과 부모의 생활에 어려움이 있을 때
- 부모와의 분리를 거부해 다른 탐색이나 발달에 필요한 자극을 받지 못할 때

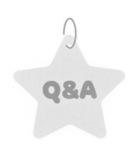

Q&A

Q. 배가 올챙이 배처럼 나와 보여요. 괜찮은 걸까요?

A. 아직 아이의 내장 기관 크기에 비해 몸이 작은 시기입니다. 이때 복강 내에 충분한 공간을 확보하기 위해 복근이 얇게 잘 늘어납니다. 또 아직 무게 중심이 배꼽 아래에 있으므로 중심을 서기 위해 배를 내밀고 걸어 다니는 모습을 보여요. 그래서 배가 더욱 볼록해 보이죠. 밥을 먹고 나면 더욱 배가 나와 보이며, 소화된 후에는 배가 들어갑니다. 아이가 크면서 자연스럽게 호전되니 너무 걱정하지 않아도 괜찮습니다. 다만 아이가 누워 있을 때 또는 잘 때도 배가 나와 보이거나, 딱딱한 덩어리가 만져진다면 진료를 받아보세요.

Q. 밥은 안 먹고 우유만 찾아요. 어떻게 해야 할까요?

A. 성장기 어린이는 칼슘 섭취를 위해 우유를 포함한 유제품을 하루 400~500ml 정도 섭취하도록 권장합니다. 우유를 잘 마시는 것은 좋지만, 너무 과도하게 마시면 문제가 됩니다. 우유로 배를 채운 아이는 밥을 잘 먹지 않아 성장에 필요한 영양소를 채울 수 없기 때문이죠. 또 과도한 우유 섭취는 장에서 철분을 흡수하는 것을 방해해 빈혈이 생길 수 있습니다. 아이가 우유를 달라고 심하게 떼를 쓴다면 우유 400~500ml를 매일 배달시켜 보세요. 우유를 마시고 나서 얼마나 남았는지 아이에게 보여주세요. 남은 우유를 다 마시면 내일 또 새로운 우유가 배달된다는 사실을 알려줍니다. 우유 섭취량을 줄일 수 있고 아이가 자기조절력도 기를 수 있는 좋은 방법입니다.

Q. 아직도 손가락을 빨아요. 못하게 해야 하나요?

A. 구강기가 지나가는 생후 3년까지는 아이가 손가락을 빨더라도 자연스러운 행동으로 봅니다. 구강 내의 구조적인 변화를 초래하는 경우는 드물어 지켜봐도 괜찮습니다. 3세가 지나면 인지 발달상 아이가 스스로 '안 해야지' 마음먹고 노력해 볼 수 있어요. 손가락을 빨지 않아야 하는 이유를 아이의 눈높이에 맞춰 이야기해 주고, 아이가 손가락 빼는 행동을 자제할 수 있도록 도움을 주세요. 양손으로 하는 놀이는 아이가 손을 입으로 가져가는 횟수를 줄여줍니다. 시중에 손가락 빨기를 막는 교정물이 많이 나와 있습니다. 손에 씌우는 장갑이나 스티커 등을 이용해 도움을 줄 수 있어요. 이때 읽어주기 좋은 책도 있습니다.

《손가락 문어》
(구세 사나에 글·그림, 길벗어린이)

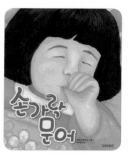

《손가락 빠는 바니눈에게 생긴 일》
(김준희 글·그림, 바니눈)

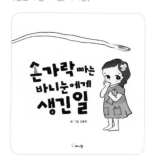

졸릴 때처럼 아이 스스로 자제가 되지 않는 상황에서는 손을 빨게 두고 잠이 들면 빼주면 됩니다. 무의식적으로 빠는 것까지 아직 교정할 수는 없으니까요. 대신 낮에 활동할 때 아이가 스스로 깨닫고 손을 빼는 행동을 멈추면 칭찬을 많이 해주세요.

Q. 까치발을 자주 들어요. 괜찮을까요?

A. 까치발을 들고 걷는 것은 발 앞꿈치로만 걷는 것과 같습니다. 까치발은 정상적인 발달 과정에서 나타날 수 있는 모습이에요. 아이는 머리가 상대적으로 무겁기에 무게 중심을 잡기가 어렵습니다. 앉았다 일어났다 하는 과정을 하기엔 아직 미성숙하거나 걸음걸이가 불완전해 일시적으로 까치발을 보여요. 까치발을 병적인 증상으로 의심해야 할 때는 아킬레스

건의 인대가 너무 짧거나 과수축된 경우인데, 이때는 아이가 쭈그리고 앉는 행동을 하지 못하니 전문가의 확인이 필요합니다.

간혹 24개월 영유아검진에서 '항상 까치발을 든다'라는 항목을 보고 혹은 인터넷 정보를 보고 까치발이 자폐 스펙트럼 장애를 의심해야 하는 증상이라고 생각하는 분들도 있습니다. 하지만 까치발을 드는 것만으로 자폐를 의심하지는 않습니다.

Q. 입냄새가 심한 아이, 괜찮을까요?

A. 아이에게서 입냄새가 나는 가장 큰 원인은 구강 문제입니다. 충치 또는 잘못된 양치질로 인해 치아에 음식 찌꺼기가 남는 것이 가장 흔한 경우입니다. 더 나아가 치석, 치은염 등도 입냄새의 원인이 될 수 있어요. 아이에게 계속 입냄새가 난다면 소아치과를 방문해 올바른 방법으로 칫솔질하고 있는지 확인합니다. 비염, 편도비대, 후두염과 같이 호흡기 질환을 자주 앓는다면 감염으로 인해 입냄새가 발생하기도 합니다. 이런 경우라면 질환에 대한 치료를 적극적으로 하는 것이 우선입니다. 코가 막혀 입으로 숨을 쉬거나 평소에 물을 잘 마시지 않는 아이라면, 입 안이 건조해져 입냄새가 날 수도 있어요. 아이에게 물을 자주 마시게 하고, 과일처럼 수분이 많은 음식으로 입 안이 건조해지지 않게 해주는 것이 좋습니다.

Q. 어린이집을 너무 일찍 보내면 문제가 될까요?

A. 맞벌이 부부가 늘어나고 공동체 대가족보다 핵가족이 많아지면서 아이들을 기관에서 보육하는 경우가 많습니다. 부모 입장에서 어린아이의 양육을 다른 사람의 손에 맡기는 것이 불편하고 걱정되는 것이 당연합니다. 아이가 충분히 자기표현을 할 수 있고, 주 양육자와의 분리불안을 극복한 이후에 기관에 보낼 수 있는 상황이라면 좋겠지만, 그렇지 못한 경우들이 있죠.

하지만 '만 1세 이전에 기관을 보내면 무조건 애착에 문제가 생긴다', '적어도 24개월까지는 무슨 수를 써서라도 부모가 아이를 봐라'라는 말은 절대불변의 원칙이 아닙니다. 부모의 역할은 주어진 상황에서 최선의 선택을 하고, 그 선택이 최선의 결과를 가져오게끔 노력하는 것입니다. 기관에 보내는지 안 보내는지 고민하는 것보다 부모가 주력해야 할 것은 아이와의 질적인 애착 관계 형성이에요. 아이와 많은 시간을 함께 보내지 못하더라도 온전히 아이에게 집중하며 애정과 사랑, 교감을 나누는 시간을 확보하는 것이 중요합니다. 만약 기관에 보낸다면 보육교사와 충분한 소통을 통해 아이의 발달 상황과 매일의 변화를 파악하는 것이 필요합니다. 그 과정을 통해 부모는 기관의 보육교사와 육아의 기본 태도를 함께 공유하며 같은 방향으로 향해가는 한 팀이 될 수 있어요.

어느 시기에 기관에 가더라도 첫 시작은 아이와 부모 모두에게 힘들 수 있습니다. 이때 가장 중요한 것은 부모의 편안하고 안정된 태도입니다. 부모가 편안한 모습을 보여주면 아이는 기관이 안전한 곳이라는 것을 배웁니다. 또 부모와 잠시 떨어져 있더라도 언제든 다시 만날 수 있다는 안정감을 느낍니다. 그러므로 기관을 보내기에 가장 적절한 시기는 부모가 안정되고 편안한 마음을 가질 수 있을 때라고 할 수 있어요.

Q. "안 돼"라고 훈육해도 되나요?

A. "안 돼"는 아이를 양육하는 데 꼭 필요한 말입니다. "안 돼", "하지 마"를 하지 않고서는 아이를 양육할 수 있을까요? 아이들은 무엇이 위험하고 안전한지 알지 못하며, 어떤 일을 할 수 있고, 어떤 일을 하면 안 되는지를 스스로 알지 못합니다. 부모가 옳고 그름, 행동의 제한과 한계를 가르쳐야 하며 그것이 바로 훈육이며 부모의 의무입니다. 몇몇 부모님들은 "안 돼"라는 말이 혹시나 아이를 상처 주게 되거나 부모를 미워하게 될까 봐 두려워합니다. 하지만 아이는 단단한 틀 안에서 행동할 때 오히려 편안함을 느낍니다.

다만 "안 돼", "하지 마"와 함께 꼭 필요한 것은 무엇을 해야 할지 알려주는 것입니다. 대안 없이 아이를 무조건 제한하거나 행동을 부정하는 것은 옳은 방법이 아니에요. 또한 부모가 감정적으로 아이를 혼내거나 비난하는 방식으로 말하는 것은 경계해야 합니다. 훈육은 편안한 상태에서 아이가 비난받거나 위협받지 않을 때 가장 효과적임을 기억해 주세요.

정서적으로 건강한 아이란?

3, 4살이 되면서 아이들은 짜증도 부리고 질투도 하고 부러워도 하고 억울해하기도 합니다. 달리기를 잘하는 친구를 보고 '나는 왜 못하지?' 하며 속상해하고, 친구와 싸워서 분노하기도 하죠. 다만 아직은 자신의 다양한 감정을 다루고 표현하는 것이 서툴러 짜증을 내거나 울어버리거나 혹은 말도 안 되는 떼를 쓰기도 합니다. 화를 내고 미움을 표현하는 아이가 걱정되나요? 스트레스받고 때로는 좌절하는 아이를 보면서 부모로서 안쓰러운 마음이 드나요?

정서적으로 건강한 아이란, 항상 행복하고 명랑한 아이를 뜻하는 것은 아닙니다. '정서적으로 건강한 아이'란 자신이 느끼는 감정을 인지하고 이를 표현할 수 있으며, 성장하면서 감정을 조절하고 상황에 맞게 조율하는 것을 말합니다. 행복하고 즐거운 감정뿐 아니라 속상하고 부정적인 감정, 질투하고 분노하는 마음도 모두 자연스럽고 정당한 감정입니다. 부모의 역할은 이러한 아이의 다양한 감정에 귀 기울여 주는 것입니다. 아이가 느끼는 감정을 비난하거나 죄의식을 일으키는 것보다는 그저 아이의 옆에서 아이의 이야기를 들을 준비가 되어 있다고 알려주는 것, 즉 아이의 마음을 있는 그대로 인정해 주고 수용해 주는 태도가 필요합니다. "엄마는 너의 이야기를 들을 준비가 되어 있어", "아빠에게 너의 감정은 중요해"라는 메시지를 전해주세요.

자기 생각과 감정을 마음껏 드러내도 부모가 여전히 자신을 사랑한다는 것을 아는 것만으로도 아이에게는 충분한 위안이 됩니다. 부모가 아이의 감정을 있는 그대로 받아들여 줄 때, 아이도 자신의 감정에 귀 기울이기 시작하며, 추후 이를 성숙하게 표현하고 조절하는 힘을 기르는 시작점으로 삼을 수 있습니다.

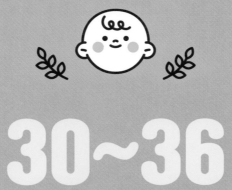

30~36
개월

이렇게 자랐어요

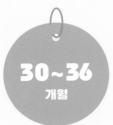

30~36
개월

 두뇌
기억력이 점점 좋아져요.

 입
유치가 거의 다 났어요.

 마음
엄마, 아빠가 눈앞에 없어도 날 사랑한다는 것을 알아요.

 배
볼록했던 배가 이전보다 덜 나와 보여요.

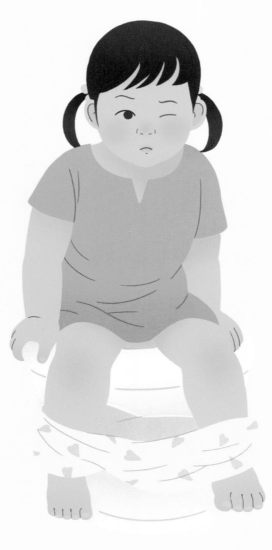

 손
아직 서툴지만 옷 갈아입기, 신발 신기 등을 스스로 하려고 노력해요.

 다리
안정적으로 걷거나 뛸 수 있어요. 스스로 변기에 앉았다 일어날 수 있어요.

이 정도는 할 수 있어요

- 한 발로 잠깐 서 있을 수 있어요.
- 양발을 모아 제자리에서 뛸 수 있어요.
- 난간을 잡지 않고 작은 층계를 오를 수 있어요.

- 자신의 이름이나, 간단한 문장을 말해요.
- 크다, 작다가 무슨 의미인지 알아요.
- 한 가지 색을 알고 말할 수 있어요.

아이 성장 살펴보기

6개월마다 아이의 성장을 직접 기록해 보세요

질병관리청
성장도표 계산기

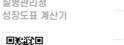

날짜	키(cm)	백분위수	체중(kg)	백분위수

> **TIP▶** 이 시기에는 1년 동안 키가 약 8~9cm 정도 성장하며 몸무게는 약 2~3kg 늘어납니다.

> **TIP▶** 가능하면 누운 키보다는 일어선 키를 기준으로 평가해 주세요. 누워서 특정할 때는 누운 키에서 0.7cm를 뺍니다.

하루 적정 식사량

1일 권장 섭취 칼로리 900kcal

2020년
보건복지부
국민건강영양조사
기준

식사 (제한×)	곡류군	밥 1/3공기(70g) × 3회
	어육류군	아래에서 택1 × 4회 · 고기 30g (하루 50g 이상 섭취 권장) · 생선 40g · 달걀 2/3개 · 콩 15g
	채소군	1~2 큰술 × 3회
간식 (제한○)	과일군	택1 × 1회 ex) 사과 1/3개, 배 1/4개, 바나나 1/2개
	유제품군	유제품(우유, 치즈, 요거트) 400~500ml ※ 하루 칼슘 권장량 500mg ※ 저지방 우유 섭취 가능
	지방군	· 요리 사용 2~3작은술 또는 견과류

하루 적정 수면 시간

11~14시간   권장하는 수면 시간이에요.

> **TIP▶** 미국수면재단에서 권장하는 수면 시간입니다. 우리 아이의 낮잠과 밤잠을 더한 수면 시간이 어느 정도인지 살펴보세요.

> **TIP▶** 아직까지 하루 최소 1회 낮잠 시간이 필요해요.

꼭 챙겨야 할 접종·검진 체크

· 5차 영유아 건강검진(30~36개월)

· 2차 영유아 구강검진(30~41개월)

· 매년 가을 인플루엔자(독감) 접종

나는 이만큼 할 수 있어요

 ## 크고 작은 것을 비교할 수 있어요! 인지

- 혼자 옷 벗는 건 이제 식은 죽 먹기죠. 도움이 조금 필요하지만 옷을 입는 것도 할 수 있어요.
- 나의 일과를 알아요. 어린이집에 다녀오면 간식을 먹는 시간이에요. 이 시간을 방해하지 마세요.
- 동그라미를 따라 그릴 수 있어요.
- 잼 뚜껑을 열어서 빵에 발라 먹고 싶어요. 내가 할래요. 하지만 필요할 땐 도와주세요.
- 내가 원하는 잼 종류를 고를 수 있어요.
- 세발자전거를 탈 수 있고 킥보드는 속도 조절도 할 수 있어요. 하지만 아직 어설프다는 건 알죠?
- 아빠와 함께 갔던 곳을 또 가고 싶어요.

- 그림책 속에 있는 수영장에 가고 싶어요. 데려가 주세요.

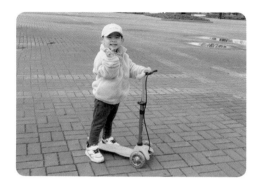

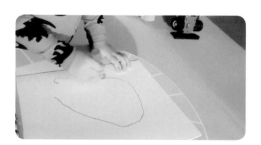 ## 내 힘으로 하고 싶어요! 정서·감정

- 내가 스스로 신발을 신을 거예요. 난 잘할 수 있어요.
- 아빠가 해주는 건 싫어요! 나 혼자 해볼래요.
- 그림책 속 친구들은 왜 싸울까요? 싸우면 나쁜 건데.
- 나도 모르게 친구를 밀었어요. 나도 내가 잘못한 걸 알아요. 그렇지만 혼나는 건 싫어요. 우아앙! 아빠 보고 싶어요!
- 내 맘대로 안 되는 것이 많아요. 화가 나고 속상해요.
- 너무 화가 나면 난 바닥에 드러누워 버려요.
- 만화 속 친구들이 싸우면 속상해서 보기 싫어요.
- 도둑이랑 악당은 나빠요. 내가 없애줄 거예요.
- 아빠는 내 마음을 잘 알아줘서 좋아요.

- 이를 먼저 닦고 나서 잠옷을 입을래요. 잠옷부터 입는 건 싫어요.
- 내가 원하는 걸 가질 때까지 떼를 쓸 거예요.
- 내가 그린 그림 좀 보세요! 대단하죠?

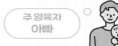

주 양육자
아빠

 궁금한 것을 물어볼 수 있어요!

- 비는 왜 오는 거예요?
- X 표시가 된 것은 하면 안 된다는 뜻이에요.
- "내가 형아 자동차를 가지고 왔어요!" 이렇게 3, 4개 단어를 조합해서 말할 수 있어요.
- 이제 가족들뿐만 아니라 다른 사람들도 내가 말하는 걸 잘 알아들어요.
- 가족들이 이야기를 하고 있어요. 궁금해서 같이 들을래요.
- 왜? 왜 그런 거지? 세상에 궁금한 게 많아요!
- 난 500개 이상의 단어를 알아요. 정말 대단하죠?
- 그림책의 이야기를 이해할 수 있어요. 아빠, 책을 더 읽어주세요.
- 나는 아기돼지 삼형제 이야기가 제일 좋아요. 계속 들려주세요.
- 동요를 조금씩 기억하고 부를 수 있어요.
- 놀이터에 '언제' 가는지 물어볼 거예요.

 다른 사람의 기분을 잘 알아차려요!

- 좋아하는 친구들과 함께 놀아요.
- 친구들과 순서대로 놀고 양보도 할 수 있어요.
- 친구들과 함께 놀려면 내가 하고 싶은 걸 다 못 할 수도 있어요.
- 내가 좋아하는 걸 아빠한테 보여주고 싶어요.
- 내가 제일 좋아하는 자동차를 아빠도 좋아하니까 기분이 좋아요.
- 어린이집에서 장난감은 나눠 써야 해요. 내 것이 아니니까요.
- 친구 장난감을 갖고 놀고 싶을 때는 부탁을 해요.
- 친구의 표정을 보니 속상한 것 같아요. 나도 같이 마음이 슬퍼지려고 해요.
- 상상 속의 친구를 만들 수 있고 함께 놀 수도 있어요.
- 돼지를 잡아먹는 늑대는 나빠요!
- 내 역할을 알아요. 우유를 다 먹고 남은 껍데기는 쓰레기통에 넣어요.

이 시기
흔히 고민하는 문제

밥을 거부하는 아이

이 시기 편식하고 밥을 잘 먹지 않아 부모를 걱정시키는 아이들이 있습니다. 아이에게 건강한 음식을 먹이고 싶지만 쉬운 일이 아니죠. 부모는 아이가 덜 먹고 키가 크지 않을까 봐 조바심을 느끼고, 안 된다는 것을 알면서도 한 숟가락이라도 더 먹이기 위해 아이를 따라다니면서 먹이기도 합니다.

타고나기를 먹는 것에 관심이 많아 잘 먹는 아이가 있는 반면, 음식에 아예 관심이 없는 아이도 있어요. 어떤 분들은 밥을 잘 먹지 않는 아이도 굶기면 다 먹는다고 하는데, 이런 아이들을 굶기면 딱 '생명을 연장할 만큼'만 먹습니다. 밥 안 먹는 아이를 무작정 배고프게 만드는 방법으로는 해결할 수 없어요. 우리 아이가 밥을 잘 안 먹는다면, 먼저 다음 사항을 생각해 봐야 합니다.

연령별 필요한 식사 섭취량을 알고 있어야 해요

실제로 아이는 잘 먹고 있으며 성장이 잘 이루어지고 있는데 부모가 아이 나이대의 적당한 식사량 기준을 알지 못해, 아이가 잘 먹지 않는다고 오인하는 경우가 꽤 있습니다. 먼저 아이에게 필요한 하루 식사량에 대해 객관적인 기준을 정해놓는 것이 필요해요. **4가지 식품군(곡류, 어육류, 채소, 지방)과 2가지 간식군(과일, 유제품)을 매일 보충해 주는 것을 기준으로 두면 쉽습니다.** '골고루 잘 먹는 아이'란 이것저것 가리지 않고 부모가 주는 대로 다 먹는 아이가 아닙니다. 특정 음식을 권장 섭취량보다 더 먹는 것이 성장에 더 좋은 영향을 미치는 것도 아닙니다. 6가지 식품군을 하루 적정 분량으로 잘 챙겨 먹인다면 아이가 잘 먹지 않는다고 고민할 필요는 없습니다.

연령별 1일 식품군별 식사 구성표

식사 분량	식품군	식품 종류	만 1~2세 (900Kcal)	만 3~5세 (1,400Kcal)	만 6~8세 (1,500~ 1,700Kcal)
	곡류군	곡류군	밥 1/3공기 (70g)×3회	밥 1/2공기 (105g)×3회	밥 2/3공기 (140g)×3회
		감자군	1개	1개	1~2개
	어육류군 (택1X3회)	고기	15g→30g	탁구공 크기 1개(40g)	탁구공 크기 1+1/2개(60g)
		생선	20g→40g	1토막(50g)	1+1/2토막 (80g)
		계란	1/3개→2/3개	1개	1+1/2개
		콩	10g→15g	1스푼(20g)	1+1/2스푼 (30g)
	채소군	녹황색 채소	1~2큰술 ×3회	종지 1그릇 ×3회	종지 1그릇 ×3회
		담황색 채소			
하루 간식	과일군 (택1X1회)	사과	1/3개	2/3개	2/3개
		배	1/4개	1/2개	1/2개
		바나나	1/2개	1개	
	우유군	우유, 요거트, 치즈	400~500ml	400~500ml	400~500ml
	지방군	요리 사용	2~3작은술	3~4작은술	4~6작은술

TIP▸ 보건복지부 2020 한국인 영양소섭취기준

12개월: 1단위, 24개월: 2단위, 3~5세: 3단위, 6~8세: 4단위

간식량은 조절이 필요

혹시 아이가 간식을 과다하게 섭취하고 있나요? 쓴맛, 단맛, 신맛, 짠맛 중 아이들이 가장 잘 느끼는 맛은 바로 단맛입니다. 특히 설탕이 가득 든 초콜릿, 젤리, 과자, 사탕, 아이스크림 같은 가공식품은 아이에게 매우 자극적인 음식이죠. 단 음식에 익숙해질수록 다른 맛에 대한 감각이 둔해집니다. 그러므로 밥이 더 맛없게 느껴지고 식사에 대한 흥미가 떨어져요. 더 달고 자극적인 음식에 집착하게 됩니다. 결론적으로 아이의 성장과 발달에 꼭 필요한 영양소를 충분히 섭취할 수 없게 만듭니다.

아이는 간식량을 조절하는 절제력이 부족해요. 집에 간식을 잔뜩 쌓아 놓고 조금씩 주겠다고 했을 때 얌전하게 받아들이는 아이는 드뭅니다. 아이는 의외로 기억력이 좋습니다. 간식이 어디에 있는지, 몇 개가 남아 있는지 세세하게 기억하고 있어요. 떼를 쓰거나 간식을 먹기 위해 억지로 밥을 먹는 나쁜 습관이 생길 수 있으므로 아이가 밥을 먹지 않는다면 간식은 집에 두지 않습니다. 아이가 집에 간식이 없다는 것을 인식하면 간식을 달라고 보채는 횟수가 줄어들 것입니다. 설탕이 많은 간식 대신 건강에 좋고 부족한 식사량을 채울 수 있는 삶은 달걀, 고구마, 감자, 시리얼 등을 주세요. 한 번에 간식을 줄일 수 없다면, 일주일에 1회 정도 치팅 데이cheating day를 정해 좋아하는 간식을 먹을 수 있는 날을 만드세요.

편식하는 아이 대처법

식사 시간은 30분 이내로

식사 시간이 오래 걸릴수록 아이의 집중도가 떨어집니다. 또 음식이 식으므로 더 안 먹게 되죠. 부모 입장에서도 진이 빠지니 식사 시간이 즐겁지 않습니다. 식사 시간은 30분으로 정하고 아이가 식사를 마치지 않았더라도 단호하게 음식을 치우는 모습을 보여주세요. 식사 종료 시각 10분 전에 미리 식사 시간이 얼마 남지 않았다는 것을 알려줍니다. 이때 절대 강압적으로 말하지 말고 시계를 가리키며 "시계의 큰 바늘이 이만큼 움직일 때까지 먹을 수 있어"라고 정확하게 알려주세요.

먹을 양은 아이가 스스로 정하게

아이가 자신의 식판에 밥과 반찬을 먹을 만큼만 담게 합니다. 양은 아이가 정하게 하되 골고루 먹을 수 있도록 음식의 종류를 정해주세요. 아이가 설령 적게 담았다 하더라도 인정해 줍니다. 정해놓은 양을 다 먹으면 칭찬을 해주고 더 담아서 먹을 수 있다는 사실을 알려주세요.

새로운 음식은 적응할 수 있도록

2~5세 아이들은 새로운 음식에 강한 거부감을 보이기도 합니다. 음식을 맛보기도 전에 먹기 싫어하며 억지로 먹었을 때 마치 독극물을 먹은 것처럼 뱉거나 구토하는 등 심한 거부 반응을 보여요. 이는 새로운 음식에 대한 공포증, 즉 푸드 네오포비아food neophobia가 생기는 시기이기 때문입니다. 푸드 네오포비아는 놀랍게도 원시시대부터 내려온 본능이에요. 인간이 사냥과 채집을 하던 원시시대에는 독초를 피하고자 원래 먹던 것만 섭취했습니다. 그러므로 새로운 음식에 대한 거부 반응은 몸을 지키기 위한 본능인 것이죠. 아이가 이 음식을 먹어도 안전하다는 생각이 들 때까지 천천히 적응할 시간을 주세요. 새로운 음식을 받아들일 때까지 평균적으로 8번의 시도가 필요하다고 합니다. 처음부터 많이 먹이려고 하지 말고 꾸준히 노출시키는 데 초점을 맞춰주세요.

편식하는 음식은 대체 음식으로

아이의 건강한 식습관을 잡아주기 위해 다양한 음식을 시도해야 하지만, 아이가 모든 음식을 잘 먹을 필요는 없습니다. 편식하는 음식은 같은 식품군의 음식과 교환해 아이가 6가지 식품군을 충분히 섭취하는 것에 집중한다면 편식에 대한 고민은 줄어듭니다.

예를 들어 아이가 나물은 안 먹지만, 국이나 볶음밥에 들어 있는 채소는 잘 먹는다면 괜찮습니다. 과채주스나 채소칩 형태로 섭취를 도와줄 수 있어요. 아이가 고기를 안 먹는다면 잘게 갈아서 국에 넣거나, 돈가스, 양념 고기, 수육 등 다양한 조리 방법을 시도해 볼 수 있습니다.

식품군별 교환표

식품군	식품 교환표 예시 (조리 전 무게 기준)		
곡류군	밥 1/3공기(70g), 삶은 국수 1/2공기(90g), 식빵 1쪽(35g), 떡국떡 12개 (50g), 고구마 1/2개(70g), 감자 1/2개(140g), 옥수수 1/2개(70g), 시리얼 3/4컵(30g), 인절미 3개(50g)		
어육류군	소고기/닭고기/돼지고기 살코기 부위(40g), 새우 3마리(50g), 달걀 1개 (55g), 메추리알 5개(40g), 두부 1/5모(80g), 생선 1토막(50g), 조갯살 1/3컵 (70g), 검정콩 2큰술(20g)		
지방군	식용유/참기름 1작은술(5g), 버터 1작은술(5g), 마요네즈 1작은술(5g), 흰깨 1큰술(8g), 땅콩 8개(8g), 호두 1.5개(8g), 아몬드 7개(8g)		
채소군	당근(70g), 오이(70g), 시금치(70g), 애호박(70g), 브로콜리(70g), 양상추 (70g), 콩나물(70g), 표고버섯(50g), 배추김치(50g), 채소 주스 1/4컵(50g)		
과일군	바나나 1/2개(50g), 수박 1쪽(150g), 황도 1/2개(150g), 귤 1개 (120g), 딸기 7개(150g), 배 1/4개(110g), 방울토마토 20개(300g), 과일주스 1/2컵(100g)		
유제품군	우유(일반, 저지방) 200ml, 치즈 1장, 두유 200ml, 아몬드 브리즈 200ml		
하루 칼슘 권장섭취량	1~2세	500mg	
	3~5세	600mg	
	6~8세	700mg	

부족한 식사량은 간식으로 보충

아이의 식사량이 너무 부족하다면 간식으로 채워줄 수도 있습니다. 아침, 점심, 저녁과 식간 3회의 간식을 주면 전반적인 식사량을 보충할 수 있어요. 이때 간식은 과일이나 유제품 이외에 주먹밥, 죽, 팬케이크 같은 곡류 간식, 삶은 달걀, 구운 고기 등의 어육류군을 추가해서 주면 됩니다. 여러 번 간식을 챙겨주기가 어렵다면 균형 영양식 제품으로 보충해 주세요.

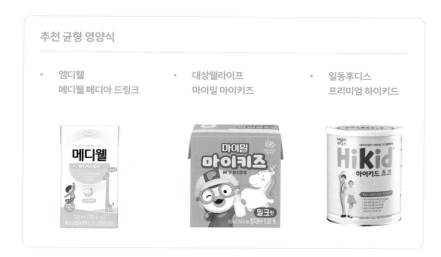

추천 균형 영양식

- 엠디웰
  메디웰 페디아 드링크

- 대상웰라이프
  마이밀 마이키즈

- 일동후디스
  프리미엄 하이키드

아이가 평소보다 잘 먹었다면 식사 후 칭찬하기

"우와! 오늘은 당근이 들어간 볶음밥을 먹어서 눈이 반짝반짝 빛나네", "우리 ○○이가 오늘 고기를 많이 먹어서 달리기를 더 잘할 것 같은데?" 이렇게 구체적으로 칭찬해 주세요. 설령 아이가 음식에 당근이 들어가는지 몰랐거나 아주 소량만 먹었다고 해도 칭찬을 아끼지 마세요. 이런 긍정적인 피드백을 지속해 준다면 아이는 식사 시간을 즐겁게 인식해 점점 편식이 줄어듭니다.

마음의 여유를 잃지 말기

정성스럽게 차린 식사를 아이가 온몸으로 거부할 때 늘 온화한 모습으로 아이를 대하기란 쉬운 일이 아니죠. 꾸준하게 식습관을 길러주기 위해서는 인내심을 가져야 합니다. 준비한 양을 다 먹여야겠다는 강박을 가지지 말고, 부족한 양은 간식이나 다음 식사 때 먹이면 된다고 유연하게 생각하세요. '왜 안 먹지?' 하는 생각보다는 '오늘은 어떤 식품군을 조금 더 먹어볼까?' 하고 여유롭게 생각해 보세요.

식사할 때 돌아다니는 아이

평화로운 식사는 생각보다 힘든 일입니다. 식사 시간 동안 아이들은 식탁에 가만히 앉아 있기 힘들어하죠. 식사를 시작한 지 10분만 지나도 더 이상 먹지 않겠다고 떼를 쓰고, 다른 놀잇감이 보이면 자리를 이탈합니다. 그래서 도망가는 아이를 따라다니면서 밥을 먹이거나 영상을 보여주면서 먹일 수밖에 없는 일이 생겨요. 당장 몇 수저는 먹일 수 있겠지만 장기적으로 보면 음식에 대한 아이의 흥미가 떨어지고 식사 시간 동안 집중력은 점점 짧아집니다.

해결 방법은 의외로 간단합니다. 아이가 식사 시간을 재미있는 놀이로 생각하게 해주세요. 집중력이 떨어져 정해진 식사량을 다 먹지 않고 자리를 이탈하려고 할 때 아이의 눈길을 끄는 놀잇감을 주어 자리에 앉아 있도록 합니다. 이때 놀잇감은 음식과 관련된 것이 좋으며 식사 시간 전에 미리 준비해 두세요. 밀가루 반죽 주기, 빈 통에 쌀이나 콩을 넣어 소리내기, 플라스틱 칼로 오이 자르기, 콩나물 머리 뜯어보기 같은 놀이를 몇 가지 준비합니다. 그럼 적어도 5~10분은 아이가 자리에 앉아 있게 할 수 있어요. 이때 부족한 음식을 먹일 수 있으며 먹지 않더라도 가족이 식사하는 동안 기다리는 습관을 기를 수 있습니다.

만약 아래와 같은 경우라면 기저질환으로 인한 식욕 부진인지 확인하기 위해 소아청소년과 전문의에게 진료를 받으세요.

 이럴 때는 병원에서 꼭 진료를 받으세요

- 몸무게 성장이 6개월간 1kg 미만일 때
- 신장이 3백분위수 미만이거나 신장 대비 체중이 5퍼센타일 미만일 때
- 잦은 구토, 구역질을 할 때
- 식사하고 난 후 매번 복통 증상이 있을 때
- 변비가 심할 때

어떻게
놀아줄까?

TIP ①

**다양한
역할 놀이를
할 수 있어요**

아이가 세 돌 정도 되면 영유아검진, 백신 접종 등으로 병원을 수차례 가본 경험이 생깁니다. 의사라는 직업을 알고 병원은 아플 때 간다는 것도 알고 있어요. 이런 경험을 집에서 역할 놀이로 이어갈 수 있습니다. 아이는 병원 놀이 가방을 들고 다니며, 인형들에게 주사를 놓거나 엄마의 상처에 연고를 바르고 밴드를 붙여줄 수도 있어요. 상상만 해도 사랑스럽죠.

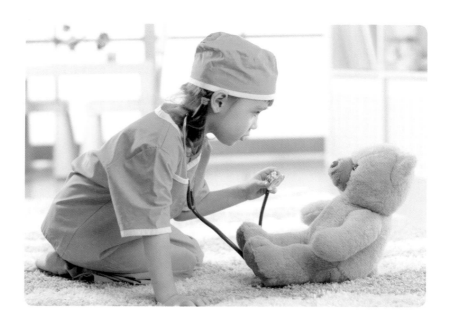

TIP ②

**역할을
바꿔서
놀아요**

아이가 엄마, 아빠가 되어볼 수도 있습니다. 엄마가 입을 옷을 골라주거나 입혀줄 수도 있죠. 아빠와 함께 목욕할 때는 머리를 감겨줄 수도 있습니다. 밥을 먹여주거나 영양제를 직접 먹여주는 놀이도 해볼 수 있어요. 아이가 양육자를 챙기는 놀이는 아이가 받은 애정과 사랑을 다시 양육자에게 전달하며 애착을 증진하는 데 도움을 줍니다. 아이는 양육자 역할을 해보며 먹여주고 챙겨주면서 감정을 공유하고, 내가 받은 사랑을 다시 확인해 볼 수 있어요. 아이가 인형을 먹여주고 재워주는 것도 이와 같은 맥락입니다.

TIP ③
**놀잇감을
분류해요**

장난감들이 여기저기 흩어져 있거나 한 상자에 다 모여 있나요? 자동차, 레고, 미술용품, 스티커북 등으로 놀잇감을 분류해 보세요. 그림과 함께 글자를 넣어서 분류하면 더욱 좋습니다. 그림과 문자를 연결해 자연스럽게 한글에 노출시킬 수도 있어요. 물건을 정리하고 어디에 있는지 찾는 것 모두 인지적 발달을 연습하는 과정이므로 아이가 스스로 찾고 분류할 수 있도록 도와주세요.

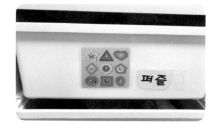 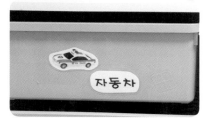

놀잇감 정리는 언제 해야 할까요? 아이가 레고 놀이를 하다가 갑자기 그림을 그리고 싶어 한다면 레고를 치우고 그림을 그리게 해야 할까요? 아직 아이들의 놀이는 명확하게 구분돼 있지 않습니다. 아이의 뇌는 성인의 뇌보다 훨씬 유연하고 확장성이 커요. 놀이가 서로 연결되고 자유연상도 훨씬 많이 합니다. 그러므로 지나친 정리는 아이의 놀이 흐름을 끊을 수도 있습니다.

아이가 자유롭게 놀게 하되 놀이가 끝나는 시간에는 함께 정리할 수 있도록 도와주세요. 정리하는 습관은 어느 순간 갑자기 생기지 않습니다. 아이에게 내가 갖고 놀았던 것은 내가 정리해야 한다는 개념이 자리 잡힐 수 있도록 정리를 놀이의 연속선상에 놓아주세요. "모두 제자리 모두 제자리" 하고 함께 노래를 부를 수도 있어요. 장난감을 분류에 맞게 정리함에 넣는 것도 놀이가 될 수 있습니다.

TIP ❹

**바깥 놀이를
적극적으로
활용해요**

신체 활동이나 움직임이 활발해질 때입니다. 남자아이든 여자아이든 적정한 신체 활동은 발달에 필수적인 요소입니다. 아이들은 몸을 쓰면서 신체 감각과 균형 감각을 배우고 계획해서 운동하는 운동 협응 능력, 운동 실행 계획 능력 등이 발달하게 됩니다. 아동용 골대에 축구공을 찰 수 있고, 양육자와 함께 공을 주고받을 수도 있어요. 시소를 타고 미끄럼틀을 타면서 몸을 활발히 쓰고 신체 협응 능력을 키워나갑니다. 물론 그네나 미끄럼틀을 무서워하는 아이들도 있지만 천천히 아이의 속도대로 배워나갈 거예요. 그네 위에서 하늘 높이 날아가는 누나(언니)를 보면서 '나도 언젠가는 해볼 거야' 생각할 수도 있고, 하늘 위로 날아오르는 자신의 모습을 상상할 수도 있답니다. "이 정도는 해야지" 하며 아이를 밀어붙이기보다는 다양한 활동을 흥미롭게 살펴볼 수 있도록 기다려 주세요.

3세가 되면 세발자전거를 시도해 볼 수 있습니다. 자전거는 두 발을 구르면서 방향을 조절하는 고난도의 신체 협응 능력이 필요한 활동이죠. 아이들은 자신의 의지대로 자전거를 움직이면서 성취감과 희열을 느낍니다. 킥보드도 마찬가지입니다. 하지만 안전에 대한 교육은 꼭 함께해 주세요.

TIP ❺

**함께
요리를 해요**

세 돌이 가까워지면서 아이는 간단한 순서를 이해하고 규칙을 따를 수 있습니다. 순서가 있는 활동을 함께해 보세요. 아이 수준에 맞는 쿠키 만들기, 빵 굽기, 김밥 싸기 등의 활동은 준비 과정부터 만들기까지 아이와 함께할 수 있습니다. 하얗기만 하던 밀가루가 맛있는 쿠키로 탄생하는 과정은 아이에게는 정말 신기할 따름이죠. 물론 아이가 직접 하지 않고 양육자에게 해달라고 할 수도 있어요. 처음에는 양육자가 하는 모습을 관찰하는 것만으로도 괜찮습니다. 요리가 완성되는 과정을 통해 아이는 순서와 변화를 이해하고 기다림을 배울 수 있어요.

양육자가 편해지는
핵심 육아 상식

우리 아이의 기질을 이해하기

기질을 이루는
3가지 요소

최근 많은 양육자의 관심이 모이는 것 중 하나가 바로 '기질 육아'입니다. 아이가 무슨 생각을 하는지, 왜 이런 행동을 하는지 아이를 조금이라도 이해할 수 있다면 육아가 수월해지기 때문이죠.

젖먹이에 말도 하지 못하던 아이가 자기주장을 하고 제법 다 큰 아이처럼 취향이나 선호도가 생긴 것을 보면 언제 이렇게 다 컸나 하는 생각이 듭니다. 좋알좋알 말도 하고, 기관에도 가고, 새로운 곳에도 가면서 아이의 다양한 모습을 발견하는 일은 행복하고 즐거운 육아 경험 중 하나예요. 이런 과정에서 양육자는 아이의 특정한 패턴을 발견할 수 있습니다. 낯선 곳에 가면 긴장해서 평소와 다른 행동을 보이는가 하면, 뭐든 해보고 싶어서 이리저리 뛰어다니거나, 사람을 너무 좋아해서 먼저 인사하거나 눈을 맞추는 등 아이들의 고유한 특성들이 드러나는 것이죠. 비슷비슷해 보였던 아이들이 생후 2, 3년만 돼도 제각기 다른 모습을 보입니다. **이렇게 한 사람이 세상과 환경, 그리고 주변 자극이나 사람에게 반응하는 방식은 크게 2가지에서 영향을 받습니다. 바로 기질과 경험(환경)입니다.**

기질이란 무엇일까?

기질temperament은 타고난 생물학적 특성으로 주변 자극에 자동적으로 일어나는 반응의 방식을 말하며 주로 정서적인 반응을 일컫습니다. 기질은 유전적으로 타고나는 것이므로 대부분 일생 동안 안정적으로 유지됩니다. 반면 성격personality은 후천적으로 만들어진 행동 방식이에요. 성격은 기질이라는 타고난 성향에 개인이 경험하는 환경, 대인과의 상호작용을 통해 일생에 걸쳐 형성됩니다. 성격은 지속적으로 발달하고 성숙해질 수 있어요. 안정적인 성격은 만 18세경에 형성된다고 봅니다. **한 사람의 타고난 기질적 반응 양상은 개인이 성숙해 나가면서 의도적으로 조절할 수 있게 되며, 이러한 조절 방식이 그 사**

람의 성격적 특성이라고 할 수 있습니다.

나이가 어릴수록 기질의 영향을 많이 받습니다. 만약 양육자가 자녀의 기질을 어느 정도 파악하고 있다면, 아이의 행동을 이해하고 예상하기 쉬워져 육아를 좀 더 효과적으로 할 수 있어요. **아이가 반응하는 방식에 따라 기질은 대표적으로 3가지로 나눌 수 있습니다. 바로 자극추구, 위험회피, 사회적 민감성(보상의존성)입니다.** 기질에 따라 아이가 환경과 세상에 반응하는 방식은 세상에 반응하는 방식이 달라지는데, 3가지 기질 특성이 높고 낮음에 따라 각기 다른 표현 방식을 보이고, 각 기질이 상호적으로 영향을 주면서 다르게 반응합니다. 예를 들어 자극추구 성향이 높은 아이인데 위험회피가 낮은 편이라면 어떨까요? 호기심과 열정이 가득하지만 위험성에 대한 고려는 낮은 편이라 궁금한 것, 하고 싶은 것을 거리낌 없이 도전하는 모습을 보일 수 있습니다. 사회적 민감도가 높은 아이면서 위험회피 성향 또한 높다면 어떨까요? 타인의 눈치를 많이 보고 갈등 상황을 피하기 위해 타인에게 맞출 가능성이 있습니다.

기질	자극추구 (Novelty Seeking, NS)		위험회피 (Harm Avoidance, HA)		보상의존성/사회적 민감성 (Reward Dependency, RD)	
특징	호기심이 많아 탐색적이고 충동적이면서도 열정적이다. 단조로운 것을 지루해하고 변화를 일으키려는 성향.		위험하거나 처벌이 예상될 때 이를 회피하기 위해서 행동을 억제한다. 부정적인 결과나 처벌을 싫어해서 미리 경계하는 성향.		사회적인 보상, 타인의 보상과 인정, 칭찬, 감정에 반응도가 높은 성향.	
분류	**자극추구가 높은 아이들**	**자극추구가 낮은 아이들**	**위험회피가 높은 아이들**	**위험회피가 낮은 아이들**	**보상의존성이 높은 아이들**	**보상의존성이 낮은 아이들**
장점	긍정적이고 밝다. 에너지가 많다. 낯선 것에 대한 두려움이 적다.	차분하고 안정적이다. 심사숙고한다.	위험이 예상되는 상황에서 조심스럽게 대비. 차분하고 신중하다. 키우기 쉬울 수 있다. 규칙을 잘 지킨다.	매사에 편안하고 이완돼 있으며 자신감이 있다. 낙관적인 경향.	사교적이고 애교가 많다. 따뜻하고 헌신적인 모습. 타인의 감정에 민감해 관계 형성에 유리하다.	실용적이고, 현실적인 경향. 객관적이며 독립적이다.
단점	위험하고 충동적인 경향. 쉽게 흥분하거나 마음이 자주 변한다.	호기심이 부족하거나 하던 것만 고수하는 경향. 행동이 느리다.	위험이 현실적이지 않을 때도 불필요한 걱정을 하고 우유부단하고 소심하다. 적응하는 데 시간이 오래 걸릴 수 있다.	거리낌 없이 위험을 무릅쓴다. 위험에 대한 대비가 부족할 수 있다.	타인의 영향을 잘 받아 객관성이 부족하거나 의존적인 아이가 될 가능성이 있다.	다소 둔감하고 무관심하다. 혼자 지내는 경향이 있다.

우리 아이 기질을
파악하는 9가지 척도는
101쪽 참고

기질을 관찰하기

아이의 기질은 주변 환경이나 대인관계, 새로운 도전이나 낯선 환경에서 아이가 어떻게 반응하느냐에 따라 유추할 수 있습니다. 새로운 친구를 만났을 때, 키즈카페에 갔을 때, 어린이집에 적응할 때 등의 상황에서 살펴볼 수 있어요. 또는 양육자가 혼을 낼 때, 싫은 기색을 보일 때, 반대로 칭찬하거나 인정해 줬을 때 아이의 반응을 보면서 기질을 관찰하고 파악합니다.

특히 낯선 환경에 어떻게 반응하느냐에 따라 아이의 기질을 유추해 볼 수 있는데, 이는 영아기에 순한 아기, 까다로운 아기, 느리게 적응하는 아기로 나누는 것과도 연결돼 있어요. 낯선 상황에서 아이의 반응성, 활동 수준, 적응성, 조절능력 및 기본 각성의 수준에 따라 기질을 관찰해 볼 수 있습니다.

양육의 중요성

부모 자녀의 적합도는
102쪽 참고

타고난 천성nature은 양육nurture이라는 환경을 통해 성숙해집니다. 양육자가 아이의 기질을 이해하면 이를 바탕으로 아이가 자신의 정서적 반응을 조절하고 더 좋은 방향으로 변화시킬 수 있도록 도울 수 있습니다. **기질은 각 개인의 고유한 특성이므로 좋고 나쁨이 없습니다. 똑같은 기질이라도 어떻게 행동하느냐에 따라 성숙한가 미성숙한가로 나눠질 뿐입니다.** 양육자가 아이의 기질을 알고 이해하는 과정은 마음에 들지 않는 아이의 기질을 바꾸기 위한 것이 아니에요. 아이의 행동 방식이나 반응의 이유를 알고 아이의 마음 상태를 이해하는 것이 목적입니다. 그런 이해가 있다면 아이에게 어려움이 있을 때 기질에 적합한 방식으로 도움과 애정을 줄 수 있습니다.

양육자와 자녀의 기질이 비슷해서 양육자가 아이를 더 쉽게 이해하는 경우도 있습니다. 이런 관계를 양육자 자녀 사이의 궁합, 즉 적합도가 높다고 합니다. 육아도 비교적 수월할 수 있어요. 반대로 아이와 양육자의 기질이 많이 다르다면 어떨까요? 아이의 행동을 이해하기 어렵겠죠. 아이의 기질을 모르고 아이가 받아들이기 힘든 행동 방식이나 대처 방안을 알려준다면 서로가 힘들 수 있습니다.

예를 들어 자극추구가 높고 위험회피는 낮은 모험가형 양육자가 위험회피가 높은 자녀를 키운다면, 매사에 소심하고 긴장하는 아이가 답답해 보일 수 있는 것이죠. 아이가 원하지 않는 자극을 너무 많이 줄 수도 있습니다. 또 양육자의 애정과 칭찬, 관심이 상대적으로 많이 필요한 사회적 민감성이 높은 아이의 양육자가 아이와는 반대로 사회적 민감성이 낮은 편이라면 어떨까요? 매번 낮은 보상을 하면서 아이의 욕구에 민감하게 대응하지 못할 수 있습니다.

양육자는 아이의 기질에 따라 양육의 이정표를 세워야 합니다. 자극추구가 높은 아이라면 호기심을 채워주되 단계마다 고민하고 쉬어갈 수 있도록 속도 조절을 해줄 수 있어요. 반면 위험회피가 높아 적응하는 시간이 오래 걸리는 아이에게는 양육자가 먼저 시범을 보여주면서 아이가 천천히 적응할 수 있도록 도울 수 있습니다. **아무리 기질의 적합도가 낮다 하더라도, 부모가 아이를 민감하게 살펴보고 세심하게 조율해 준다면 그 어떤 관계보다 단단한 관계를 만들 수 있어요.**

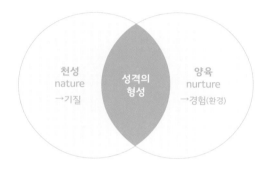

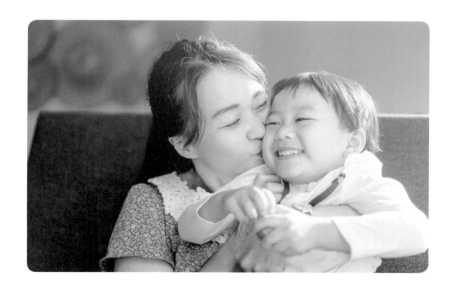

미디어가 아이의 뇌에 미치는 영향

"요즘 같은 미디어 시대에 어떻게 아무것도 안 보여주고 애를 키우나요?", "아이들을 위한 좋은 콘텐츠가 많은데 재미없는 부모와 단둘이 노는 것보다는 영상을 보여주는 게 좋지 않을까요?" 하고 묻는 분들이 있습니다. 지금은 미디어가 우리의 삶에 깊숙이 자리 잡은 시대죠. 이런 시대에 태어난 아이들을 디지털 원주민digital natives이라고 부릅니다. 요즘 아이들은 말도 하기 전에 디지털 기기를 다룰 수 있다고 합니다. 손가락으로 화면을 움직이고 원하는 영상을 터치해 재생하기도 해요. 하지만 그럼에도 미디어 노출은 최대한 늦추자고 말할 수밖에 없습니다. 바로 아이들의 두뇌 발달 때문입니다.

0~5세는 뇌의 기초공사 시기

아이들의 두뇌는 만 3세만 되어도 성인 뇌의 80%까지 성장합니다. 뇌를 구성하는 가장 기본 단위인 신경세포, 즉 뉴런은 태아 때부터 발달하고, 뉴런과 뉴런 사이를 잇는 신경연결망인 시냅스를 형성하게 됩니다. 시냅스들이 얽히고설켜 우리 두뇌의 복잡한 구조를 형성하는데, 시냅스는 만 2, 3세 무렵 가장 활발하게 성장하고 증식합니다. 출생 이후 다양한 자극과 경험으로 두뇌의 시냅스 형성은 폭발적으로 늘어요. 하지만 만 6세 경부터 점차 필요한 부분만 남기고 정리하는 뇌의 가지치기가 활발해지기 시작합니다. 이는 효율성을 중요시하는 뇌의 특징 때문입니다. 나무에서 건강하지 않은 가지를 잘라내듯, 불필요하고 잘 쓰지 않는 뇌의 부위는 점차 그 중요성이 줄어듭니다. 즉 만 2~3세부터 만 6세까지 어떤 경험을 하고, 어떤 자극을 받았는지에 따라 뇌의 가지치기 방향이 결정된다는 뜻입니다. 그래서 만 6세까지를 뇌가 기초 공사를 하는 시기라 말할 수 있어요. **그래서 이 시기에 양육자와의 교감을 통한 상호작용, 오감을 이용한 다양한 놀이 등을 강조하는 것입니다. 뇌의 다양한 부위를 종합적으로 자극하고, 여러 단계를 거치는 처리 과정은 양질의 자극이기 때문이에요.**

전두엽 발달에 치명적인 미디어

그렇다면 미디어는 어떨까요? 미디어가 주는 자극은 일방적이고 단편적입니다. 또 우리가 일상생활에서 받는 자극보다 훨씬 자극적이고 즉각적인 만족감을 줍니다. 이러한 강한 자극에 지속적으로 노출된 아이들은 신체 활동 시간이 줄어들거나 시청각 자극이외에 다른 영역의 자극(공감각, 신체 활동, 상호작용)을 받을 기회가 줄어들 위험성이 높습니다. 이렇게 특정 뇌의 부위만을 자극하는 미디어 노출 시간이 늘어나면 상대적으로 다른 뇌의 부위는 자극을 덜 받게 되고, 이에 따라 성장할 기회도 줄어들 수밖에 없습니다.

특히 만 3세부터는 사고력과 자기 조절 능력, 문제 해결 능력 등을 관장하는 뇌의 부위인 전두엽frontal lobe 활발하게 발달하는 시기입니다. **그런데 미디어를 통한 경험은 직관적이고 즉각적이라 전두엽을 거치지 않고 흡수되는 경우가 많습니다.** 미디어 시청은 전두엽을 가장 활발히 써야 할 시기에 전두엽을 거치지 않은 자극만을 선호하게 될 위험성을 높이는 것이죠. 곰곰이 생각하거나 주의 집중을 유지하는 힘이 자라지 않고, 바로바로 만족감을 주는 자극만을 쫓게 되는 것입니다. 이런 경험이 반복되다 보면 아이는 깊이 생각하고 판단하며, 전체를 이해하고 습득하는 과정을 경험하지 못합니다. 이는 집중력이나 문해력의 저하까지 이어지게 됩니다.

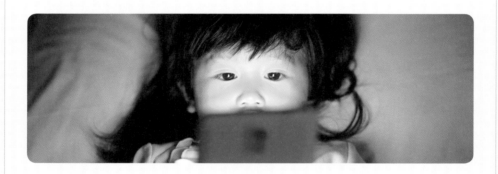

물론, 미디어의 즉각적인 보상이나 흥미로운 설정은 아이가 좀 더 재밌게 새로운 내용을 배울 수 있는 기회가 될 수도 있죠. 하지만 책에 있는 글자를 시각적으로 받아들이고, 언어적으로 의미를 해석하고 대뇌 반구에서 이 정보를 곰곰이 생각하고 처리하고 정리하는 과정, 그리고 마지막으로 소뇌를 이용한 글쓰기까지 진행했을 때, 전체적인 두뇌 사용을 했을 때 아이가 경험하는 학습과는 어마어마한 차이가 있을 것입니다. 아마도 부모님들께서도 인터넷상에서 영상이나 정보를 재밌게 보았지만, 얼마 지나지 않아 내용이 기억이 나지 않는 경험을 해봤을 겁니다.

즉 미디어를 활용하여 학습을 하더라도 그것은 1차원적인 자극이며, 이후 아이의 두뇌에서 제대로 흡수하고 처리할 기회를 마련해주어야 한다는 뜻입니다.

올바른 영유아 미디어 사용

WHO에서는 24개월 이전의 아동에게는 미디어 노출을 하지 않도록 권고합니다. 이는 미디어 자체의 유해성뿐 아니라 아이의 발달에 꼭 필요한 충분한 수면과 신체 활동, 양육자와의 교감 등을 방해할 수 있기 때문이에요. 단 가족 간의 영상통화나 자신이 나오는 동영상 등은 아이의 일상에 방해가 되지 않는 선에서 짧게 노출하는 것은 문제없다고 합니다. 또한 만 2세 이후부터 만 5세까지 아이들의 미디어 노출은 하루 1시간 이하로 제한하도록 권고하고 있으며, 뇌의 다양한 경험을 위해 하루에 3시간 이상의 육체 활동을 권장합니다. 미디어를 시청하면 몸의 움직임 또한 제한되므로 미디어 사용과 함께 신경 써야 생각해야 할 것이 바로 신체 활동입니다.

그렇다면 이 시기 미디어를 활용한다면 어떻게 골라야 할까요? 유아기에 미디어의 선택과 통제권은 반드시 양육자에게 있어야 합니다.

❶ 아이의 발달 수준에 맞도록

아이가 어릴수록 너무 화려하거나 내용이 많은 미디어보다는 단순한 그림체와 단순한 이야기가 좋습니다. 화면이 너무 빠르게 바뀌거나 등장인물이 너무 많으면 아이들이 내용을 따라가지 못하고 시각적 자극에만 매료될 수 있습니다. 어릴수록 단순한 미디어를 골라주세요.

❷ 아이의 일상과 관련된 내용으로

영상의 내용이 아이가 평소에 관심 있거나, 아이의 일상과 관련된 내용이면 좋습니다. 가족과의 이야기, 병원, 놀이터, 어린이집 등 아이의 일상에서 일어날 법한 것을 보여주세요. 아이는 미디어의 내용을 자신의 생활과 연결할 수 있습니다. 미디어를 시청하고 난 뒤에 양육자와 미디어 내용을 복기하며 재연해 보는 것도 좋은 방법입니다.

❸ 아이가 능동적인 참여자가 될 수 있도록

아이가 수동적으로 영상을 시청하는 것이 아니라 영상을 따라 춤을 추거나 종이접기를 할 수도 있습니다. 미디어 중에는 애니메이션 같은 영상 시청뿐만 아니라 블록 쌓기나 문제 풀기 같은 게임도 있어요. 영상 속의 등장인물이 상호작용을 유도해 아이에게 대답하게 하거나 함께 구호를 외칠 수도 있습니다. 이렇게 능동적으로 미디어를 활용하면 아이들은 단순한 시청각 자극을 넘어 다양한 경험과 자극을 통해 내용을 자신의 것으로 만들 기회를 얻습니다.

부모부터 현명한 미디어 사용 습관 기르기

한 조사에 따르면 우리나라 만 3~4세 어린이의 하루 평균 미디어 노출 시간은 4시간 8분으로 권장 시간의 4배가 넘는다고 합니다. 아이 이전에 부모부터 미디어를 어떻게 이용하는지 생각할 필요가 있습니다. 혹시 아이와 함께하는 순간조차도 손에서 핸드폰을 놓지 못하고 있나요? 올바른 미디어 사용 습관을 오늘부터 실천해 주세요.

지금까지 이러한 사실을 모르고 아이에게 미디어 노출을 했다면 지금부터 변하면 됩니다. 다행히 아이 뇌의 신경연결망 형성은 유동적이고 변화가 가능해요. 이를 '뇌의 가소성brain plasticity'이라고 하는데, 어린아이일수록 가소성이 뛰어나기 때문에 미디어 노출이 많았던 뇌라도 충분히 되돌릴 수 있습니다.

우리 집 미디어 환경 점검하기	
	1. 우리 가족은 미디어 사용 규칙이 있는가?
	2. 우리 집의 미디어 기기는 총 몇 대이고 어디에 있는가?
	3. 미디어를 아예 하지 않는media free 시간이 있는가?
	4. 양육자는 아이가 사용하는 미디어 내용과 종류를 알고 있는가?
	5. 양육자와 아이가 함께하는 시간 중 미디어 사용 시간은 총 몇 퍼센트인가?

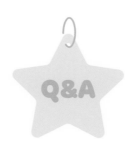

Q. 시력검사는 언제부터 할 수 있나요?

A. 시력표를 이용한 시력검사는 만 3세부터 할 수 있습니다. 아이가 그림을 보고 말로 표현해야 하기 때문에 어느 정도 언어 발달이 이루어져야 시력검사가 가능해요. 그래서 영유아검진에서 첫 시력검사도 42~48개월 때 시행합니다. 영유아검진에서 생각보다 시력이 너무 안 나와 걱정하는 분들이 많습니다만, 아직 발달 중이기 때문에 성인과 비슷한 1.0 정도의 시력이 나오려면 6~7세는 돼야 합니다. 42~48개월 검진에서 양안 시력이 0.5 이상, 54~66개월 검진에서 양안 시력이 0.6 이상 측정되면 정상으로 판정합니다.

아이들은 한쪽 눈을 가리고 물체를 보는 것이 익숙하지 않아 검진할 때 시력 측정이 어려운 경우가 많아요. 검진 전에 한쪽 눈을 보호자 손으로 가리고 정면을 보는 연습을 자주 하면 보다 정확한 시력을 측정할 수 있습니다. 3세 이전이나 언어 발달이 늦어 대답을 하지 못하는 아이들도 안과에서 기계로 시력을 측정하는 굴절검사를 시행할 수 있어요. 시력 저하가 의심되는 증상이 있다면 안과 진료를 보고 검사를 진행해 보는 것을 추천합니다.

Q. 음경 끝에 빨갛게 발진이 생겼어요. 약을 발라야 할까요?

A. 남자아이는 생식기가 밖으로 나와 있기 때문에 발진이 잘 생길 수 있습니다. 자신의 몸을 관찰하면서 손으로 만져보기도 하고, 특별한 자극 없이도 발기되면 간질간질한 느낌이 나서 긁거나 문지르기도 합니다. 이런 과정에서 음경 끝에 작은 상처가 생길 수 있어요. 일반적인 발진은 아기 때 쓰던 기저귀 발진 크림을 발라 피부를 보호해 주면 됩니다. 바지에 손을 넣어 수시로 생식기를 만지는 아이라면 발진이 좋아질 때까지 오버수트를 입혀 접근이

어렵게 만들어 주세요. 만약 음경 끝이 부어오르거나 포피에서 진물이 나오고 아이가 아파한다면 귀두포피염 증상이므로 병원을 방문해 소독과 약 처방을 받습니다.

Q. 구충제를 먹여야 할까요?

A. 구충제는 기생충을 제거하는 약입니다. 위생 관념이 철저한 현대에 무슨 기생충이냐는 생각이 들 수 있지만, 매년 국내 기생충 감염 건수는 꾸준히 보고되고 있어요. 반려동물을 키우는 가정이 늘고, 기생충 감염률이 높은 국가로 해외여행을 가는 경우가 늘면서, 또 어린이집에 가는 아이들이 많아지면서 조금씩 늘어나는 추세입니다.

아이들은 요충 감염이 가장 많습니다. 요충에 감염되면 요충의 성충이 항문 밖으로 기어나와 항문 주위 피부나 점막에 알을 낳습니다. 수면에 방해가 될 정도로 항문 주위가 가렵고, 복통이나 식욕 부진 같은 증상이 생길 수 있어요. 아직 구충제를 정기적으로 복용하는 것에 대한 공식적인 가이드라인은 없습니다. 다만 24개월이 지난 아이가 항문 주위를 가려워하는 증상이 자주 있거나 육회, 생선회, 채소 등 날것을 즐겨 먹는다면 예방 차원에서 1년 중 2회, 봄과 가을에 알벤다졸이 포함된 구충제를 정기적으로 복용하세요. 구충제를 복용할 때는 가족 모두 복용합니다. 다만 24개월 미만의 영유아, 임산부, 간질환으로 치료 중인 사람은 제외해 주세요.

Q. 자면서 이를 가는 아이, 괜찮을까요?

A. 아이들이 이를 가는 건 보통 3세부터입니다. 특히 유치가 빠지는 시기에 일시적으로 나타나는 증상이에요. 영구치가 모두 나는 초등학교 고학년부터는 자연스럽게 호전되는 경우가 많습니다. 무리한 운동, 스트레스, 긴장 상태가 지속되면 이를 더 심하게 갈 수 있으므로, 놀이나 대화로 스트레스를 해소해 주고 충분한 휴식을 취하는 것이 필요합니다. 만약 이를 갈아서 턱관절에 통증이 생기고 음식을 씹을 때 치통이 있다면 소아치과를 방문하세요. 자는 동안 교합 안정장치를 착용해야 하는지 상담받는 것이 좋습니다.

A. 밤에 소변을 못 가리는 것을 야뇨증이라고 합니다. 적극적인 개입(행동치료, 약물치료)이 필요한 경우는 60개월 이후로 봅니다. 그때까지는 기다려도 되는 것이죠. 밤에는 우리가 자는 동안 소변량을 조절하고, 소변이 배출되지 못하도록 뇌에서 '항이뇨호르몬'이라는 호르몬을 낮보다 2~3배 많이 분비합니다. 이 호르몬의 분비가 미숙한 아이는 낮에는 소변을 잘 가려도 밤에는 못 가릴 수 있습니다. 또 소변이 방광에 어느 정도 차면 뇌로 신호를 보내 알아차리고 깨어나야 하는데 너무 푹 자면 뇌가 알아차리지 못해 그냥 싸버릴 수도 있습니다. 그렇다고 일부러 밤중에 깨워서 소변을 보게 하지는 마세요. 수면에 방해가 될뿐더러 아이가 방광에 소변이 차는 감각을 배울 수 없게 되니 추천하지 않습니다.

60개월이 안 된 아이가 1주일에 4번 이상은 기저귀에 소변을 싼다면 아직 밤 기저귀를 가릴 준비는 덜 된 것입니다. 적극적으로 기저귀를 벗기고 재우기보다는 저녁 7시 이후에는 수분이 많은 과일, 주스 등을 줄이고 자기 전에 화장실을 다녀오는 습관부터 잡으면 좋습니다. 밤기저귀를 떼고 있다면 밤에 소변 실수를 했다고 절대 혼내지 마세요. 우리나라 5~12세 소아에서 매일 밤에 소변을 싸는 아이들이 3% 정도라고 해요. 아이에게 모욕감을 주는 말을 하면 밤에 소변을 싸는 기간만 더 길어질 뿐이니 마음의 여유를 갖고 천천히 진행해 주세요.

A. 자존감과 기질은 별개의 개념입니다. 어려서부터 새로운 자극을 좋아하고, 무엇이든 나서서 해보고 싶은 아이가 있는가 하면, 반대로 새로운 것을 할 때 여러 번 심사숙고하고 천천히 시도하는 아이도 있습니다. 기질은 아이가 타고나는 대처 방식이므로 특정 기질이 더 좋다고 보지 않아요. 다만 이러한 기질을 바탕으로 아이의 성격이 얼마나 성숙하게 표현되느냐가 중요합니다. 결과를 신중하게 고민하고 위험 요소들을 미리 살피는 아이는 언뜻 보기에 답답하고 느려 보일 수 있어요. 하지만 아이의 이러한 신중하고 꼼꼼한 모습을 부모가 격려하고 인정해 준다면 아이는 '나는 속도는 느리지만 누구보다 꼼꼼해서 실수를 잘하지 않아' 하고 자신을 자랑스럽게 여기는 자존감 높은 아이가 될 것입니다. 반대로 호기

심이 많고 에너지가 높은 아이에게 "너는 왜 그렇게 맨날 쓸데없는 걸 알려고 하니? 시키는 대로만 해!"라고 말한다면 아이는 자신의 호기심과 에너지를 불필요하고 부정적인 것으로 받아들이면서 자존감이 낮아질 수 있습니다. 이렇듯 타고난 기질에 어떤 경험이 쌓이는지에 따라 아이가 자신을 바라보는 마음, 즉 자존감이 결정되는 것입니다.

Q. 아이가 이미 미디어 중독인 것 같아요.
무조건 보여 달라고 떼쓰고 보여줄 때까지 울어요. 바뀔 수 있을까요?

A. 자극적이며 즉각적인 보상을 주는 미디어에 장시간 노출된 아이들은 자신에게 만족감을 주던 자극이 갑자기 사라지면 일시적으로 스트레스 받거나 떼를 쓰는 모습을 보일 수 있습니다. 또한 고강도의 자극에 익숙해져 일상적인 놀이나 활동에 흥미가 없는 것처럼 보일 수도 있어요. 이러한 모습은 아이가 미디어 의존에서 벗어나는 '일시적인' 과정의 하나입니다.

미디어 의존에서 벗어나게 하기 위해 아이가 흥미를 보일만한 놀이와 활동으로 조금씩 이끌어 주세요. 예를 들면 양육자와의 놀이, 신체를 쓰는 놀이터 놀이, 또래와 함께하는 작업 등이 있습니다. 아이들은 아직은 경험해 보지 않는 것들이 많지만 조금씩 새로운 것을 접하다 보면 어느새 적응합니다. 중독은 특정 행동이나 행위를 중단했을 때 금단 증상이 생기는 것을 말하는데 어릴수록 이러한 금단의 순간을 양육자가 채워줄 수 있는 방법이 많으며, 아이들의 뇌 또한 성인에 비해 아주 유연하고 탄력적이므로 언제든 변화할 수 있습니다. 단, 이 과정에서 아이가 심하게 떼를 쓰거나 우는 모습을 보일 수 있어요. 바로 그 순간이 단호함과 일관성을 갖고 아이를 이끌어 줘야 할 때입니다. 미디어 사용 시간이나 내용 등에 대한 통제권은 반드시 양육자에게 있어야 합니다.

행복한 육아를 하는
부모의 특징 3가지

진료실에서 정말 다양한 양육자를 만납니다. 그런데 똑같이 아이를 키우면서도 좀 더 쉽게 육아하는 분들이 있습니다. 혼자 독박육아를 하면서 4남매를 키워도 행복한 엄마가 있는가 하면, 남편과 공동육아에 도우미 이모님까지 상주해 있음에도 늘 힘들어하는 엄마도 있죠. 대체 비법이 뭘까 궁금했던 저는 행복한 육아를 하는 부모님들을 오랫동안 관찰했습니다. 그 결과 3가지 특징을 찾았습니다.

첫째, 인정해 주는 것입니다. 이런 양육자는 "아빠가 안아주니까 뚝 그치네. 역시 금손이 따로 없어", "오늘 이유식 2시간 동안 만드느라 고생했어" 등 사소한 것까지 인정하고 칭찬하는 습관을 지니고 있어요. 이때 상대방을 인정하는 것은 물론 자기 자신 또한 잘 인정해 주기 때문에 육아 효능감이 자연스럽게 상승합니다.

둘째, 비교하지 않습니다. 내 아이를 다른 아이와 비교하지 않는 것은 물론 자신을 다른 양육자와 비교하지 않아요. 자신의 사정에 맞게 '마이웨이' 육아를 하는 데 강합니다.

셋째, '왜why'보다 '어떻게how'에 집중합니다. 육아는 정답이 없는 분야입니다. 대부분의 양육자는 문제가 생겼을 때 과거에서 원인을 찾지만, 육아를 잘하는 양육자는 앞으로 어떻게 해야 할지에 집중하는 모습을 보여요.

위의 3가지 특징을 참고해 하나씩 적용해 보는 것은 어떨까요? 분명 지금보다 육아가 조금은 행복해질 것입니다.

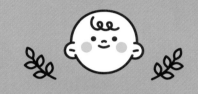

36~48

개월

이렇게 자랐어요

36~48 개월

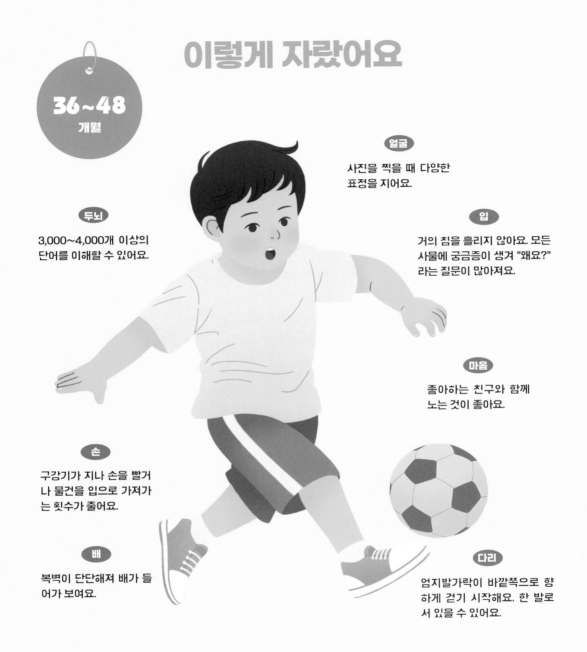

두뇌
3,000~4,000개 이상의 단어를 이해할 수 있어요.

얼굴
사진을 찍을 때 다양한 표정을 지어요.

입
거의 침을 흘리지 않아요. 모든 사물에 궁금증이 생겨 "왜요?" 라는 질문이 많아져요.

마음
좋아하는 친구와 함께 노는 것이 좋아요.

손
구강기가 지나 손을 빨거나 물건을 입으로 가져가는 횟수가 줄어요.

배
복벽이 단단해져 배가 들어가 보여요.

다리
엄지발가락이 바깥쪽으로 향하게 걷기 시작해요. 한 발로 서 있을 수 있어요.

이 정도는 할 수 있어요

- 양발을 모아 제자리에서 멀리뛰기를 할 수 있어요.
- 작은 층계는 난간을 붙잡지 않고 한 발씩 번갈아 계단을 오를 수 있어요.
- 원을 보고 비슷하게 그려요.
- 이름, 성별, 나이를 말할 수 있어요.
- 물건 개수를 셋까지 셀 수 있어요.
- 간단한 동요를 부를 수 있어요.
- 혼자 간단한 옷을 입고 신발도 신을 수 있어요.

아이 성장 살펴보기

6개월마다 아이의 성장을 직접 기록해 보세요

질병관리청
성장도표 계산기

날짜	키(cm)	백분위수	체중(kg)	백분위수

TIP 이 시기에는 1년 동안 키가 약 7~8cm 정도 성장하며 몸무게는 약 2~3kg 늘어납니다.

하루 적정 식사량

1일 권장 섭취 칼로리 1,400kcal

2020년
보건복지부
국민건강영양조사
기준

식사 (제한×)	곡류군	밥 1/2공기(105g) × 3회
	어육류군	아래에서 택1 × 4회 · 고기 40g(하루 50g 이상 섭취 권장) · 생선 50g · 달걀 1개 · 콩 20g
	채소군	종지 1그릇 × 3회
간식 (제한○)	과일군	택1 × 1회 ex) 사과 2/3개, 배 1/2개, 바나나 1개
	유제품군	유제품(우유+치즈+요거트) 400~500ml ※ 하루 칼슘 권장량 600mg ※ 저지방 우유 섭취 가능
	지방군	· 요리 사용 2~3작은술 또는 견과류

하루 적정 수면 시간

10~13시간   권장하는 수면 시간이에요.

TIP 미국수면재단에서 권장하는 수면 시간입니다.

TIP 낮잠 시간이 줄어들거나 자지 않으려고 할 수 있습니다. 억지로 재우기보다는 잠에 드는 시간을 앞당겨 총수면 시간을 맞춰주세요.

꼭 챙겨야 할 접종 · 검진 체크

- · 6차 영유아 건강검진(42~48개월)
- · 3차 영유아 구강검진(42~53개월)
- · 매년 가을 인플루엔자(독감) 접종

나는 이만큼 할 수 있어요

 수 개념을 알고 말할 수 있어요! 인지

- 가끔 틀릴 때도 있지만 10까지 셀 수 있어요.
- 빨주노초파남보! 무지개색을 다 알아요.
- 지금 몇 시예요? 저녁이에요?
- 엄마, 개구리와 검은 소가 콩쥐를 도와줬어요!
- 나도 이제 가위질을 할 수 있어요.
- 언니 오빠랑 같이 보드게임을 해요. 잘 몰라도 재밌어요!
- 우리 오늘 저녁에는 짜장면 먹어요?
- 비행기는 왜 하늘로 날아요? 나뭇잎은 왜 떨어져요?
- 엄마, 우리 예전에 바다에 갔잖아요. 또 가고 싶어요.
- 이번 크리스마스에 선물을 받을 수 있나요?

- 다음 주에 이모네 집에 놀러 갈 거예요.
- 엘리베이터는 내가 누를래요. 우리 집은 8층!
- 신발 오른쪽, 왼쪽을 스스로 찾아서 신을 수 있어요.

 나도 이제 나만의 취향이 생겼어요! 정서·감정

- 엄마 뒤에 숨어서 엄마를 놀라게 할 거예요.
- 엄마와 장난치고 함께 웃는 게 너무 행복해요.
- 정해진 모양 말고 내가 생각한 대로 만들고 싶어요.
- 자전거를 타는 형이 부러워요. 나도 타보고 싶어요.
- 꿈속에서 공룡이랑 같이 놀았어요.
- 친구와 같이 영웅 놀이를 할래요. 난 스파이더맨, 친구는 아이언맨이에요.
- 친구랑 인형을 나눠서 공주 놀이를 했어요. 함께 맛있는 차와 쿠키도 마셨어요.
- 새로운 장소에 가면 조금 긴장돼요. 그렇지만 새로운 친구들을 만나는 게 즐거워요.

- 난 로봇 장난감이 제일 좋아요!
- 내가 가장 좋아하는 색은 분홍색이에요.

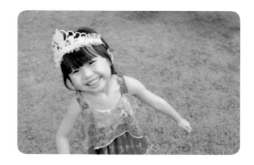

거의 대부분의 말을 이해해요!

- 나는 3,500개 이상의 언어를 이해할 수 있어요. 많은 걸 이야기해 주세요.
- 씨, 씨, 씨를 뿌리고 물, 물, 물을 주었죠. 노래도 이제 잘 따라 불러요.
- 이건 비밀이에요. 엄마만 알고 있어요. 알았죠?
- 내 이름은 박소영, 너는 손수예, 우리 아빠는 박미남!
- 엄마, 오늘 어린이집 생일 파티에서 선생님이 선물을 줬어요.
- 친구가 이사를 간대요.
- 이 그림책이 무슨 내용이냐고요? 할머니가 팥죽을 만드는데, 호랑이가 와서 잡아먹는다고 했어요. 그런데 친구들이 도와줬어요.
- 어제 만난 사람은 이모고요. 내일은 고모를 만날 거예요.
- 엄마, 죄송해요. 물을 쏟아버렸어요.
- 나는 '안' 갈 거예요. 배가 '안' 고파요.

 ## 나는 혼자 노는 것보다 친구와 노는 게 재밌어요!

- 어린이집에서 가장 좋아하는 친구는 연우예요.
- 미연이는 미워요. 나에게 인형을 안 빌려줬어요.
- 언니랑 놀고 싶어요. 언니 집에 놀러 가고 싶어요.
- 우리 역할 놀이를 하자. 넌 엄마를 해. 난 아빠를 할게.
- 난 헬로카봇이다! 출동! 악당들을 물리쳐야 해!
- 아빠와 나랑 한편, 엄마는 언니랑 한편이에요.
- 친구야, 내 거 빌려줄게. 한 번만 쓰고 다시 줘야 해.
- 나도 노란 크레파스를 쓰고 싶지만 조금 기다릴 수 있어요.
- 식탁에 수저를 놓는 건 내 일이에요. 내가 할게요.
- 엄마처럼 나도 청소기를 돌릴 수 있어요. 내가 걸레 질도 해볼래요.
- 피노키오는 코가 길어져서 슬펐을 것 같아요.
- 신데렐라는 파티에 못 가서 속상한 거예요.

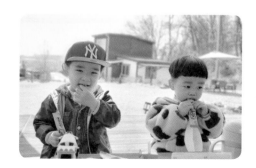

이 시기
흔히 고민하는 문제

**콧물을
계속
훌쩍거려요**

진료실에서 "찬 바람을 잠깐만 쐬어도 아이가 재채기하면서 코를 훌쩍거려요", "아빠가 비염인데 아이도 비염일까요?"라는 말을 자주 듣습니다. 이런 질문을 들으면 저는 단호하게 "네, 비염입니다"라고 대답합니다. 어째서 검사도 안 하고 비염이라고 단정했을까요? 지금부터 비염에 대해 차근차근 파헤치며 그 이유를 알아보겠습니다.

비염일까?
감기일까?

비염은 무엇일까?

비염은 코 비(鼻), 불꽃 염(炎)을 쓰며 코점막에 염증이 생겨 발생하는 증상을 말합니다. **염증으로 인해 눈, 코 주변 가려움증, 코 막힘, 콧물, 재채기 같은 증상이 나타나는 질환이죠.** 코점막에 염증이 생기는 원인은 정말 다양합니다. 영유아에게 비염을 일으키는 가장 흔한 원인은 코감기입니다. 코감기를 오래 앓으면 코점막이 약해져 염증이 잘 생깁니다. 이를 '감염성 비염'이라고 해요. 그러므로 아이가 코감기에 걸리기만 해도 '비염'이라는 진단명을 붙일 수 있는 것이죠. 그 밖에도 비염을 일으키는 원인은 정말 다양합니다. 우리가 가장 걱정하는 알레르기 비염 외에도 다양한 이유로 생기는 비알레르기 비염이 있습니다.

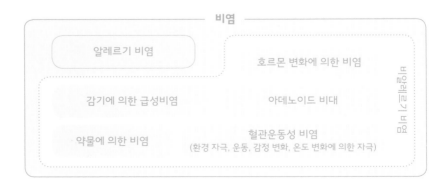

중요한 건 증상의 중증도

소아의 경우 알레르기 비염인지 비알레르기 비염인지 감별하는 것이 우선시되지 않습니다. 증상으로 감별이 어려울 뿐 아니라, 치료 약은 거의 비슷하기 때문이에요. **증상이 심하거나 반복되는 경우, 일반적인 치료에 반응이 없는 경우라면 원인을 찾아봐야겠죠. 알레르기 검사를 할 수 있고, 특히 잘 때 코 막힘, 구강호흡이 있다면 코의 구조적인 이상이 있는지 확인하기 위해 엑스레이 촬영이 필요합니다.**

치료를 결정하는 가장 중요한 요인은 바로 증상의 중증도입니다. 비염 증상이 얼마나 자주 있는지에 따라 간헐성과 지속성으로 나누고, 증상에 따라 경증과 중증으로 나누게 됩니다. **만약 비염 증상이 일주일 중 4일 이상 나타나고 연속해서 4주 이상 지속된다면 지속성이 있는 것입니다. 또 수면 장애가 있거나 일상생활, 운동, 활동, 학업에 지장이 있을 때는 중증입니다.** 이런 경우라면 보다 적극적으로 치료하고 필요하다면 정밀검사도 진행하는 것이 좋아요. 반대로 경증, 간헐적 비염이라면 너무 걱정하지 말고 그때그때 증상에 맞게 치료하면 됩니다.

비염 관리법

자극을 피하는 것이 상책

비염은 쉽게 말해 코점막이 예민한 상태입니다. 성격이 예민한 사람을 생각해 보세요. 자극을 받으면 언제든 화가 날 수 있죠. 그러므로 비염은 평소에 관리를 잘해야 합니다. **코점막이 건조하지 않고 촉촉하게 유지되도록 관리해 주고 자극을 주지 않도록 해야 합니다.** 먼저 습도를 50~55% 내외로 유지하세요. 특히 건조한 날씨에는 더 신경 써야 합니다. 비염에 좋은 절대적인 온도는 없어요. 다만 주변 온도가 급격하게 변하면 코점막에 자극이 될 수 있습니다. **알레르기 비염이라면 원인이 되는 물질, 즉 항원을 피하는 것이 가장 중요해요.** 예를 들어 집먼지진드기 알레르기로 진단을 받았다면 청소를 깨끗이 해야 합니다. 알레르기 검사에서 특별하게 원인이 되는 물질이 나오지 않았더라도 코점막을 자극할 만한 환경이라면 피하는 것이 좋습니다. 고기를 구워 먹고 연기가 많이 났다면 창문을 열어 환기하는 게 좋아요. 또 먼지가 날리는 카펫은 치우고 이불은 일주일에 1회 더운물로 세탁하면 좋습니다.

TIP ▶
올바른 코 흡입기
사용법은
79쪽 참고

코점막을 촉촉하고 깨끗하게 관리하기

우리가 감염을 예방하기 위해 손을 자주 씻듯이 비염이 심해지는 것을 예방하려면 식염수로 코를 자주 세척하는 것이 중요합니다. 식염수를 코에 뿌리면 코점막이 촉촉해지고 자극이 되는 이물질을 없애주는 일석이조의 효과가 있어요. 평소 식염수 비강 세척만 제대로 해도 약을 먹는 횟수가 줄어듭니다. 비강 세척을 하는 방법은 스프레이 형식과 한쪽 코로 물을 넣어 반대 코로 나오게 하는 관류 형식이 있어요. 비염 예방에 대한 효과를 메타 분석한 결과 관류보다는 스프레이 방법이 조금 더 효과적이라는 결과가 나왔습니다. 비강 세척용 식염수 스프레이는 처방전 없이 약국에서 구매 가능하니 아이가 선호하는 제품을 골라 세면대 옆에 두고 손을 씻을 때마다 자주 사용해 주세요.

**병원에서
처방하는
비염약
알아보기**

TIP ▶
나잘 스프레이
사용법은
313쪽 참고

나잘 스프레이

만 2세부터 처방받을 수 있습니다. 아이의 비염 증상에 따라 스테로이드 성분, 항히스타민 성분 또는 국소 혈관수축제 성분이 들어 있는 것 중에 선택해 처방합니다. 이중 소아청소년과에서 비염에 가장 많이 처방하는 것은 스테로이드 성분이 포함된 제제입니다. 비염의 대표적인 증상인 코막힘, 콧물, 재채기, 가려움증 등의 증상 완화에 아주 효과적이에요. 특히 안약을 넣기 힘든 아이의 눈 가려움증 증상도 비강 내 스테로이드로 증상을 개선할 수 있어요. 전신적인 흡수가 거의 일어나지 않아 부작용도 적습니다. 치료에 대한 효과가 5~7일 이후 천천히 일어나므로 며칠 정도 뿌리고 나서 효과가 없다고 판단하지 마세요. 꾸준한 치료가 필요합니다. 또한 약물을 사용하는 방법에 따라 치료 효과가 달라질 수 있으니 올바른 방법을 미리 숙지해 주세요.

약물 치료

아이에게 딱 맞는 약과 용량을 찾아나가는 것은 비염 치료에 있어 굉장히 중요한 과정이에요. 약물을 처방받았다면 어떤 증상이 개선됐는지 의사와 상의하며 조절해 나가야 합니다. 코점막의 면역반응이 과도하게 일어나는 것을 막고 염증이 줄어드는 것은 꽤 시간이 걸립니다. 한번 빙산을 생각해 보세요. 빙산이 수면 위로 보이는 모습은 작지만 수면 아래에는 엄청나게 큰 덩어리가 있죠. 비염도 마찬가지입니다. 약물치료를 며칠 진행했을 때 코막힘, 콧물과 같이 겉으로 보이는 증상은 좋아질 수 있지만, 코점막 안에서 면역반응은 계속 일어나고 있는 것입니다. 그러므로 증상이 호전되더라도 권유받은 복용 기간은 꼭 지켜주세요.

알레르겐 면역요법

알레르기 비염에 주로 사용되는 치료법입니다. 알레르기를 일으키는 물질인 항원을 몸에 조금씩 넣어서 적응시키는 치료로, 몸에서 과도하게 면역반응을 일으키지 않게 교육하는 것입니다. 효과적인 치료법이지만 비용이 많이 들며 3~5년 동안은 치료를 꾸준히 해야 효과가 지속되기 때문에 보통 초기 치료로는 권하지 않습니다.

참 흔한 질환, 비염

현대인 4명 중 1명은 알레르기 비염이 있다고 알려져 있을 정도로 비염은 흔한 질환입니다. 너무 흔해서 질환이라고 부르기도 민망할 정도죠. 아이가 비염 진단을 받았을 때 이를 빨리 해결해야 할 과제로 생각하지 않았으면 좋겠습니다. 성격이 예민한 아이, 예민한 피부가 있듯이 그저 코점막이 예민하게 태어났을 뿐입니다. 예민하지 않은 아이들보다 조금 더 손이 많이 가는 것은 맞지만, 꾸준히 관리해 준다면 불편함 없이 잘 지낼 수 있어요. 주치의 선생님을 통해 아이에게 가장 알맞은 치료를 꾸준하게 받으세요.

어떻게
놀아줄까?

:
:
:

**상상의
세계 속으로
풍덩!**

아이들의 언어 능력은 만 3세가 넘어가며 비약적으로 발전합니다. 동시에 세상을 이해하는 사고력과 인지, 상징을 통한 다양한 놀이가 활발해지기 시작해요. 아이의 놀이가 풍요로워지는 시기죠. 자신이 겪는 거의 모든 일을 놀이로 변형시킬 수 있으며, 현실 속에 있었던 일, 상상 속에서 바라던 일, 하지 못했던 일, 관찰했던 일 등을 토대로 놀이를 하면서 자신의 욕구를 탐색하고 표현하고, 또 해소하며 조절하는 과정을 거칩니다.

TIP ❶
**끊임없이
변형하는
역할 놀이**

이 시기에는 역할 놀이role play가 활발해집니다. 아이는 소꿉 놀이, 병원 놀이, 경찰 놀이, 도둑 놀이 등 다양한 인물이 되어 각각의 특징을 연기해요. "꼼짝 마. 널 물리치겠다!" 하는 영웅부터 "밥 먹고 어린이집 갈 준비하자" 하는 엄마의 역할까지 다양한 역할을 연기합니다.

이때 놀이 안에서 아이들의 상징성이 상당히 고도화되는 것을 관찰할 수 있어요. "우리 여기가 바다라고 해보자. 그건 상어야. 우와, 상어가 공격한다!" 하면 아이는 마치 방이 바다인 것처럼, 베개가 상어인 것처럼 물건에 속성을 부여해서 놀 수 있어요. 아이들이 놀이 안에서 다양한 시도를 하는 것은 점차 놀이가 현실이 아니라는 것을 인지하기 때문입니다. 현실과 상상을 구분하면서 상상 속에서는 안전하다는 것을 깨닫는 것이죠. 현실에서는 무서워서 하지 못했던 다양한 상황을 놀이 안에서 펼치는 것입니다.

비슷한 레퍼토리의 반복
만 4, 5세 아이의 보호자라면 누구나 괴로운 순간이 있습니다. 바로 아이가 매일매일 똑같은 레퍼토리로 노는 것이죠. 계속 맞장구를 치기가 너무 힘들고, 놀이가 확장되는 것 않는 것 같아 고민될 수도 있어요. 반복 놀이는 아이가 만

1, 2세경부터 계속해서 출현하는데, 아이들은 같은 장난감으로 하루 종일 놀기도 하고, 동일한 레퍼토리를 일주일 내내 반복하기도 합니다.

이렇게 생각해 볼까요? 성인인 우리가 무엇인가를 배우거나 즐거움을 얻기 위해 취미를 가질 때는 어떤가요? 오늘은 배드민턴, 내일은 요가, 그리고 모레는 그림 그리기, 이런 식으로 매일 다른 취미를 만들지는 않죠. 아이도 마찬가지입니다. 같은 장난감이라도 매일 배우는 것이 다르며, 같은 방식으로 놀더라도 순간순간 느끼는 감정이 달라요. 그러므로 아이는 본인이 원하는 만큼, 본인의 욕구가 충족될 때까지 놀이를 반복합니다. 이는 숙련 과정이라고 볼 수 있어요. 같은 레퍼토리를 반복하는 아이와 함께 즐겁게 놀아줄 수 있는 방법을 알아볼까요?

역할 놀이
재밌게 하는 법

역할 놀이 재밌게 하기

무조건 오래 놀아주는 것이 꼭 좋은 놀이 방법은 아닙니다. 짧은 시간이더라도 아이와의 놀이에 100% 몰입하는 것이 중요해요. 핸드폰과 미디어는 멀리하고 아이와의 놀이에 흠뻑 빠져보세요. 아이와 미리 시간을 정해두고, 그 시간만큼은 함께 즐겨보세요.

놀이에서 중요한 것은 놀이의 감독과 작가가 아이라는 것입니다. 아이가 자신의 욕구와 환상을 놀이로 풀어낼 때 양육자는 그 놀이를 풍성하게 만들어 주는 조력자입니다. 억지로 내용을 바꾸거나, 교훈적으로 만들 필요는 없어요. 아이는 자신이 원하는 대로 스토리를 짜고 심지어 부모의 대사까지 정해주기도 할 거예요. 양육자는 아이들의 놀이에 초대받는 손님일 뿐입니다. '친구랑 놀 때도 아이가 제멋대로면 어쩌지?' 하고 고민하지 않아도 됩니다. 만약 놀이의 흐름이 너무 바뀌어 당황스럽거나 따라가기가 어렵다면 그러한 감정을 솔직하게 아이에게 표현하는 것은 괜찮습니다.

두 돌까지만 해도 아이들은 부모가 입혀주는 옷을 입고, 부모가 사주는 놀잇감을 갖고 놉니다. 하지만 이제 본인만의 취향이 생기기 시작합니다. 많은 장난감 중에서도 본인이 원하는 것이 정해져 있고 마트에 가도 꼭 그것이 있는 자리에 갑니다. 블록을 사주고 싶은데 공룡만 좋아하거나 인형을 사주고 싶은데 자동차만 좋아할 수도 있어요. 아이에게 취향과 선호도가 생긴 것입니다.

특정 놀잇감이 특정 시기에 꼭 필요하거나 다른 놀잇감에 비해 좋다는 근거는 없습니다. 최고의 놀잇감은 바로 아이가 좋아하는 놀잇감이죠. 놀이에서는 아이의 취향과 자율성을 최대한 존중해 주는 것이 중요합니다. 놀이의 주인은 바로 아이 자신이기 때문입니다. 이제 생일 선물은 스스로 고르게 해주면 어떨까요?

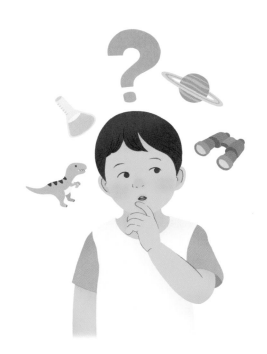

말이 좀 트였다 싶으면 "왜요?" 질문 공격이 시작됩니다. 만 3, 4세 정도의 아이들은 질문을 참 많이 하는데, "왜요?"라고 묻는 순간들은 정말 중요합니다. 바로 아이가 성장할 수 있는 기회이기 때문이에요. 성인에게는 너무나 당연한 것들이 아이에게는 새롭고 신기할 수 있습니다. 밤은 왜 깜깜한지, 비는 왜 내

왜요 병에 걸린 아이,
왜 그럴까요?

리는지, 무지개는 왜 7가지 색깔인지 등 모든 게 새롭습니다. 자연과 환경의 변화와 다양성, 또한 눈에 보이지 않는 세상의 섭리나 현상 등을 궁금해하고 이해하고 싶어 합니다.

"왜?"는 세상에 대한 호기심에서 나오는 말입니다. 아이는 점점 가족 이외의 다른 사람, 그리고 자신을 둘러싼 사회와 규칙을 배우게 됩니다. '바퀴가 4개에 달린 것은 자동차', '날개가 달린 것은 비행기' 하고 일대일 대응을 통해 인지하던 시기를 넘어 원리를 깨치고자 하는 단계로 접어드는 것이죠. 이때 아이의 지적 호기심을 채워주고, 세상을 알아가고 싶은 아이를 응원해 주는 것이 양육자의 역할입니다.

그러므로 아이가 "왜?" 하고 질문을 할 때 아이의 호기심을 인정하는 태도가 필요합니다. 정성스럽게 아이의 질문에 대답해 주세요. 설사 아이가 너무 당연한 것을 묻더라도, 아이의 질문에 어떻게 대답해야 할지 모르겠어도, 질문 자체가 이해가 안 될 때조차도 말이죠. 그럼 아이는 의문을 품는 자신의 모습을 발전시키고, 스스로 생각하는 아이로 커갈 것입니다. 이런 경험이 많은 아이가 나이가 들어서도 스스로 학습하고, 더욱더 배우고 싶어 하며 지속적으로 성장할 수 있습니다.

아이의 "왜요?"
반드시 대답해
줘야 할까?

아이의 "왜?" 현명하게 답하는 법

- 매 순간 항상 정확한 답을 알려줘야 하는 것은 아니에요.
- 모르면 모른다고 하는 것도 방법이에요.
- 아이의 발달 수준과 이해도에 맞게 대답하는 것이 중요해요.
- 대답할 여건이 안 될 때는 지금은 대답할 수 없다고 알려주세요. 단, 나중에 꼭 대답해 줍니다.
- 똑같은 질문을 계속 반복한다면 질문 속 내용을 다른 상황과 연결시켜 볼 수도 있어요.
  ex) 비는 왜 하늘에서 내려요? → 비가 올 것 같으니 우산을 챙기러 가자!
- 아이에게 질문을 할 수도 있어요.
  ex) 아기는 왜 엄마 배 속에 있어요? → 우리 ○○이 생각에는 왜 그런 것 같아?
- 아이가 장난을 치려고 자꾸 "왜요?"를 한다면 재밌는 장난으로 받아쳐도 괜찮아요.
- 아이가 지시를 거부하거나 시간을 끌기 위해서 "왜요?"를 한다면, 질문을 무시하는 것이 현명한 대처법이 될 수 있어요.

36~48개월

양육자가 편해지는
핵심 육아 상식

**우리 아이
성교육은
언제부터?**

첫 성교육을 위한
가이드

아이의 인지가 발달함에 따라, 신체에 대한 호기심도 더욱 커집니다. 이제 자신의 성기가 엄마 아빠와 조금 다르다는 것도 인지하고, 엄마, 아빠 신체의 차이에 대해서도 인지하기 시작합니다. 또 신체 발달, 신경 발달로 인해 자신의 성기에서 오는 감각이 이전에 비해 민감해지기도 하죠. 또한 만 3세경에는 배변 훈련이 무르익으면서 소변과 대변을 보는 행위에 관심을 가지고 자연스럽게 성기에 대해서도 궁금증을 갖게 됩니다. **아이가 궁금해하고 관심을 가질 때가 바로 성교육을 시작해야 할 시기입니다.**

이 시기에는 아이들이 자신의 사회적 역할이나 성별에 따른 관습적인 역할에 대해서도 학습합니다. 여자아이는 엄마와 자신을 동일시하거나 그림책이나 TV 속 여자 주인공을 따라 하고, 남자아이는 아빠처럼 힘이 세고 싶거나 동화 속의 왕자님을 따라 합니다. 성역할을 배우게 되는 시기이므로 이 시기의 성교육은 선택이 아닌 필수예요.

**무엇을
어떻게
알려줄까?**

신체 교육

첫 번째는 바로 내 몸, 즉 신체에 대한 교육이 필요합니다. 아이들은 목욕을 하면서, 배변 훈련을 하면서 자신의 몸과 성기에 관심을 둡니다. 우리 신체의 다양한 부위를 알려주듯 성기에 대해서도 자연스럽고 당연하게 알려주세요. 처음에는 아이가 쉽게 이해할 수 있는 단어부터 시작해도 좋아요. 아이는 자신의 몸과 부모의 몸을 비교하면서 여러 가지 질문을 할 수도 있고, 부모를 당황하게 할 수도 있습니다. 항문, 음낭, 음경, 질, 음순 등의 용어 정도는 미리 생각해 두면 좋겠죠?

자신과 타인의 신체에 대한 경계

경계라는 것은 '내 몸의 주인은 나'라는 개념을 알려주는 것입니다. 내 신체의 특정 부위는 타인이 함부로 만지거나 보면 안 되고, 나 또한 타인의 신체를 허락 없이 만지면 안 된다는 것을 알려주세요. 경계는 가정뿐 아니라 보육 기관에서도 교육하는 내용 중 하나입니다. 누군가가 아이의 몸을 만지려 한다든가 허락 없이 보려고 할 때 "안 돼! 싫어!"라고 말하는 것, 그리고 만에 하나 원치 않는 상황이 벌어졌을 때 부모에게 도움을 청하고 알려야 한다는 것을 알려줘야 합니다.

이러한 내용을 가정에서부터 자연스럽게 배울 수 있어요. 양육자부터 아이의 신체에 대한 존중이 필요합니다. 양육자도 아이의 민감한 신체 부위를 만질 때는 동의를 구해야 하고 이는 아이도 마찬가지입니다.

임신, 출산에 대한 교육

"엄마, 난 어디서 태어났어?"는 아이들의 본능적인 질문 중 하나입니다. 예전에는 다리 밑에서 주워 왔다, 황새가 물어줬다는 등의 표현을 많이 했죠. 하지만 이런 식의 모호한 표현은 아이가 오해할 수 있습니다. 아이는 부모의 말을 잘 믿기 때문이에요. 아이가 이해할 수 있는 시각 자료와 눈높이에 맞는 설명

활용하기 좋은 그림책

- 《소중해 소중해 나도 너도》
  (엔미 사키코 글·가와하라 비즈마루 그림, 주니어RHK)

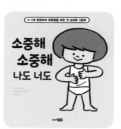

- 《세 살부터 알아야 해! 내 몸 네 몸》
  (박소영, 조성우 글·이서영 그림, 물주는아이)

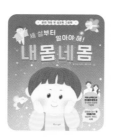

- 《팬티 속엔 뭐가 있을까?》
  (게일 샬츠 글·크라바스 그림, 시프주니어)

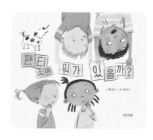

을 해준다면 아이도 임신과 출산의 과정을 충분히 이해하고 받아들일 수 있습니다.

"엄마와 아빠가 서로 사랑해서 엄마 아빠 몸의 아기 씨가 만나서 아기가 생겼고, 그 아기가 엄마 몸속의 자궁이라는 아기 집에서 열심히 자라서 태어났어." 하고 설명해 주세요.

정확하게 알려줘야 한다는 압박을 받을 필요는 없습니다. 왜곡된 정보가 아니라면 아이가 충분히 받아들일 수 있습니다. 부모가 편안하게 설명할 수 있는 정도의 교육으로 시작해 보세요.

무엇보다 중요한 것은 성에 대한 양육자의 태도

성교육에서 중요한 부분은 열린 태도와 공감하는 태도입니다. 아이가 성에 대해 궁금해하면 언제든 이야기할 수 있고, 무엇이라도 이야기할 수 있는 분위기를 만드는 양육자의 태도가 중요해요. 또한 지식을 전달할 때 아이의 수준에 맞게 전달해 주는 것도 중요합니다. 즉 아이의 호기심에 따라가 주는 것이죠. 정작 아이는 관심이 없는데 나이가 됐다고 반복해서 주입식으로 교육할 필요는 없습니다.

인지 발달 4단계 살펴보기

아이들이 세상을 이해하고 습득하고, 파악할 수 있는 힘을 인지능력이라 합니다. 단계별로 아이들의 인지가 발달하는 과정을 이해한다면, "우리 아이는 도대체 무슨 생각을 할까?", "왜 그런 행동을 할까?" 하는 궁금증이 줄어들 것입니다. 인지 발달은 4단계로 살펴볼 수 있습니다.

피아제의 인지 발달 4단계	• 감각운동기sensorimotor stage(0~2세) • 전조작기preoperational stage(2~6세) • 구체적 조작기concrete operational stage(7~11세) • 형식적 조작기formal operational period(11세 이후)

감각운동기sensorimotor stage(0~2세)

자신의 신체 감각과 운동 능력을 통해 자신과 외부, 즉 세상을 알아가는 시기입니다. 외부와 맞닿는 촉감부터 시각, 청각, 후각, 미각, 몸을 사용하면서 느끼게 되는 심부감각(고유수용성 감각, 평형감각 등)을 경험하면서 자신의 몸을 사용하는 법과 자신과 외부의 관계를 깨우쳐요. 아이는 우연히 손을 뻗어 모빌을 움직였을 때 흔들리는 모빌을 보면서 손의 능력과 세상의 변화를 알아차리고, 일부러 공을 떨어뜨리거나 던지면서 자신의 운동 능력과 목적성을 시험하고 훈련합니다.

전조작기preoperational stage(2~6세)

전조작기는 세상에 대한 이치와 경험을 바탕으로 논리적 사고를 하는 조작기의 '이전 단계'라는 뜻입니다. 이때 3가지 특징을 살펴볼 수 있어요. 첫째는 자기중심적 사고ego-centrism입니다. 아이는 세상이 자신을 중심으로 돌아가며, 내 생각이 곧 모든 사람의 생각이라고 믿습니다. 내가 좋아하는 과자가 있다면 분명 다른 사람도 좋아한다고 생각해 양육자에게 먹으라고 강요하기도 합니다. 타인과 자신을 동일하게 생각하거나, 타인이 자신처럼 느끼고 지각한다고 여기죠. 타인의 관점을 조망하지 못해 사물이나 사건을 대할 때 자신의 관점으로 보는 경향이 강합니다.

둘째, 물환론적 사고animistic입니다. 생물과 무생물의 개념을 잘
알지 못해서 무생물에도 생명과 감정을 부여합니다. 그래서
"달이 나를 보고 웃어요" 같은 이야기를 하기도 하죠.
셋째는 전인과성 사고precausal reasoning입니다. 논리적으로 원인과 결과를 연결하지 못하고, 그전에 일어난 일이면 원인이라고 생각하는 것이죠. 예를 들어 동생이 아프면 그 이유가 자신의 나쁜 생각 때문이라고 믿는 것입니다. 또 단순히 함께 일어나는 현상을 원인과 결과로 생각하는 현상학적 우연성phenomenastic casuality도 함께 보여요.

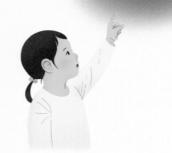

구체적 조작기concrete operational stage(7~11세)

아이가 논리적으로 인과관계를 파악하고 타인의 입장에서 생각할 수 있는 능력인 마음
이론(마음 이론 427쪽 참고)이 발달하는 학령기입니다. 구체적인 경험을 중심으로 논리
적 사고가 가능해집니다. 사물의 모양이나 길이, 양이 변하더라도 그 기본 성질은 변하
지 않는다는 보존 개념을 획득합니다. 또 자기중심적인 사고에서 벗어나 타인과 자신
의 생각을 비교하는 탈중심화를 보입니다. 이에 타인의 생각과 감정을 수용하는 능력
이 발달하면서 이타심이나 공감능력 또한 더욱 깊어집니다.

형식적 조작기formal operational period(11세 이후)

이 시기에는 추상적 명제에 대한 논리적 사고가 가능하며, 주변의 다양한 현상에 대해
가설을 세우고 추리하는 능력이 발달합니다. 문제 해결에 필요한 변인만을 골라내 체
계적으로 조합 및 구성(조합적 추리 능력)할 수 있습니다.
모든 아이가 나이에 따라 인지 발달 단계를 정확히 거치는 것은 아닙니다. 연령이 증가
한다고 해서 무조건 다음 인지 영역으로 넘어가는 것도 아니에요. 성인이 돼서도 공감
능력이 부족하거나 추상적인 사고가 어려운 사람도 있습니다. 즉 아이의 인지 발달을
돕기 위해서는 그에 맞는 적절한 경험과 연습이 필요합니다.

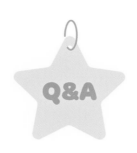

Q&A

Q. 아이가 자위를 해요. 어떻게 해야 할까요?

A. 만 2, 3세가 되면 부쩍 몸에 관심이 많아지는 시기로, 아이는 자신의 몸을 여기저기 찔러보거나 만져보면서 감각을 경험합니다. 성기는 평소 기저귀에 가려서 잘 보이지 않던 신체 부위이니 더욱 관심이 갈 수밖에 없죠. 아이는 목욕할 때 다리를 벌리고 관찰하기도 하고 손으로 만지기도 합니다. 이는 자연스러운 현상이니 그냥 둬도 괜찮아요. 지나치게 혼내거나 만지지 못하게 하면 오히려 부정적인 인상을 심어줄 수 있습니다.

다만 아이가 의도적으로 성기를 만지면서 자극을 추구한다면 '유아 자위' 행동으로 보며 관찰이 필요합니다. 유아 자위라고 해서 청소년이나 성인처럼 성적인sexual 의미가 있는 것은 아니에요. 다만 반복적인 성기 자극추구는 아이의 일상생활이나 또래생활에 방해가 될 가능성이 있어 원인을 파악해야 합니다. 아이는 너무 지루할 때 놀이의 일종으로 혹은 불안이나 긴장을 해소하기 위해서 자위 행동을 하기도 해요.

기본적으로 성기 위생과 다른 사람에게 보여주지 않기 등을 아이에게 교육해 주세요. 자위 행동이 지속되지 않도록 다른 활동으로 대체 시켜주는 노력을 함께 해야 합니다. 만약 양육자의 노력에도 유아 자위가 지속되거나 아이가 양육자에게 숨기고 몰래 자위 행동을 한다면 전문가의 상담을 통해 원인을 파악하고 지속되지 않도록 도와주세요.

Q. 지능검사는 언제부터 할 수 있나요?

A. 지능검사 Intelligence Quotient,IQ란 개인의 지적능력을 측정하기 위해 개발된 검사입니다. 정해진 검사 문항에 피검자의 반응을 채점하여 결과를 내며 규준이 명확하고 구조화된 객

36~48개월

403

관적인 검사예요. 같은 연령의 전체집단과 비교해 개인의 지능 수준을 파악하고 결과를 수치로 보여줍니다. 후천적 학습의 영향이나 심리적 영향을 받는 지능영역과 이러한 영향을 배제한 영역의 지적 잠재력이나 인지능력, 그리고 주의력이나 조절능력 또한 파악할 수 있어요. 우리나라에서는 웩슬러 지능검사를 가장 보편적으로 활용하는데, 유아용 웩슬러 검사는 만 2세 6개월부터 가능하며 아동용 웩슬러 지능검사는 만 6세 0개월부터 가능합니다. 검사의 실시와 채점은 고도로 수련받은 전문가에게 받는 것이 중요해요. 숙련된 검사자에게 평가받을 때 그 해석을 더욱 신뢰할 수 있습니다. 만 2세 6개월 이전의 아이들도 발달검사를 통해 현재 발달 상황과 수준에 대한 평가가 가능합니다.

Q. 둘째를 때리는 첫째를 어떻게 해야 할까요?

A. 나이에 따라 표현의 차이는 있지만 모든 아이는 부모의 사랑을 독차지하고 싶어 합니다. 나와 부모와의 일대일 관계를 누군가에게 방해받고 싶지 않은 마음은 지극히 자연스러운 감정입니다. 다만, 첫째가 어리거나 둘째와의 나이 차가 적을수록 양육자와의 관계에 위협을 더 강하게 느낄 수 있어요. 이때 부모는 첫째의 이런 마음을 이해해 주고 자연스럽게 받아줘야 합니다. 아이에게 둘째를 사랑해라, 미워하면 안 된다고 말하는 것은 첫째가 솔직한 감정 표현을 하지 못하게 할 수 있고, 심지어는 스스로를 나쁜 아이라고 생각하게 만들 수도 있어요.

하지만 이러한 질투의 감정이 행동으로 이어져 아이가 동생을 때리거나 아프게 할 때는 행동의 제한이 필요합니다. "동생이 너무 시끄럽게 울어서 속상했구나. 하지만 동생을 때리는 건 잘못된 행동이야" 하고 감정과 행동은 별개로 다뤄주세요.

형제자매 간의 갈등을 예방하기 위해서는 부모가 첫째, 둘째와 각각 단둘이 보내는 시간을 충분히 확보하는 것이 중요합니다. 아이는 형이나 동생이 밉다기보다는 양육자와 자신의 관계가 소홀해질까 봐 두려운 마음이 더 커요. 양육자가 여전히 자신을 사랑하고 아껴준다는 믿음이 생긴다면 형제자매에 대한 미움은 자연스럽게 사라질 수 있습니다.

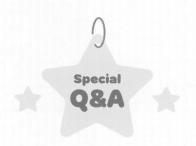

Special
Q&A

영양제의 모든 것

국민건강영양조사에 따르면 3~5세 유아 중 지난 1년간 영양 보충제 섭취 경험이 있는 경우가 48.6%로 전 연령에서 가장 높았습니다. 그중 절반은 한 번에 2가지 이상 제품을 섭취한 것으로 나타났습니다. 그렇다면 꾸준히 영양 보충제를 섭취했던 아이들은 그러지 않은 아이들보다 키도 크고 건강하게 자랐을까요? 그렇지 않습니다. 영양 보충제의 효과가 나타난 아이들은 결핍된 영양 성분을 채워줬기 때문입니다. 영양 결핍이 없는 아이에게 특정 성분을 과하게 주거나 결핍된 영양소가 아닌 엉뚱한 성분을 보충하면 효과도 없을뿐더러 부작용을 일으킬 위험만 커집니다. 그러므로 현재 아이에게 영양 보충제가 필요한지 먼저 따져보는 것이 필요합니다.

전문가와 영양 보충제 상담이 필요한 경우

- 수유모가 채식주의자일 때
- 특정 식품군에 편식이 심할 때
- 영양분 흡수 저하가 예상되는 만성질환을 가지고 있을 때
- 일 권장 식사량을 섭취할 수 없으며 성장 속도가 더딜 때

Q. 영양 보충제를 섭취하기 전에 무엇을 고려해야 할까요?

A. 먼저 만성간질환, 신장질환, 대사질환 등 만성질환을 앓고 있는 아이는 영양 보충제 섭취를 주의해야 합니다. 특정 음식이나 성분에 알레르기가 있는 아이도 마찬가지예요. 반드시 주치의와 상담이 필요합니다. 첫째, 영양 보충제를 고를 때는 어떤 성분이 함유돼 있는지, 용량이 충분한지 고려해야 합니다. 영양 보충제에 함유된 영양 성분을 아이가 식품으로 섭취하고 있는지 확인해 주세요. 나이에 따른 1일 권장량에 비해 영양이 너무 부족하거나 과하게 들어간 영양제는 피합니다. 둘째, 과대광고를 하는 제품은 피하는 것이 좋습니

405

다. "이것만 꾸준히 먹이면 키가 180cm가 된다", "6개월을 꾸준히 먹였더니 감기 한 번 안 걸리고 건강해졌다" 같은 광고를 많이 보셨을 겁니다. 혹하는 광고지만 실상은 그렇지 않죠. 성장호르몬이 함유돼 있다고 홍보하는 제품들이 있습니다. 하지만 성장호르몬은 소화기관으로 흡수되지 않습니다. 치료할 때 주사제로 치료하는 이유입니다. 과대광고 영양제는 대부분 말도 안 되게 고가입니다. 구매 버튼을 누르기 전 반드시 이득을 보는 쪽은 어디인지 다시 확인할 필요가 있어요.

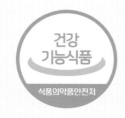

셋째, 식품의약품안전처 인증 마크를 확인해 주세요. 인체에 유용한 기능성을 가진 원료나 성분을 사용한 식품은 '건강기능식품'으로 따로 분류하며, 제품에 식약처 인증 마크를 표시하게 돼 있습니다. 마지막으로 함유된 당류를 꼭 확인하세요. 아이를 위한 영양제에는 거부감 없이 잘 먹을 수 있도록 단맛을 추가하므로 당류 함유량이 많습니다. 한국소비자원의 조사에 따르면 어린이 비타민 캔디 1회 섭취 시 당류 함량은 3.81~10.48g으로 나타났습니다. 이는 6~8세의 여아 당류 1일 섭취 기준인 37.5g의 10~28%에 달하는 양으로 매우 높습니다. 그러므로 성분표를 보고 당류가 적은 제품을 골라주세요.

Q. 채소, 과일 편식이 심하다면?

A. 비타민 A군은 당근, 시금치, 상추, 배추김치, 깻잎 등 담황색 채소와 과일류에 풍부합니다. 비타민 B군은 시리얼, 곡류, 살코기, 두부, 달걀 등의 식품에 풍부하죠. 비타민 C군은 오렌지, 파인애플, 귤, 딸기 등 신선한 과일에 많습니다. 2020년 국민건강영양조사에 따르면 청소년기로 갈수록 비타민 A, B1, B2, B3, C 섭취량이 부족해진다고 합니다. **만약 아이가 채소나 과일 편식이 너무 심하거나 잡곡 섭취가 어렵다면 비타민 A, B, C 군이 포함된 멀**

비타민 종류에 따른 결핍 증상

비타민 A군	눈과 피부의 문제, 영유아 설사, 급성 호흡기 질환 증가, 성장 지연
비타민 B군	결핍 증상이 흔하지 않음, 식욕 부진, 성장 부진, 구순염, 신경 기능 저하
비타민 C군	빈혈, 감염, 모세혈관 출혈

티비타민 보충을 고려해 볼 수 있어요. 비타민은 소아에게 결핍 시 나타날 수 있는 증상이 조금씩 다릅니다.

연령에 따른 비타민 1일 권장 섭취량

연령	비타민 A (μg REA/일)	비타민 B1 티아민 (mg/일)	비타민 B2 리보플래빈 (mg/일)	비타민 B3 나이아신 (mg NE/일)	비타민 C (mg/일)
1~2세	250	0.4	0.5	6	40
3~5세	300	0.5	0.6	7	45

Q. 비타민 D도 영양제로 보충이 필요한가요?

A. 비타민 D는 결핍 시 구루병이 발생하고 칼슘 흡수를 감소시킵니다. 골격 건강이 악화되므로 성장 지연의 원인이 될 수 있습니다. 비타민 D는 햇빛을 통해 우리 몸에서 형성되는 것으로 알려져 있죠. 우리 몸에서 비타민 D를 충분히 만들려면 낮에 선크림을 바르지 않은 상태로 2~3시간 햇빛에 노출돼야 합니다. 하지만 현실적으로 쉽지 않죠. 실제로 우리나라에서 건강한 아이들을 대상으로 비타민 D를 측정한 결과 6~9월 여름 기간을 제외하고는 정상 범위보다 낮게 측정됐습니다. 특히 2~5월 사이 햇빛 조사량이 많지 않은 시기에 가장 낮게 측정됐어요. **대한소아청소년과학회에서는 건강한 아이라도 생후 2주부터 비타민 D를 하루에 400IU, 돌 이후부터는 비타민D 강화 우유를 충분히 마시거나 비타민 D를 하루에 600IU 보충하는 것을 권고합니다.** 단 혈중 비타민 D 수치에 따라 권장 용량은 달라질 수 있어요.

Q. 철분과 아연 영양제는 언제 보충이 필요할까요?

A. 철분은 우리 몸 구석구석에 산소를 운반해 주는 역할을 합니다. 철분 결핍이 있으면 성장 지연, 수면 장애가 생길 수 있어요. 뇌신경 발달에 관여하므로 최종 IQ 발달에도 영향을 미칩니다. 철분은 붉은 살코기, 달걀노른자, 멸치, 시금치, 콜리플라워 등에 풍부하게 들어 있

어요. 아연은 우리 몸의 100여 개의 조효소, 효소의 구성 원소로 성장 발달, 면역체계에 없어서는 안 되는 중요한 무기질입니다. 결핍이 일어나면 키 성장에 영향을 미치고, 면역 저하, 식욕 저하, 반복적인 피부 습진, 아토피와 ADHD와도 연관성을 보인다고 알려져 있어요. 굴, 대두, 현미, 살코기, 달걀을 통해 섭취할 수 있습니다.

연령에 따른 철분, 아연 1일 권장 섭취량

연령	1~2세	3~5세
철분(mg/일)	6	7
아연(mg/일)	3	4

만약 아이가 달걀이나 고기 섭취가 어렵다면 보충제가 필요할 수 있습니다. 또 생후 4개월 이후의 완전 모유수유아는 철분을 추가로 보충해 주는 것이 좋고, 만성 설사나 아토피 피부염으로 치료받는 아이라면 아연을 영양제로 보충하는 것이 좋습니다. 주치의와 영양제 섭취에 관해 상담하세요.

Q. 칼슘과 오메가 지방산 영양제는 언제 보충이 필요할까요?

A. 칼슘은 아이들의 근육, 뼈 성장에 빠질 수 없는 중요한 무기질입니다. 우유, 치즈, 요거트, 고칼슘 두유, 아몬드 우유에 풍부합니다. 또 뱅어포, 빙어, 멸치에도 많죠. 유제품에 표시된 칼슘 함유량을 확인해 주세요. **식사량이 적은 아이는 적은 양을 먹더라도 칼슘을 더 많이 섭취할 수 있도록 고칼슘 제품을 선택하는 것이 좋겠죠?** 아이가 유제품을 잘 먹지 않는다면 칼슘 보충제가 필요할 수 있습니다. 칼슘은 보충제로 섭취했을 때보다 식품으로 섭취했을 때 흡수율이 훨씬 높아집니다. 그러므로 무조건 영양제를 보충하기보다는 대체 음식으로 보충하는 것을 더 추천합니다.

연령에 따른 칼슘 1일 권장 섭취량

연령	1~2세	3~5세
칼슘(mg/일)	500	600

오메가 지방산은 여러 형태가 있는데, 우리가 먹이고자 하는 성분은 EPA+DHA입니다. 그중 DHA는 뇌신경세포, 시각세포 발달에 중요한 역할을 하기 때문에 결핍 시 두뇌 발달, 시력 저하, 감각 기능에 영향을 줄 수 있습니다. 2020년 국민건강영양조사에 따르면 국내 섭취 수준을 국제 섭취 기준과 비교했을 때 지방산의 섭취는 결핍이 우려되는 수준이 아닙니다. 그러므로 식사량이 충분한 아이에게 일부러 오메가 지방산 보충제를 먹일 필요는 없습니다. 만약 연어, 고등어, 꽁치, 참치, 달걀에 풍부하기 때문에 생선 섭취가 어려운 아이라면 영양 보충제를 고려할 수 있습니다. 제품을 선택할 때는 EPA+DHA 함량이 250mg 이상인 것으로 선택하세요.

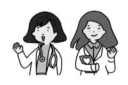

좋은 부모가 되는 길

"인내가 미덕이다"라는 말처럼 잘 참고 화를 안 내는 부모가 좋은 부모일까요? 우리 아이가 성장해서 성인이 되었을 때의 모습을 떠올려 보세요. 화가 나고 부당한 상황에서 속은 부글거리는데 참고 넘기는 것을 배웠으면 하나요? 아니면 다소 얼굴이 붉으락푸르락해지더라도 자신의 마음을 잘 표현할 줄 아는 사람이었으면 하나요? 부모 중 누구도 아이가 콩쥐나 신데렐라처럼 참기만 하기를 바라는 부모는 없을 거예요. 한 아이가 정서적으로 안정된 독립체로 성장하여 자신의 감정을 잘 표현하기 위해서는 자라면서, 그리고 부모와의 관계에서 어떤 경험을 했는지가 중요합니다.

진료실에서 만나는 부모님 중 가끔 "저는 괜찮으니 우리 아이만 좀 치료해 주세요. 아이만 괜찮으면 전 힘들어도 돼요" 하고 우울한 아이, 불안한 아이를 치료하러 오는 보호자를 만나게 됩니다. 하지만 아직까지 부모가 우울한데 아이만 행복한 가정은 보지 못했습니다. 아이는 부모의 삶을 온전히 배워나가며 부모의 행복마저도 닮아갑니다. 부모가 자신의 감정을 하찮게 여길 때, 아이도 그러한 모습을 보고 배울 수 있다는 것을 기억하세요.

부모가 스스로 자신의 감정을 보살피고 가치 있게 여길 때, 아이에게도 더 좋은 롤 모델, 더 좋은 부모가 될 수 있습니다. 부모부터 먼저 행복해지세요. 좋은 부모가 되는 길은 먼저, 행복한 부모가 되는 것입니다. 그럼 아이도 부모를 닮아 행복하고 좋은 사람이 되어갈 거예요.

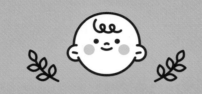

48~60

개월

이렇게 자랐어요

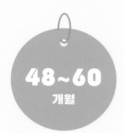

48~60개월

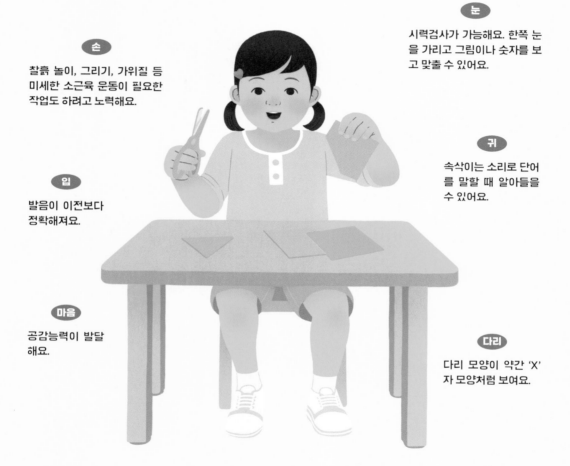

두뇌
숫자를 10까지 셀 수 있어요.

눈
시력검사가 가능해요. 한쪽 눈을 가리고 그림이나 숫자를 보고 맞출 수 있어요.

손
찰흙 놀이, 그리기, 가위질 등 미세한 소근육 운동이 필요한 작업도 하려고 노력해요.

귀
속삭이는 소리로 단어를 말할 때 알아들을 수 있어요.

입
발음이 이전보다 정확해져요.

마음
공감능력이 발달해요.

다리
다리 모양이 약간 'X'자 모양처럼 보여요.

이 정도는 할 수 있어요

- 한 발로 뛸 수 있어요.
- 연습하면 유아 가위로 색종이를 오릴 수 있어요.
- 십자형과 사각형을 보고 비슷하게 그릴 수 있어요.
- 줄거리가 있는 말을 해요.
- 반대말의 의미를 알고 말할 수 있어요.
- 더 무거운 것을 가려내고 크기별로 간단하게 분류할 수 있어요.

아이 성장 살펴보기

6개월마다 아이의 성장을 직접 기록해 보세요

날짜	키(cm)	백분위수	체중(kg)	백분위수

질병관리청
성장도표 계산기

TIP▸ 이 시기에는 1년 동안 키가 약 6~7cm 정도 성장하며 몸무게는 약 2~3kg 늘어납니다.

하루 적정 식사량

1일 권장 섭취 칼로리 1,400kcal

2020년
보건복지부
국민건강영양조사
기준

식사 (제한×)	곡류군	밥 1/2공기(105g) × 3회
	어육류군	아래에서 택1 × 4회 · 고기 40g(하루 50g 이상 섭취 권장) · 생선 50g · 달걀 1개 · 콩 20g
	채소군	종지 1그릇 × 3회
간식 (제한○)	과일군	택1 × 1회 ex) 사과 2/3개, 배 1/2개, 바나나 1개
	유제품군	유제품(우유+치즈+요거트) 400~500ml ※ 하루 칼슘 권장량 600mg ※ 저지방 우유 섭취 가능
	지방군	요리 사용 3~4작은술 또는 견과류

하루 적정 수면 시간

10~13시간   권장하는 수면 시간이에요.

TIP▸ 미국수면재단에서 권장하는 수면 시간입니다.

TIP▸ 절반 이상의 아이들이 낮잠을 자지 않아요. 아이가 자고 싶어 한다면 60개월까지 낮잠 시간을 가져도 좋습니다.

꼭 챙겨야 할 접종·검진 체크

- 7차 영유아 건강검진(54~60개월)
- 4차 영유아 구강검진(54~65개월)
- DTaP 추가 접종(4~6세)
- 소아마비 추가 접종(4~6세)
- 홍역, 볼거리, 풍진MMR 2차 접종
- 매년 가을 인플루엔자(독감) 접종

48~60개월

나는 이만큼 할 수 있어요

다양한 형태의 그림을 그리기 시작해요! 〔인지〕

- 11, 12, 13, 14, 15! 나는 이제 숫자를 많이 알아요.
- 사람도 그릴 수 있어요. 아직 어설프지만 엄마 아빠를 그려줄게요.
- 우리 다음에 다시 여기 올 거예요?
- 용돈 주세요. 카드 주세요. 장난감을 사러 갈 거예요.
- 왠지 나쁜 팥쥐 엄마는 벌을 받을 것 같아요. 맞아요?
- 엄마는 여자, 아빠는 남자, 할머니는 여자, 할아버지는 남자예요.
- 여자는 임신하고 아기를 낳을 수 있어요.
- 몰라요. 이거 내가 그런 거 아니에요!
- 아이스크림을 많이 먹으면 배가 아프니까 참을 수 있

- 어요. 그래도 먹고 싶어요.
- 아빠 아이스크림 사주면 안 돼요? 이따가 밥도 잘 먹고 말도 잘 들을게요.
- 나는 커서 경찰관이 될 거예요.
- 내가 동생을 도와줄게요. 걱정 마세요.

♡♡ 나는 공감을 잘해요! 〔정서·감정〕

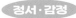

- 니모가 아빠를 못 찾으면 어떡해요? 너무 슬퍼요!
- 둘리는 아빠가 없어서 너무 슬플 것 같아요.
- 계속 그러면 나 너랑 안 놀 거야! 우리 집에 오지 마!
- 짜잔! 아빠, 이것 봐요. 내가 만들었어요. 멋지죠?
- 아빠, 소리 질러서 잘못했어요. 앞으로는 소리 지르지 않을게요.
- 내가 제일 먼저 갈 거야. 내가 제일 힘이 세.
- 놀리지 매 내가 진 거 아니야 다시 해!
- 일부러 그런 게 아니에요. 실수였다고요.
- 친구야 나 화났어! 빨리 내 거 줘!
- 당장 초콜릿을 먹고 싶지만 아빠와의 약속을 지켜요.

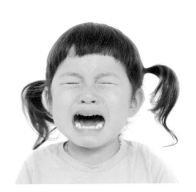

원인과 결과를 말할 수 있어요!

- 어린이를 놀리는 건 잘못된 거예요.
- 감기에 걸렸을 때는 마스크를 꼭 써야 해요. 다른 사람에게 전염될 수 있으니까요.
- 아빠는 바보래요! 으하하!
- 난 새콤달콤한 사과가 좋아요. 맛없는 건 싫어요.
- 아빠가 엄마는 오늘 병원에 가서 늦게 온다고 했어요.
- 친구가 먼저 나를 때려서 나도 때렸더니 선생님께 혼났어요.
- 이건 불가능해!
- 얘들아 이렇게 옥신각신하지 마. 아웅다웅도 하지 말고.

- 영어 말고 한글로 볼래요.
- 아빠, 귀를 대봐요. 사실은 내가요.
- 양치를 하면 간식 맛이 이상해져요.

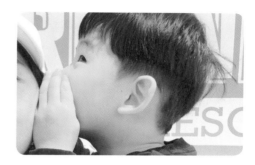

유치원에는 장난감을 갖고 가면 안 돼요!

- 나는 어린이집에서 봄이랑 제일 친해요.
- 도서관에서는 조용히 해야 해요.
- 여자 친구와 남자 친구는 다른 화장실을 가요. 여자, 남자는 몸이 다르니까요.
- 여자는 치마를 입고 남자는 바지를 입어요.
- 엄마와 아빠는 서로 사랑하는 사이예요. 나도 나중에 결혼할 거예요.
- 이제 쉬야는 스스로 할 수 있어요. 부끄러우니까 오지 마세요.
- 싸우지 않고 순서대로 미끄럼틀을 타요. 친구랑 구조대 놀이를 해요.

- 현우는 활발하고 재밌어요. 블록 쌓기를 잘해요. 예원이는 그림을 잘 그리고 조용한 친구예요.
- 가족들이 다 같이 모여서 심각한 얘기를 할 때는 옆에서 조용히 기다릴 수 있어요.
- 아빠가 시무룩해 보이면 가서 노래를 불러줘요. 내가 노래를 부르면 아빠의 기분이 좋아지거든요.

이 시기
흔히 고민하는 문제

**또래에 비해
키가 너무
작은 것
같아요**

아이는 성인이 될 때까지 키와 몸무게가 급격하게 성장하는 두 번의 급성장기를 겪게 됩니다. 첫 번째는 출생 후 2년까지, 두 번째는 사춘기 때 일어납니다. 생후 2년부터 이전보다 키가 천천히 자라기 때문에 잘 안 큰다고 느껴질 수 있어요. 어린이집의 단체 사진에서 우리 아이만 유독 작아 보이면 걱정이 되기도 합니다. 영유아검진을 하면 또래보다 키가 조금 작으니 식사에 신경 쓰고 더 키워보자는 얘기만 들을 뿐 특별한 처방이 없는 경우가 대부분이죠. 왜 그럴까요? 의학적으로 문제가 되는 성장 지연과 부모가 느끼는 성장 지연의 기준이 다르기 때문입니다. 의학적으로 문제가 되는 성장 지연은 다음과 같습니다.

의학적으로 문제가 되는 성장 지연

- 키가 개월 수에서 3백분위수 미만일 때(재태주수 35주 미만의 이른둥이는 교정연령 키가 기준)
- 1년간 키가 4cm 이하로 성장할 때
- 이전 차수 영유아 건강검진에 비해 신장의 백분위수가 두 급 간 이상 감소했을 때

신장의 백분위수가 두 급 간 이상 감소한다는 것은 예를 들어 이전 영유아 건강검진에서 신장 75백분위수였던 아이가 신장 25백분위수로 하락한 경우입니다. 신장의 백분위수가 75에서 50으로, 50에서 25로 두 급이 내려간 것이죠. 위의 경우라면 소아내분비 전문의에게 진료를 보고 정밀 평가를 받는 것이 좋습니다.

부모가 느끼는 성장 지연의 기준은 훨씬 광범위합니다. 키가 50백분위수에 조금 못 미치기만 해도 저신장이라고 생각하는 분들도 많습니다. '키도 하나의 스펙'으로 보는 대한민국 사회에서 우리 아이가 혹시라도 뒤처질까 봐 걱정되는 마음은 충분히 이해합니다. 그렇다고 조급한 마음에 검증되지 않은 치료를 하거나 영양 보충제를 이것저것 복용하는 것은 옳지 않습니다. 아이의 키가 작

을까 봐 걱정된다면 우선 생활 습관을 건강하게 잡는 데 집중해 주세요. 그리고 6~12개월마다 검진과 진료를 통해 정상적인 속도로 자라고 있는지, 추가 검사가 필요한지 꾸준히 평가합니다.

최종 키를 결정 짓는 요인

가족력

가족력은 최종 키를 결정짓는 가장 큰 요인입니다. 보통 부모의 키에 따라 아이의 최종 키를 예상하는 방법을 부모 예상 키라고 해요. 이 공식이 절대적이지 않습니다만 부모님 모두 키가 작은 경우라면 키가 큰 부모님에 비해 아이의 최종 키가 작을 확률이 훨씬 높은 것은 사실입니다.

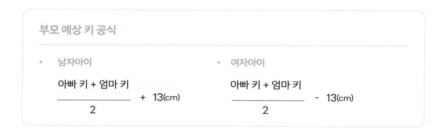

부모 예상 키 공식

· 남자아이

$$\frac{\text{아빠 키} + \text{엄마 키}}{2} + 13\text{(cm)}$$

· 여자아이

$$\frac{\text{아빠 키} + \text{엄마 키}}{2} - 13\text{(cm)}$$

TIP
연령별 1일 식품군별 식사 구성표는 363쪽 참고

영양 섭취

타고난 유전자를 바꾸는 것은 불가능하죠. 그럼 부모님이 관리해 줄 수 있는 생활 습관에 대해 알아봅시다. 가장 영향이 큰 요인은 바로 영양 섭취입니다. '키를 크게 하는 음식'은 따로 없습니다. 각 연령에 맞게 6가지 식품을 골고루 충분히 섭취하는 것이 키를 키우는 가장 좋은 방법입니다. "밥을 많이 먹어야 키가 크지"라는 말보다 "골고루 먹어야 키가 크지"라는 말이 더 정확한 표현인 것이죠. 충분한 양을 먹고 있는 아이에게 추가로 영양 섭취를 시키거나 특정한 식품군을 많이 먹인다고 해서 최종 키가 자라지는 않습니다.

앞서 청소년기로 갈수록 우리나라 아이들의 수용성 비타민(비타민 A, B1, B2, B3, C)과 칼슘의 섭취량이 부족해진다고 설명했는데요. 생각해 보면 유아식을 할 때는 우유를 꾸준하게 섭취하다가 아이가 어린이집에 다니면서 유제품 섭취에 덜 신경 쓰게 됩니다. 또 어릴 때보다 칼슘 필요량은 더 많아지는데도 불

48~60개월

구하고 유제품을 잘 안 먹는 아이들이 늘어나죠. 그러므로 아이가 자랄수록 칼슘이 많이 함유된 유제품과 채소를 꾸준히 섭취하도록 유도해야 합니다. 만약 유제품, 채소 편식이 너무 심한 아이라면 영양 보충제도 고려해 보세요.

신체 활동

대한소아내분비학회에서는 바른 성장을 위해 하루 30분 이상 활발한 신체 활동을 하도록 권고하고 있습니다. 특히 중력의 반대 방향으로 움직이는 운동(줄넘기, 농구, 트램펄린 등)과 전신 스트레칭이 가능한 운동(태권도, 수영, 스트레칭 등), 유산소 운동을 꾸준히 하는 것을 추천합니다. 키 크는 데 가장 효과적이고 간편한 운동은 줄넘기와 스트레칭을 병행하는 것입니다. 한 번에 연속으로 하지 않고 줄넘기 3분, 스트레칭 2분, 휴식 1분을 1세트로 잡고 30분간 진행하는 것이 좋습니다. 줄넘기를 할 때는 발뒤꿈치를 살짝 들고 무릎을 살짝 구부린 상태에서 착지하도록 지도해 주세요. 아이가 아직 줄넘기를 하지 못한다면 바닥에서 제자리 뛰기를 해도 괜찮습니다.

체중 관리

갑자기 체중이 늘지 않도록 꾸준히 관리해 주는 것이 중요합니다. '어릴 때 살은 키로 간다'라는 옛말을 믿다가 후회할 수 있어요. 체지방률이 높아질수록 성조숙증과 상관없이 뼈 나이가 빨라지고 성장호르몬 분비량은 감소합니다. 따라잡기 성장 중이 아닌 이 시기의 어린이는 체중이 1년에 2~3kg 정도 느는 것이 일반적입니다.

성장을 위해
빨리 재워야 할까?

수면

성장호르몬은 아이가 깊은 수면에 드는 60~90분 후에 가장 분비량이 많아집니다. 그러므로 아이가 일정한 시간에 잠이 들 수 있도록 자기 전 수면 의식을 해줍니다. 취학 전까지는 하루에 9~10시간 정도 충분한 수면 시간을 확보하는 것이 중요해요.

스트레스

스트레스로 인해 자율신경계가 과도하게 올라가면 성장호르몬 분비를 방해할 수 있습니다. 특히 이 시기에는 또래 관계 경험이 많아지면서 외적인 모습에 대한 관심이 많아집니다. 아이도 자신이 또래보다 키가 크지 않다는 것을 알고 있으므로 부모가 과도하게 강조하고 걱정하는 모습을 보이는 것은 좋지 않습니다. 자신에 대한 부정적인 이미지를 심어줄 뿐이죠. "우유를 잘 마셔야 키가 쑥쑥 크지", "네가 밥을 안 먹으니까 키가 작지"라는 말은 작은 키는 나쁘다는 생각을 무심코 심어주는 말들입니다. 아이를 그대로 인정해 주고 긍정적인 변화가 있다면 칭찬해 주세요. "지난번에 우유를 마셨더니 다리가 길어져서 바지가 작아졌네", "고기를 하나 더 먹어서 식탁 위에도 손이 닿네"라고 말이죠. 같은 말이지만 느낌이 완전히 다르죠?

성장호르몬 치료는 효과가 있을까?

성장호르몬 치료는 성장호르몬 결핍증, 염색체 이상, 만성 신부전 등 특정 질환으로 성장 지연이 생긴 아이들을 위해 개발됐습니다. 국내에서는 1985년부터 오랫동안 사용되고 있어요. 성장 촉진 효과를 인정받아 치료가 필요한 아이들은 보험급여로 치료받을 수 있습니다. 그런데 2003년부터 미국 FDA에서 특별한 질환 없이 키가 작은 '특발성 저신장'인 아이들에게도 치료를 허가하면서 성장호르몬 치료의 판도가 바뀌기 시작했습니다. 이전에는 치료의 목적으로 사용했다면, 지금은 키를 키우기 위한 미용적인 목적으로 비급여로 성장호르몬을 사용하기 시작한 것이죠. '특발성 저신장'의 치료 효과에 대한 논란은 여전히 뜨겁습니다만 최근 나온 연구에 따르면 성장호르몬 치료가 최종 키를 키우는 효과가 있다는 쪽에 손을 들어주고 있습니다. 발생하는 부작용은 3% 내외이며 대부분 치료를 중단하면 좋아지므로 비교적 안전한 치료라고 할 수 있어요.

하지만 여기서 짚고 넘어가야 할 점이 있습니다. 미국 FDA에서 특발성 저신장 중 키가 3백분위수 미만인 경우, 최종 예상 키가 남자는 160cm, 여자는 150cm 미만일 때 치료를 인정한다는 점입니다. 무작정 키를 키우기 위해 투여하는 게 아니라는 것이죠. 치료에 대한 반응은 골연령, 사춘기 진행 속도, 치료 시작 시기에 따라 개인차가 매우 크며 5~7cm의 최종 신장 증가를 위해 보통

2~3년 이상의 치료 기간이 필요합니다. 또 성장호르몬은 소화기관으로 흡수되지 않기 때문에 가정에서 주 5~6회 부모가 직접 주사로 투여해야 하는데, 부모와 아이에게 정신적인 부담이 될 수 있어요. 또한 성장 속도, 부작용 발생 여부 등을 모니터링을 하기 위해 3~6개월마다 병원에 방문해 소아내분비전문의의 진료를 받고 검사를 진행해야 합니다. 비용적인 측면도 무시할 수 없습니다. 특발성 저신장 치료는 보험이 적용되지 않아 본인이 100% 부담해야 해요. 정상 범위 키인 아이를 단순히 남보다 키를 더 크게 하기 위해 성장호르몬 치료를 생각하고 있다면, 쉽게 생각하지 말고 다시 한번 득과 실을 따져봐야 합니다.

또래에 비해 키가 너무 큰 것 같아요

성조숙증의 모든 것

키가 빨리 자라면 성조숙증 발생률이 높아지기 때문에 아이가 또래보다 너무 커도 부모는 걱정될 수 있습니다. 성조숙증이란 특정한 원인에 의해 체내 성호르몬 분비가 증가해 아이의 2차 성징이 또래보다 빠르게 나타나는 것을 말합니다. 사춘기의 조기 발현과 함께 성장판이 빨리 닫혀 성인 최종 키가 작아질 수 있어요. 또 여자아이들은 또래에 비해 빨리 가슴이 나오고 생리를 시작하는 것에 심리적으로 위축될 수 있습니다.

성조숙증이 의심된다면 조기에 진단하고 치료해야 합니다. 성호르몬 분비가 증가하는 원인을 찾아 치료하고 사춘기를 지연시키는 성호르몬 억제제를 사용해 치료할 수 있어요. 이 치료제에 잘 반응하면 성장판이 닫히는 속도를 늦춰 키가 성장할 시간을 벌어주고 2차 성징이 사라져 아이도 편하게 생활할 수 있습니다. 만약 다음 중 하나라도 해당한다면 성조숙증 정밀 평가를 위해 소아청소년과 진료가 필요합니다.

성조숙증 검사가 필요한 경우

- 여자아이가 만 8세 이전에 가슴 멍울이 만져지거나 아파할 때
- 남자아이가 만 9세 이전에 고환의 크기가 커질 때
- 최근 들어 키가 아주 빨리 자랄 때(1년에 10cm 이상)
- 음부나 겨드랑이에 모발이 생길 때
- 부모 중에 초등학교 때 빨리 자라고 성장을 멈춘 사람이 있을 때
- 엄마의 초경이 빨랐고 최종 키가 작을 때

유치가 빨리 빠지거나 정수리에서 냄새가 나거나 얼굴에 뾰루지가 자주 나는 것도 성조숙증의 증상일 수 있습니다. 하지만 특징적인 증상은 아니므로 위에 해당되는 조건이 없다면 당분간 지켜봐도 괜찮습니다. 2차 성징이 일찍 나타날수록, 가족력이 있거나 단기간 빠른 성장 속도를 보이는 아이일수록 성조숙증일 가능성이 높다는 것을 기억하세요. 단순히 현재 아이의 키가 큰 것만으로는 검사 대상이 되지 않습니다.

성조숙증에 관한 오해

성조숙증을 유발하는 음식은 없습니다

특정 식품이 성조숙증을 유발한다고 주장하는 일부 사람들은 2가지 이유를 듭니다. 첫째, 특정 음식에 파이토에스트로겐과 같은 천연 여성호르몬이 함유돼 있어 성조숙증을 유발한다는 것입니다. 하지만 천연호르몬은 꾸준하게 많은 양을 섭취하지 않는 이상 성조숙증을 일으킬 만큼 체내 여성호르몬 수치를 높이지 못해요. 예를 들어 두유를 하루에 1,000ml씩 과다하게 섭취한다면 안 되겠지만 하루 유제품 권장 섭취량인 400~500ml 안으로 적당히 섭취한다면 아무 문제가 없습니다. 다만 특정 식품의 추출물(인삼, 홍삼, 석류, 베리류 등)을 꾸준히 보충했을 때 사춘기가 빨라진다는 연구 결과가 있어요. 몸에 좋다는 엑기스, 즙과 같이 농축돼 나온 제품 섭취는 되도록 피하는 것이 좋겠죠. 또한 체지방량을 높이는 인스턴트 음식과 설탕이 많이 들어간 간식, 음료를 자주 섭취하고 있다면 끊는 것이 좋습니다.

둘째, 성장호르몬, 항생제를 쓰면서 키운 젖소에서 짠 유제품이 성조숙증의 원인이 될 수 있다는 것입니다. 우리나라는 우유 생산을 위해 젖소에게 성장호르몬 투여를 하는 것이 금지돼 있어요. 설령 투여한다 해도 앞서 말했듯 성장호르몬은 소화기관에서 흡수가 이루어질 수 없습니다. 그러므로 시중에 판매하는 1등급 우유를 하루 권장량만큼 마시는 것으로는 성조숙증이 생기지 않아요.

어떻게
놀아줄까?

아이만의
세계가 생겨요

만 4세가 넘어가면서 아이는 자신의 세계를 놀이로 표현합니다. 아이만의 세계라는 것은 현실뿐 아니라 아이의 욕망이나 두려움, 불안이나 공포 등의 무의식도 포함돼요. 아이들은 놀이를 통해 자신의 감정을 표현하고 재발견하면서 마음이 더 성장해 나갑니다. 이제는 제법 못 하는 말이 없는 아이와 대화를 나누는 것은 즐거운 놀이가 될 수 있어요. 아이는 부모에게 말장난을 하기도 합니다.

아직은 아이들에게 부모가 1순위지만, 또래에 대한 관심이 늘어나며 또래와 노는 것을 즐기고 선호하게 됩니다. 친구와의 우정이 시작되며 좋아하는 친구를 기쁘게 해주고 싶어 합니다. 친구들과 함께 놀기 위해 자신의 욕구를 참기도 하죠. 이런 우리 아이의 모습, 꽤 기특하지 않나요?

TIP ❶
규칙이 있는
놀이

이제 아이와 함께 간단한 규칙이 있는 보드게임을 할 수도 있습니다. 가족들이 다 함께 할 수 있는 전통 놀이인 윷놀이부터 시작해 만 4, 5세 아이들이 할 수 있는 보드게임이 시중에 꽤 나와 있어요. 물론 아이의 발달 수준이나 성향, 경험 등에 따라 조금씩 차이는 있을 수 있습니다.

처음에는 가족 모두 쉽고 재밌게 할 수 있는 모양 맞추기 게임이나 원숭이 꼬리 걸기, 그림 맞추기 등 규칙이 단순한 놀이가 좋습니다. 보드게임은 다른 놀이에 비해 부모도 재밌게 할 수 있고, 아이도 부모와 동등한 위치에서 게임을 할 수 있어요. 하지만 아이와 함께 완벽한 보드게임을 할 수 있다고 생각하면 오산입니다. 아이들이 규칙을 이해한다고 해서, 무조건 규칙대로 하는 것은 아니기 때문이죠. 아이들은 이기고 싶은 마음에 혹은 다르게 해보고 싶은 마음에 제멋대로 규칙을 바꾸기도 합니다. 하지만 모두가 아이가 만든 규칙을 따른다면, 그 또한 놀이가 될 수 있어요.

만 3~5세를 위한 추천 보드게임

- 서펜티나

- 원숭이게임

- 도미노게임

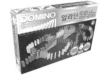

- 루핑루이

- 퍼즐 블록

- 펭귄 얼음 깨기

- 레고 블록

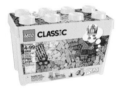

TIP▶ 비교적 단순한 규칙과 흥미로운 요소를 가진 게임 중에서 아이의 취향에 따라 골라주세요.

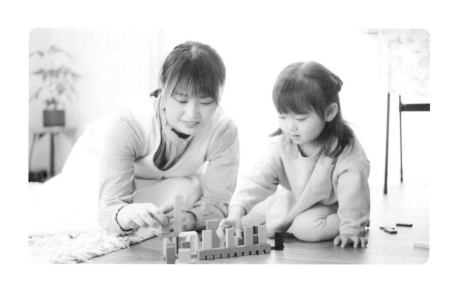

이 시기 아이는 매일매일 새로운 단어, 생각지도 못한 말을 쏟아냅니다. 가르쳐준 적도 없는 말을 사용하는가 하면, 동화책에서 익힌 말을 상황에 맞게 사용하기도 해요. 언어 발달이 정교해지면서 언어를 기반으로 한 인지 발달이 폭발적으로 이뤄지는 시기라 그렇습니다. 언어가 발달하는 과정에서 상징, 즉 사랑, 미움, 질투 등과 같은 눈에 보이지 않는 것을 이해할 수 있고 사고가 고차원적인 수준으로 올라갑니다. 그저 명명하는 정도의 언어 수준을 벗어나 "왜?", "어떻게?" 등의 질문을 하는 것이죠. 이러한 아이의 인지 발달과 상상력, 그리고 언어 표현 능력, 사고력 발달에 모두 도움을 줄 수 있는 놀이가 바로 낱말 맞추기 게임입니다.

놀이 방법은 아주 간단해요. 그림 카드 혹은 종이에 간단하게 그림을 그린 뒤 설명해 주고 아이가 맞추는 놀이입니다. 이 방법이 익숙해지면 아이가 설명하고 양육자가 맞춰봅니다. 참 쉽죠? 한번 시도해 보면 아이들의 기상천외한 설명에 아마 깜짝 놀랄 거예요.

이제 아이는 들었던 이야기를 기억하고, 또 상상하기도 합니다. 콩쥐 팥쥐 이야기, 흥부 놀부 이야기 등을 통해 권선징악을 배워요. 백설 공주, 신데렐라, 인어 공주 이야기를 통해 남녀에 대해 배우기도 하죠. 다양한 이야기를 들려주면서 책 속의 단어와 표현을 알려줄 수 있습니다. '이런 단어를 알까?', '이런 단어는 너무 어려울 것 같은데?' 싶지만 책의 내용, 그림과 함께 이야기를 들려주면 아이는 단어를 이해하고 일상에서 적절하게 활용할 수 있습니다. 매번 어려운 단어를 쉬운 단어로 바꾸어 책을 읽어주기보다는 있는 그대로 들려준 후 쉬운 단어로 다시 설명해 주는 방법이 좋아요.

또한 이 시기에는 책을 읽어주는 펜, 오디오 CD 등을 활용할 수 있습니다. 실감 나게 읽어주는 음성과 그림책의 그림을 매칭하면서 아이의 상상력이 향상돼요. 이해가 될 때까지 반복해서 들을 수 있다는 장점도 있습니다.

집안일을 시키는 것이 아이에게 일을 시키는 것 같아서 미안한가요? 만 3~5세 아이라면 자신이 해야 할 일과 역할에 대해 배우기 시작하며 아이도 엄마, 아빠처럼 집안일을 하고 싶어 합니다. 부모에게만 허락됐던 집안일을 함께 하면 아이는 자신이 가족의 일원이 된 것 같은 뿌듯함을 느껴요. 또 자신이 이제 좀 커서 형, 누나, 언니, 오빠가 된 것 같은 만족감을 얻을 수 있습니다. 사실 집안일은 아이가 두 돌만 지나도 함께 시작할 수 있어요. 수건을 함께 개거나 자신의 기저귀를 쓰레기통에 넣는 것도 아이가 집에서 할 수 있는 작은 역할인 셈이죠. 아이가 할 수 있는 집안일이 꽤 많습니다. 물론 아이에게 노동시키듯 일을 맡기면 안 되겠죠? 집안일을 아이가 해냈을 때는 꼭 인정하고 칭찬해 주세요.

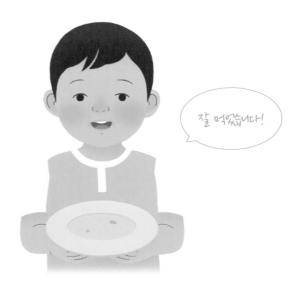

만 4세가 되면 할 수 있는 집안일

- 양말이나 실외복을 제자리에 두거나 빨래통에 넣기
- 자신의 식기를 싱크대에 넣기
- 함께 빨래 개기
- 자고 일어난 잠자리 정리하기
- 반려동물의 밥을 챙겨주기

TIP ⑤
혼자 노는 시간이 늘어나요

아이들은 점차 논리적으로 사고하고 생각하는 능력이 향상되고 상상력도 풍부해지면서 놀이에 집중하는 시간이 늘어납니다. 한 가지에 집중력을 유지하는 주의 집중력 또한 늘어나면서 놀이를 유지하는 시간도 길어져요. 좋은 소식이죠? 그림책을 읽느라 주변에서 부르는 것도 모르고 푹 빠져 있는가 하면 레고 블록을 완성시킬 때까지 배고픈 것을 잊어버리기도 합니다. 아이들이 놀이에 집중하는 순간이야말로 자신만의 세계에서 다양한 경험을 하는 소중한 시간입니다. 단, 노는 게 너무 재밌어서 화장실 가는 것을 잊어버려 실수를 할 수도 있으니 잘 지켜봐 주세요.

TIP ⑥
기관의 활동과 병행하기

이 시기에 기관에 다니는 아이라면 누리 과정에 맞춰 다양한 활동을 하게 됩니다. 양육자가 아이와 놀아줄 때 무엇을 해야 할지 잘 모르겠다면, 기관의 활동을 따라 해보세요. 이미 다 배운 것이라 재미없어 할지도 모른다고 생각할 수도 있지만 그렇지 않아요. 아이는 부모와 함께할 때 훨씬 재밌어할 거예요. 단 한 번으로 특정 놀이나 활동을 마스터할 수 없기에 기관에서 배운 것을 복습하고 변형하는 것은 상당히 재밌으면서 유익한 활동이 될 수 있습니다.

양육자가 편해지는
핵심 육아 상식

**공감할 줄
아는 아이**

공감능력
타고나는 걸까요?

공감능력은 몇 살부터 생길까?

원만한 대인관계와 사회성에서 핵심적인 역할을 하는 '공감능력'은 언제부터 발달할까요? 아이들은 만 2, 3세만 돼도 부모가 아파하거나 놀이터에서 친구가 다치면 걱정하고 슬퍼합니다. 또 그림책의 등장인물들이 싸우는 것을 보면 화를 내거나 싫어하는데요. 그건 공감empathy이라기보다는 동감sympathy에 가깝습니다. 친구가 아파하는 것을 보고, 혹은 그림책에서 혼이 난 주인공을 보고 그 감정을 함께 느끼는 것feeling with입니다.

공감능력이란 감정지능EQ이라고도 부를 만큼 상당히 인지적인 발달 과정에 속합니다. 공감의 사전적 의미는 '다른 사람의 심리적 상태를 그 사람의 입장이 돼 느끼는 것을 통해 지각하는 방식'입니다. 문자적인 의미로는 다른 사람에게 '감정을 이입한다feeling into'는 뜻이에요. **그러므로 공감이란 타인의 입장에서 생각해 보고, 그 입장에 자기 자신을 대입하는 것을 말합니다.** 타인이 그런 행동을 할 수 있다는 것을 이해하는 것이죠. 나와는 다른 입장에서 다른 견해, 다른 생각, 다른 감정이 발생할 수 있다는 것을 이해하고 그 사람의 처지를 고려해 감정을 이해하는 것입니다. 동감이 무비판적이고 주관적이라면 공감은 상당히 객관적이고 중립적인 것이 특징입니다.

그렇다면 공감능력은 언제부터 발달할까요? 공감능력의 시초가 되는 능력을 '마음 이론theory of mind'이라고 합니다. 타인은 그 사람만의 생각과 믿음, 감정이 있으므로 그들은 나와 다르게 느끼고 또한 다른 믿음을 가진다는 것을 아는 능력입니다. 마음 이론의 발달은 원만한 사회적 관계를 형성하기 위해 꼭 필요한 능력 중의 하나입니다.

샐리-앤 실험Sally-Anne test

마음 이론을 연구한 유명한 실험이 있습니다. 방 안에는 샐리와 앤이 있어요.

두 사람이 함께 있을 때, 샐리가 공을 바구니에 넣었습니다. 그리고 샐리가 방을 나갑니다. 샐리가 없는 동안 앤은 공을 바구니에서 꺼내 상자로 옮겨 담았습니다. 샐리가 다시 돌아왔을 때 공을 찾기 위해 어디를 찾아볼까요?

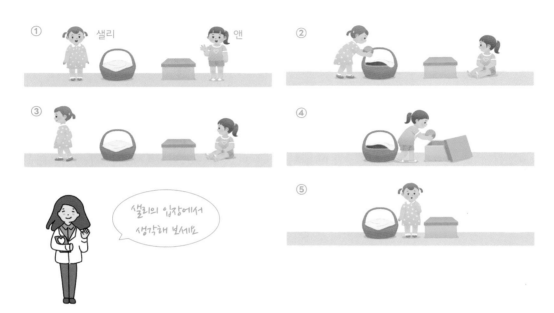

샐리의 입장에서 생각해 보세요

샐리의 마음속에서 어떤 일들이 벌어지고 있는지 상상할 수 있는 능력이 바로 마음 이론이에요. 만약 3세 아이들에게 "샐리는 공을 찾기 위해 어디를 살펴볼까요?"라고 질문을 하면, 아이들은 "박스 안을 찾아봐요!"라고 대답할 것입니다. 아이들은 샐리의 입장을 생각하지 못해 그저 공이 상자로 옮겨진 것을 아는 자신의 관점만을 적용하는 것이죠. 마음 이론이 아직 발달하지 못한 어린아이들은 자신의 입장과 샐리의 입장이 다름을 이해하지 못해요.

만약 샐리의 입장에서 생각할 수 있는 능력이 있다면, 즉 마음 이론이 발달한 아이라면 샐리는 앤이 공을 바구니에서 상자로 옮겨놓는 것을 보지 못했기 때문에, 처음에 공이 있던 바구니 안을 찾을 것이라고 대답하겠죠. **이처럼 마음 이론은 타인의 마음속에는 그들만의 입장, 상황을 바탕으로 한 감정, 믿음, 생각이 있으며, 내가 믿는 사실이나 진실과는 다른 그들만의 결론을 내릴 수 있다는 것을 이해하는 고차원적인 능력입니다.** 마음 이론은 만 4세 정도에 형성되기 시작해 공감 능력의 기초가 되고 이후 점점 성숙해집니다.

공감능력은 어떻게 발전하고 좋아지나요?

타고나기를 타인의 마음과 처지를 잘 이해하는 이른바 '공감 천재'도 있습니다. 잘생긴 외모를 타고나듯이 유전자에 공감능력이 새겨져 있는 것이죠. **그렇다면 후천적으로는 어떤 아이들이 높은 공감능력을 갖추게 될까요? 바로 공감을 받아본 경험이 많은 아이들입니다.** 어려서부터 부모가 자신의 입장을 이해해 주고 인정해 주는 경험이 많았던 아이, 자신의 처지를 부모가 먼저 알아주고 공감해 주는 경험이 많았던 아이는 자신도 모르는 사이에 타인의 입장을 생각하고 이해하는 능력을 키우게 됩니다. 또한 어린 시절부터 하나의 상황을 다양한 방면에서 생각해 보고 바라보는 시야와 관점을 연습한 아이는 자신이 경험하지 못한 상황이라고 해도 그 상황에 자신을 대입할 수 있어요. 각 상황에 대한 이해를 통해 정서를 이해하고 감정에 대한 이해도도 높아져 인지적 융통성을 키울 수 있습니다.

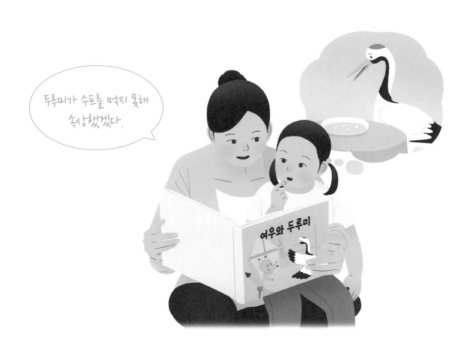

훈육이란 무엇일까?

아이를 존중하고 싶어서, 아이가 스트레스받지 않았으면 해서, 아이에게 미움받기 싫어서, 혹은 내가 힘들어서 등 다양한 이유로 요즘의 부모는 훈육을 기피하는 경향이 있습니다. 훈육이라고 하면 가장 먼저 떠오르는 이미지가 화가 난 무서운 부모, 매를 드는 모습이라서 그런 것일까요? **하지만 훈육은 뜻풀이 그대로 '아이를 가르치고 올바른 길로 이끈다'라는 뜻입니다.** 아이는 옳고 그름을 저절로 터득하는 것이 아니라 배우고 연습하면서 익혀갑니다. 올바른 통제와 규율을 배우면서 자신을 통제하는 법을 연습하고, 사회와 함께 살아가는 법을 배우는 것이죠.

아이에게 사랑과 애정을 주는 만큼이나 중요한 부모의 역할이 바로 올바른 길을 알려주는 것이죠. 이런 부모의 역할이 쉽지만은 않습니다. 아직 미완성인 아이는 자기중심적이며 욕구에 충실하고 또 원하는 것이 이루어지지 않으면 온 힘을 다해 떼를 쓰기 때문입니다. 아이의 이런 모습에 부모는 마음이 약해져서 가끔 훈육을 포기하기도 합니다. 훈육할 때 단호해야 한다는 것은 아이에 대한 태도를 말하기도 하지만, 한편으로는 부모가 마음을 단단하게 다잡아야 한다는 뜻이기도 해요. 기본적으로 애착 관계가 잘 정립됐다면 일관적이고 올바른 훈육을 한다고 해서 부모와 자녀 사이가 틀어지지 않습니다. 아이는 원하는 대로 하지 못해서 순간적으로 화가 나고 부모가 원망스러울 수 있지만, 결국에는 부모의 가르침을 기꺼이 받아들이고 따라갈 수 있습니다.

올바른 훈육 태도

그렇다면 이 어려운 훈육은 어떻게 해야 할까요? 우선 훈육에 관한 부모의 태도부터 정해야 합니다. 한두 번의 훈육으로 아이가 부모의 가르침을 알아듣고 올바른 행동을 하기를 바라면 안 되겠죠. 아이를 가르치고 이끄는 것은 아이가 독립할 때까지 지속적으로 해야 하는 부모의 역할입니다. 부모가 훈육한다고 아이가 곧바로 바뀌리라 생각하면 안 됩니다. 그것은 부모의 소망일 뿐입니다. 가르치고 또 가르치고 계속 가르쳐야 하죠. 그중 더 수월하게 배우는 아이가 있고, 더 오래 걸리는 아이가 있을 뿐, 한 번에 배우는 아이는 거의 없다고 보는 게 맞습니다. 그럼, 효과가 없는 훈육과 효과적인 훈육의 실전 기술을 살펴보겠습니다.

효과 없는 훈육의 4가지 특징

관계를 망치는 훈육

공포심을 이용해서 훈육해도 될까?

❶ 부모의 비일관적인 태도

일관된 부모의 행동을 통해 아이는 무엇이 옳고 그른지, 자신의 행동의 결과를 예상하면서 더 옳은 행동을 하게 되는 것이 올바른 훈육의 과정입니다. 그런데 부모의 교육 방향이 매번 달라진다면 아이는 옳고 그름의 기준이 헷갈리고, 결국 부모의 교육 방식에 대한 신뢰를 잃게 될 수 있습니다.

❷ 모호하고 목적 없는 훈육

"너 똑바로 하라고 했지", "예의 바르게 해야지", "착한 사람이 돼야지" 등의 모호한 훈육은 어떤 행동을 해야 할지 아이에게 정확하게 알려주기가 어렵습니다. 성품이나 인격은 말 한마디로 만들어지지 않습니다. 매일매일의 좋은 행동과 좋은 태도가 모여 아이의 성격을 만들죠. 밥을 먹는 아이에게 "예의 바르게 밥 먹어" 하고 말하면 아이는 구체적인 지시는 듣지 못한 채 예의 바르지 못하다는 비난만 받은 기분이 듭니다. 부정적이며 결과도 효과적이지 못한 훈육이에요.

❸ 공포스럽거나 무서운 훈육

우리 두뇌는 공포라는 감정에 압도당하면 고차원적인 학습을 할 수 없게 설계돼 있습니다. 공포를 관장하는 뇌(변연계)는 본능적으로 안정감과 생존을 위해 활성화되기 때문에 공포스러운 상황을 피하거나 얼어붙거나 혹은 싸우는 쪽으로 움직입니다. 부모가 무서운 태도를 보이면 아이는 평정심을 잃어 합리적으로 사고하거나 올바른 선택을 내리기 어렵습니다. 그래서 울어버리거나 꼼짝 못 하고 얼어버리게 되죠. 이때 학습을 하는 전두엽은 얼어붙고 감정과 공포에 대응하는 변연계만 활성화됩니다. 즉 아이가 스스로 합리적인 행동을 선택하지 못하고 배울 기회가 사라지게 됩니다. 훈육할 때 단호하게 말하라는 것은 흔들리지 말라는 뜻이지 무섭게 말하라는 뜻은 아닙니다.

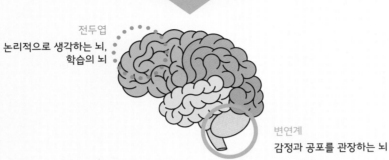

전두엽
논리적으로 생각하는 뇌,
학습의 뇌

공포

변연계
감정과 공포를 관장하는 뇌

 감정적인 훈육

훈육할 때 자신도 모르게 아이에게 화를 풀고 있지는 않은가 생각해 보세요. 부모가 화가 난 상태에서 감정을 조절하지 못하고 아이에게 소리친다면 아이 눈에는 화난 부모만 보일 뿐 부모가 무엇을 가르치려 하는지는 보이지 않아요. 아이에게 감정적으로 훈육하면 아이가 겁을 먹거나, 아니면 아이와 싸우게 되면서 결과적으로는 부모가 반드시 후회하게 되므로 백전백패입니다.

때때로 아이가 버릇없는 모습을 보거나 멋대로인 모습을 보이면 부모도 사람인지라 화가 날 수 있습니다. **하지만 부모가 감정적일 때는 아이에게 아무것도 가르칠 수 없다는 것을 명심하세요.** 그럴 때는 오히려 잠시 멈추는 게 더 낫습니다. 육아와 훈육은 평생 해야 할 일이니까요.

효과적인 훈육을 위해서

훈육은 따뜻하지만 확고하게warm and firm 아이의 행동을 조율하고 교육하는 과정입니다. 긍정적으로, 아이를 존중하는 태도를 갖추는 것이 중요해요. 부모가 효과적으로 훈육하기 위해서는 다음 5가지를 꼭 지켜야 합니다.

효과적인	• 직접적으로
훈육을 위한	• 한 번에 하나씩
기본 원칙 5가지	• 구체적으로
	• 평범한 목소리 톤으로
	• 존중하는 태도

생각보다 단순하죠? 이 원칙을 구체적인 상황에 어떻게 적용할 수 있는지 살펴볼까요? 가장 흔한 상황인 아이가 식당에서 자리에 앉지 않고 뛰어다닐 때를 예시로 들어보겠습니다. 이런 상황에서 많은 부모가 이렇게 말하곤 합니다. "그만 뛰어! 시끄럽잖아. 쓰읍! 너 그러면 밥 못 먹는다. 밖에 나가야 해." 부정적인 말과 경고만 있을 뿐 아이는 부모가 원하는 행동이 무엇인지, 어떻게 하라는 건지 알 수가 없어요. 뛰어다니던 아이가 누워서 "엄마가 뛰지 말라며 나 안 뛰는데?" 하면 어이가 없는 상황이지만 틀린 말은 아니죠. 이런 상황에서는 "다른 사람에게 방해가 되니 자리에 앉아라"라고 하나의 사항만 구체적이고 직접적으로 지시합니다. 구체적으로 자리에 앉으라는 지시어가 있기 때문에 아이가 어떤 행동을 해야 하는지 알아들을 수 있습니다. 이때 중요한 것은 부모의 톤과 태도가 아이를 존중해야 한다는 것입니다.

말을 잘 안 듣는 아이라면, 조금 더 나눠서 지시와 칭찬을 해줄 필요가 있습니다. "뛰어다니지 말고 자리에 앉아서 밥 먹어"라는 문장은 '뛰어다니지 말고', '자리에 앉아서', '밥 먹어'까지 무려 3가지 지시 사항이 들어 있어요. ① "사람들에게 방해가 되니 자리에 앉으렴", ② "자리에 잘 앉아 있고 참 의젓하네", ③ "밥을 먹으렴", ④ "놀고 싶은데도 밥부터 먹는 모습이 보기 좋은데? 멋지다" 이런 흐름으로 말해주세요. 구체적이고 직접적인 방식으로 하나씩 알려주고 칭찬하는 것이 필요합니다. 식당에서 뛰어다니던 아이가 자리에 앉으면 "너 엄마가 뛰어다니지 말라고 했지!"가 아니라 "네가 앉으니까 좋다" 하고 좋은 점을 찾아내 즉각적으로 칭찬해 주는 것이 필요합니다. 훈육에도 타이밍이 있어요.

만약 훈육이 먹히지 않는다면?

만약 아이가 뒤집어지며 울거나 소리를 더 크게 지르면서 전혀 좋아지는 기미가 없다면 어떻게 해야 할까요? 이럴 때는 모든 것을 멈추세요. 상황에서 벗어나는 게 오히려 더 나은 선택 일 수 있습니다. 그렇다고 아이가 원하는 대로 내버려두거나 원하는 것을 들어주라는 말이 아닙니다. 문제가 반복해서 일어나는 상황 자체를 종결시킨다는 뜻입니다. 예를 들어 식당에서 말을 안 듣고 뛰어다니는 아이에게 훈육이 통하지 않는다면 밥을 그만 먹고 식당에서 잠시 나오는 것이 될 수 있겠죠. 상황이나 분위기를 반전시켜 부모와 아이 둘 다 감정을 환기시킨 후 다시 시작하세요.

훈육이 힘든 이유는 바로 내 자식이기 때문이 아닐까요? 남의 자식이라면 쉽게 넘어갈 일도, 내 아이이기 때문에 감정적으로 대하기가 쉽습니다. 훈육을 할 때 항상 기억할 것은 '아무리 효과적으로 지시한다고 해도 아이가 절대 한 번에 듣지 않는다'라는 것입니다. 마법처럼 상황을 해결하는 훈육 기술은 없습니다. 부모가 인내심을 갖고 꾸준히 지속해야 해요. 훈육의 기본 원칙을 몇 번 적용해 본 뒤 '우리 아이에게는 안 통하네' 생각하지 말고, 매일 꾸준히 노력해야 합니다.

훈육이 두려운 부모에게

올바른 훈육을 위한 Q&A

① 　② 　③ 　④

부모가 친구가 될 수 있을까요?

무엇보다 애착의 중요성을 강조하는 시대에 부모는 아이에게 많은 사랑을 주고 싶어 합니다. 친구 같은 엄마, 친구 같은 아빠는 아이와 가까워지려는 노력에서 나온 말이지만 과연 부모가 친구가 돼도 괜찮을까요? 부모의 가장 큰 역할은 첫째, 아이를 사랑해 주고 둘째, 아이를 보호해 주는 것입니다. 아이들은 이 세상에 태어났을 때 뭐가 옳은지 틀린지 기준이 없죠. 그 기준은 부모와 함께 경험하고 배우면서 점차 형성됩니다. 즉 부모는 아이와 동등한 존재로 살아가는 게 아니라는 것입니다. **아이가 부모에게서 자립하고 신체적·심리적으로 독립하기 전까지는 아이를 보호하고 세상을 안내해 주는 든든한 가이드가 돼줘야 합니다.**

아이가 권위 있는 부모, 흔들리지 않는 부모 아래에서 성장한다면, 삶에 굴곡이 생겨 흔들릴 때도 언제나 돌아가 의지할 수 있는 부모가 있어 시련을 견딜 수 있습니다. 아이가 흔들릴 때 부모를 믿고 의지해야 하는데 친구 같은 부모나 권위가 없는 부모라면 어떨까요? 친구에게 위로받을 수는 있지만, 보호받을 수는 없죠. 부모에게 권위가 없다면 아이는 힘들 때 부모를 믿고 의지할 수 없어요. 그래서 부모의 권위는 중요한 것입니다. 아이가 스스로 결정하고 결과에 책임질 수 있을 때까지는 부모가 안전하면서 든든한 울타리가 돼야 합니다. 부모가 모든 것을 받아주고, 모든 것을 허용해 준다면 아이를 적절하게 가이드할 수 없습니다.

좌절 내성이 강한 아이

아이들이 성장하는 과정에서 필연적으로 느끼게 되는 감정이 바로 좌절감입니다. 부모는 사랑스러운 내 아이가 괴로워하고 좌절하는 모습을 보기 힘들어서 모두 받아주고 싶을 수 있어요. 아직은 어리니까 원하는 것을 다 들어주고 싶다거나, 크면 어차피 좌절감을 느끼는데 어렸을 때부터 느껴야 할까 의문이 들 수도 있습니다. 하지만 좌절이라는 필수적인 과정을 거치지 않은 아이는 건강한 성인으로 자라기 힘듭니다. **부모의 역할은 아이가 좌절을 겪지 않게 하는 것이 아니라, 좌절을 잘 견딜 수 있게 튼튼한 마음을 갖도록 키우는 것입니다.** 튼튼한 마음, 회복할 수 있는 힘을 가진 아이는 좌절을 넘어 다음 단계로 갈 수 있습니다. 이를 좌절을 견디는 힘, 좌절 내성frustration tolerance이라고 합니다. 좌절이 올 때마다 아이가 쓰러지고 무너진다면? 그래서 다음 시도는 하지도 않는다면 어떨까요? 그 아이는 성장할 수 없습니다. 부모가 아이의 모든 욕구를 채워준다면 아이는 좌절을 느낄 수 없으니 그에 대한 내성을 키울 수가 없어요. 최적의 좌절optimal frustration이라는 말이 있습니다. 내가 넘어설 수 없을 정도의 큰 좌절 혹은 지속적이고 만성적인 좌절은 사람을 무기력하게 만들고 지치게 할 수 있지만, 성장과 발달을 위해서 적절한 좌절은 꼭 필요하다는 말입니다. 아이 마음의 맷집을 키워주세요.

만약 집에서는 아이의 욕구를 다 받아주는데 유치원에서는 마음대로 안 된다면 어떨까요? 아이는 유치원에 가기 싫어하거나, "왜 내 마음대로 안 되는 건데! 여기 싫어! 미워!"하면서 자기중심적인 아이가 될 수 있어요. 무조건적인 사랑과 애정을 받는 관계만 경험해 왔다면 타인을 생각하지 못하고 자신의 행동을 조절하지 못하겠죠. 자기밖에 모르는 이기적인 사람이 돼 대인관계에서 어려움을 겪을 수 있습니다. 이러한 자기조절력은 부모가 꾸준히 키워줘야 합니다. 부모와 아이의 관계에 안정감이 있다면, 부모가 아이의 욕구를 지연시킨다고 해서 애착이 무너지지 않습니다. 그러니 훈육을 두려워하지 마세요!

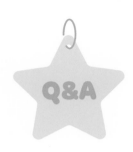

Q. 여자아이인데 팬티에 분비물이 묻어요. 괜찮을까요?

A. 소아는 성인보다 질염이 더 잘 생길 수 있습니다. 구조적으로 항문과 질 입구가 가깝고 여성호르몬 분비가 적어 질막이 얇아 질 내 유해균의 침입에 약합니다. 질 내 환경을 건강하게 유지하기 위해 정상적으로 투명한 색의 분비물이 소량 속옷에 묻어 나오기도 해요. 땀과 섞이면서 비릿한 냄새가 나는 것도 일반적입니다. 평소 레깅스, 타이츠와 같이 꽉 끼는 옷을 입히지 말고, 면 소재의 속옷을 자주 갈아입히세요. 생식기를 닦을 때는 비누나 세정제를 사용하지 말고 물로만 씻습니다. 대변을 본 후에는 앞에서 뒤 방향으로 닦고, 따뜻한 물에 가볍게 좌욕을 해주면 질염 예방에 도움이 됩니다. 만약 아래의 증상을 보이는 경우 소아청소년과 또는 산부인과 진료를 보세요.

치료가 필요한 질염 증상

- 가려움증이 심해 일상생활에 불편함이 있을 때
- 분비물이 갑자기 많아지고 탁한 색깔을 띠고 악취가 날 때
- 소변을 보면서 아파하는 증상을 동반할 때

Q. 잘 때 다리가 아프다고 주물러 달라고 해요. 성장통일까요?

A. 성장통growing pain은 3~12세 성장 시기의 건강한 아이들에게서 기질적으로 문제가 없이 무릎, 발목, 발바닥 등에 생기는 하지 통증을 말합니다. 낮보다는 저녁에 통증이 생기고 특히 자기 전에 통증을 느끼는 경우가 많습니다. 한 곳에 통증을 느끼기보다 여러 부위를 옮겨 다니면서 아프다고 얘기합니다. 온찜질을 해주고 아픈 부위를 부드럽게 마사지해 주면

증상이 나아지고 자고 나면 통증이 사라져 활동하는 데 지장이 없습니다. 통증이 심할 경우 이부프로펜 계열의 진통 해열제를 복용할 수 있습니다. 만약 아래의 경우라면 성장통보다는 기질적인 원인에 의한 통증일 가능성이 높으므로 소아청소년과 또는 정형외과 진료를 받아보세요.

기질적인 원인이 의심되는 경우

- 양측 모두 통증이 있지 않고 특별히 한 부위만 계속 아파할 때
- 눌렀을 때 아파하면서 만지지 못하게 할 때
- 아침에 일어나면 통증이 심해질 때
- 걸을 때 절뚝거리거나 일상적인 활동에서 통증이 심할 때

Q. 눈을 자꾸 찡그려요. 틱 증상일까요?

A. 틱Tic이란 빠르고 갑작스럽게 나타나는 불수의적이고 리듬이 있는 운동이나 음성을 뜻합니다. 흔히 눈 깜빡임, 입 벌리기, 고개 돌리기 등의 운동 틱과 음음 소리내기, 기침 소리 등의 음성 틱이 있습니다. 틱 증상은 전체 인구의 5~15% 정도에서 일시적으로 나타날 수 있는 생각보다 굉장히 흔한 증상입니다. 만 3~8세경에 가장 많이 발현되고 특히 남자아이에게서 많이 나타납니다. 틱은 다양한 원인으로 인해 나타나는데 그중 신경계 발달의 미성숙이 가장 근거 있는 원인으로 꼽힙니다. 틱은 어린 시절에 나타났다가 자연스럽게 사라지는 경우가 대부분이에요.

틱은 본인의 의지로 조절하거나 일부러 하는 행동이 아니기 때문에 아이를 혼내거나 하지 말라고 나무랄 필요는 없습니다. 다만 아이의 틱 증상이 언제 더 잘 나타나고 심해지는지, 즉 악화 요인을 부모가 찾아내 사전에 조율해 주는 것이 필요합니다. 아이가 잠자기 전, 잠에서 깰 때, 그리고 피곤하거나 집중할 때, 미디어를 볼 때 등 틱 증상이 심해지는 경우가 있습니다. 이렇게 사전 요인을 부모가 확인하여 어느 정도 조율할 수도 있어요.

틱 증상은 눈 깜빡임으로 나타났다가 코 훌쩍거림으로 넘어가기도 하고, 또 언제 그랬냐는 듯 없어지기도 합니다. 이렇게 변화무쌍한 것이 틱의 원래 성질입니다. 만약 틱 증상이 너무 심해 아이가 일상생활에 어려움을 겪거나 힘들어한다면 전문가와 상담을 통해 적극적인 치료가 필요한지 여부를 확인하세요.

Q. 포경수술은 언제 해야 하나요?

A. 포경수술(환상절제술)은 치료 목적이 아니면 반드시 수술할 필요가 없습니다. 포경이란 귀두를 덮고 있는 포피가 귀두 뒤로 젖혀지지 않는 상태를 말해요. 사춘기 이전의 아이들은 대부분 포경 상태로 있지만 점점 성장하면서 귀두의 크기가 자라 자연스럽게 포피가 귀두 뒤로 젖혀집니다. 포경인 상태가 성장 후에도 나아지지 않는다면 포피를 잘라내 귀두를 노출시켜 주는 포경수술을 해야 하는 경우도 있습니다.

포피 끝에 감염이 생기는 '귀두포피염'으로 자주 치료받은 경우, 포피가 귀두 뒤로 젖혀진 상태에서 귀두를 압박하는 '감돈포경'이라면 어린 나이더라도 포경수술을 치료 목적으로 권유하기도 합니다. 또 초등학교 5~6학년이 됐는데 포피가 귀두 뒤로 젖혀지지 않아 불편함을 느낀다면 비뇨기과 진료를 보는 것을 추천합니다.

하지만 치료 목적으로 포경수술이 필요한 경우는 전체 남자의 2% 정도뿐이라고 합니다. 오히려 너무 어릴 때 수술하면 성장 과정에서 포피가 귀두에 다시 붙기도 하고 요도와 귀두에 손상이 생기기도 합니다. 아이가 성장하면서 포피가 귀두 뒤로 잘 젖혀진다면 아이에게 위생 관리 요령을 가르쳐 주세요. 목욕할 때 포피를 아프지 않을 정도까지 젖히고 물로 잘 닦고 난 뒤 젖힌 포피를 다시 앞으로 내려주도록 교육합니다. 위생 관리가 잘된다면 포경수술은 아이가 몸이 다 자란 성인이 됐을 때 생각해도 늦지 않습니다.

Q. 아이가 부산스럽고 산만해요. 혹시 ADHD일까요?

A. ADHDAttention Deficit Hyperactivity Disorder, 주의력 결핍 과잉 행동 장애란, 아이가 발달·인지 수준에 비해 주의집중과 행동을 조절하는 능력이 부족하여 충동적이고 과한 행동을 보이고, 이것이 아이의 일상생활이나 발달을 저해하는 경우를 말합니다. 주의집중능력이란 단순히 한 가지에 몰입하는 능력만을 말하는 것이 아니라 하기 싫은 일에도 주의 집중을 유지하는 능력, 하고 싶은 일이라도 참을 수 있는 능력 그리고 필요한 자극에 집중하는 능력을 모두 포함해요. 이러한 능력은 어느 순간 갑자기 생기는 것이 아니라 다양한 경험과 뇌 발달을 통해 서서히 이루어지는데, 특히 두뇌에서는 전두엽의 발달과 관련이 있습니다.

우리 뇌의 앞부분에 위치한 전두엽은 계획하고 생각을 정리하고 충동성을 조절하는 능력을 담당합니다. 전두엽이 만 3세경부터 활발히 발달하기 시작해 점점 성숙해짐에 따라 아이의 자기 조절능력도 향상됩니다. 따라서 발달 과정 속의 아이들이 성인에 비해 다소 산만하고 하나에 오래 집중하지 못하는 것은 당연한 모습이에요. 그런데 만약 아이가 또래에 비해 산만하거나 행동이 과하여 하나의 활동을 지속하기가 어렵거나 기관이나 단체 생활에서의 어려움이 지속적으로 발생한다면, 전문가의 상담을 받아 아이에게 적절한 도움이 필요할지 여부를 확인해 보세요.

ADHD 자세히 알아보기

대한소아청소년정신의학회에서 만든 홈페이지로, ADHD에 대한 근거 있는 정보들을 찾아볼 수 있습니다.

Q. 사소한 걱정이 많고 불안한 아이는 어떻게 도와줄 수 있을까요?

A. 위험을 회피하려는 기질이 강한 아이들은 낯선 환경이나 사람에게 적응하기까지 시간이 오래 걸립니다. 아이들의 긴장과 불안은 성인과는 다른 형태로 나타날 수 있는데, 가장 흔한 증상으로는 갑작스러운 퇴행이나 복통, 두통과 같은 신체 증상 등이 있습니다. 이때 부모의 가장 중요한 역할은 아이에게 안전하고 든든한 버팀목이 돼주는 것입니다. 아이들은 불안하거나 긴장할 때 부모의 모습을 살피게 됩니다. 새로운 사람을 만나거나 새로운 상황에서 아이들은 부모가 어떻게 대처는지 참조해 그것을 자신의 행동 기준으로 삼습니다. 따라서 긴장과 불안이 높은 아이일수록 오히려 부모는 더욱 편안하고 안정적인 모습을 보여주고, "괜찮아, 안심해도 돼"라는 메시지를 아이에게 전달해 줄 수 있어야 합니다.

아이는 아직은 스스로 불안을 다스리는 법을 잘 알지 못하므로 부모에게 의존하고 싶어합니다. 이때는 아이와 함께 긴장을 낮추는 법을 연습해 보세요. 예를 들어 새로운 공간에 가기 전에 함께 심호흡하거나 숫자를 세기, 부모와 분리 시 미리 약속했던 노래를 부르는 등의 다양한 방법을 아이와 함께 모색하고 시도해 볼 수 있습니다. 하지만 명심할 것은 기질적으로 불안이 높은 아이들은 한 번에 불안이 해소되지 않으니 꾸준히 아이의 조력자가 돼줘야 한다는 것입니다. 만약 아이의 불안이나 긴장이 악화되는데 그 원인을 알기 어렵고 평소보다 증상이 심각하거나 아이의 일상생활을 위협할 정도라면 전문가와의 상담이 필요합니다.

부록

영유아 건강검진의
모든 것

**영유아
건강검진
이란?**

영유아 건강검진은 생후 14일부터 71개월(만 6세)까지의 영유아를 대상으로 성장 이상이나 발달 이상, 비만, 안전사고, 청각 이상, 시각 이상 등의 사항을 총 8회(구강검진 3회 별도)에 걸쳐 체크하고 국가에서 관리하는 검진 프로그램입니다. 비용은 무료이니 꼭 챙겨주세요.

영유아 건강검진 시기 알려주세요

	검진 시기	검진 항목
1차	생후 14~35일	문진 및 진찰, 신체계측, 건강교육
2차	생후 4~6개월	문진 및 진찰, 신체계측, 건강교육
3차	생후 9~12개월	문진 및 진찰, 신체계측, 발달평가, 건강교육
4차	생후 18~24개월	문진 및 진찰, 신체계측, 발달평가, 건강교육
5차	생후 30~36개월	문진 및 진찰, 신체계측, 발달평가, 건강교육
6차	생후 42~48개월	문진 및 진찰, 신체계측, 시력검사, 발달평가, 건강교육
7차	생후 54~60개월	문진 및 진찰, 신체계측, 시력검사, 발달평가, 건강교육
8차	생후 66~71개월	문진 및 진찰, 신체계측, 시력검사, 발달평가, 건강교육

영유아 건강검진 잘 받는 팁

① 아이를 잘 아는 주치의 선생님께 받기

영유아 건강검진은 성장, 발달 평가, 육아 상담에 대한 교육을 이수한 의사만이 시행할 수 있습니다. 이수증이 있는 선생님이 있는 병원 어디에서 해도 무방하지만, 가능하다면 평소 접종하거나 아플 때 진료를 봤던 주치의 선생님께 받는 것이 더 좋아요. 아이의 상태를 잘 아는 익숙한 의사 선생님께 검진을 받는 것이 아이도 보호자도 편합니다. 무엇보다 아이가 어렸을 때의 성장 발달이 병원에 기록돼 있기 때문에 아이가 잘 크고 있는지 확인할 수 있어요.

② 아이가 35주 미만의 이른둥이라면 교정 연령으로 계산하기

35주 미만의 이른둥이라면 발달 선별 검사지를 출생일 기준으로 작성했을 때는 발달이 느리게 나올 수 있어요. 교정 연령을 계산해서 이에 해당하는 발달 선별 검사지를 작성해야 정확한 결과를 받을 수 있습니다. 교정 연령은 검진일에서 출산예정일을 빼면 됩니다. 예를 들어 생후 18개월이지만 교정 연령이 16개월이라면 16~17개월 발달 선별 검사지를 작성해 주세요.

③ 진료 보기에 편한 옷을 입기

진료실에서 검진을 할 때는 일반 진료와 달리 생식기, 피부 상태, 허벅지, 엉덩이 등 평소 진찰하지 않던 부분까지 꼼꼼하게 체크합니다. 이때 벗고 입기 힘든 옷을 입었다면 탈의하는 시간도 오래 걸릴 뿐 아니라 아이가 많이 보챌 수 있어요. 벗고 입기가 편하게 위아래가 분리된 내복을 입고 가는 것을 추천합니다.

④ 문진표, 발달 선별 검사지는 온라인으로 미리 작성하기

영유아 건강검진은 아이의 성장 발달을 검진하는 목적도 있지만 건강 교육, 영양 교육에 대한 항목도 포함돼 있습니다. 아이의 평소 생활 습관, 발달 단계 정도에 대한 설문지를 보호자가 미리 작성해 제출하면 이에 따른 상담을 진행하게 됩니다. 검진 당일 병원에 내원해서 바로 작성해도 되지만 가능하다면 미리 온라인으로 문진표와 발달 선별 검사지를 작성해서 가는 것을 추천해요. 문항이 많은 편이라 아이와 혼자 내원한 경우 아이를 신경 쓰느라 집중해서 작성하기가 힘들기 때문입니다. 특히 발달 선별 검사지는 문항 수가 많으며 평소 시키지 않았던 운동, 인지, 자조 능력을 보는 문항들이 있어요. 이 경우 '전혀 하지 못한다'로 표시하게 되고 발달 평가 점수가 너무 낮게 나와 하지 않아도 되는 추가 검사를 진행하게 될 수 있어요. 아이가 평소에 해보지 않은 항목들은 집에서 며칠 전에 미리 연습해 보고 작성하는 것이 검사의 정확도를 높일 수 있습니다.

발달 선별 검사지 작성하기

- 건강인 사이트 → 로그인 → 문진표/평가 도구 작성
  비밀번호 네 자리를 꼭 기억해서 내원해 주세요.

---

⑤ 주 양육자가 동행하기

아이와 대부분의 시간을 보내는 사람은 할머니인데, 영유아검진을 위해 부모가 연차를 내고 할머니 없이 검진을 하러 오는 경우가 있어요. 부모님이 검진을 받고 그 내용을 할머니에게 전달해도 좋지만 그보다는 주 양육자인 할머니가 같이 내원해 상담받는 것이 가장 효과적이에요. 주 양육자가 아이의 상태를 제일 잘 알고 있을 뿐 아니라, 주 양육자가 부모가 아닌 경우 양육에 대한 의견 차이가 있는 경우가 많은데 검진을 통해 객관적으로 상황을 바라보고 아이를 위한 최선의 해결책을 찾아갈 수 있어요.

결과를 볼 때 참고해 주세요

① 백분위수에 너무 신경 쓰지 마세요

키, 몸무게는 백분위수로 결과지에 표시됩니다. 1퍼센타일이라는 것은 아이의 개월 수의 아이 100명 중 가장 키가 작고 몸무게가 덜 나간다는 뜻이지요. 간혹 이 숫자를 '키가 몇 등이다'라고 등수로 받아들이는 분들이 있습니다. 아이 때 키가 크다고 해서 성인 최종 키가 얼마나 자랄지 알 수 없습니다. 숫자 자체보다는 아이가 출생 키, 체중 백분위수에 비해, 또는 이전 검진에 비해 백분위수를 잘 유지하고 있는지, 따라잡기 성장을 하고 있는지가 더 중요합니다. 키와 몸무게의 성장 속도가 너무 더딘 경우 아이가 잘 자라기 위해서 도와줄 수 있는 부분이 있는지 체크하는 것이 영유아 건강검진의 목표라고 할 수 있습니다.

TIP▶
영유아 발달 정밀 검사 기관 찾기는 328쪽 참고

② 발달평가에서 점수가 낮다고 해서 너무 걱정하지 마세요.

발달 선별 검사지에 있는 문항을 아이가 하지 못한다고 걱정하지 마세요. 모든 문항을 다 '잘할 수 있다'라고 표시해서 오는 아이는 매우 드물기도 하고 설령 그렇다고 해도 그 아이가 우수한 것도 아닙니다. 각 문항은 아이의 개월 수에서 연습하면 좋은 항목들이기 때문에 잘되지 않았던 부분은 검진 후에 가정에서 연습하면 좋습니다.

영유아 건강검진에서 시행하는 발달 선별 검사지만으로 이 아이가 치료가 필요한 아이인지 결정할 수 없습니다. 만약 '추적검사를 요함'이라고 나왔다면 '아직 정밀 평가를 요하는 정도는 아니지만 이른 시일 안에 선별검사를 해주는 것이 좋다'라고 이해하면 됩니다. 이런 경우 검진을 의사 선생님에게 언제 다시 검사를 할지 물어보거나 다음 검진을 일찍 받아서 재평가를 받으면 됩니다.

'정밀 평가 요함'이라고 나왔다면 또래 아이들에 비해 발달이 느린 편으로 정밀 평가가 필요한 경우입니다. 이 경우는 정밀 발달 검사가 필요한 전문병원으로 의뢰해 검사를 진행해 보는 것이 좋습니다.

예방접종의
모든 것

한눈으로 알아보는 예방접종 일정

대상 감염병	접종횟수	0개월	1개월	2개월	4개월	6개월	12개월	15개월	18개월	24개월	36개월	만 4세	만 6세	만 11세	만 12세
결핵	1회	1차													
B형 간염	3회	1차	2차			3차									
DTaP (디프테리아, 파상풍, 백일해)	5회			1차	2차	3차	4차					5차	6차		
소아마비	4회			1차	2차	3차						4차			
Hib (b형 헤모필루스 인플루엔자)	4회			1차	2차	3차	4차								
폐렴구균	4회			1차	2차	3차	4차								
MMR (홍역, 볼거리, 풍진)	2회						1차					2차			
수두	1회						1차	2차(선택)							
일본뇌염	사백신 5회						1차/2차		3차			4차		5차	
	생백신 2회						1차		2차						
A형 간염	2회						1차/2차								
인유두종 바이러스	2회													1차/2차	
인플루엔자(독감)		매년 접종													
로타바이러스	로타텍 3회			1차	2차	3차									
	로타릭스 2회			1차	2차										
수막구균 (선택)		고위험군에 한하여 접종													

446

가장 많이 물어보는 예방접종 Q&A

예방접종
잘 맞히는 꿀팁

Q. 접종 예정일이 휴일이에요. 미리 병원에 방문해야 할까요?

A. 수첩에 적힌 날짜가 병원 휴진일이거나 개인적인 사정이 있어 못 가게 됐을 경우에는 날짜 이후에 방문합니다. 일찍 내원하면 아이가 접종을 맞을 수 있는 시기가 안 됐거나 전 접종과 간격이 짧아 접종을 못 하게 되는 경우가 발생할 수 있어요.

Q. 한꺼번에 여러 주사를 맞아도 괜찮을까요?

A. 여러 가지 접종을 한 번에 하는 것을 동시접종이라고 합니다. 각 개월 수에 맞춰야 하는 백신은 보통 3~4가지인데 동시접종에 대한 연구가 진행됐고 안전성과 효과에 대해 입증된 상태입니다. 동시접종을 한다고 해서 접종 효과가 감소하거나 열이 더 난다는 증거는 없습니다. 그러므로 병원에서 권하는 동시접종은 시행해도 전혀 문제가 되지 않습니다. 그럼에도 불안한 마음이 든다면, 시간 간격을 두고 한 번에 한 개의 접종을 진행하겠다고 병원에 얘기하면 됩니다. 다만 이런 경우 아이를 데리고 여러 번 병원을 내원해야 한다는 단점이 있겠죠.

Q. 접종하고 반창고는 언제 떼야 하나요?

A. 접종하고 난 후 병원에서 동그란 지혈 밴드를 붙여줍니다(붙여주지 않는 병원도 있습니다. 꼭 붙여야 하는 것은 아니거든요). 지혈 목적으로 사용하는 밴드이기 때문에 집에 가서 더 이상 혈액이 보이지 않는다면 떼어내도 좋습니다.

Q. 목욕은 언제 시킬 수 있나요? 어린이집에 가도 되나요?

A. 가벼운 샤워나 목욕은 해도 됩니다. 무리한 활동을 하지 않는다면 단체생활도 가능합니다. 다만 오랫동안 통목욕을 하거나 장시간 야외 활동으로 접종 부위가 오염되는 일은 피해주세요. 접종하고 난 후 이상 반응을 관찰해야 하기 때문에 접종 당일에는 푹 쉬는 것을 권합니다.

TIP◆
적절한 해열제
사용법은
286쪽 참고

Q. 접종하고 열이 나요. 해열제를 먹여야 할까요?

A. 접종한 후 2~3일은 열을 주기적으로 재면서 아이가 열이 나는지 관찰하는 게 좋습니다. 접종을 하면 아이의 몸속에서 면역반응이 일어나 열이 날 수도 있습니다. 열이 나더라도 아이 컨디션이 좋다면 정상적인 면역반응이므로 너무 걱정할 필요는 없습니다. 해열제를 먹일 필요도 없죠. 다만 아이가 열이 나면서 힘들어한다면 해열제를 먹여주세요. 간혹 해열제를 먹이면 접종 효과가 떨어진다고 생각하는 보호자가 있는데 이는 사실이 아닙니다.

Q. 접종 부위가 부었어요. 어떡하죠?

A. 접종한 부위에 열감이 생기면서 빨갛게 부어오르는 경우가 종종 있습니다. 일부 접종에 의한 면역반응 때문에 일시적으로 붓는 경우가 대부분입니다. 이런 경우 열이 없더라도 염증을 가라앉히기 위해 진통 해열제를 복용하고 차가운 찜질을 해줍니다. 만약 증상이 지속되거나 고열 등 전신 증상이 동반된다면 병원 진료를 받는 것이 좋습니다.

간혹 접종에 의한 반응이 아니라 접종 부위를 아이가 자꾸 만져서 감염이 돼 염증이 발생하는 경우도 있습니다. 그러므로 접종 후 접종 부위는 깨끗하게 관리하고 아이가 만지지 않도록 각별히 신경 쓰는 것이 중요합니다.

여러모로 도움 되는 예방접종도우미 사이트

* **질병관리청 예방접종도우미**
  예방접종 증명서 발급부터 예방접종 이상 반응 신고,
  정기예방접종 사전 알림 서비스 신청까지 할 수 있는 유용한 사이트입니다.

꼭 알아야 할
응급상황 대처법

아이를 키우다 보면 예측하지 못한 상황에 마주치는 일이 흔합니다. 웃으면서 놀다가 갑자기 고열이 나면서 경련을 하기도 하고 예기치 못한 찰나에 침대에서 떨어져 다치기도 합니다. 이런 응급상황이 생겼을 때 보호자가 병원에 데려오기 전에 가정에서 어떻게 대처하느냐에 따라 아이의 치료 경과가 달라지기도 합니다. 아이를 키우면서 흔하게 일어나는 응급상황에 따른 대처 방법을 알아봅시다. 보호자가 기억하기 쉽게 단계별로 이미지와 함께 대처법을 간단하게 정리해 보았습니다.

놀다가 치아가 깨지고 빠졌어요

유치가 깨지거나 빠진 경우	지혈이 잘됐는지, 이후에 나오게 되는 영구치가 손상됐는지 확인을 위해 치과 방문은 필요합니다. 하지만 유치를 다시 붙이지 않습니다.
영구치가 깨지거나 빠진 경우	식염수나 수돗물로 가볍게 세척해 주세요. 빠진 치아를 우유에 담아서 최대한 빨리 (적어도 2시간 이내) 치과나 응급의료센터에 내원하세요. 이때 치아의 뿌리 부분을 절대 만지지 않는 것이 중요합니다.

코피가 났어요

코피의 90%는 아이가 코 안을 만지거나 비염이 있어 코에 있는 혈관이 약해져 생긴 출혈입니다. 그러므로 코피가 자주 난다면 건조하지 않게 습도를 조절해 주고 비염이 있다면 적절한 치료를 받으세요.

아이가 고개를 숙이도록 합니다	보호자가 당황해서 고개를 젖히거나 아이를 눕히면 코피가 목 뒤로 넘어가 불편함이 더 심해집니다. 아이를 무릎에 앉혀 한 손으로 손수건으로 흐르는 코피를 닦고 다른 한 손으로 아이의 콧볼을 꽉 쥐고 5분 이상 압박해 줍니다. 지혈되지 않았는데 중간에 확인을 위해 손을 떼거나 휴지로 코를 틀어막지 마세요.

열이 나면서 갑자기 경련을 해요

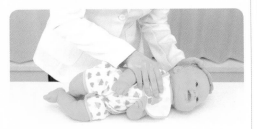

1단계

옆으로 돌려 기도를 확보하기

- 입 안 이물질을 부드럽게 제거해 주세요.
- 고개를 위로 들어 기도가 눌리지 않게 합니다.

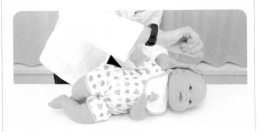

2단계

시작 시간을 기록하기

- 경련이 시작된 시간을 기록해 주세요.
- 경련 양상을 동영상으로 간단하게 기록해서 보여주면 진료에 도움이 된답니다.

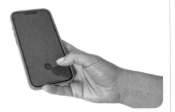

3단계

119를 부르거나 전화로 도움을 요청하기

- 아이를 옮길 때는 자세를 유지하고 이동합니다.

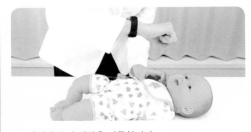

4단계

끝난 시간을 기록하기

- 경련이 끝난 시간을 기록합니다.
- 경련이 끝나면 아이는 대개 잠이 들거나 보호자를 찾으며 울게 됩니다.

TIP▸

열성경련 관련 내용은 289쪽 참고

열성경련 대처법

아이가 열성경련을 보일 때 이런 행동은 절대 금물

아래의 행동들은 뇌에 자극이 가해져 경련 시간이 오히려 길어질 수 있습니다.

- 인공호흡은 하지 마세요. 입 안의 이물질이 기도 안으로 흡인될 수 있습니다.
- 손가락 끝을 바늘로 찌르지 마세요.
- 팔다리를 주무르지 마세요.
- 흔들고 때리지 마세요.

놀다가 넘어져서 상처가 났어요

1단계

이물질 씻어주기

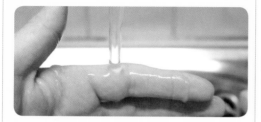

- 상처에 묻어 있는 흙이나 이물질을 흐르는 물로 깨끗하게 제거해 줍니다.

2단계

피 지혈하기

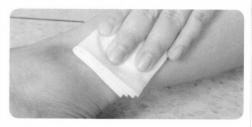

- 깨끗한 수건이나 거즈로 상처를 살짝 누릅니다.
- 병원에 바로 간다면 세척하기 어려운 파우더로 된 지혈제나 연고를 바르지 않고 갑니다.

병원 진료가 필요한 경우

- 벌어진 상처
- 오염된 상처
- 피부가 부어오를 때
- 상처 범위가 넓을 때
- 깊숙이 찔린 상처
- 얼굴, 생식기에 난 상처
- 지혈이 잘 안될 때
- 통증이 심할 때

작은 상처는 가정에서 케어하기

- 약국에서 소독약을 구매해 상처에 발라줍니다.
- 상처 부위를 깨끗하게 말린 후 밴드를 붙입니다. 흉터를 덜 남기기 위해 습윤밴드를 사용하는 것이 좋아요.
- 상처가 아물 때까지 상처 부위가 오염되지 않게 주기적으로 드레싱 해줍니다.

반창고의 모든 것

습윤밴드 어떤 게 좋을까요?

습윤밴드는 상처에서 나오는 진물을 흡수해 주고 오염으로부터 보호하며 회복에 최적한 습윤 상태를 유지해 주기 때문에 아이들 상처에 사용하는 것을 추천해요.

습윤밴드 사용법

- 상처 부위보다 넓게 잘라 붙여주세요.
- 2~3일에 1번씩 교체해 주세요. 단, 진물이 가장자리까지 차오르면 그전에 교체하세요.
- 진물이 너무 빨리 차오른다면 두꺼운 제형의 폴리우레탄 폼으로 변경해 주세요.
- 더 이상 진물이 나오지 않고 상처 부위의 붉은 기가 없어지면 습윤밴드를 제거해 주세요.

뜨거운 물에 데었어요

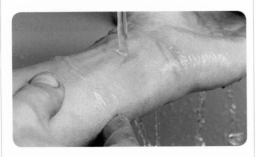

1단계

병원에 가기 전에
꼭 화상 부위의 온도를 낮춰주세요.

- 상온(10~25℃)의 흐르는 수돗물로 20분 이상 통증이 없어질 때까지 흘려줍니다.
- 옷 위에 뜨거운 물이 흘렀다면 억지로 벗기지 말고 물로 식힌 후에 벗기는 것이 좋습니다.
- 얼음물은 저체온증이 생길 위험성이 있으며 혈관을 수축시켜 회복을 더디게 할 수 있으므로 사용하지 않습니다.

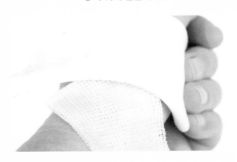

2단계

깨끗한 거즈나 손수건 등을 수돗물에 적셔서
상처 위에 덮습니다.

- 상처 부위가 마르지 않도록 합니다.
- 연고나 파우더는 상처 부위를 확인하는 데 어려움이 있기 때문에 병원에 가기 전에 바르지 않습니다.
- 물집은 일부러 터뜨리지 않습니다.
- 소주, 된장, 치약 등 민간요법은 절대 금물입니다.

3단계

병원으로 갑니다.

- 화상 범위와 깊이는 다친 직후 알 수 없기 때문에 병원에서 확인하는 것이 좋습니다.
- 물집이 잡히는 2도 이상 화상이거나 얼굴, 손, 회음부에 화상을 입었다면 되도록 화상 전문 병원에서 진료받는 것이 좋습니다.

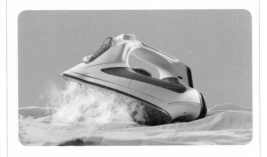

4단계

무엇보다 예방이 가장 중요해요.

- 아이는 어른이 생각하는 것보다 행동이 빠릅니다. 밥솥, 커피포트, 뜨거운 커피, 다리미 등 뜨거운 물건은 단 1초라도 아이 옆에 두지 마세요.

이물질이 목에 걸렸을 때

아이들은 목에 이물질이 걸려 캑캑거리거나 숨을 못 쉬는 경우가 생길 수 있어요. 그럴 때 당황해서 손가락을 입에 집어넣어 억지로 꺼내려 하면 더 깊숙하게 들어가 상황을 악화시키니 절대 하지 마세요.

1세 미만 대처법

한 손으로 아이의 턱을 잡고
45도 이상 엎드린 자세로 만듭니다.
반대 손으로 아이의 어깨뼈를 강하게 쳐줍니다.

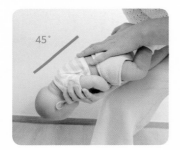

 응급처치를 하고 난 뒤에도 확인을 위해 병원 진료를 받는 것이 좋아요.

1세 이상 대처법

아이를 뒤에서 안고 갈비뼈 밑부분의 복부 정중앙에 주먹을 밀착시킨 뒤, 다른 손으로 주먹을 감싸고 위쪽으로 끌어당기듯 강하게 눌러줍니다.

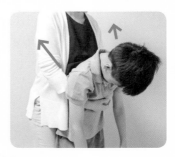

예방이 가장 중요!
· 아이가 먹으면서 돌아다니지 않도록 합니다.
· 목에 걸릴 수 있는 음식인 영양제, 사탕, 견과류, 떡, 포도 알 등은 작게 잘라서 줍니다.

이물질을 삼켰어요

호기심이 왕성한 아이들은 무엇이든 입으로 가져갑니다. 그러다가 삼키기도 하죠. 아이들이 가정에서 가장 많이 삼켜 문제가 되는 물건들로는 살충제, 감기약, 세제, 화장품, 동전 등이 있습니다.

구토시키지 않기	보호자들이 당황하면서 먹은 것을 토하게 하려고 손가락을 입에 넣어 구토를 시키는 경우가 있어요. 구토 과정에서 오히려 이물질이 폐로 들어가거나 강산성이나 강알칼리성 물질로 인해 식도가 손상될 수 있습니다.
물이나 우유를 충분히 먹이기	소량 삼키거나 당장 특별한 증상이 없다 하더라도 병원 진료를 보는 것이 좋아요. 아이가 먹은 물질을 꼭 사진으로 찍어서 알려주세요. 약물을 먹었다면 약봉지를 가져가세요.
이런 경우는 응급상황	아래와 같은 물질을 삼킨 경우라면 물을 먹이지 말고 1시간 이내로 응급실로 내원해야 합니다. · 날카로운 물건(스테이플러 심, 클립, 침이 달린 귀걸이 등) · 수은건전지 · 100원 이상 크기의 동전 · 아세톤 · 소독약

치아 관리의
모든 것

이가 없어도 구강 관리는 필수

유치가 나기 전에도 깨끗한 가제수건이나 시판 구강티슈를 사용해 수유 후에 잇몸과 혀를 가볍게 닦아 남아 있는 찌꺼기를 제거해 주세요. 수유 때마다 해 주는 것이 좋지만 힘들다면 하루 2회 이상 관리해 주세요. 이가 없더라도 보호자에게서 충치를 유발하는 세균이 수직으로 감염될 수 있습니다. 그러므로 아이들의 조기 충치 예방에 가장 효과적인 방법은 바로 아이를 돌보는 보호자가 적극적으로 충치 치료를 받는 것입니다.

충치를 예방하는 생활습관

- 아이가 물고 자는 분유병에는 물 이외에 다른 것은 넣지 않습니다.
- 6개월 이후에는 밤중수유를 끊어주세요.
- 아이가 돌이 되기 전부터 컵 사용을 연습하고 돌 이후에 젖병을 떼는 훈련을 시킵니다. 돌 이후에 젖병을 사용할 경우에는 잠이 들기 직전에 수유하는 것은 끊어주세요.
- 빨대컵에 물이 아닌 음료를 넣어 물고 다니게 하지 마세요.
- 충치가 있는 어른의 입에 넣은 식기를 아이에게 사용해선 안 됩니다.
- 아이들에게 빨아먹는 사탕을 자주 주지 마세요.
- 치아가 나온 즉시 아이의 치아를 매일 닦아주세요.

평균적으로 생후 6개월 아랫니부터

치아의 맹출은 개인차가 많습니다. 100일이 갓 넘어 첫 이가 나오기 시작하는 아이도 있고 돌이 다 돼서도 이가 하나도 나지 않은 아이도 있습니다. 모두 정상입니다. 단, 조기에 이가 맹출할 경우 충치가 생기지 않도록 예방에 더욱 힘써야겠죠. 그래서 치아 맹출이 조금 늦어 걱정하는 부모님께 "축하드립니다, 귀찮은 칫솔질을 조금 늦게 시작하셔도 되겠어요"라고 유머를 섞어 안심시켜 드립니다.

하지만 치아가 너무 늦게 맹출되면 안 되겠죠. 유치는 각 위치에 따라 맹출이 이루어져야 할 시기가 정해져 있습니다. 이 시기가 지났는데 아직 이가 나올 기미가 보이지 않는다면 반드시 치과 진료를 보는 것이 좋습니다. 또한 생후 12개월이 지났는데 아랫니가 나오지 않거나, 한쪽 치아는 나왔는데 반대편 치아가 6개월 넘도록 나오지 않는다면 소아치과 진료를 봐야 합니다.

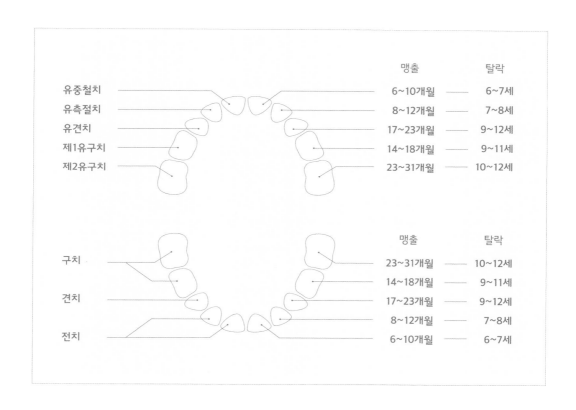

이가 없어도 이유식 진행은 똑같이

옛말에 '이가 없으면 잇몸으로라도 먹는다'라는 속담이 있습니다. 삼켜서 목에 걸리지 않을 정도의 질감이 있는 음식은 이가 없더라도 충분히 먹을 수 있습니다. 이가 나지 않아 일부러 고기 섭취를 미루거나 중후기 이유식을 진행해야 할 시기에 재료를 믹서기에 갈 필요는 없습니다.

**태어날
때부터
이가 있어요**

이를 '신생치' 또는 '선천치'라고 합니다. 전체 신생아의 2,000~3,000명 중의 1명 비율로 발생합니다. 신생치는 대게 뿌리가 형성돼 있지 않아 흔들리는 경우가 많아요. 흔들리는 정도가 심하면 아이가 수유할 때 불편함을 느낄 수 있고, 모유수유를 하는 경우라면 엄마 유두에 상처를 낼 수 있어요. 소아 치과에서 발치가 필요하다 판단되면 간단하게 치료가 가능합니다.

**구강검진
시기
기억하기**

구강검진은 생애주기에 따라 4차례에 걸쳐 진행됩니다. 검진 기간 내에 근처 치과에서 검진 예약을 하고 진료를 받으면 됩니다. 연령에 맞게 치아 맹출이 잘 됐는지, 충치가 있는지, 불소도포가 필요한지 등을 확인하고 구강 위생에 대한 보호자 교육이 이뤄집니다. 평소 칫솔질이 잘되지 않은 곳을 확인해 두면 다음부터 어느 부위를 조금 더 꼼꼼하게 칫솔질해야 할지 알 수 있습니다. 불소도포가 필요한 아이라면 효과 지속을 위해 구강검진 기간이 아니더라도 6개월마다 주기적으로 해주는 것을 추천합니다.

영유아 구강검진 시기

1차	2차	3차	4차
생후 18~29개월	생후 30~41개월	생후 42~53개월	생후 54~65개월

**치아가 나면
불소 치약은
필수**

아이가 치아가 났다면 불소화합물이 함유된 치약으로 하루 2회 이상 칫솔질을 해줍니다. 이때 칫솔모가 있는 아이용 칫솔로 양치를 해주세요. 손가락에 껴서 사용하는 실리콘 칫솔은 본격적으로 칫솔질을 하기 전 연습용으로만 사용하는 것이 좋습니다. 칫솔질을 할 때는 치아의 모든 면을 적어도 3번 이상 닦아줍니다. 앞니만 몇 개 난 아이라면 1분도 걸리지 않아요.

치약은 불소가 800~1000ppm이 함유돼 있는 제품을 사용하세요. 불소는 치아 표면이 충치균이 만든 산acid에 의해 손상되지 않게 보호하는 역할을 하며 치아 법랑질을 단단하게 해 구강 건강을 업그레이드해 줍니다. 불소의 독성에 대해 걱정하지만, 실제 독성에 의해 부작용이 나타날 확률은 매우 낮습니다. 불소의 독소 용량은 10kg 어린이의 경우 약 50mg입니다. 성인이 치약을 1회 짤 때 쓰는 양이 1~3g이라고 합니다. 불소 함유량 1,000ppm인 치약 1g 에는 불소 1mg이 들어 있습니다. 성인이 1회 짜서 쓰는 양의 50배의 양을 섭 취해야 독성이 일어난다는 말입니다. 만성독성이 아닌 급성독성의 기준(1회 0.2~0.8mg/kg)을 두고 보수적으로 봐도 10kg 어린이가 성인이 1회 짜는 용량 을 한 번에 두 배 이상을 먹어야 문제가 생길 수 있습니다.

독성에 의한 부작용을 최소화하기 위해 대한소아치과학회에서는 3세 이전 아 이는 1회에 쌀알 크기만큼, 3세 이후에는 완두콩 크기만큼 치약을 쓰도록 권고 하고 있습니다. 칫솔질이 끝나고 구강에 남아 있는 치약을 깨끗한 거즈로 닦아 주고, 큰 아이라면 이를 닦을 때 입 안에 있는 치약을 잘 뱉도록 가르쳐 주세요.

불소치약 사용량

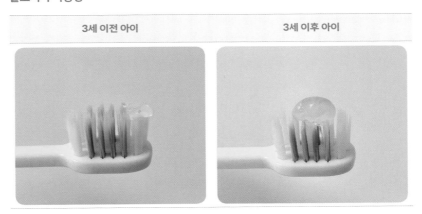

| 3세 이전 아이 | 3세 이후 아이 |

**칫솔질을
너무
싫어한다면?**

① 꼭 해야 하는 생활 습관임을 알려주기

양치하는 시간만 되면 아이가 울고 보챈다면 부모 입장에서 정말 곤란합니다. 하지만 구강 관리는 아이가 즐거워하지 않더라도 아이의 구강 건강을 위해 꼭 필요한 과정입니다. 예방접종을 하는 것, 기저귀를 가는 것처럼 말이죠.

즐거운 양치를 위한 팁

② 초등학교 저학년까지는 도와주기

미세 소근육이 덜 발달된 어린 나이에는 꼼꼼하게 양치질을 하기 어렵습니다. 아이가 스스로 하겠다고 고집을 부린다면, 아이 손에 다른 칫솔을 주고 보호자가 따로 칫솔질을 해줘야 합니다. 아이가 입을 벌리지 않으려고 한다면 손가락을 넣어 입을 벌리고 한쪽에 칫솔 뒷면을 물려주세요. 아이가 입을 벌린 틈을 타 반대편 치아를 양치해 주세요.

③ 칫솔을 아이에게 직접 고르게 하기

2~3세 아이들은 "싫어!", "안 해!"라는 말을 많이 하며 자율성이 높아집니다. 아이가 자신이 좋아하는 칫솔, 컵, 양치하는 공간을 고를 수 있도록 선택권을 주세요. 또 양치할 시간이 됐을 때는 "양치할까?", "치카치카 해야지"가 아니라 "오늘은 뽀로로 칫솔로 양치할까? 크롱 칫솔로 양치할까?"라고 물어봐 주세요. 이때 양치를 할지 말지는 선택권을 주지 않습니다.

④ 아이가 자신의 치아를 직접 보게 하기

2~3세는 한창 자신의 몸에 대해 궁금증이 많은 시기이므로 평소에 치아, 구강 관리에 관한 어린이책을 자주 보여줘 호기심을 자극해 주면 좋습니다. 또 양치를 할 때 거울에 아이가 자신의 치아를 직접 보게 해주세요. 입을 크게 잘 벌리면서 훨씬 재밌게 칫솔질할 수 있습니다.

⑤ 잠깐이라도 양치하는 습관을 들이기

이런저런 방법을 써도 아이가 양치를 하기 싫어하는 날이 있을 것입니다. 그래도 정해진 시간에는 아주 짧은 시간이라도 칫솔질을 해줘서 안 하고 넘어가는 날이 없어야 합니다. 그래야 이후에도 떼를 쓰는 일이 줄어들 것입니다.

⑥ 미디어를 이용해 강력한 동기 형성하기

18개월이 지난 아이라면 또래 아이 또는 자신이 좋아하는 캐릭터가 양치하는 영상을 보여주세요. 단 양치를 하기 전이나 하는 동안만 보게 하세요. 양치를 끝낸 후에는 영상을 중단해야 합니다.

⑦ 보상과 칭찬을 아끼지 않기

아이가 칫솔질을 마친 후에는 칭찬과 함께 행동을 강화할 수 있는 작은 보상을 주세요. 시중에 판매하는 자일리톨 무가당 캔디를 소량 주면 충치 예방에도 도움이 되니 자주 추천하는 보상 방법입니다.

성장
도표

남자아이 키 백분위수

만 나이 (개월)	신장(cm) 백분위수												
	1st	3rd	5th	10th	15th	25th	50th	75th	85th	90th	95th	97th	99th
0	45.5	46.3	46.8	47.5	47.9	48.6	49.9	51.2	51.8	52.3	53	53.4	54.3
1	50.2	51.1	51.5	52.2	52.7	53.4	54.7	56	56.7	57.2	57.9	58.4	59.3
2	53.8	54.7	55.1	55.9	56.4	57.1	58.4	59.8	60.5	61	61.7	62.2	63.1
3	56.7	57.6	58.1	58.8	59.3	60.1	61.4	62.8	63.5	64	64.8	65.3	66.2
4	59	60	60.5	61.2	61.7	62.5	63.9	65.3	66	66.6	67.3	67.8	68.7
5	61	61.9	62.4	63.2	63.7	64.5	65.9	67.3	68.1	68.6	69.4	69.9	70.8
6	62.6	63.6	64.1	64.9	65.4	66.2	67.6	69.1	69.8	70.4	71.1	71.6	72.6
7	64.1	65.1	65.6	66.4	66.9	67.7	69.2	70.6	71.4	71.9	72.7	73.2	74.2
8	65.5	66.5	67	67.8	68.3	69.1	70.6	72.1	72.9	73.4	74.2	74.7	75.7
9	66.8	67.7	68.3	69.1	69.6	70.5	72	73.5	74.3	74.8	75.7	76.2	77.2
10	68	69	69.5	70.4	70.9	71.7	73.3	74.8	75.6	76.2	77	77.6	78.6
11	69.1	70.2	70.7	71.6	72.1	73	74.5	76.1	77	77.5	78.4	78.9	80
12	70.2	71.3	71.8	72.7	73.3	74.1	75.7	77.4	78.2	78.8	79.7	80.2	81.3
13	71.3	72.4	72.9	73.8	74.4	75.3	76.9	78.6	79.4	80	80.9	81.5	82.6
14	72.3	73.4	74	74.9	75.5	76.4	78	79.7	80.6	81.2	82.1	82.7	83.8
15	73.3	74.4	75	75.9	76.5	77.4	79.1	80.9	81.8	82.4	83.3	83.9	85
16	74.2	75.4	76	76.9	77.5	78.5	80.2	82	82.9	83.5	84.5	85.1	86.2
17	75.1	76.3	76.9	77.9	78.5	79.5	81.2	83	84	84.6	85.6	86.2	87.4
18	76	77.2	77.8	78.8	79.5	80.4	82.3	84.1	85.1	85.7	86.7	87.3	88.5
19	76.8	78.1	78.7	79.7	80.4	81.4	83.2	85.1	86.1	86.8	87.8	88.4	89.7
20	77.7	78.9	79.6	80.6	81.3	82.3	84.2	86.1	87.1	87.8	88.8	89.5	90.7
21	78.4	79.7	80.4	81.5	82.2	83.2	85.1	87.1	88.1	88.8	89.9	90.5	91.8
22	79.2	80.5	81.2	82.3	83	84.1	86	88	89.1	89.8	90.9	91.6	92.9
23	80	81.3	82	83.1	83.8	84.9	86.9	89	90	90.8	91.9	92.6	93.9
24	80	81.4	82.1	83.2	83.9	85.1	87.1	89.2	90.3	91	92.1	92.9	94.2
25	80.7	82.1	82.8	84	84.7	85.9	88	90.1	91.2	92	93.1	93.8	95.2
26	81.4	82.8	83.6	84.7	85.5	86.7	88.8	90.9	92.1	92.9	94	94.8	96.2
27	82.1	83.5	84.3	85.5	86.3	87.4	89.6	91.8	93	93.8	94.9	95.7	97.1
28	82.8	84.2	85	86.2	87	88.2	90.4	92.6	93.8	94.6	95.8	96.6	98.1
29	83.4	84.9	85.7	86.9	87.7	88.9	91.2	93.4	94.7	95.5	96.7	97.5	99
30	84	85.5	86.3	87.6	88.4	89.6	91.9	94.2	95.5	96.3	97.5	98.3	99.9

만 나이	신장(cm) 백분위수												
(개월)	1st	3rd	5th	10th	15th	25th	50th	75th	85th	90th	95th	97th	99th
31	84.6	86.2	87	88.2	89.1	90.3	92.7	95	96.2	97.1	98.4	99.2	100.7
32	85.2	86.8	87.6	88.9	89.7	91	93.4	95.7	97	97.9	99.2	100	101.5
33	85.8	87.4	88.2	89.5	90.4	91.7	94.1	96.5	97.8	98.6	99.9	100.8	102.4
34	86.4	88	88.8	90.1	91	92.3	94.8	97.2	98.5	99.4	100.7	101.5	103.2
35	86.9	88.5	89.4	90.7	91.6	93	95.4	97.9	99.2	100.1	101.4	102.3	103.9
36	88.3	89.7	90.5	91.8	92.6	93.9	96.5	99.2	100.7	101.8	103.4	104.4	106.5
37	88.7	90.2	91	92.3	93.2	94.5	97	99.8	101.3	102.3	103.9	105	107.1
38	89.2	90.7	91.5	92.8	93.7	95	97.6	100.3	101.8	102.9	104.5	105.6	107.6
39	89.7	91.2	92	93.3	94.2	95.5	98.1	100.9	102.4	103.5	105.1	106.1	108.2
40	90.2	91.7	92.5	93.8	94.7	96.1	98.7	101.4	103	104	105.6	106.7	108.7
41	90.6	92.2	93	94.3	95.3	96.6	99.2	102	103.5	104.6	106.2	107.2	109.3
42	91.1	92.7	93.5	94.9	95.8	97.1	99.8	102.6	104.1	105.1	106.7	107.8	109.8
43	91.6	93.2	94	95.4	96.3	97.7	100.3	103.1	104.6	105.7	107.3	108.4	110.4
44	92.1	93.7	94.5	95.9	96.8	98.2	100.9	103.7	105.2	106.3	107.9	108.9	111
45	92.5	94.2	95	96.4	97.3	98.7	101.4	104.2	105.8	106.8	108.4	109.5	111.5
46	93	94.7	95.5	96.9	97.9	99.3	102	104.8	106.3	107.4	109	110.1	112.1
47	93.5	95.2	96	97.4	98.4	99.8	102.5	105.3	106.9	108	109.6	110.6	112.6
48	94	95.6	96.5	97.9	98.9	100.3	103.1	105.9	107.5	108.5	110.1	111.2	113.2
49	94.5	96.1	97	98.5	99.4	100.9	103.6	106.5	108	109.1	110.7	111.7	113.8
50	94.9	96.6	97.5	99	99.9	101.4	104.2	107	108.6	109.6	111.3	112.3	114.3
51	95.4	97.1	98	99.5	100.5	101.9	104.7	107.6	109.1	110.2	111.8	112.9	114.9
52	95.9	97.6	98.6	100	101	102.5	105.3	108.1	109.7	110.8	112.4	113.4	115.5
53	96.4	98.1	99.1	100.5	101.5	103	105.8	108.7	110.3	111.3	112.9	114	116
54	96.8	98.6	99.6	101	102	103.5	106.3	109.2	110.8	111.9	113.5	114.6	116.6
55	97.3	99.1	100.1	101.5	102.5	104	106.9	109.8	111.4	112.5	114.1	115.1	117.2
56	97.8	99.6	100.6	102	103.1	104.6	107.4	110.3	111.9	113	114.6	115.7	117.7
57	98.3	100.1	101.1	102.6	103.6	105.1	108	110.9	112.5	113.6	115.2	116.3	118.3
58	98.8	100.6	101.6	103.1	104.1	105.6	108.5	111.5	113.1	114.1	115.8	116.8	118.9
59	99.2	101.1	102.1	103.6	104.6	106.2	109.1	112	113.6	114.7	116.3	117.4	119.4
60	99.7	101.6	102.5	104.1	105.1	106.7	109.6	112.6	114.2	115.3	116.9	118	120

여자아이 키 백분위수

만 나이 (개월)	신장(cm) 백분위수												
	1st	3rd	5th	10th	15th	25th	50th	75th	85th	90th	95th	97th	99th
0	44.8	45.6	46.1	46.8	47.2	47.9	49.1	50.4	51.1	51.5	52.2	52.7	53.5
1	49.1	50	50.5	51.2	51.7	52.4	53.7	55	55.7	56.2	56.9	57.4	58.2
2	52.3	53.2	53.7	54.5	55	55.7	57.1	58.4	59.2	59.7	60.4	60.9	61.8
3	54.9	55.8	56.3	57.1	57.6	58.4	59.8	61.2	62	62.5	63.3	63.8	64.7
4	57.1	58	58.5	59.3	59.8	60.6	62.1	63.5	64.3	64.9	65.7	66.2	67.1
5	58.9	59.9	60.4	61.2	61.7	62.5	64	65.5	66.3	66.9	67.7	68.2	69.2
6	60.5	61.5	62	62.8	63.4	64.2	65.7	67.3	68.1	68.6	69.5	70	71
7	61.9	62.9	63.5	64.3	64.9	65.7	67.3	68.8	69.7	70.3	71.1	71.6	72.7
8	63.2	64.3	64.9	65.7	66.3	67.2	68.7	70.3	71.2	71.8	72.6	73.2	74.3
9	64.5	65.6	66.2	67	67.6	68.5	70.1	71.8	72.6	73.2	74.1	74.7	75.8
10	65.7	66.8	67.4	68.3	68.9	69.8	71.5	73.1	74	74.6	75.5	76.1	77.2
11	66.9	68	68.6	69.5	70.2	71.1	72.8	74.5	75.4	76	76.9	77.5	78.6
12	68	69.2	69.8	70.7	71.3	72.3	74	75.8	76.7	77.3	78.3	78.9	80
13	69.1	70.3	70.9	71.8	72.5	73.4	75.2	77	77.9	78.6	79.5	80.2	81.3
14	70.1	71.3	72	72.9	73.6	74.6	76.4	78.2	79.2	79.8	80.8	81.4	82.6
15	71.1	72.4	73	74	74.7	75.7	77.5	79.4	80.3	81	82	82.7	83.9
16	72.1	73.3	74	75	75.7	76.7	78.6	80.5	81.5	82.2	83.2	83.9	85.1
17	73	74.3	75	76	76.7	77.7	79.7	81.6	82.6	83.3	84.4	85	86.3
18	74	75.2	75.9	77	77.7	78.7	80.7	82.7	83.7	84.4	85.5	86.2	87.5
19	74.8	76.2	76.9	77.9	78.7	79.7	81.7	83.7	84.8	85.5	86.6	87.3	88.6
20	75.7	77	77.7	78.8	79.6	80.7	82.7	84.7	85.8	86.6	87.7	88.4	89.7
21	76.5	77.9	78.6	79.7	80.5	81.6	83.7	85.7	86.8	87.6	88.7	89.4	90.8
22	77.3	78.7	79.5	80.6	81.4	82.5	84.6	86.7	87.8	88.6	89.7	90.5	91.9
23	78.1	79.6	80.3	81.5	82.2	83.4	85.5	87.7	88.8	89.6	90.7	91.5	92.9
24	78.2	79.6	80.4	81.6	82.4	83.5	85.7	87.9	89.1	89.9	91	91.8	93.2
25	79	80.4	81.2	82.4	83.2	84.4	86.6	88.8	90	90.8	92	92.8	94.2
26	79.7	81.2	82	83.2	84	85.2	87.4	89.7	90.9	91.7	92.9	93.7	95.2
27	80.4	81.9	82.7	83.9	84.8	86	88.3	90.6	91.8	92.6	93.8	94.6	96.1
28	81.1	82.6	83.5	84.7	85.5	86.8	89.1	91.4	92.7	93.5	94.7	95.6	97.1
29	81.8	83.4	84.2	85.4	86.3	87.6	89.9	92.2	93.5	94.4	95.6	96.4	98
30	82.5	84	84.9	86.2	87	88.3	90.7	93.1	94.3	95.2	96.5	97.3	98.9

만 나이 (개월)	신장(cm) 백분위수												
	1st	3rd	5th	10th	15th	25th	50th	75th	85th	90th	95th	97th	99th
31	83.1	84.7	85.6	86.9	87.7	89	91.4	93.9	95.2	96	97.3	98.2	99.8
32	83.8	85.4	86.2	87.5	88.4	89.7	92.2	94.6	95.9	96.8	98.2	99	100.6
33	84.4	86	86.9	88.2	89.1	90.4	92.9	95.4	96.7	97.6	99	99.8	101.5
34	85	86.7	87.5	88.9	89.8	91.1	93.6	96.2	97.5	98.4	99.8	100.6	102.3
35	85.6	87.3	88.2	89.5	90.5	91.8	94.4	96.9	98.3	99.2	100.5	101.4	103.1
36	86.4	88.1	89	90.4	91.4	92.8	95.4	98.1	99.5	100.5	102	103	104.8
37	87	88.7	89.6	90.9	91.9	93.3	95.9	98.6	100.1	101.1	102.6	103.5	105.4
38	87.5	89.2	90.1	91.5	92.4	93.8	96.5	99.2	100.6	101.6	103.1	104.1	106
39	88	89.7	90.6	92	93	94.4	97	99.7	101.2	102.2	103.7	104.7	106.5
40	88.6	90.2	91.1	92.5	93.5	94.9	97.6	100.3	101.8	102.8	104.3	105.3	107.1
41	89.1	90.8	91.7	93.1	94	95.4	98.1	100.8	102.3	103.3	104.8	105.8	107.7
42	89.6	91.3	92.2	93.6	94.5	96	98.6	101.4	102.9	103.9	105.4	106.4	108.3
43	90.1	91.8	92.7	94.1	95.1	96.5	99.2	101.9	103.4	104.5	106	107	108.9
44	90.7	92.4	93.3	94.7	95.6	97	99.7	102.5	104	105	106.5	107.6	109.5
45	91.2	92.9	93.8	95.2	96.1	97.6	100.3	103	104.5	105.6	107.1	108.1	110.1
46	91.7	93.4	94.3	95.7	96.7	98.1	100.8	103.6	105.1	106.1	107.7	108.7	110.6
47	92.2	93.9	94.8	96.2	97.2	98.6	101.4	104.1	105.7	106.7	108.3	109.3	111.2
48	92.8	94.5	95.4	96.8	97.7	99.2	101.9	104.7	106.2	107.3	108.8	109.8	111.8
49	93.3	95	95.9	97.3	98.3	99.7	102.4	105.2	106.8	107.8	109.4	110.4	112.4
50	93.8	95.5	96.4	97.8	98.8	100.2	103	105.8	107.3	108.4	110	111	113
51	94.3	96	96.9	98.4	99.3	100.8	103.5	106.3	107.9	108.9	110.5	111.6	113.5
52	94.9	96.6	97.5	98.9	99.9	101.3	104.1	106.9	108.4	109.5	111.1	112.1	114.1
53	95.4	97.1	98	99.4	100.4	101.8	104.6	107.4	109	110.1	111.6	112.7	114.7
54	95.9	97.6	98.5	99.9	100.9	102.4	105.1	108	109.5	110.6	112.2	113.3	115.3
55	96.4	98.1	99.1	100.5	101.5	102.9	105.7	108.5	110.1	111.2	112.8	113.8	115.9
56	97	98.7	99.6	101	102	103.4	106.2	109.1	110.7	111.7	113.3	114.4	116.4
57	97.5	99.2	100.1	101.5	102.5	104	106.8	109.6	111.2	112.3	113.9	115	117
58	98	99.7	100.6	102.1	103	104.5	107.3	110.2	111.8	112.8	114.5	115.5	117.6
59	98.5	100.2	101.2	102.6	103.6	105	107.8	110.7	112.3	113.4	115	116.1	118.2
60	99	100.7	101.7	103.1	104.1	105.6	108.4	111.3	112.9	114	115.6	116.7	118.7

남자아이 연령별 체중

만 나이 (개월)	체중(kg) 백분위수												
	1st	3rd	5th	10th	15th	25th	50th	75th	85th	90th	95th	97th	99th
0	2.3	2.5	2.6	2.8	2.9	3	3.3	3.7	3.9	4	4.2	4.3	4.6
1	3.2	3.4	3.6	3.8	3.9	4.1	4.5	4.9	5.1	5.3	5.5	5.7	6
2	4.1	4.4	4.5	4.7	4.9	5.1	5.6	6	6.3	6.5	6.8	7	7.4
3	4.8	5.1	5.2	5.5	5.6	5.9	6.4	6.9	7.2	7.4	7.7	7.9	8.3
4	5.4	5.6	5.8	6	6.2	6.5	7	7.6	7.9	8.1	8.4	8.6	9.1
5	5.8	6.1	6.2	6.5	6.7	7	7.5	8.1	8.4	8.6	9	9.2	9.7
6	6.1	6.4	6.6	6.9	7.1	7.4	7.9	8.5	8.9	9.1	9.5	9.7	10.2
7	6.4	6.7	6.9	7.2	7.4	7.7	8.3	8.9	9.3	9.5	9.9	10.2	10.7
8	6.7	7	7.2	7.5	7.7	8	8.6	9.3	9.6	9.9	10.3	10.5	11.1
9	6.9	7.2	7.4	7.7	7.9	8.3	8.9	9.6	10	10.2	10.6	10.9	11.4
10	7.1	7.5	7.7	8	8.2	8.5	9.2	9.9	10.3	10.5	10.9	11.2	11.8
11	7.3	7.7	7.9	8.2	8.4	8.7	9.4	10.1	10.5	10.8	11.2	11.5	12.1
12	7.5	7.8	8.1	8.4	8.6	9	9.6	10.4	10.8	11.1	11.5	11.8	12.4
13	7.6	8	8.2	8.6	8.8	9.2	9.9	10.6	11.1	11.4	11.8	12.1	12.7
14	7.8	8.2	8.4	8.8	9	9.4	10.1	10.9	11.3	11.6	12.1	12.4	13
15	8	8.4	8.6	9	9.2	9.6	10.3	11.1	11.6	11.9	12.3	12.7	13.3
16	8.1	8.5	8.8	9.1	9.4	9.8	10.5	11.3	11.8	12.1	12.6	12.9	13.6
17	8.3	8.7	8.9	9.3	9.6	10	10.7	11.6	12	12.4	12.9	13.2	13.9
18	8.4	8.9	9.1	9.5	9.7	10.1	10.9	11.8	12.3	12.6	13.1	13.5	14.2
19	8.6	9	9.3	9.7	9.9	10.3	11.1	12	12.5	12.9	13.4	13.7	14.4
20	8.7	9.2	9.4	9.8	10.1	10.5	11.3	12.2	12.7	13.1	13.6	14	14.7
21	8.9	9.3	9.6	10	10.3	10.7	11.5	12.5	13	13.3	13.9	14.3	15
22	9	9.5	9.8	10.2	10.5	10.9	11.8	12.7	13.2	13.6	14.2	14.5	15.3
23	9.2	9.7	9.9	10.3	10.6	11.1	12	12.9	13.4	13.8	14.4	14.8	15.6
24	9.3	9.8	10.1	10.5	10.8	11.3	12.2	13.1	13.7	14.1	14.7	15.1	15.9
25	9.5	10	10.2	10.7	11	11.4	12.4	13.3	13.9	14.3	14.9	15.3	16.1
26	9.6	10.1	10.4	10.8	11.1	11.6	12.5	13.6	14.1	14.6	15.2	15.6	16.4
27	9.7	10.2	10.5	11	11.3	11.8	12.7	13.8	14.4	14.8	15.4	15.9	16.7
28	9.9	10.4	10.7	11.1	11.5	12	12.9	14	14.6	15	15.7	16.1	17
29	10	10.5	10.8	11.3	11.6	12.1	13.1	14.2	14.8	15.2	15.9	16.4	17.3
30	10.1	10.7	11	11.4	11.8	12.3	13.3	14.4	15	15.5	16.2	16.6	17.5

만 나이 (개월)	체중(kg) 백분위수												
	1st	3rd	5th	10th	15th	25th	50th	75th	85th	90th	95th	97th	99th
31	10.3	10.8	11.1	11.6	11.9	12.4	13.5	14.6	15.2	15.7	16.4	16.9	17.8
32	10.4	10.9	11.2	11.7	12.1	12.6	13.7	14.8	15.5	15.9	16.6	17.1	18
33	10.5	11.1	11.4	11.9	12.2	12.8	13.8	15	15.7	16.1	16.9	17.3	18.3
34	10.6	11.2	11.5	12	12.4	12.9	14	15.2	15.9	16.3	17.1	17.6	18.6
35	10.7	11.3	11.6	12.2	12.5	13.1	14.2	15.4	16.1	16.6	17.3	17.8	18.8
36	11.7	12.3	12.6	13	13.3	13.8	14.7	15.7	16.3	16.7	17.3	17.7	18.4
37	11.9	12.4	12.7	13.2	13.5	14	14.9	15.9	16.5	16.9	17.5	17.9	18.7
38	12	12.5	12.8	13.3	13.6	14.1	15.1	16.1	16.7	17.1	17.8	18.2	19
39	12.1	12.7	13	13.4	13.8	14.3	15.3	16.3	16.9	17.4	18	18.5	19.4
40	12.2	12.8	13.1	13.6	13.9	14.4	15.4	16.5	17.2	17.6	18.3	18.7	19.7
41	12.4	12.9	13.2	13.7	14	14.6	15.6	16.7	17.4	17.8	18.5	19	20
42	12.5	13	13.4	13.8	14.2	14.7	15.8	16.9	17.6	18.1	18.8	19.3	20.3
43	12.6	13.2	13.5	14	14.3	14.9	16	17.1	17.8	18.3	19.1	19.6	20.6
44	12.7	13.3	13.6	14.1	14.5	15	16.1	17.3	18	18.5	19.3	19.8	20.9
45	12.9	13.4	13.8	14.3	14.6	15.2	16.3	17.5	18.3	18.8	19.6	20.1	21.2
46	13	13.6	13.9	14.4	14.8	15.3	16.5	17.7	18.5	19	19.8	20.4	21.5
47	13.1	13.7	14	14.5	14.9	15.5	16.7	17.9	18.7	19.2	20.1	20.7	21.8
48	13.2	13.8	14.2	14.7	15.1	15.6	16.8	18.1	18.9	19.5	20.4	20.9	22.2
49	13.4	14	14.3	14.8	15.2	15.8	17	18.4	19.1	19.7	20.6	21.2	22.5
50	13.5	14.1	14.4	15	15.4	16	17.2	18.6	19.4	20	20.9	21.5	22.8
51	13.6	14.2	14.6	15.1	15.5	16.1	17.4	18.8	19.6	20.2	21.1	21.8	23.1
52	13.7	14.4	14.7	15.3	15.7	16.3	17.5	19	19.8	20.4	21.4	22.1	23.4
53	13.9	14.5	14.8	15.4	15.8	16.4	17.7	19.2	20	20.7	21.7	22.3	23.8
54	14	14.6	15	15.5	15.9	16.6	17.9	19.4	20.3	20.9	21.9	22.6	24.1
55	14.1	14.7	15.1	15.7	16.1	16.7	18.1	19.6	20.5	21.1	22.2	22.9	24.4
56	14.2	14.9	15.2	15.8	16.2	16.9	18.2	19.8	20.7	21.4	22.5	23.2	24.7
57	14.4	15	15.4	16	16.4	17.1	18.4	20	20.9	21.6	22.7	23.5	25.1
58	14.5	15.1	15.5	16.1	16.5	17.2	18.6	20.2	21.2	21.9	23	23.8	25.4
59	14.6	15.3	15.6	16.3	16.7	17.4	18.8	20.4	21.4	22.1	23.3	24.1	25.7
60	14.7	15.4	15.8	16.4	16.8	17.5	19	20.6	21.6	22.4	23.5	24.3	26

여자아이 연령별 체중

만 나이 (개월)	체중(kg) 백분위수												
	1st	3rd	5th	10th	15th	25th	50th	75th	85th	90th	95th	97th	99th
0	2.3	2.4	2.5	2.7	2.8	2.9	3.2	3.6	3.7	3.9	4	4.2	4.4
1	3	3.2	3.3	3.5	3.6	3.8	4.2	4.6	4.8	5	5.2	5.4	5.7
2	3.8	4	4.1	4.3	4.5	4.7	5.1	5.6	5.9	6	6.3	6.5	6.9
3	4.4	4.6	4.7	5	5.1	5.4	5.8	6.4	6.7	6.9	7.2	7.4	7.8
4	4.8	5.1	5.2	5.5	5.6	5.9	6.4	7	7.3	7.5	7.9	8.1	8.6
5	5.2	5.5	5.6	5.9	6.1	6.4	6.9	7.5	7.8	8.1	8.4	8.7	9.2
6	5.5	5.8	6	6.2	6.4	6.7	7.3	7.9	8.3	8.5	8.9	9.2	9.7
7	5.8	6.1	6.3	6.5	6.7	7	7.6	8.3	8.7	8.9	9.4	9.6	10.2
8	6	6.3	6.5	6.8	7	7.3	7.9	8.6	9	9.3	9.7	10	10.6
9	6.2	6.6	6.8	7	7.3	7.6	8.2	8.9	9.3	9.6	10.1	10.4	11
10	6.4	6.8	7	7.3	7.5	7.8	8.5	9.2	9.6	9.9	10.4	10.7	11.3
11	6.6	7	7.2	7.5	7.7	8	8.7	9.5	9.9	10.2	10.7	11	11.7
12	6.8	7.1	7.3	7.7	7.9	8.2	8.9	9.7	10.2	10.5	11	11.3	12
13	6.9	7.3	7.5	7.9	8.1	8.4	9.2	10	10.4	10.8	11.3	11.6	12.3
14	7.1	7.5	7.7	8	8.3	8.6	9.4	10.2	10.7	11	11.5	11.9	12.6
15	7.3	7.7	7.9	8.2	8.5	8.8	9.6	10.4	10.9	11.3	11.8	12.2	12.9
16	7.4	7.8	8.1	8.4	8.7	9	9.8	10.7	11.2	11.5	12.1	12.5	13.2
17	7.6	8	8.2	8.6	8.8	9.2	10	10.9	11.4	11.8	12.3	12.7	13.5
18	7.8	8.2	8.4	8.8	9	9.4	10.2	11.1	11.6	12	12.6	13	13.8
19	7.9	8.3	8.6	8.9	9.2	9.6	10.4	11.4	11.9	12.3	12.9	13.3	14.1
20	8.1	8.5	8.7	9.1	9.4	9.8	10.6	11.6	12.1	12.5	13.1	13.5	14.4
21	8.2	8.7	8.9	9.3	9.6	10	10.9	11.8	12.4	12.8	13.4	13.8	14.6
22	8.4	8.8	9.1	9.5	9.8	10.2	11.1	12	12.6	13	13.6	14.1	14.9
23	8.5	9	9.2	9.7	9.9	10.4	11.3	12.3	12.8	13.3	13.9	14.3	15.2
24	8.7	9.2	9.4	9.8	10.1	10.6	11.5	12.5	13.1	13.5	14.2	14.6	15.5
25	8.9	9.3	9.6	10	10.3	10.8	11.7	12.7	13.3	13.8	14.4	14.9	15.8
26	9	9.5	9.8	10.2	10.5	10.9	11.9	12.9	13.6	14	14.7	15.2	16.1
27	9.2	9.6	9.9	10.4	10.7	11.1	12.1	13.2	13.8	14.3	15	15.4	16.4
28	9.3	9.8	10.1	10.5	10.8	11.3	12.3	13.4	14	14.5	15.2	15.7	16.7
29	9.5	10	10.2	10.7	11	11.5	12.5	13.6	14.3	14.7	15.5	16	17
30	9.6	10.1	10.4	10.9	11.2	11.7	12.7	13.8	14.5	15	15.7	16.2	17.3

만 나이	체중(kg) 백분위수												
(개월)	1st	3rd	5th	10th	15th	25th	50th	75th	85th	90th	95th	97th	99th
31	9.7	10.3	10.5	11	11.3	11.9	12.9	14.1	14.7	15.2	16	16.5	17.6
32	9.9	10.4	10.7	11.2	11.5	12	13.1	14.3	15	15.5	16.2	16.8	17.8
33	10	10.5	10.8	11.3	11.7	12.2	13.3	14.5	15.2	15.7	16.5	17	18.1
34	10.1	10.7	11	11.5	11.8	12.4	13.5	14.7	15.4	15.9	16.8	17.3	18.4
35	10.3	10.8	11.1	11.6	12	12.5	13.7	14.9	15.7	16.2	17	17.6	18.7
36	11.1	11.7	12	12.4	12.8	13.3	14.2	15.2	15.7	16.1	16.6	17	17.6
37	11.2	11.8	12.1	12.6	12.9	13.4	14.4	15.4	15.9	16.3	16.9	17.2	17.9
38	11.4	11.9	12.2	12.7	13.1	13.6	14.5	15.6	16.1	16.5	17.1	17.5	18.3
39	11.5	12.1	12.4	12.9	13.2	13.7	14.7	15.8	16.3	16.8	17.4	17.8	18.6
40	11.6	12.2	12.5	13	13.3	13.9	14.9	16	16.6	17	17.6	18.1	18.9
41	11.8	12.3	12.7	13.1	13.5	14	15.1	16.2	16.8	17.2	17.9	18.3	19.2
42	11.9	12.5	12.8	13.3	13.6	14.2	15.2	16.4	17	17.5	18.1	18.6	19.5
43	12	12.6	12.9	13.4	13.8	14.3	15.4	16.6	17.2	17.7	18.4	18.9	19.8
44	12.2	12.7	13.1	13.6	13.9	14.5	15.6	16.8	17.4	17.9	18.7	19.2	20.2
45	12.3	12.9	13.2	13.7	14.1	14.6	15.7	17	17.7	18.2	18.9	19.5	20.5
46	12.4	13	13.3	13.9	14.2	14.8	15.9	17.2	17.9	18.4	19.2	19.7	20.8
47	12.6	13.1	13.5	14	14.4	14.9	16.1	17.4	18.1	18.6	19.5	20	21.1
48	12.7	13.3	13.6	14.1	14.5	15.1	16.3	17.6	18.3	18.9	19.7	20.3	21.5
49	12.8	13.4	13.7	14.3	14.7	15.2	16.4	17.8	18.5	19.1	20	20.6	21.8
50	13	13.6	13.9	14.4	14.8	15.4	16.6	18	18.8	19.3	20.2	20.9	22.1
51	13.1	13.7	14	14.6	15	15.6	16.8	18.2	19	19.6	20.5	21.1	22.4
52	13.2	13.8	14.2	14.7	15.1	15.7	17	18.4	19.2	19.8	20.8	21.4	22.8
53	13.3	14	14.3	14.9	15.2	15.9	17.1	18.6	19.4	20	21	21.7	23.1
54	13.5	14.1	14.4	15	15.4	16	17.3	18.8	19.7	20.3	21.3	22	23.4
55	13.6	14.2	14.6	15.1	15.5	16.2	17.5	19	19.9	20.5	21.6	22.3	23.8
56	13.7	14.4	14.7	15.3	15.7	16.3	17.7	19.2	20.1	20.8	21.8	22.6	24.1
57	13.9	14.5	14.8	15.4	15.8	16.5	17.8	19.4	20.3	21	22.1	22.9	24.4
58	14	14.6	15	15.6	16	16.6	18	19.6	20.5	21.2	22.4	23.1	24.8
59	14.1	14.8	15.1	15.7	16.1	16.8	18.2	19.8	20.8	21.5	22.6	23.4	25.1
60	14.2	14.9	15.3	15.9	16.3	17	18.4	20	21	21.7	22.9	23.7	25.4

신장별 체중(24개월 미만)

남자아이

누운 키 (cm)	체중(kg) 백분위수												
	1st	3rd	5th	10th	15th	25th	50th	75th	85th	90th	95th	97th	99th
45	2	2.1	2.1	2.2	2.2	2.3	2.4	2.6	2.7	2.8	2.9	2.9	3
46	2.1	2.2	2.3	2.3	2.4	2.5	2.6	2.8	2.9	2.9	3	3.1	3.3
47	2.3	2.4	2.4	2.5	2.5	2.6	2.8	3	3.1	3.1	3.2	3.3	3.5
48	2.4	2.5	2.6	2.6	2.7	2.8	2.9	3.1	3.2	3.3	3.4	3.5	3.7
49	2.6	2.7	2.7	2.8	2.9	2.9	3.1	3.3	3.4	3.5	3.6	3.7	3.9
50	2.7	2.8	2.9	3	3	3.1	3.3	3.5	3.7	3.7	3.9	4	4.1
51	2.9	3	3.1	3.2	3.2	3.3	3.5	3.8	3.9	4	4.1	4.2	4.4
52	3.1	3.2	3.3	3.4	3.4	3.5	3.8	4	4.1	4.2	4.4	4.5	4.6
53	3.3	3.4	3.5	3.6	3.7	3.8	4	4.3	4.4	4.5	4.6	4.7	4.9
54	3.5	3.6	3.7	3.8	3.9	4	4.3	4.5	4.7	4.8	4.9	5	5.3
55	3.7	3.9	4	4.1	4.2	4.3	4.5	4.8	5	5.1	5.3	5.4	5.6
56	4	4.1	4.2	4.3	4.4	4.6	4.8	5.1	5.3	5.4	5.6	5.7	5.9
57	4.2	4.4	4.5	4.6	4.7	4.8	5.1	5.4	5.6	5.7	5.9	6	6.3
58	4.5	4.6	4.7	4.9	5	5.1	5.4	5.7	5.9	6	6.2	6.4	6.6
59	4.7	4.9	5	5.1	5.2	5.4	5.7	6	6.2	6.4	6.6	6.7	7
60	5	5.1	5.2	5.4	5.5	5.7	6	6.3	6.5	6.7	6.9	7	7.3
61	5.2	5.4	5.5	5.6	5.8	5.9	6.3	6.6	6.8	7	7.2	7.4	7.7
62	5.4	5.6	5.7	5.9	6	6.2	6.5	6.9	7.1	7.3	7.5	7.7	8
63	5.6	5.8	5.9	6.1	6.2	6.4	6.8	7.2	7.4	7.6	7.8	8	8.3
64	5.8	6	6.2	6.3	6.5	6.6	7	7.4	7.7	7.8	8.1	8.2	8.6
65	6	6.3	6.4	6.6	6.7	6.9	7.3	7.7	7.9	8.1	8.3	8.5	8.9
66	6.2	6.5	6.6	6.8	6.9	7.1	7.5	7.9	8.2	8.4	8.6	8.8	9.1
67	6.4	6.7	6.8	7	7.1	7.3	7.7	8.2	8.4	8.6	8.9	9.1	9.4
68	6.6	6.9	7	7.2	7.3	7.5	8	8.4	8.7	8.9	9.2	9.3	9.7
69	6.8	7.1	7.2	7.4	7.5	7.8	8.2	8.7	8.9	9.1	9.4	9.6	10
70	7	7.2	7.4	7.6	7.7	8	8.4	8.9	9.2	9.4	9.7	9.9	10.3

누운 키 (cm)	체중(kg) 백분위수												
	1st	3rd	5th	10th	15th	25th	50th	75th	85th	90th	95th	97th	99th
71	7.2	7.4	7.6	7.8	8	8.2	8.6	9.1	9.4	9.6	9.9	10.1	10.5
72	7.4	7.6	7.8	8	8.2	8.4	8.9	9.4	9.7	9.9	10.2	10.4	10.8
73	7.5	7.8	8	8.2	8.4	8.6	9.1	9.6	9.9	10.1	10.4	10.7	11.1
74	7.7	8	8.1	8.4	8.5	8.8	9.3	9.8	10.1	10.4	10.7	10.9	11.4
75	7.9	8.2	8.3	8.6	8.7	9	9.5	10.1	10.4	10.6	10.9	11.2	11.6
76	8	8.3	8.5	8.7	8.9	9.2	9.7	10.3	10.6	10.8	11.2	11.4	11.9
77	8.2	8.5	8.7	8.9	9.1	9.4	9.9	10.5	10.8	11	11.4	11.6	12.1
78	8.4	8.7	8.8	9.1	9.3	9.5	10.1	10.7	11	11.2	11.6	11.8	12.3
79	8.5	8.8	9	9.2	9.4	9.7	10.3	10.9	11.2	11.4	11.8	12.1	12.5
80	8.7	9	9.1	9.4	9.6	9.9	10.4	11.1	11.4	11.6	12	12.3	12.8
81	8.8	9.1	9.3	9.6	9.8	10.1	10.6	11.3	11.6	11.9	12.2	12.5	13
82	9	9.3	9.5	9.8	10	10.2	10.8	11.5	11.8	12.1	12.5	12.7	13.2
83	9.2	9.5	9.7	10	10.1	10.4	11	11.7	12	12.3	12.7	13	13.5
84	9.4	9.7	9.9	10.2	10.4	10.7	11.3	11.9	12.3	12.5	12.9	13.2	13.7
85	9.6	9.9	10.1	10.4	10.6	10.9	11.5	12.2	12.5	12.8	13.2	13.5	14
86	9.8	10.1	10.3	10.6	10.8	11.1	11.7	12.4	12.8	13.1	13.5	13.7	14.3
87	10	10.3	10.5	10.8	11	11.4	12	12.7	13.1	13.3	13.7	14	14.6
88	10.2	10.6	10.7	11.1	11.3	11.6	12.2	12.9	13.3	13.6	14	14.3	14.9
89	10.4	10.8	11	11.3	11.5	11.8	12.5	13.2	13.6	13.9	14.3	14.6	15.2
90	10.6	11	11.2	11.5	11.7	12.1	12.7	13.4	13.8	14.1	14.6	14.9	15.4
91	10.8	11.2	11.4	11.7	11.9	12.3	13	13.7	14.1	14.4	14.8	15.1	15.7
92	11	11.4	11.6	11.9	12.2	12.5	13.2	13.9	14.4	14.6	15.1	15.4	16
93	11.2	11.6	11.8	12.1	12.4	12.7	13.4	14.2	14.6	14.9	15.4	15.7	16.3
94	11.4	11.8	12	12.3	12.6	12.9	13.7	14.4	14.9	15.2	15.6	16	16.6
95	11.6	12	12.2	12.6	12.8	13.2	13.9	14.7	15.1	15.4	15.9	16.2	16.9

여자아이

누운 키 (cm)	체중(kg) 백분위수												
	1st	3rd	5th	10th	15th	25th	50th	75th	85th	90th	95th	97th	99th
45	2	2.1	2.1	2.2	2.2	2.3	2.5	2.6	2.7	2.8	2.9	2.9	3.1
46	2.1	2.2	2.3	2.3	2.4	2.5	2.6	2.8	2.9	3	3.1	3.1	3.3
47	2.3	2.4	2.4	2.5	2.6	2.6	2.8	3	3.1	3.2	3.3	3.3	3.5
48	2.4	2.5	2.6	2.7	2.7	2.8	3	3.2	3.3	3.3	3.5	3.5	3.7
49	2.6	2.7	2.7	2.8	2.9	3	3.2	3.4	3.5	3.6	3.7	3.8	3.9
50	2.7	2.8	2.9	3	3.1	3.2	3.4	3.6	3.7	3.8	3.9	4	4.2
51	2.9	3	3.1	3.2	3.2	3.4	3.6	3.8	3.9	4	4.2	4.3	4.4
52	3.1	3.2	3.3	3.4	3.5	3.6	3.8	4	4.2	4.3	4.4	4.5	4.7
53	3.3	3.4	3.5	3.6	3.7	3.8	4	4.3	4.4	4.5	4.7	4.8	5
54	3.5	3.6	3.7	3.8	3.9	4	4.3	4.6	4.7	4.8	5	5.1	5.3
55	3.7	3.9	3.9	4.1	4.1	4.3	4.5	4.8	5	5.1	5.3	5.4	5.7
56	3.9	4.1	4.2	4.3	4.4	4.5	4.8	5.1	5.3	5.4	5.6	5.8	6
57	4.1	4.3	4.4	4.5	4.6	4.8	5.1	5.4	5.6	5.7	5.9	6.1	6.3
58	4.4	4.5	4.6	4.8	4.9	5	5.4	5.7	5.9	6	6.2	6.4	6.7
59	4.6	4.8	4.9	5	5.1	5.3	5.6	6	6.2	6.3	6.6	6.7	7
60	4.8	5	5.1	5.2	5.4	5.5	5.9	6.3	6.5	6.6	6.9	7	7.3
61	5	5.2	5.3	5.5	5.6	5.8	6.1	6.5	6.7	6.9	7.2	7.3	7.6
62	5.2	5.4	5.5	5.7	5.8	6	6.4	6.8	7	7.2	7.4	7.6	8
63	5.4	5.6	5.7	5.9	6	6.2	6.6	7	7.3	7.5	7.7	7.9	8.3
64	5.6	5.8	5.9	6.1	6.2	6.4	6.9	7.3	7.5	7.7	8	8.2	8.5
65	5.8	6	6.1	6.3	6.5	6.7	7.1	7.5	7.8	8	8.3	8.5	8.8
66	6	6.2	6.3	6.5	6.7	6.9	7.3	7.8	8	8.2	8.5	8.7	9.1
67	6.1	6.4	6.5	6.7	6.9	7.1	7.5	8	8.3	8.5	8.8	9	9.4
68	6.3	6.6	6.7	6.9	7.1	7.3	7.7	8.2	8.5	8.7	9	9.2	9.7
69	6.5	6.7	6.9	7.1	7.3	7.5	8	8.5	8.8	9	9.3	9.5	9.9
70	6.7	6.9	7.1	7.3	7.4	7.7	8.2	8.7	9	9.2	9.5	9.7	10.2

누운 키 (cm)	체중(kg) 백분위수												
	1st	3rd	5th	10th	15th	25th	50th	75th	85th	90th	95th	97th	99th
71	6.8	7.1	7.2	7.5	7.6	7.9	8.4	8.9	9.2	9.4	9.8	10	10.4
72	7	7.3	7.4	7.6	7.8	8.1	8.6	9.1	9.4	9.6	10	10.2	10.7
73	7.2	7.4	7.6	7.8	8	8.3	8.8	9.3	9.6	9.9	10.2	10.4	10.9
74	7.3	7.6	7.8	8	8.2	8.4	9	9.5	9.9	10.1	10.4	10.7	11.2
75	7.5	7.8	7.9	8.2	8.3	8.6	9.1	9.7	10.1	10.3	10.7	10.9	11.4
76	7.6	7.9	8.1	8.3	8.5	8.8	9.3	9.9	10.3	10.5	10.9	11.1	11.6
77	7.8	8.1	8.2	8.5	8.7	9	9.5	10.1	10.5	10.7	11.1	11.3	11.8
78	7.9	8.2	8.4	8.7	8.9	9.1	9.7	10.3	10.7	10.9	11.3	11.5	12.1
79	8.1	8.4	8.6	8.8	9	9.3	9.9	10.5	10.9	11.1	11.5	11.8	12.3
80	8.3	8.6	8.7	9	9.2	9.5	10.1	10.7	11.1	11.3	11.7	12	12.5
81	8.4	8.8	8.9	9.2	9.4	9.7	10.3	10.9	11.3	11.6	12	12.2	12.8
82	8.6	8.9	9.1	9.4	9.6	9.9	10.5	11.2	11.6	11.8	12.2	12.5	13.1
83	8.8	9.1	9.3	9.6	9.8	10.1	10.7	11.4	11.8	12.1	12.5	12.8	13.3
84	9	9.3	9.5	9.8	10	10.3	11	11.7	12.1	12.3	12.8	13.1	13.6
85	9.2	9.5	9.7	10	10.2	10.6	11.2	11.9	12.3	12.6	13	13.3	13.9
86	9.4	9.8	9.9	10.3	10.5	10.8	11.5	12.2	12.6	12.9	13.3	13.6	14.2
87	9.6	10	10.2	10.5	10.7	11	11.7	12.5	12.9	13.2	13.6	13.9	14.5
88	9.8	10.2	10.4	10.7	10.9	11.3	12	12.7	13.2	13.5	13.9	14.2	14.9
89	10	10.4	10.6	10.9	11.2	11.5	12.2	13	13.4	13.7	14.2	14.5	15.2
90	10.2	10.6	10.8	11.2	11.4	11.8	12.5	13.3	13.7	14	14.5	14.8	15.5
91	10.4	10.8	11	11.4	11.6	12	12.7	13.5	14	14.3	14.8	15.1	15.8
92	10.6	11	11.2	11.6	11.8	12.2	13	13.8	14.2	14.6	15.1	15.4	16.1
93	10.8	11.2	11.5	11.8	12.1	12.5	13.2	14	14.5	14.9	15.4	15.7	16.4
94	11	11.4	11.7	12	12.3	12.7	13.5	14.3	14.8	15.1	15.7	16	16.7
95	11.6	12	12.2	12.6	12.8	13.2	13.9	14.7	15.1	15.4	15.9	16.2	16.9

신장별 체중(24~36개월)

남자아이

선 키 (cm)	체중(kg) 백분위수												
	1st	3rd	5th	10th	15th	25th	50th	75th	85th	90th	95th	97th	99th
80	8.8	9.1	9.3	9.5	9.7	10	10.6	11.2	11.5	11.8	12.2	12.4	12.9
81	8.9	9.3	9.4	9.7	9.9	10.2	10.8	11.4	11.8	12	12.4	12.6	13.1
82	9.1	9.4	9.6	9.9	10.1	10.4	11	11.6	12	12.2	12.6	12.9	13.4
83	9.3	9.6	9.8	10.1	10.3	10.6	11.2	11.8	12.2	12.5	12.9	13.1	13.6
84	9.5	9.8	10	10.3	10.5	10.8	11.4	12.1	12.5	12.7	13.1	13.4	13.9
85	9.7	10.1	10.2	10.5	10.7	11.1	11.7	12.3	12.7	13	13.4	13.7	14.2
86	9.9	10.3	10.5	10.8	11	11.3	11.9	12.6	13	13.3	13.7	13.9	14.5
87	10.1	10.5	10.7	11	11.2	11.5	12.2	12.9	13.2	13.5	13.9	14.2	14.8
88	10.3	10.7	10.9	11.2	11.4	11.8	12.4	13.1	13.5	13.8	14.2	14.5	15.1
89	10.6	10.9	11.1	11.4	11.7	12	12.6	13.4	13.8	14.1	14.5	14.8	15.4
90	10.8	11.1	11.3	11.6	11.9	12.2	12.9	13.6	14	14.3	14.8	15.1	15.6
91	11	11.3	11.5	11.9	12.1	12.4	13.1	13.9	14.3	14.6	15	15.3	15.9
92	11.1	11.5	11.7	12.1	12.3	12.7	13.4	14.1	14.5	14.8	15.3	15.6	16.2
93	11.3	11.7	11.9	12.3	12.5	12.9	13.6	14.4	14.8	15.1	15.6	15.9	16.5
94	11.5	11.9	12.1	12.5	12.7	13.1	13.8	14.6	15	15.4	15.8	16.1	16.8
95	11.7	12.1	12.4	12.7	12.9	13.3	14.1	14.9	15.3	15.6	16.1	16.4	17.1
96	11.9	12.3	12.6	12.9	13.2	13.6	14.3	15.1	15.6	15.9	16.4	16.7	17.4
97	12.1	12.5	12.8	13.1	13.4	13.8	14.6	15.4	15.9	16.2	16.7	17	17.7
98	12.3	12.8	13	13.4	13.6	14	14.8	15.7	16.1	16.5	17	17.3	18
99	12.5	13	13.2	13.6	13.9	14.3	15.1	15.9	16.4	16.8	17.3	17.7	18.4
100	12.8	13.2	13.5	13.8	14.1	14.5	15.4	16.2	16.7	17.1	17.6	18	18.7
101	13	13.4	13.7	14.1	14.4	14.8	15.6	16.5	17.1	17.4	18	18.4	19.1
102	13.2	13.7	13.9	14.3	14.6	15.1	15.9	16.9	17.4	17.8	18.3	18.7	19.5
103	13.4	13.9	14.2	14.6	14.9	15.3	16.2	17.2	17.7	18.1	18.7	19.1	19.9
104	13.7	14.2	14.4	14.9	15.2	15.6	16.5	17.5	18.1	18.5	19.1	19.5	20.3
105	13.9	14.4	14.7	15.1	15.4	15.9	16.8	17.8	18.4	18.8	19.4	19.9	20.7
106	14.2	14.7	15	15.4	15.7	16.2	17.2	18.2	18.8	19.2	19.8	20.3	21.1

여자아이

선 키 (cm)	체중(kg) 백분위수												
	1st	3rd	5th	10th	15th	25th	50th	75th	85th	90th	95th	97th	99th
78	8	8.4	8.5	8.8	9	9.3	9.8	10.5	10.8	11.1	11.4	11.7	12.2
79	8.2	8.5	8.7	9	9.2	9.4	10	10.7	11	11.3	11.7	11.9	12.5
80	8.4	8.7	8.9	9.1	9.3	9.6	10.2	10.9	11.2	11.5	11.9	12.2	12.7
81	8.6	8.9	9.1	9.3	9.5	9.8	10.4	11.1	11.5	11.7	12.2	12.4	13
82	8.7	9.1	9.3	9.5	9.7	10.1	10.7	11.3	11.7	12	12.4	12.7	13.2
83	8.9	9.3	9.5	9.8	10	10.3	10.9	11.6	12	12.3	12.7	13	13.5
84	9.1	9.5	9.7	10	10.2	10.5	11.1	11.8	12.2	12.5	13	13.3	13.8
85	9.3	9.7	9.9	10.2	10.4	10.7	11.4	12.1	12.5	12.8	13.2	13.5	14.1
86	9.5	9.9	10.1	10.4	10.6	11	11.6	12.4	12.8	13.1	13.5	13.8	14.4
87	9.7	10.1	10.3	10.6	10.9	11.2	11.9	12.6	13.1	13.4	13.8	14.1	14.8
88	10	10.3	10.5	10.9	11.1	11.4	12.1	12.9	13.3	13.7	14.1	14.4	15.1
89	10.2	10.5	10.8	11.1	11.3	11.7	12.4	13.2	13.6	13.9	14.4	14.7	15.4
90	10.4	10.8	11	11.3	11.5	11.9	12.6	13.4	13.9	14.2	14.7	15	15.7
91	10.6	11	11.2	11.5	11.8	12.1	12.9	13.7	14.2	14.5	15	15.3	16
92	10.8	11.2	11.4	11.7	12	12.4	13.1	14	14.4	14.8	15.3	15.6	16.3
93	11	11.4	11.6	12	12.2	12.6	13.4	14.2	14.7	15.1	15.6	15.9	16.6
94	11.2	11.6	11.8	12.2	12.4	12.8	13.6	14.5	15	15.3	15.9	16.2	16.9
95	11.4	11.8	12	12.4	12.7	13.1	13.9	14.8	15.3	15.6	16.2	16.5	17.3
96	11.6	12	12.3	12.6	12.9	13.3	14.1	15	15.6	15.9	16.5	16.9	17.6
97	11.8	12.2	12.5	12.9	13.1	13.6	14.4	15.3	15.8	16.2	16.8	17.2	17.9
98	12	12.4	12.7	13.1	13.4	13.8	14.7	15.6	16.1	16.5	17.1	17.5	18.3
99	12.2	12.7	12.9	13.3	13.6	14.1	14.9	15.9	16.4	16.8	17.4	17.8	18.6
100	12.4	12.9	13.2	13.6	13.9	14.3	15.2	16.2	16.8	17.2	17.8	18.2	19
101	12.7	13.1	13.4	13.8	14.1	14.6	15.5	16.5	17.1	17.5	18.1	18.5	19.4
102	12.9	13.4	13.7	14.1	14.4	14.9	15.8	16.8	17.4	17.8	18.5	18.9	19.7
103	13.1	13.6	13.9	14.4	14.7	15.2	16.1	17.2	17.8	18.2	18.8	19.3	20.2
104	13.4	13.9	14.2	14.7	15	15.5	16.4	17.5	18.1	18.6	19.2	19.7	20.6

신장별 체중(36~60개월)

남자아이

선 키 (cm)	체중(kg) 백분위수												
	1st	3rd	5th	10th	15th	25th	50th	75th	85th	90th	95th	97th	99th
90	10.9	11.3	11.6	11.9	12.2	12.5	13.2	13.9	14.2	14.5	14.8	15.1	15.5
91	11.1	11.6	11.8	12.2	12.4	12.8	13.4	14.1	14.5	14.7	15.1	15.3	15.8
92	11.4	11.8	12.1	12.4	12.7	13	13.7	14.4	14.7	15	15.4	15.6	16.1
93	11.6	12.1	12.3	12.7	12.9	13.3	13.9	14.6	15	15.3	15.6	15.9	16.4
94	11.9	12.3	12.5	12.9	13.2	13.5	14.2	14.9	15.3	15.5	15.9	16.2	16.6
95	12.1	12.6	12.8	13.2	13.4	13.8	14.5	15.2	15.5	15.8	16.2	16.5	16.9
96	12.4	12.8	13	13.4	13.6	14	14.7	15.4	15.8	16.1	16.5	16.7	17.2
97	12.6	13	13.3	13.6	13.9	14.3	15	15.7	16.1	16.4	16.8	17	17.5
98	12.9	13.3	13.5	13.9	14.1	14.5	15.2	16	16.4	16.6	17	17.3	17.8
99	13.1	13.5	13.8	14.1	14.4	14.8	15.5	16.2	16.6	16.9	17.3	17.6	18.1
100	13.3	13.8	14	14.4	14.6	15	15.8	16.5	16.9	17.2	17.7	17.9	18.5
101	13.6	14	14.3	14.6	14.9	15.3	16	16.8	17.3	17.5	18	18.3	18.9
102	13.8	14.3	14.5	14.9	15.2	15.6	16.3	17.1	17.6	17.9	18.3	18.6	19.2
103	14.1	14.5	14.8	15.2	15.4	15.8	16.6	17.5	17.9	18.2	18.7	19	19.6
104	14.3	14.8	15	15.4	15.7	16.1	16.9	17.8	18.2	18.6	19.1	19.4	20
105	14.5	15	15.3	15.7	16	16.4	17.2	18.1	18.6	18.9	19.4	19.8	20.4
106	14.8	15.3	15.6	16	16.3	16.7	17.6	18.5	19	19.3	19.8	20.2	20.9
107	15	15.5	15.8	16.3	16.6	17	17.9	18.8	19.3	19.7	20.2	20.6	21.3
108	15.3	15.8	16.1	16.5	16.8	17.3	18.2	19.2	19.7	20.1	20.7	21	21.8
109	15.6	16.1	16.4	16.8	17.1	17.6	18.6	19.5	20.1	20.5	21.1	21.5	22.3
110	15.8	16.4	16.7	17.1	17.4	17.9	18.9	19.9	20.5	20.9	21.5	21.9	22.7
111	16.1	16.6	16.9	17.4	17.8	18.3	19.2	20.3	20.9	21.3	22	22.4	23.2
112	16.4	16.9	17.2	17.7	18.1	18.6	19.6	20.7	21.3	21.8	22.4	22.9	23.8
113	16.7	17.2	17.5	18	18.4	18.9	20	21.1	21.8	22.2	22.9	23.4	24.3
114	16.9	17.5	17.8	18.4	18.7	19.3	20.4	21.5	22.2	22.7	23.4	23.9	24.9
115	17.2	17.8	18.2	18.7	19.1	19.6	20.7	22	22.7	23.2	23.9	24.4	25.5
116	17.5	18.1	18.5	19	19.4	20	21.1	22.4	23.1	23.7	24.4	25	26.1
117	17.8	18.4	18.8	19.3	19.7	20.3	21.5	22.9	23.6	24.1	25	25.5	26.6
118	18.1	18.7	19.1	19.7	20.1	20.7	22	23.3	24.1	24.7	25.6	26.1	27.3
119	18.4	19.1	19.4	20	20.5	21.1	22.4	23.8	24.7	25.2	26.1	26.8	28
120	18.7	19.4	19.8	20.4	20.8	21.5	22.8	24.3	25.2	25.8	26.7	27.4	28.6

여자아이

선 키 (cm)	1st	3rd	5th	10th	15th	25th	50th	75th	85th	90th	95th	97th	99th
88	10.2	10.6	10.8	11.1	11.4	11.7	12.3	13	13.4	13.7	14	14.3	14.8
89	10.5	10.9	11.1	11.4	11.6	11.9	12.6	13.3	13.7	13.9	14.3	14.6	15.1
90	10.7	11.1	11.3	11.6	11.9	12.2	12.9	13.5	13.9	14.2	14.6	14.8	15.3
91	11	11.3	11.6	11.9	12.1	12.5	13.1	13.8	14.2	14.4	14.8	15.1	15.6
92	11.2	11.6	11.8	12.1	12.4	12.7	13.4	14.1	14.5	14.7	15.1	15.4	15.9
93	11.4	11.8	12	12.4	12.6	13	13.6	14.3	14.7	15	15.4	15.7	16.2
94	11.7	12.1	12.3	12.6	12.9	13.2	13.9	14.6	15	15.3	15.7	15.9	16.4
95	11.9	12.3	12.5	12.9	13.1	13.5	14.2	14.9	15.3	15.5	15.9	16.2	16.7
96	12.2	12.6	12.8	13.1	13.4	13.7	14.4	15.1	15.5	15.8	16.2	16.5	17
97	12.4	12.8	13	13.4	13.6	14	14.7	15.4	15.8	16.1	16.5	16.8	17.3
98	12.6	13.1	13.3	13.6	13.9	14.3	15	15.7	16.1	16.4	16.8	17.1	17.6
99	12.9	13.3	13.5	13.9	14.2	14.5	15.2	16	16.4	16.7	17.1	17.4	17.9
100	13.1	13.6	13.8	14.2	14.4	14.8	15.5	16.3	16.7	17	17.4	17.7	18.3
101	13.4	13.8	14	14.4	14.7	15.1	15.8	16.6	17	17.3	17.8	18.1	18.7
102	13.6	14	14.3	14.7	14.9	15.3	16.1	16.9	17.4	17.7	18.2	18.5	19.1
103	13.8	14.3	14.5	14.9	15.2	15.6	16.4	17.3	17.7	18	18.5	18.8	19.5
104	14.1	14.5	14.8	15.2	15.5	15.9	16.7	17.6	18.1	18.4	18.9	19.2	19.9
105	14.3	14.8	15.1	15.5	15.8	16.2	17	17.9	18.4	18.8	19.3	19.6	20.3
106	14.5	15	15.3	15.7	16	16.5	17.4	18.3	18.8	19.2	19.7	20.1	20.8
107	14.8	15.3	15.6	16	16.3	16.8	17.7	18.6	19.2	19.5	20.1	20.5	21.2
108	15	15.5	15.8	16.3	16.6	17.1	18	19	19.6	20	20.6	21	21.7
109	15.3	15.8	16.1	16.6	16.9	17.4	18.3	19.4	20	20.4	21	21.4	22.3
110	15.5	16.1	16.4	16.8	17.2	17.7	18.7	19.8	20.4	20.8	21.5	21.9	22.8
111	15.8	16.3	16.6	17.1	17.5	18	19	20.2	20.8	21.3	21.9	22.4	23.3
112	16	16.6	16.9	17.4	17.8	18.3	19.4	20.6	21.2	21.7	22.4	22.9	23.9
113	16.3	16.9	17.2	17.7	18.1	18.7	19.8	21	21.7	22.2	22.9	23.4	24.4
114	16.6	17.2	17.5	18	18.4	19	20.1	21.4	22.1	22.6	23.4	23.9	25
115	16.8	17.4	17.8	18.3	18.7	19.3	20.5	21.8	22.6	23.1	23.9	24.5	25.6
116	17.1	17.7	18.1	18.7	19.1	19.7	20.9	22.3	23	23.6	24.4	25	26.2
117	17.4	18	18.4	19	19.4	20	21.3	22.7	23.5	24.1	25	25.6	26.8
118	17.7	18.3	18.7	19.3	19.8	20.4	21.7	23.2	24	24.6	25.5	26.2	27.4
119	17.9	18.7	19	19.7	20.1	20.8	22.2	23.7	24.6	25.2	26.2	26.8	28.1

찾아보기

ㅂ

ㅇ

우리동네 어린이병원 육아대백과

1판 1쇄 발행 2024년 3월 6일
1판 4쇄 발행 2024년 8월 15일

지은이 손수예 박소영
펴낸이 고병욱

교정교열 김민영
일러스트 이함렬

펴낸곳 청림출판(주)
등록 제2023-000081호

본사 04799 서울시 성동구 아차산로17길 49 1009, 1010호 청림출판(주)
제2사옥 10881 경기도 파주시 회동길 173 청림아트스페이스
전화 02-546-4341 **팩스** 02-546-8053

홈페이지 www.chungrim.com **이메일** life@chungrim.com
인스타그램 @ch_daily_mom **블로그** blog.naver.com/chungrimlife
페이스북 www.facebook.com/chungrimlife

ⓒ 손수예 박소영, 2024

ISBN 979-11-93842-00-3 13510